Thieme

Atlas der arteriellen Variationen

Klassifikation und Häufigkeit

Herausgegeben von
Frank K. Wacker
Herbert Lippert
Reinhard Pabst

Unter Mitarbeit von
Anja Giesemann
Friedrich Götz
Dagmar Hartung
Katja Hüper
Thomas J. Kröncke
Michael J. Lee
Bernhard Christian Meyer
Simone Meyer
Kristina Imeen Ringe
Thomas Rodt
Lena Sonnow

924 Abbildungen

Georg Thieme Verlag
Stuttgart · New York

Bibliografische Information der Deutschen Nationalbibliothek
Die Deutsche Nationalbibliothek verzeichnet diese Publikation in der Deutschen Nationalbibliografie; detaillierte bibliografische Daten sind im Internet über http://dnb.d-nb.de abrufbar.

Ihre Meinung ist uns wichtig! Bitte schreiben Sie uns unter:
www.thieme.de/service/feedback.html

Wichtiger Hinweis: Wie jede Wissenschaft ist die Medizin ständigen Entwicklungen unterworfen. Forschung und klinische Erfahrung erweitern unsere Erkenntnisse, insbesondere was Behandlung und medikamentöse Therapie anbelangt. Soweit in diesem Werk eine Dosierung oder eine Applikation erwähnt wird, darf der Leser zwar darauf vertrauen, dass Autoren, Herausgeber und Verlag große Sorgfalt darauf verwandt haben, dass diese Angabe **dem Wissensstand bei Fertigstellung des Werkes** entspricht.

Für Angaben über Dosierungsanweisungen und Applikationsformen kann vom Verlag jedoch keine Gewähr übernommen werden. **Jeder Benutzer ist angehalten,** durch sorgfältige Prüfung der Beipackzettel der verwendeten Präparate und gegebenenfalls nach Konsultation eines Spezialisten festzustellen, ob die dort gegebene Empfehlung für Dosierungen oder die Beachtung von Kontraindikationen gegenüber der Angabe in diesem Buch abweicht. Eine solche Prüfung ist besonders wichtig bei selten verwendeten Präparaten oder solchen, die neu auf den Markt gebracht worden sind. **Jede Dosierung oder Applikation erfolgt auf eigene Gefahr des Benutzers.** Autoren und Verlag appellieren an jeden Benutzer, ihm etwa auffallende Ungenauigkeiten dem Verlag mitzuteilen.

Rüdigerstr. 14
70469 Stuttgart
Deutschland
www.thieme.de

Printed in Germany

1. englische Auflage 2017

Redaktion: Dr. Catharina Brandes, Gmund am Tegernsee
Umschlaggestaltung: Thieme Gruppe
Satz: Ziegler und Müller, Kirchentellinsfurt
Druck: Aumüller Druck GmbH & Co. KG, Regensburg

DOI 10.1055/b-004-129 983

ISBN 978-3-13-172961-3 1 2 3 4 5 6

Auch erhältlich als E-Book:
eISBN (PDF) 978-3-13-172971-2
eISBN (epub) 978-3-13-201151-9

Geleitwort

Liebe Kolleginnen und Kollegen,

die Kenntnis der arteriellen Variationen ist von essentieller Bedeutung für das tägliche Handwerk in der diagnostischen und interventionellen Radiologie. Es gibt zahlreiche Situationen in der Diagnostik, in denen bei der Befundung von Schnittbildern oder Sonografien Kenntnisse über die Variationsbreite der Gefäßanatomie entscheidend sind. Diese reichen von der Beschreibung der anatomischen Varianten der zerebralen Blutversorgung, die für jeden Neurologen von Bedeutung ist bis zum sachkundige Dialog mit Transplantationschirurgen, die explizit für die Planung der Lebertransplantation präzise Angaben über akzessorische Gefäße der Leber benötigen.

Im Rahmen der fachärztlichen Weiterbildung erfolgt die intensivierte Auseinandersetzung mit der arteriellen Gefäßanatomie in der Regel in der Rotation in die Angiografie. Eine fundierte Kenntnis über die Normvarianten der arteriellen Versorgung ist von essentieller Bedeutung für den Erfolg zahlreicher interventioneller Eingriffe, sei es der Embolisation einer bronchialarteriellen Blutung, der transarteriellen Chemoembolisation (TACE) oder das Coiling zerebraler Aneurysmata.

Den Herausgebern ist es gelungen, alle für die erfolgreiche Tätigkeit als zeitgemäßer Radiologe notwendigen Kenntnisse der arteriellen Gefäßanatomie des gesamten Körpers einschließlich des zentralen Nervensystems systematisch, übersichtlich und didaktisch einzigartig aufgearbeitet zu präsentieren.

Dabei eignet sich das Buch gleichermaßen zur Lektüre im Rahmen der Facharztweiterbildung oder der interventionellen Spezialisierung und ist selbst für den erfahrenen Interventionalisten ein verlässliches Nachschlagewerk. Den Autoren ist es in hervorragender Weise gelungen, über die deutschsprachige Übersetzung hinaus das Material zeitgemäß aufzuarbeiten und wesentliche neue Aspekte zu integrieren.

Im Namen der Deutschen Gesellschaft für Interventionelle Radiologie und minimalinvasive Therapie möchte ich mich ausdrücklich bei den Autoren für dieses bedeutsame Werk bedanken. Ich bin zuversichtlich, dass dieses Buch in jedem interventionellen Institut seinen berechtigten Platz einnehmen wird.

Regensburg, Frühjahr 2018

Prof. Dr. Christian Stroszczynski
Vorsitzender der Deutschen Gesellschaft für
Interventionelle Radiologie und minimalinvasive Therapie

Geleitwort

Schon in der Anfangszeit der beruflichen Ausbildung wird der Student oder der spätere spezialisierte Arzt mit einer Fülle von Eindrücken hinsichtlich der Vielfalt des menschlichen Körpers, auch der anatomischen, konfrontiert.

Die gängigen, in aller Regel bestens qualifizierten Standardwerke bereiten jedoch keinesfalls auf alle Aspekte der beruflichen Laufbahn vor, jeder einzelne Patient hat auch seine individuelle Anatomie.

Die individuelle Anatomie der Arterien wurde von Herbert Lippert und Reinhard Pabst in ihrem 1985 erschienenen Werk „Arterial Variations in Man – Classification and Frequency" gründlich aufgearbeitet. Durch die Zusammenarbeit mit dem Radiologen Frank Wacker und seinem Team wurde der Originalatlas deutlich und sehr effizient umgestaltet und ins Deutsche übersetzt. Die schematischen Zeichnungen konnten mit Angiografien neuester Techniken, der digitalen Subtraktionsangiografie, der Computertomografie und der Magnetresonanztomografie, entscheidend ergänzt werden.

Die immensen Fortschritte der modernen bildgebenden Diagnostik und die Entwicklung sowie Verbreitung interventionell-therapeutischer Möglichkeiten ebenso wie neueste gefäßchirurgische Techniken machen eine laufende Vertiefung periinterventioneller Kenntnisse erforderlich.

Diese neuen Herausforderungen können nur mittels der profunden Kenntnis der Komplexität und der Vielfalt anatomischer Varianten der arteriellen Gefäßversorgung gemeistert werden – eine oft unterschätzte Quelle unvollständiger oder falscher Untersuchungsinterpretationen.

Mit diesem Werk gelingt eindrucksvoll die so dringlich erforderliche komplementäre Darstellung arterieller Gefäßvarianten in anatomisch-zeichnerischen Schemata und verschiedenen aktuellsten bildgebenden Verfahren – übersichtlich, praxisrelevant und alltagstauglich.

Berlin, Frühjahr 2018

Professor Dr. med. Dr. h.c. Karl-Jürgen Wolf
Ehem. Direktor der Klinik für Radiologie und Nuklearmedizin der Charité, Campus Benjamin Franklin

Vorwort

Während meiner Weiterbildungszeit in der Radiologie des Klinikum Steglitz der Freien Universität Berlin wurde früh meine Begeisterung für die Angiografie geweckt. Die Möglichkeit, durch einen transfemoralen Zugang kleinste Arterien darzustellen (und natürlich auch, durch diese zu intervenieren) faszinierte mich. Allerdings war ich nicht selten überrascht, dass die Arterien nicht den Verlauf nahmen, den ich im Studium gelernt hatte. Das Bestreben, einen ordentlichen Befundbericht zu schreiben, führte mich in die damals noch gepflegte Handbibliothek unserer Klinik. Allerdings halfen die Standardwerke der Anatomie nur in seltenen Fällen. Daher war ich sehr dankbar für ein 1985 von Lippert und Pabst veröffentlichtes Buch mit dem Titel „Arterial Variations in Man: Classification and Frequency", das mein interventioneller Lehrer, Professor Franz Fobbe, empfahl, der bei Professor Pabst promoviert hatte.

Das Buch half mir unzählige Male, zu verstehen, welche anatomische Variation ich angiografiert hatte, und machte sehr eindrücklich deutlich, wie komplex die arterielle Anatomie des Menschen ist. Nicht nur Radiologen sondern auch Chirurgen schätzten dieses Buch. Denn obwohl arterielle Variationen in der Regel harmlos für das zu versorgende Organ sind, so ist es doch wichtig, sie zu erkennen, von pathologischen Veränderungen abzugrenzen und korrekt zu beschreiben. Bei der Planung von Eingriffen ist dies besonders relevant, da sowohl in der Chirurgie als auch in der Endoskopie und in der interventionellen Radiologie Varianten der Blutversorgung erhebliche Komplikationen verursachen können, die in Kenntnis dieser Varianten zu vermeiden sind.

Viele Jahre nach meinem ersten Kontakt mit dem Buch wurde ich an die Medizinische Hochschule Hannover berufen, die Alma Mater der Professoren Lippert und Pabst. Es war mir eine große Freude, die beiden Anatomen persönlich kennen zu lernen und natürlich habe ich mich bei ihnen für das Buch bedankt, das meine Begeisterung für die Angiografie und die interventionelle Radiologie noch vergrößert hatte. Wir kamen ins Gespräch und diskutierten die Fortschritte, die die invasive und nichtinvasive Gefäßbildgebung seit der Erstauflage gemacht hat. Die digitale Subtraktionsangiografie (DSA) erlaubt durch verbesserte Röntgenröhren und die Einführung von Flachdetektoren eine hohe räumliche Auflösung. In der Computertomografie entstehen Datensätze mit isotropen Submillimeter-Voxeln, die in Kombination mit Nachverarbeitungstechniken wie Multiplanarer Rekonstruktion (MPR), Maximum Intensity Projection (MIP) und Volumengrafiken (VR) sehr gute Angiogramme liefern. In der Magnetresonanztomografie (MRT) ermöglichen höhere Feldstärken, starke Gradientenfelder und schnelle Bildgebungstechniken gute Zeit- und Ortsauflösung. Mit diesen Techniken gelingt im klinischen Alltag eine gute Darstellung der arteriellen Gefäßanatomie bei nahezu allen DSA-Untersuchungen und bei vielen CT und MRT. Wir kamen zu dem Schluss, dass die detaillierte Darstellung der Arterien bei alltäglichen Routineuntersuchungen heutzutage mehr denn je profunde Kenntnisse der Normalanatomie, aber auch der arteriellen Varianten erfordert. Diese interdisziplinäre Diskussion zwischen zwei Anatomen und einem Radiologen war schließlich die Grundlage für unseren Entschluss, einen neuen Atlas zu erstellen.

Die Systematik der Schemazeichnungen der Arterien des alten Buches haben wir übernommen. Die Abbildungen wurden neu gezeichnet, wir ergänzten radiologische Bilder der mit CT, MRT und DSA gut sichtbaren, häufigeren Varianten. Die Angaben der Häufigkeiten der arteriellen Varianten war und ist etwas problematisch, insbesondere da die Ergebnisse anatomischer Dissektionen zunehmend mit Erkenntnissen aus angiografischen Untersuchungen ex vivo und in vivo kombiniert werden. Zum einen existiert eine ganze Reihe von Techniken in Radiologie, Anatomie und Pathologie, die unterschiedliche Aspekte der Arterien zeigen. Zum anderen müssen selektionsbedingte Einflüsse beachtet werden. In der Radiologie sind die Patienten, die mit CT oder MRT untersucht und mit DSA behandelt werden, in der Regel krank und in vielen Fällen wird ein Organ untersucht, das pathologisch verändert ist. Ähnliches gilt für die Pathologie, wo die Todesursache eines Patienten festgestellt werden muss. Allerdings können jeweils auch nicht betroffene Organe untersucht werden. In der Anatomie sind viele der Körper relativ alt und weisen eine ganze Reihe von pathologischen Veränderungen auf. Auch dies ist ein „Selection Bias". Daher sind unterschiedliche Angaben zu Frequenzen der anatomischen Varianten zu erwarten. Gleichwohl sind einige Varianten gut untersucht und die Wahrscheinlichkeit ihres Auftretens ist gut vorhersagbar. Ein Beispiel dafür ist die Blutversorgung der Leber, die aufgrund der zunehmenden Anzahl von lokalen transarteriellen Therapien von Lebertumoren und Spenderevaluationen gut untersucht ist. Für andere Gefäßregionen liegen nur Fallberichte über seltene Varianten vor. Dies erschwert zuverlässige Angaben über Häufigkeiten erheblich. Wir konnten nicht alle Fallberichte aufnehmen und haben versucht, vorwiegend die zu zitieren, die von besonderer klinischer Bedeutung sind.

Wir sind unseren Kollegen und Koautoren in der Medizinischen Hochschule Hannover, die radiologische Bilder zur Verfügung gestellt haben, sehr dankbar. Einige Bildbeispiele bzw. ganze Kapitel wurden von Kollegen anderer Institute und Kliniken beigesteuert – auch dafür herzlichen Dank. Trotz dieser Hilfe war es uns nicht möglich, für manche seltenere Varianten Beispiele zu präsentieren. Wir danken Martina Habeck für das Editieren der englischsprachigen Ausgabe, Sabine Schwab für die Bearbeitung der deutschen Version und allen Mitarbeitern des Thieme Verlags für ihre Hilfe und Geduld. Wir würden uns sehr freuen, wenn Kolleginnen und Kollegen durch die Lektüre des Atlasses angeregt würden, uns zusätzliche CTA-, MRA- oder DSA-Bilder von anatomischen Varianten zu senden. Darüber hinaus freuen wir uns auch über die Zusendung von neuen Publikationen zu arteriellen Varianten und sind natürlich sehr gerne bereit, basierend darauf Diskussionen über Häufigkeiten und klinische Relevanz von Varianten zu führen.

Hannover, im Frühjahr 2018

Frank Wacker – für die Herausgeber

Anschriften

Herausgeber

Prof. Dr. med. Dr. phil. Herbert **Lippert**
Am Großen Horn 1
31535 Neustadt

Prof. Dr. med. Reinhard **Pabst**
Mars-la-Tour-Str. 17
30175 Hannover

Prof. Dr. med. Frank K. **Wacker**
Medizinische Hochschule Hannover
Institut für Diagnostische und Interventionelle Radiologie
Carl-Neuberg-Str. 1
30625 Hannover

Mitarbeiter

Dr. Anja **Giesemann**
Medizinische Hochschule Hannover
Institut für Diagnostische und Interventionelle Radiologie
Carl-Neuberg-Str. 1
30625 Hannover

Dr. med. Friedrich **Götz**
Medizinische Hochschule Hannover
Institut für Diagnostische und Interventionelle Radiologie
Carl-Neuberg-Str. 1
30625 Hannover

Prof. Dr. med. Dagmar **Hartung**
Medizinische Hochschule Hannover
Institut für Diagnostische und Interventionelle Radiologie
Carl-Neuberg-Str. 1
30625 Hannover

PD Dr. med. Katja **Hueper**
Medizinische Hochschule Hannover
Institut für Diagnostische und Interventionelle Radiologie
Carl-Neuberg-Str. 1
30625 Hannover

Prof. Dr. med. Thomas **Kröncke**
Klinikum Augsburg
Klinik für Diagnostische Radiologie und Neuroradiologie
Stenglinstr. 2
86156 Augsburg

Prof. Michael J. **Lee**
Beaumont Hospital
Dept. of Radiology
Beaumont Road
Dublin 9
Irland

Prof. Dr. med. Bernhard Christian **Meyer**
Medizinische Hochschule Hannover
Institut für Diagnostische und Interventionelle Radiologie
Carl-Neuberg-Str. 1
30625 Hannover

Dr. Simone **Meyer**
Medizinische Hochschule Hannover
Institut für Diagnostische und Interventionelle Radiologie
Carl-Neuberg-Str. 1
30625 Hannover

PD Dr. med. Kristina Imeen **Ringe**
Medizinische Hochschule Hannover
Institut für Diagnostische und Interventionelle Radiologie
Carl-Neuberg-Str. 1
30625 Hannover

Prof. Dr. med. Thomas **Rodt**, M.A.
Medizinische Hochschule Hannover
Institut für Diagnostische und Interventionelle Radiologie
Carl-Neuberg-Str. 1
30625 Hannover

Dr. Lena **Sonnow**
Medizinische Hochschule Hannover
Institut für Diagnostische und Interventionelle Radiologie
Carl-Neuberg-Str. 1
30625 Hannover

Inhaltsverzeichnis

II Bauch und Becken

1 Einführung

Lehrbücher für Anatomie, Radiologie und Chirurgie beschreiben in der Regel nur die „normale" arterielle Blutversorgung. Tatsächlich folgen manche Arterien der Norm in über 95 % der Fälle, während bei anderen Arterien die „Normalanatomie" in weniger als 30 % der Patienten zu finden ist. Meistens sind es Einflüsse in der embryonalen Entwicklung des Menschen, die dazu führen, dass sich bei bestimmten Arterien Varianten häufen und somit zur Normalität werden. Trotzdem werden in den Lehrbüchern solche Abweichungen des Abgangs einer Arterie, der topografischen Anatomie und der Versorgungsgebiete nur selten im Detail aufgearbeitet.

Primär sollte man arterielle Varianten, egal wie häufig sie auftreten, nicht als Erkrankung werten. Deshalb unterscheidet man auch zwischen Malformationen (Fehlbildungen) und Varianten (Spielarten, Varietäten). Malformationen haben oft einen negativen Einfluss auf die Funktion des Organs, das sie versorgen – zum Beispiel, wenn beide Koronararterien von der Pulmonalarterie abgehen. In diesem Buch werden solche Malformationen nur in wenigen Fällen erörtert. Im Gegensatz dazu haben Variationen in der Regel keine Auswirkungen auf die Funktion des Organs, das sie versorgen, und somit primär keine pathologische Bedeutung. Zum Beispiel hat eine oberflächliche Armarterie (A. brachialis superficialis) keinen negativen Effekt auf die Funktion des Unterarms und der Hand. Wird die oberflächliche Armarterie allerdings für eine Vene gehalten und ein Barbiturat injiziert, so führt dies zu schweren Nekrosen der Hand. Somit können auch primär harmlose Variationen fatale Folgen haben. Es ist daher wichtig, anatomische Varianten und Malformationen zu kennen, um sowohl die Grenzen des Normalen als auch das Potenzial für pathologische Auswirkungen besser zu verstehen.

Die Grundlage für dieses Buch ist ein zunehmendes klinisches Interesse an topografischer Anatomie der arteriellen Blutversorgung, vom Ursprung einer Arterie bis zur Endstrombahn in den jeweiligen Organen. In der historischen Entwicklung erforderte die Darstellung der Arterien die Eröffnung des toten (Anatomie) bzw. des lebenden Körpers (Chirurgie). Erst durch die Angiografie wurde die minimalinvasive, unblutige Darstellung der Arterien möglich. In den letzten Dekaden haben sich sowohl die Katheter als auch die Röntgentechnik weiterentwickelt. Inzwischen werden weltweit jeden Tag superselektive Angiografien mit hoher Ortsauflösung erstellt und weiterhin transarteriell, zum Teil sehr selektiv, Eingriffe durchgeführt. Darüber hinaus hat die rasante Entwicklung der CT- und MRT-Bildgebung dazu geführt, dass es möglich geworden ist, kleinste Arterien in vivo darzustellen, die früher nur durch vorsichtiges Präparieren dargestellt werden konnten. Diese Präzision der Angiografie ist auch notwendig, denn moderne chirurgische, endoskopische und interventionell-radiologische Techniken erfordern die genaue Kenntnis sowohl der normalen arteriellen Anatomie als auch der Normvarianten. Wenn zum Beispiel ein Lebertumor selektiv mit transarterieller Chemoembolisation (TACE) oder selektiver interner Radiotherapie (SIRT) behandelt wird, so können durch kleinste aberrante Arterien kleine Embolisationspartikel verschleppt werden und signifikante Nebenwirkungen sowie Komplikationen erzeugen. Auch mikrochirurgische Techniken, z. B. zur Versorgung mit freien Lappenplastiken oder zur Replantation abgetrennter Körperteile, erfordern fundierte Kenntnisse der arteriellen Variationen.

In der Literatur existieren Begriffe wie aberrant, akzessorisch, überzählig, die arterielle Varianten beschreiben. Im Englischen bedeutet der Begriff „replaced artery" eine einzelne Arterie, die ein Organ anstelle der üblicherweise vorhandenen Arterie versorgt. Der Begriff „Ersatzarterie" ist im Deutschen, zumindest im klinischen Sprachgebrauch, weniger verbreitet. Eine „akzessorische Arterie" hingegen ist eine zusätzliche Arterie ohne Beachtung des Durchmessers. Es ist somit auch nicht festgelegt, ob in diesem Zusammenhang auch sehr kleine Arterien mit geringen Durchmessern und nur geringem Blutfluss berücksichtigt werden sollten. Ignorieren kann man solche Gefäße und Varianten allerdings schon deshalb nicht, weil sie bei Verschlüssen der großen Gefäße kräftiger werden, Umgehungskreisläufe bilden und somit auch funktionell Bedeutung gewinnen.

Solche sehr kleinlumige Arterien sind ein Grund, warum uns die Angaben von Häufigkeiten von arteriellen Variationen vor einige Herausforderungen stellen und unterschätzt werden. Bei der Präparation können insbesondere kleine Arterien übersehen und durchschnitten werden, und selbst bei Ausgusspräparaten ist eine Füllung nicht garantiert. In der Angiografie können trotz verbesserter Ortsauflösung kleinere Arterien und Varianten weiterhin übersehen werden, entweder weil sie jenseits der Auflösungsgrenze sind oder weil sie nicht erwartet und somit nicht beachtet werden.

Darüber hinaus sind durch die Patientenauswahl systematische Fehler möglich. In der Radiologie liegen in der Regel Patienten in den Geräten, die krank sind. Die Untersuchung in CT und MRT und insbesondere die interventionelle Therapie in der Angiografie ist oft auf ein bestimmtes Organ fokussiert. Bei Gefäßpatienten können vormals kleine Arterien als Kollateralen dienen, bei Tumorpatienten können neue Gefäße entstehen. Es kann in diesen Fällen schwierig sein, zu entscheiden, ob es sich um Varianten eines normalen Gefäßes oder um pathologische Gefäße handelt. Dies trifft insbesondere bei der invasiven Angiografie zu, wo häufig Tumoren oder Gefäßverschlüsse behandelt werden und somit die Auswahl nie repräsentativ ist. Etwas günstiger ist die Situation in CT und MRT, wo z. B. zur Metastasensuche oder bei der Evaluation von Organspendern nicht primär erkrankte Organe untersucht werden. Ähnliches gilt auch für Pathologie und Anatomie, wo neben pathologisch veränderten Organen auch immer gesunde Organe untersucht werden können. Systematische Fehler treten allerdings auch in der Pathologie und in der Anatomie auf, wo häufig die Körper älterer Patienten untersucht werden, die an einer Erkrankung verstorben sind, die möglicherweise Einfluss auf das Gefäßsystem hatte.

In Anbetracht dieser Herausforderung ist klar, dass es nur für einige Gefäßgebiete zuverlässige Angaben zu Häufigkeiten anatomischer Varianten gibt. Ein Beispiel dafür ist die Versorgung von Leber und Nieren, da sowohl die Zahl der Evaluationen vor Transplantation als auch die Zahl der transarteriellen Therapie zunimmt. Somit gibt es eine ganze Reihe von Studien, die sich mit dem Thema beschäftigen. In anderen Gefäßgebieten sind die Datenquellen vorwiegend Fallberichte und Kleinserien, die auf unterschiedlichen Techniken der Darstellung von Arterien in Anatomie, Pathologie und Radiologie, ex vivo und in vivo basieren. Dadurch werden unterschiedliche Aspekte beleuchtet und oftmals seltene Fälle der Gefäßanatomie bevorzugt dargestellt. Dies führt zum Teil zu erheblich divergierender Angaben zu Auftreten und Häufigkeiten von anatomischen Varianten.

Die Klassifikation von Varianten der Arterien basiert in der Regel auf der normalen embryonalen Entwicklung. Während des schnellen Wachstums in der Ontogenese bilden sich manche Verbindungen zwischen Arterien zurück. Einige dieser normalerweise nur für kurze Zeit angelegten Arterien verbleiben. Zusätzlich wandern viele Organe, wie Hoden oder Herz, während ihrer Entwicklung. Genaue Kenntnis der Ausgangsposition hilft, bestimmte Varianten zu verstehen. In diesem Atlas gibt es hierzu allerdings nur kurze Beschreibungen der verschiedenen Typen. Großen Wert legen wir auf die Schemazeichnungen und die radiologischen Bilder, die die Variationen des Ursprungs, des Verlaufs und in einigen Fällen der Organversorgung zeigen. Die Schemazeichnungen und radiologischen Bilder sind in der Regel gemäß der einzelnen Arterien oder der Versorgung eines Organs angeordnet. Dabei müssen notgedrungen, insbesondere im Bereich der unpaaren Baucharterien, einige Überlappungen in Kauf genommen werden. Wenn Sie daher nach einer bestimmten Arterie suchen, so können Sie im Index alle Varianten dieser Arterie zusammen mit den entsprechenden Zeichnungen und Röntgenbildern finden.

Das Literaturverzeichnis ist nicht vollumfassend. Wir haben versucht vorwiegend umfangreichere Studien und Fallsammlungen zu zitieren. Eine Vielzahl von Kleinserien, Beschreibungen und Berichten zu einzelnen abnormalen Arterien und Varianten konnten wir nicht ins Literaturverzeichnis aufnehmen. Einige Fallberichte wurden ausgewählt, wenn ein seltener Fall von besonderem Interesse war, um einen klinischen Bezug herzustellen oder die Entwicklung einer Variante zu beschreiben.

Teil I

Herz und Thorax

I

2 Aortenbogen (Arcus aortae)

D. Hartung, K. Hueper

2.1 Entwicklung des Aortenbogens

In den frühen Stadien der embryonalen Entwicklung sind zwei Aortenanlagen vorhanden. Die vorderen Aorten verlaufen vom Herz zunächst nach kranial in den ersten Kiemenbogen, biegen dann nach hinten um und verlaufen als dorsale Aorten nach unten. Schon bei Embryonen von 3 mm SSL (Scheitel-Steiß-Länge) verschmelzen die Anfänge und Enden der paarigen Aorten und verbleiben nur im Bereich des Vorderdarms getrennt.

In jedem der sechs Kiemenbögen entstehen Verbindungen zwischen den vorderen und hinteren Aorten, die *Kiemenbogenarterien*. Diese Arterien bestehen nicht gleichzeitig. Die ersten beiden Kiemenbogenarterien haben sich bereits zurückgebildet, bevor sich die fünfte und sechste Kiemenbogenarterie entwickeln. Die fünfte Kiemenbogenarterie scheint nur für einige Stunden in Funktion zu sein, obwohl in einigen Fällen ein Persistieren beschrieben wurde [1], [2], [3].

Die Halsschlagadern entwickeln sich aus den kranialen Abschnitten der vorderen und hinteren Aorten. Die hinteren Aorten geben segmentale Äste entlang der entsprechenden Segmente der Körperwand ab: drei okzipitale, sieben zervikale, zwölf thorakale usw. Mit einer Ausnahme bilden sich alle zervikalen Arterien zurück. Nur der sechste Ast verbleibt, er bildet die A. subclavia. Auf jeder Seite bleibt eine Längsanastomose als A. vertebralis bestehen.

Der menschliche Aortenbogen (▶ Abb. 2.1) entsteht wie folgt:

1. Die linke vierte Kiemenbogenarterie bildet einen Teil des Aortenbogens und die rechte das Anfangsstück der A. subclavia.
2. An den dorsalen Aorten atrophieren beidseits die Abschnitte zwischen der dritten und vierten Kiemenbogenarterie, ferner rechts der Abschnitt zwischen der sechsten Segmentarterie und der Aorta descendens.
3. Die sechsten Kiemenbogenarterien bilden die Anfangsabschnitte der Pulmonalarterien und den Ductus arteriosus (Botallo-Gang).
4. Die endgültige topografische Lage des Aortenbogens und seiner Äste ist ein Ergebnis unterschiedlicher Wachstumsraten der verschiedenen Gefäßabschnitte. Dies führt zur „Migration“ und „Verschmelzung“ von Ästen. Die wichtigste Kraft für diese Veränderungen scheint die Optimierung der Hämodynamik in Verbindung mit dem deszendierenden Herz zu sein.

Für Entwicklungs- und allgemeine Aspekte des Aortenbogens siehe Literatur [4], [5], [6], [7], [8], [9], [10], [11], [12], [13], [14], [15].

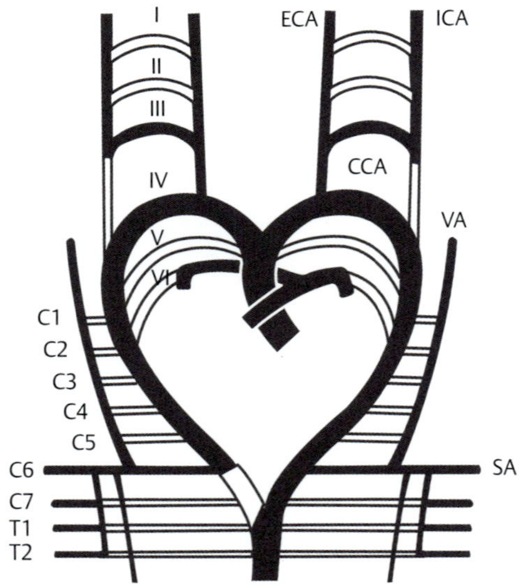

Abb. 2.1 Entwicklung des Aortenbogens. I–VI: Kiemenbogenarterien; C 1–C 7: zervikale Segmentäste; T 1–T 2: thorakale Segmentäste; CCA: A. carotis communis; ECA: A. carotis externa; ICA: A. carotis interna; SA: A. subclavia; VA: A. vertebralis.

2.2 Normalfall, wie in den meisten Lehrbüchern beschrieben (70 %)

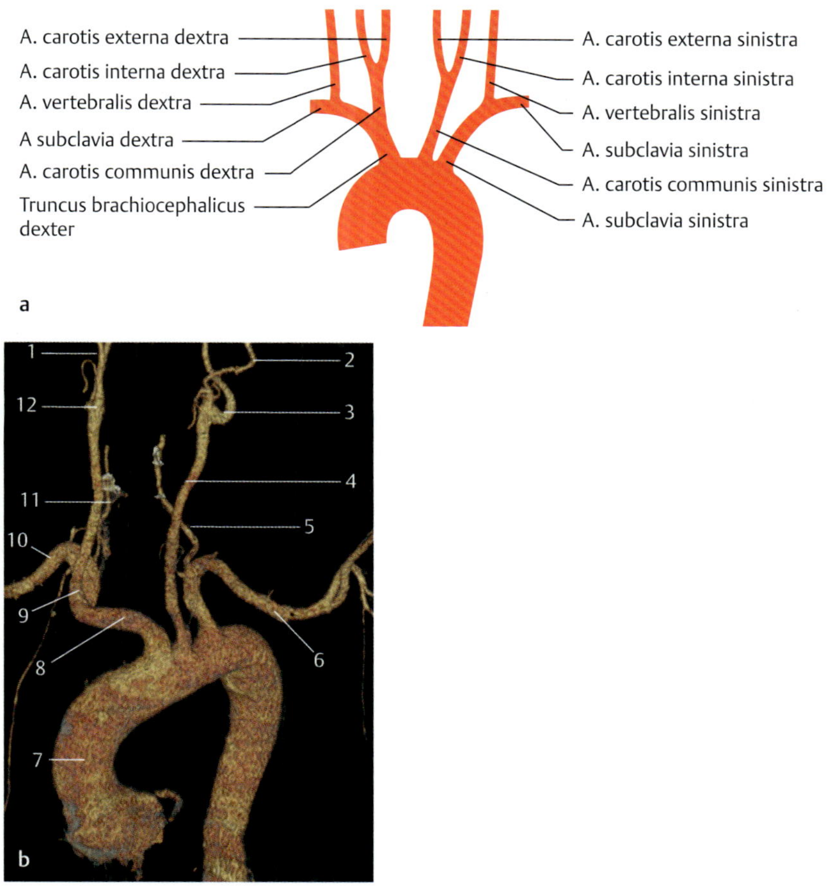

Abb. 2.2 Normalfall, wie in den meisten Lehrbüchern beschrieben (70 %).
a Schematische Darstellung.
b MRA, VR-3D-Darstellung, koronale Ansicht.
1 A. carotis externa dextra;
2 A. carotis externa sinistra;
3 A. carotis interna sinistra;
4 A. carotis communis sinistra;
5 A. vertebralis sinistra;
6 A. subclavia sinistra;
7 Aorta;
8 Truncus brachiocephalicus;
9 A. carotis communis dextra;
10 A. subclavia dextra;
11 A. vertebralis dextra;
12 A. carotis interna dextra.

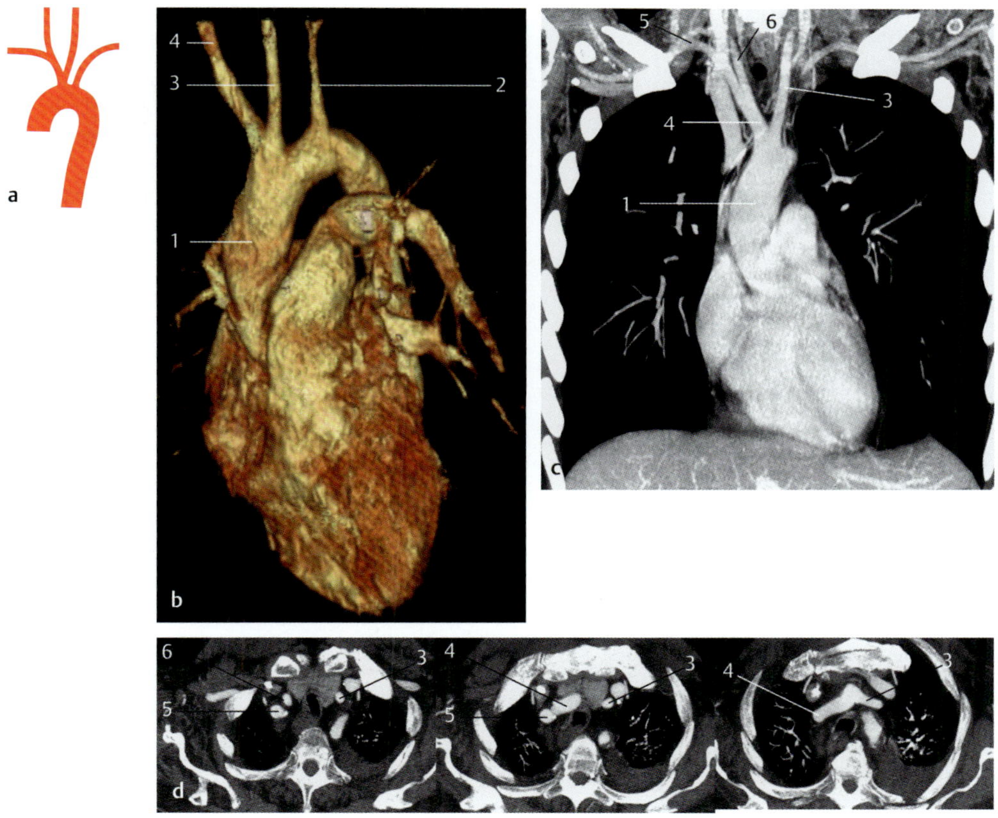

Abb. 2.3 Gemeinsamer Ursprung des Truncus brachiocephalicus und der A. carotis communis sinistra (~13 %).
a Schematische Darstellung.
b Patient 1: kontrastmittelverstärkte CT, VR-3D-Darstellung, koronale Ansicht.
c Patient 1: MIP in Höhe des gemeinsamen Abgangs des Truncus brachiocephalicus und der A. carotis communis sinistra, koronale Ansicht.
d Patient 2: kontrastmittelverstärkte CT, MIP der supraaortalen Arterien, transversale Ansicht. Linksseitiger Pleuraerguss.
1 Aorta;
2 A. subclavia sinistra;
3 A. carotis communis sinistra;
4 Truncus brachiocephalicus;
5 A. subclavia dextra;
6 A. carotis communis dextra.

2.3 Anomalien des Truncus brachiocephalicus (23 %)

Die Häufigkeit der verschiedenen Anomalien hängt weitgehend von der Untersuchungsmethode und rassischer Faktoren ab (die in ▶ Abb. 2.3 und ▶ Abb. 2.4 dargestellten Anomalien scheinen häufiger in Schwarzen als in Kaukasiern aufzutreten). Einige Anomalien sind schwer zu klassifizieren und liegen zwischen den in ▶ Abb. 2.2, ▶ Abb. 2.3 und ▶ Abb. 2.4. dargestellten Typen. Entsprechend der Literatur decken die Anomalien, die in ▶ Abb. 2.2 bis ▶ Abb. 2.11 dargestellt sind, etwa 93 % aller in Menschen auftretenden Formen ab [5], [8], [14], [16], [17], [18], [19], [20], [21], [22], [23], [24], [25], [26], [27], [28], [29], [30].

Einige Varianten, die als Anomalien beim Menschen gelten, sind die Regel bei anderen Säugetieren. Zum Beispiel ▶ Abb. 2.4 tritt in Nagetieren und Fleischfressern, ▶ Abb. 2.5 in Insektenfressern, ▶ Abb. 2.6 in Elefanten und ▶ Abb. 2.7 in Paarhufern und Unpaarhufern auf.

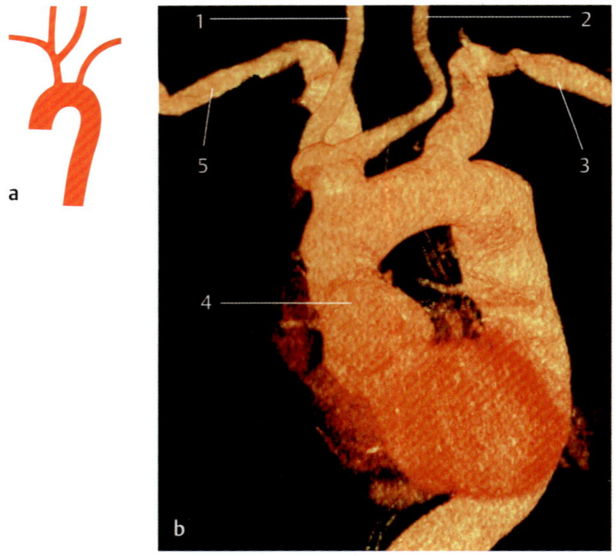

Abb. 2.4 Ursprung der A. carotis communis sinistra vom Truncus brachiocephalicus (~9 %).
a Schematische Darstellung.
b Kontrastmittelverstärkte CT der Aorta thoracalis, VR-3D-Darstellung, koronale Ansicht.
1 A. carotis communis dextra;
2 A. carotis communis sinistra;
3 A. subclavia sinistra;
4 Aorta;
5 A. subclavia dextra.

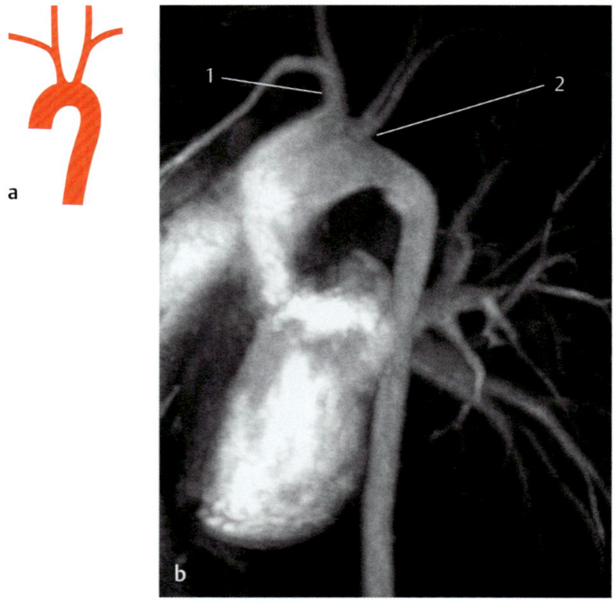

Abb. 2.5 Truncus brachiocephalicus dexter und sinister (< 1 %).
a Schematische Darstellung.
b MRA, VR-3D-Darstellung, sagittale oblique Ansicht.
1 Truncus brachiocephalicus dexter;
2 Truncus brachiocephalicus sinister.

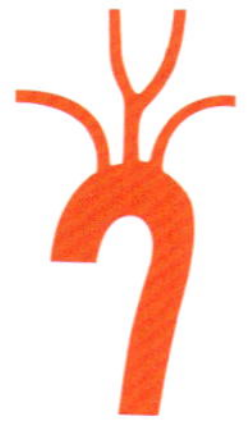

Abb. 2.6 Truncus bicaroticus (< 0,1 %). Schematische Darstellung.

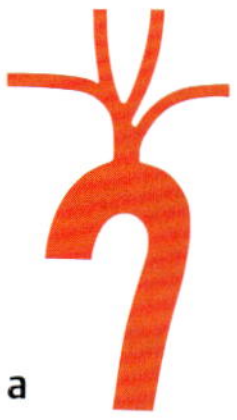
a

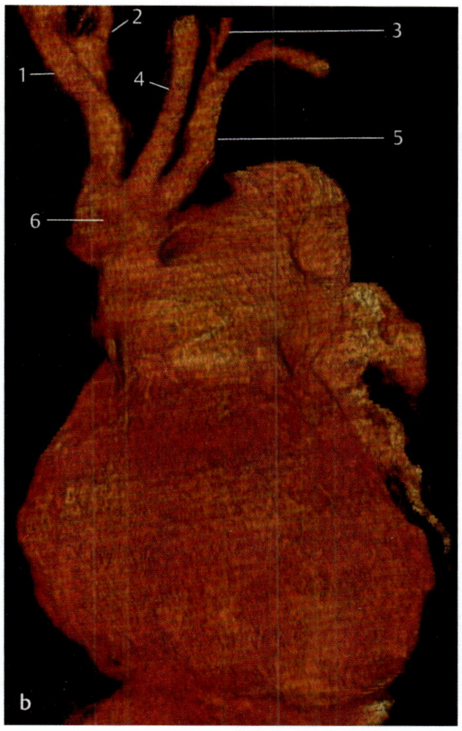

b

Abb. 2.7 Gemeinsamer Truncus brachiocephalicus (< 0,1 %).
a Schematische Darstellung.
b Kontrastmittelverstärkte CT der Aorta thoracalis, VR-3D-Darstellung, koronale Ansicht. Gemeinsamer Truncus brachiocephalicus in einer 24-jährigen Frau mit einem Truncus arteriosus als angeborenem Herzfehler.
1 A. subclavia dextra;
2 A. carotis communis dextra;
3 A. vertebralis sinistra;
4 A. carotis communis sinistra;
5 A. subclavia sinistra;
6 Gemeinsamer Truncus brachiocephalicus.

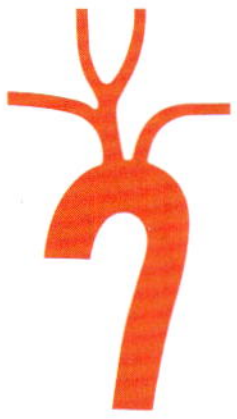

Abb. 2.8 Ursprung der A. subclavia dextra von einem Truncus bicaroticus (< 0,1 %). Schematische Darstellung.

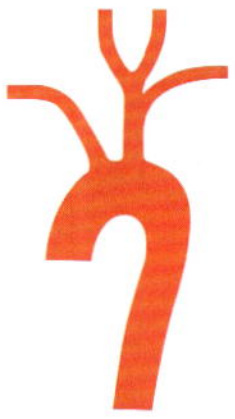

Abb. 2.9 Ursprung der A. subclavia sinistra von einem Truncus bicaroticus (< 0,1 %). Schematische Darstellung.

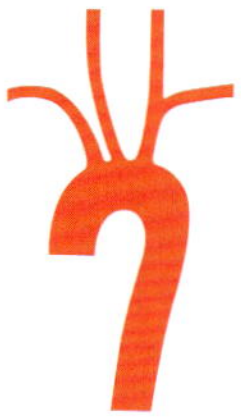

Abb. 2.10 Nur Truncus brachiocephalicus sinister vorhanden (< 0,1 %). Schematische Darstellung.

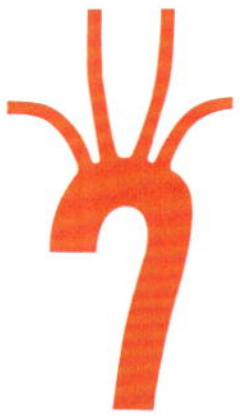

Abb. 2.11 Kein Truncus brachiocephalicus vorhanden (< 0,1 %). Schematische Darstellung.

2.4 A. vertebralis als ein direkter Ast des Aortenbogens (4 %)

Wenn eine Segmentarterie kranial der sechsten Zervikalarterie persistiert, entspringt die A. vertebralis sinistra direkt vom Aortenbogen. In solchen Fällen verläuft die A. vertebralis durch ein weiter kranial gelegenes Foramen transversarium. Wenn die Längsanastomose zur sechsten Zervikalarterie offen bleibt, kann die A. vertebralis sinistra zwei Ursprünge haben. In sehr seltenen Fällen entspringt die A. vertebralis dextra direkt vom Aortenbogen. In solchen Fällen entsteht der Aortenbogen entweder aus dem gesamten ersten Abschnitt der rechten vierten Kiemenbogenarterie, oder es besteht eine Variante mit anschließender „Migration" des Ursprungs der Arterie, wie in ▶ Abb. 2.6 gezeigt [31], [32], [33].

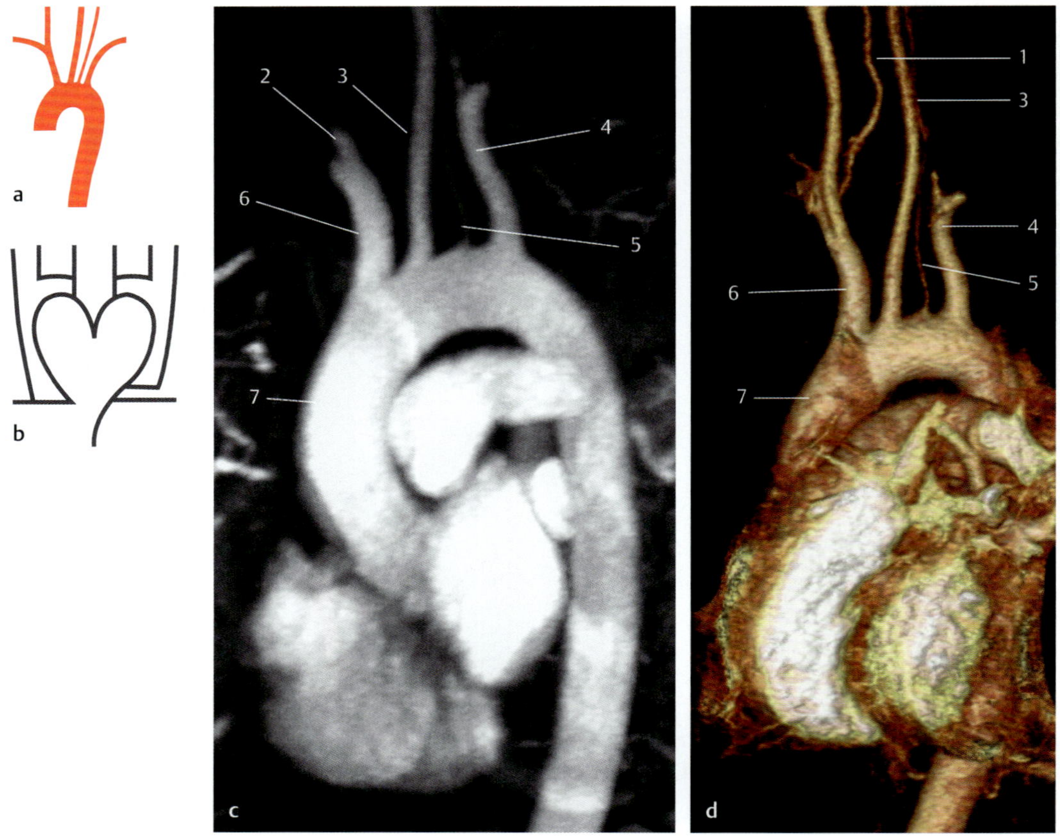

Abb. 2.12 Ursprung der A. vertebralis sinistra als vorletzter Ast des Aortenbogens (3 %).
a Schematische Darstellung der arteriellen Variante.
b Schematische Darstellung der Entstehung.
c MRA, MIP, oblique sagittale Ansicht. Aorta thoracalis und supraaortale Gefäße.
d MRA, VR-3D-Darstellung, oblique sagittale Ansicht.
1 A. vertebralis dextra;
2 A. carotis communis dextra;
3 A. carotis communis sinistra;
4 A. subclavia sinistra;
5 A. vertebralis sinistra;
6 Truncus brachiocephalicus;
7 Aorta.

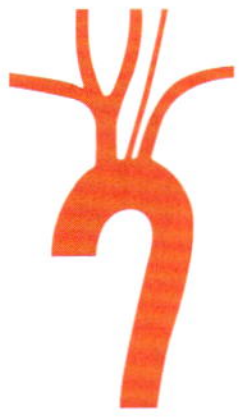

Abb. 2.13 Ursprung der A. vertebralis sinistra als vorletzter Ast des Aortenbogens; Ursprung der A. carotis communis sinistra vom Truncus brachiocephalicus (< 1 %). Schematische Darstellung.

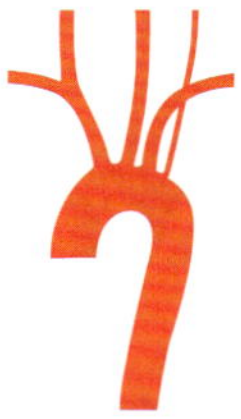

Abb. 2.14 Ursprung der A. vertebralis sinistra als letzter Ast des Aortenbogens (< 1 %). Schematische Darstellung.

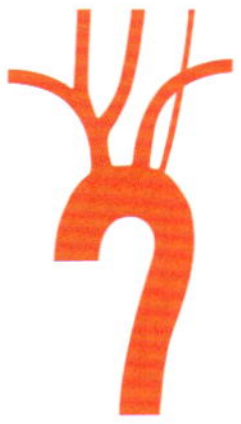

Abb. 2.15 Ursprung der A. vertebralis sinistra als letzter Ast des Aortenbogens; Ursprung der A. carotis communis sinistra vom Truncus brachiocephalicus (< 0,1 %). Schematische Darstellung.

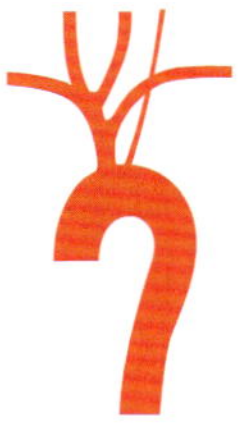

Abb. 2.16 Ursprung der A. vertebralis sinistra als letzter Ast des Aortenbogens; ein gemeinsamer Truncus brachiocephalicus (< 0,1 %). Schematische Darstellung.

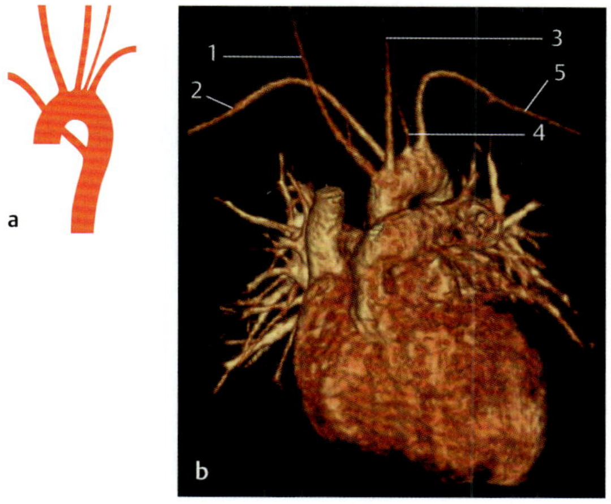

Abb. 2.17 Ursprung der A. vertebralis sinistra proximal der A. subclavia sinistra; der zuletzt vom Aortenbogen abgehende Ast ist die A. subclavia dextra (< 0,1 %).
a Schematische Darstellung.
b MRA, VR-3D-Darstellung, koronale Ansicht.
1 A. carotis communis dextra;
2 A. subclavia dextra;
3 A. carotis communis sinistra;
4 A. vertebralis sinistra;
5 A. subclavia sinistra.

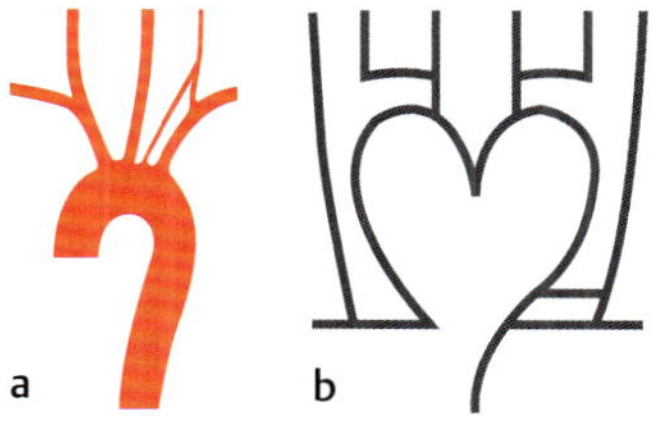

Abb. 2.18 Zwei Ursprünge der A. vertebralis, einer als vorletzter Ast des Aortenbogens (< 1 %).
a Schematische Darstellung der arteriellen Variante.
b Schematische Darstellung der Entstehung.

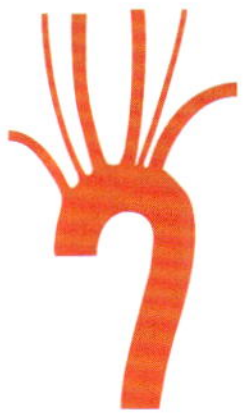

Abb. 2.19 Ursprung beider Aa. vertebrales direkt vom Aortenbogen (< 0,1 %). Schematische Darstellung.

2.5 A. thyroidea ima als ein direkter Ast des Aortenbogens (1 %)

Die Häufigkeit der A. thyroidea ima ist etwa 6 %. Sie entspringt in 3 % aller Fälle dem Truncus brachiocephalicus, in 1 % der A. carotis communis dextra, in 1 % dem Aortenbogen und seltener der A. thoracica interna, der A. subclavia, der A. thyroidea inferior oder der A. suprascapularis. Das Vorhandensein von zwei Aa. thyroideae imae wurde auch beschrieben. Diese Arterie ist wichtig bei Operationen unmittelbar kaudal des Schilddrüsenisthmus. Weitere Hinweise in der Literatur [8], [9], [34], [35], [36], [37], [38], [39], [40].

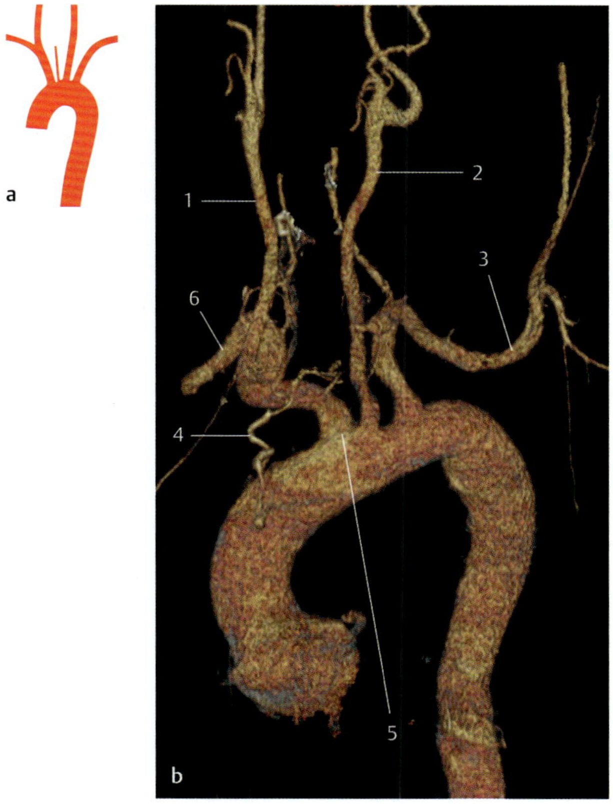

Abb. 2.20 Ursprung der A. thyroidea ima als direkter Ast vom Aortenbogen (1 %).
a Schematische Darstellung.
b Kontrastmittelverstärkte CT, VR-3D-Darstellung, koronale Ansicht.
1 A. carotis communis dextra;
2 A. carotis communis sinistra;
3 A. subclavia sinistra;
4 A. thyroidea ima;
5 Truncus brachiocephalicus;
6 A. subclavia dextra.

2.6 A. subclavia dextra als letzter Ast des Aortenbogens (A. lusoria) (1 %)

In dieser Situation geht die A. subclavia als letzter Ast aus dem Aortenbogen ab und verläuft nach rechts. In 80 % aller Fälle liegt sie hinter dem Ösophagus, in 15 % zwischen dem Ösophagus und der Trachea und in 5 % ventral der Trachea oder des Hauptbronchius. Diese Position führt häufig zu Dysphagie oder Dyspnoe [8], [35], [40], [41], [42], [43], [44]. In den meisten Fällen fehlt der N. laryngeus recurrens dexter, aber es gibt direkte Äste vom N. vagus zur Trachea und zum Ösophagus. Wenn die A. vertebralis dextra von der A. carotis communis dextra entspringt (▶ Abb. 2.24) windet sich ein Nerv, der vergleichbar ist mit dem N. laryngeus recurrens, um die Arterie.

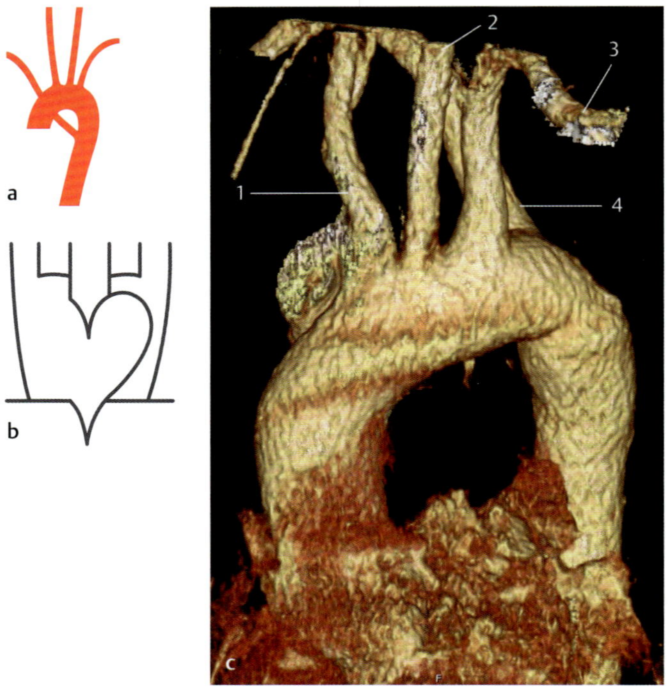

Abb. 2.21 Ursprung der A. subclavia dextra als letzter Ast des Aortenbogens, regelrechter Ursprung der anderen Arterien (< 1 %).
- **a** Schematische Darstellung der arteriellen Variante.
- **b** Schematische Darstellung ihrer Entstehung.
- **c** Kontrastmittelverstärkte CT der arteriellen Variante, VR-3D-Darstellung, koronale Ansicht. Das Field of View der Untersuchung ist begrenzt auf den Thorax, so dass die supraaortalen Gefäße nicht in ihrem gesamten Verlauf abgebildet sind.
  1 Truncus brachiocephalicus;
  2 A. carotis communis sinistra;
  3 A. subclavia sinistra;
  4 A. subclavia dextra.

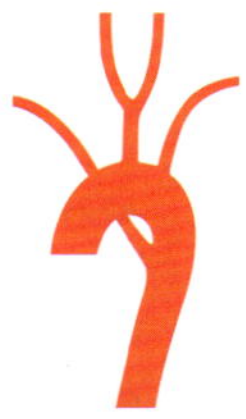

Abb. 2.22 Ursprung der A. subclavia dextra als letzter Ast des Aortenbogens in Kombination mit einem Truncus bicaroticus (< 1 %). Schematische Darstellung.

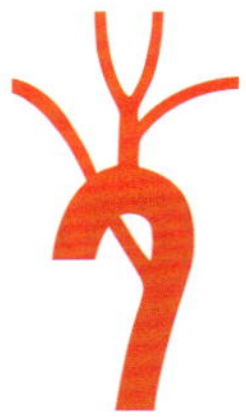

Abb. 2.23 Ursprung der A. subclavia dextra als letzter Ast des Aortenbogens in Kombination mit dem Ursprung der A. subclavia sinistra vom Truncus bicaroticus (< 0,1 %). Schematische Darstellung.

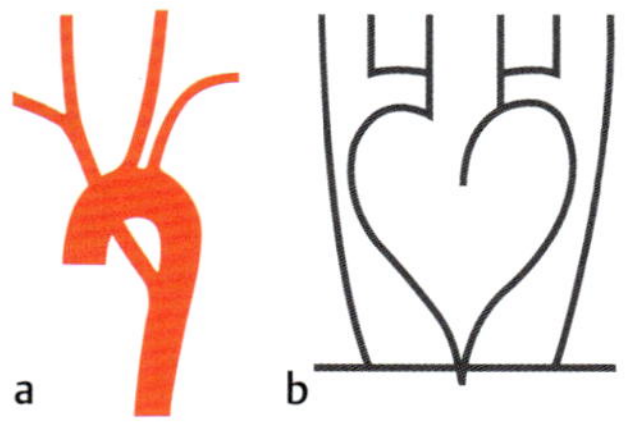

Abb. 2.24 Ursprung des Truncus brachiocephalicus als letzter Ast des Aortenbogens (< 0,1 %).
- **a** Schematische Darstellung der arteriellen Variante.
- **b** Schematische Darstellung der Entstehung.

2.7 Rechtsseitiger Aortenbogen (< 0,1 %)

Die Persistenz der rechten vierten Kiemenbogenarterie führt zu dieser Anomalie, die häufiger bei der Fallot-Tetralogie vorkommt [5], [45], [46], [47], [48], [49], [50], [51], [52], [53], [54]. Der rechtsseitige Aortenbogen ist die Regel bei Vögeln und bestimmten Reptilien.

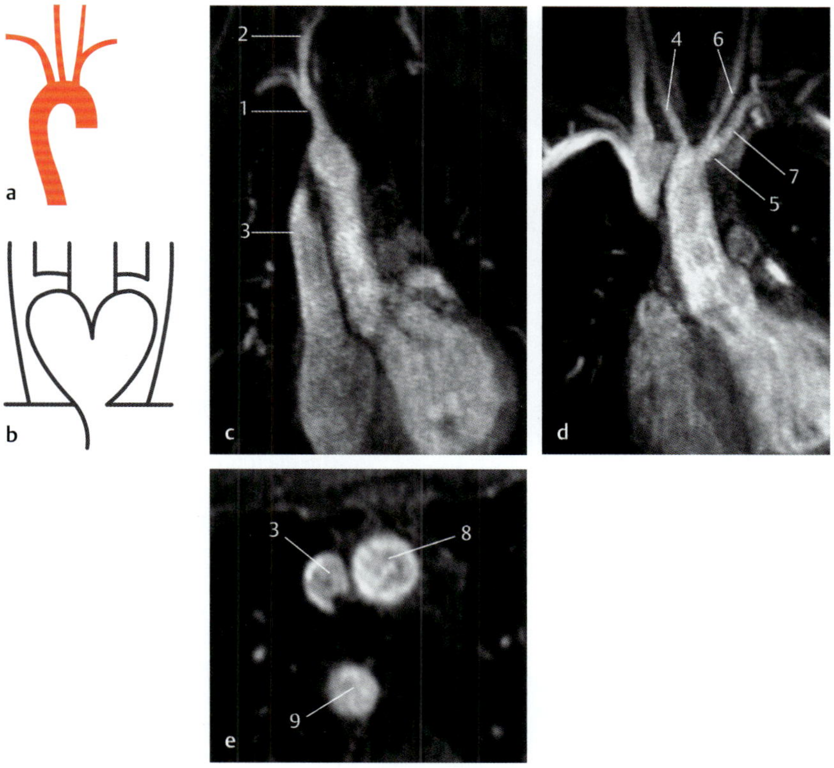

Abb. 2.25 Spiegelbild des in Abb. 2.2 dargestellten Typs (< 0,1 %).
a Schematische Darstellung der arteriellen Variante.
b Schematische Darstellung der Entstehung.
c MRA, MIP, koronale Darstellung, anteriore Ansicht.
d MRA, MIP, koronale Darstellung, posteriore Ansicht.
e MRA, MIP, transversale Darstellung in Höhe des Aortenbogens.
1 A. subclavia dextra;
2 A. vertebralis dextra;
3 V. cava superior;
4 A. carotis communis dextra;
5 Truncus brachiocephalicus;
6 A. carotis communis sinistra;
7 A. subclavia sinistra;
8 Aorta ascendens;
9 Aorta descendens dextra.

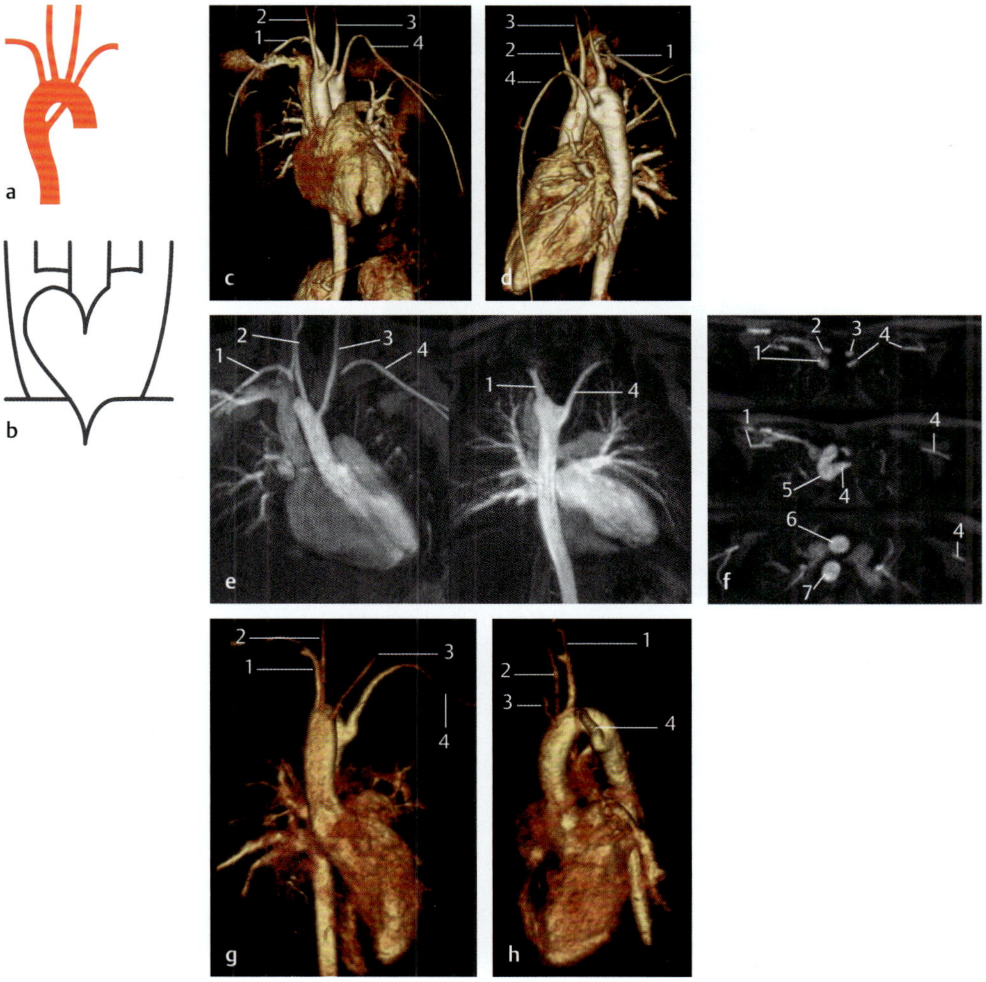

Abb. 2.26 Spiegelbild des in Abb. 2.21 dargestellten Typs (< 0,1 %).
a Schematische Darstellung der arteriellen Variante.
b Schematische Darstellung der Entstehung.
c Patient 1: MRA, VR-3D-Darstellung, anteriore Ansicht.
d Patient 1: MRA, VR-3D-Darstellung, laterale Ansicht.
e Patient 1: MRA, MIP, koronale Ansicht von anterior nach posterior.
f Patient 1: MRA, MIP, transverse Ansicht der supraaortalen Gefäße und des Aortenbogens.
g Patient 2: VR-3D-Darstellung, oblique Ansicht.
h Patient 2: VR-3D-Darstellung, oblique Ansicht.
1 A. subclavia dextra;
2 A. carotis communis dextra;
3 A. carotis communis sinistra;
4 A. subclavia sinistra;
5 rechter Aortenbogen;
6 Aorta ascendens;
7 Aorta descendens dextra.

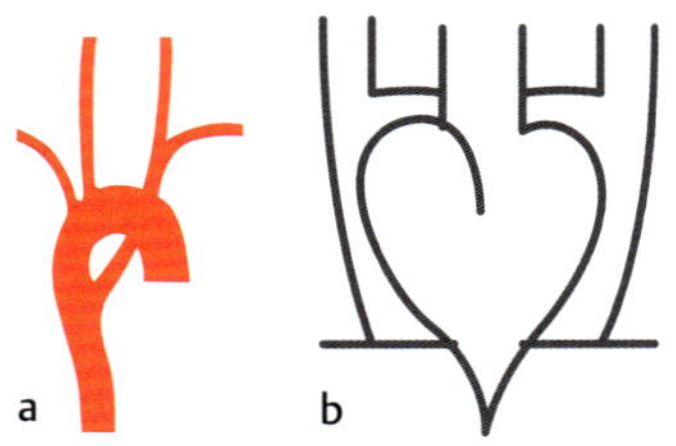

Abb. 2.27 Spiegelbild des in Abb. 2.24 dargestellten Typs (< 0,1 %).
a Schematische Darstellung der arteriellen Variante.
b Schematische Darstellung der Entstehung.

2.8 Doppelter Aortenbogen (< 0,1 %)

Die meisten dieser Fälle müssen als Fehlbildungen eingestuft werden, da diese, wie berichtet wird, schwere Funktionsstörungen der Trachea und des Ösophagus verursachen. Allerdings wurden einige seltene Fälle nur zufällig erkannt. Beide Aortenbögen haben oft unterschiedlich große Lumina, oder ein Aortenbogen kann durch ein fibröses Band ersetzt sein. Diese Fehlbildungen sind oft mit Herzfehlern oder einem offenen Ductus arteriosus kombiniert [4], [5], [55], [56], [57], [58], [59], [60], [61], [62], [63], [64], [65], [66]. Doppelte Aortenbögen sind die Regel bei allen Wirbeltieren mit Kiemenatmung und kommen auch in einigen Reptilien vor.

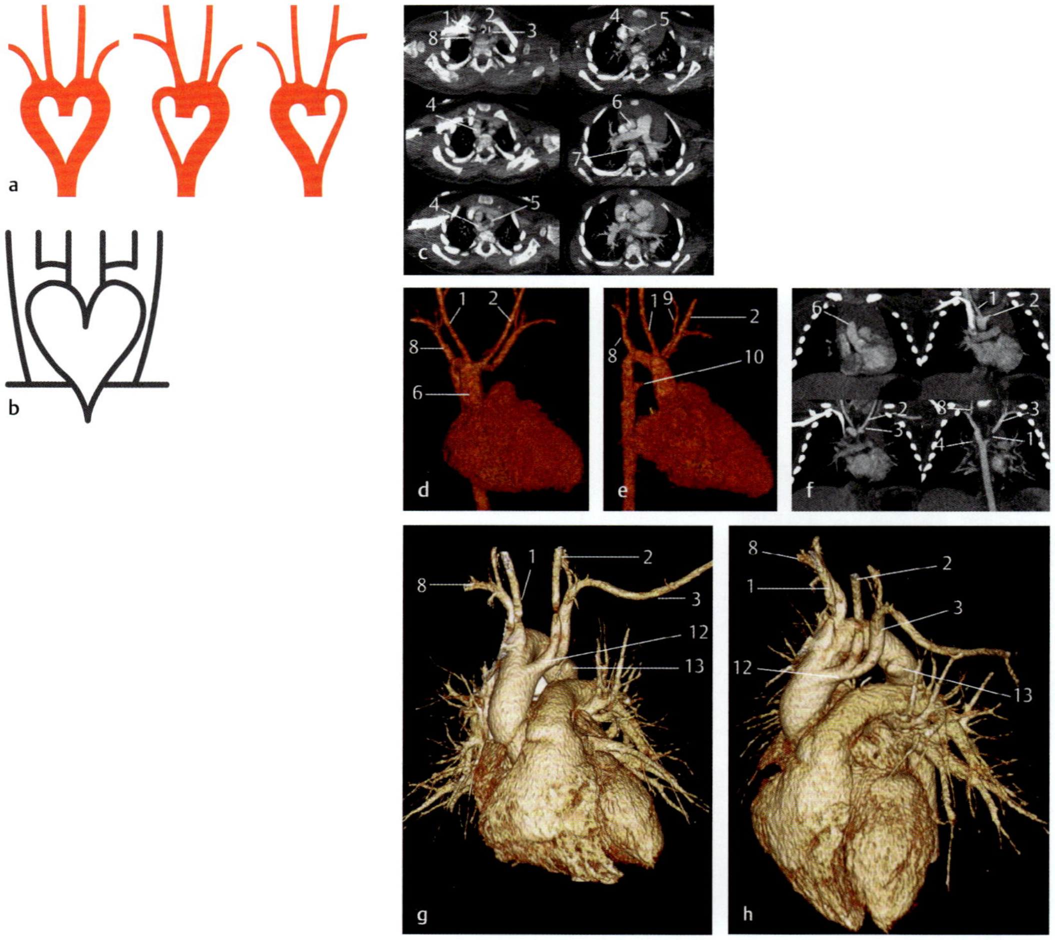

Abb. 2.28 Doppelter Aortenbogen mit gleich großen oder unterschiedlich großen Lumina der beiden Seiten (< 0,1 %) und kontrastmittelverstärkte CT der Aorta thoracalis von drei Patienten (**c–h**).
1 A. carotis communis dextra;
2 A. carotis communis sinistra;
3 A. subclavia sinistra;
4 rechtsseitiger Aortenbogen;
5 linksseitiger Aortenbogen;
6 Aorta descendens;
7 Aorta descendens dextra;
8 A. subclavia dextra;
9 A. vertebralis sinistra;
10 inkompletter rechtsseitiger Aortenbogen;
11 linksseitiger Aortenbogen = fibröses Band;
12 Truncus brachiocephalicus sinister;
13 inkompleter linksseitiger Aortenbogen.

a Schematische Darstellung der arteriellen Variante.
b Schematische Darstellung der Entstehung.
c Patient 1 (13 Monate alter Junge): kontrastmittelverstärkte CT der Aorta thoracalis. Das Lumen des linksseitigen Aortenbogens ist schmal verglichen zum rechtsseitigen Aortenbogen. Transversale Ansichten von superior nach inferior.
d Patient 2 (7 Wochen alter Junge): kontrastmittelverstärkte CT der Aorta thoracalis. VR-3D-Darstellung, anteriore Ansicht. Der rechtsseitige Aortenbogen ist ersetzt durch ein fibröses Band. Verblieben ist ein erweitertes Divertikel an der Insertion zur Aorta descendens.
e Patient 2 (7 Wochen alter Junge): kontrastmittelverstärkte CT der Aorta thoracalis. VR-3D-Darstellung, laterale Ansicht.
f Patient 2 (7 Wochen alter Junge): kontrastmittelverstärkte CT der Aorta thoracalis. MIPs in koronaler Ansicht von anterior nach posterior.
g Patient 3: kontrastmittelverstärkte CT der Aorta thoracalis, VR-3D-Darstellung, anteriore Ansicht.
h Patient 3: kontrastmittelverstärkte CT der Aorta thoracalis, VR-3D-Darstellung, oblique laterale Ansicht.

2.9 Zirkumflexer Aortenbogen (< 0,1 %)

Eine paramediane Verschmelzung der primitiven dorsalen Aorten, die Zugspannung eines atypischen Ductus arteriosus oder ein rudimentärer doppelter Aortenbogen können die Ausbildung einer solchen Variante zur Folge haben [5], [45], [48], [67], [68], [69], [70], [71]. Offensichtlich treten diese Varianten häufiger in Fällen mit einer A. lusoria (S. 24) oder einem rechtsseitigen Aortenbogen (S. 25) auf, bei denen anstelle des kaudalen der kraniale Abschnitt der vierten Kiemenbogenarterie persistiert. Die Anomalien in Kap. 2.9 sind extreme Formen, die beschrieben wurden (▶ Abb. 2.29,▶ Abb. 2.30, ▶ Abb. 2.32, ▶ Abb. 2.33).

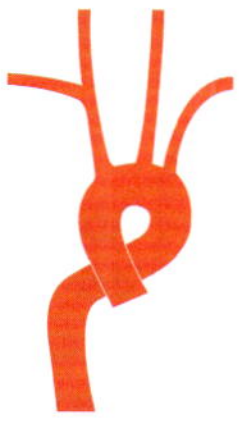

Abb. 2.29 Linkszirkumflexer Aortenbogen, ansonsten wie die Variante dargestellt in Abb. 2.2 (< 0,1 %). Schematische Darstellung.

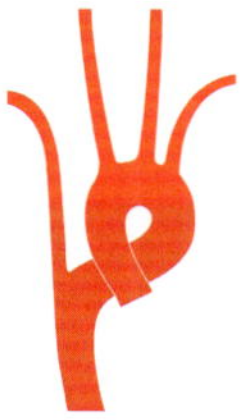

Abb. 2.30 Linkszirkumflexer Aortenbogen, ansonsten wie die Variante dargestellt in Abb. 2.21 (< 0,1 %). Schematische Darstellung.

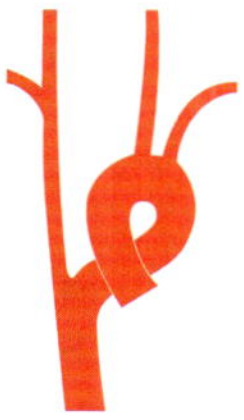

Abb. 2.31 Linkszirkumflexer Aortenbogen, ansonsten wie die Variante dargestellt in Abb. 2.24 (< 0,1 %). Schematische Darstellung.

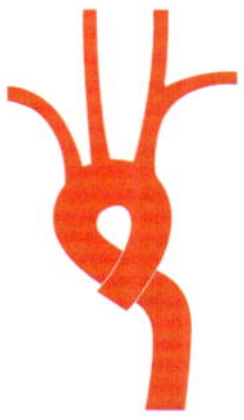

Abb. 2.32 Rechtszirkumflexer Aortenbogen, ansonsten wie die Variante dargestellt in Abb. 2.25 (< 0,1 %). Schematische Darstellung.

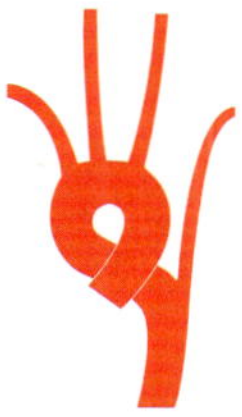

Abb. 2.33 Rechtszirkumflexer Aortenbogen, ansonsten wie die Variante dargestellt in Abb. 2.26 (< 0,1 %). Schematische Darstellung.

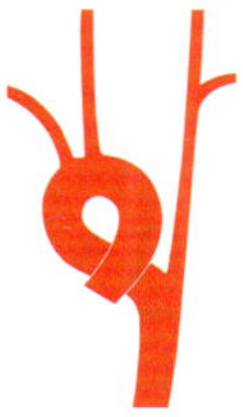

Abb. 2.34 Rechtszirkumflexer Aortenbogen, ansonsten wie die Variante dargestellt in Abb. 2.27 (< 0,1 %). Schematische Darstellung.

2.10 Andere Varianten des Aortenbogens (< 0,1 %)

Die Reihenfolge der Äste kann aufgrund unterschiedlicher Wachstumsraten einzelner Gefäßabschnitte variieren. Die Aa. subclaviae werden in der embryonalen Entwicklung durch das deszendierende Herz nach unten gezogen, obwohl sie an der oberen Thoraxapertur befestigt sind. Es sind viel mehr Kombinationen als aufgeführt möglich.

Die sogenannte tiefe Teilung der A. carotis kann einerseits dadurch erklärt werden, dass der erste Teil zum Teil des Aortenbogens wird oder dass sich andererseits die dritte Kiemenbogenarterie zurückbildet und der Teil der primitiven posterioren Aorta zwischen der dritten und vierten Kiemenbogenarterie persistiert. Letzteres wird durch Fälle unterstützt, bei denen die A. carotis interna vollständig fehlt und die A. carotis communis sich in die A. carotis externa fortsetzt.

Die Äste des Truncus costocervicalis (A. cervicalis profunda + A. intercostalis suprema mit Aa. intercostales posteriores prima et secunda) entsprechen den primitiven segmentalen Arterien (C 7, Th 1 und Th 2). Normalerweise haben sie keine Verbindung mehr zur Aorta und werden durch eine längsverlaufende Anastomose mit der A. subclavia verbunden.

Wenn das Herz geringer als normal deszendiert, entsteht der sogenannte zervikale Aortenbogen [72], [73], [74], [75]. Deshalb varriiert die topografische Lage des Aortenbogens in Bezug auf die Wirbelsäule.

Schließlich muss betont werden, dass hier nur Varianten und nicht Fehlbildungen beschrieben sind. Die vielen Fehlbildungen, z. B. die Transposition der großen Gefäße, der Truncus arteriosus communis, der persistierende Ductus arteriosus und die Aortenisthmusstenose, wurden ausgespart. Einige Referenzen behandeln den sog. unterbrochenen Aortenbogen nur, weil er durch das gleiche embryologische Konzept erklärt werden kann [5], [76], [77], [78], [79], [80], [81], [82], [83], [84], [85], [86], [87].

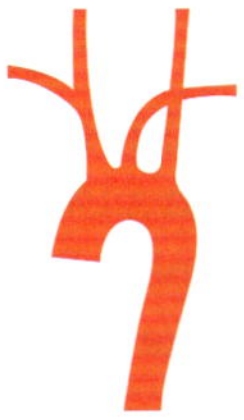

Abb. 2.35 Ursprung der A. subclavia sinistra proximal der A. carotis communis sinistra (< 1 %). Schematische Darstellung.

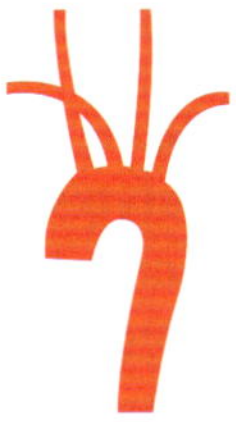

Abb. 2.36 Ursprung der A. subclavia dextra distal der A. carotis communis dextra (< 1 %). Schematische Darstellung.

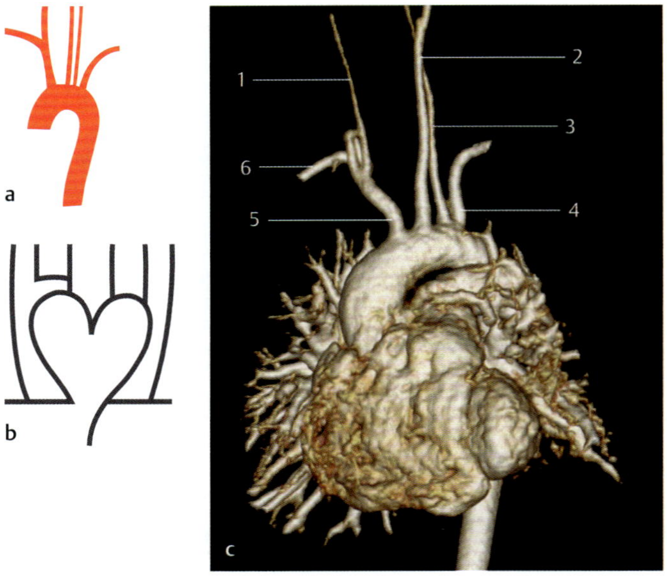

Abb. 2.37 Getrennter Ursprung der A. carotis externa sinistra und A. carotis interna sinistra vom Aortenbogen (< 0,1 %).
- **a** Schematische Darstellung der arteriellen Variante.
- **b** Schematische Darstellung der Entstehung.
- **c** MRA der arteriellen Variante, VR-3D-Darstellung, koronale Ansicht.
  - **1** A. carotis communis dextra;
  - **2** A. carotis externa sinistra;
  - **3** A. carotis interna sinistra;
  - **4** A. subclavia sinistra;
  - **5** Truncus brachiocephalicus dexter;
  - **6** A. subclavia dextra.

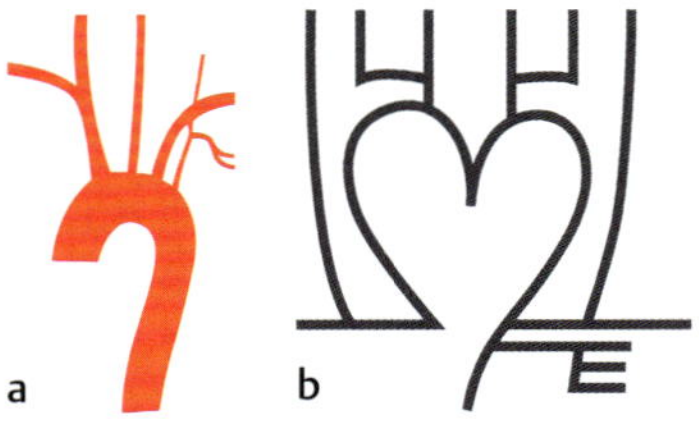

Abb. 2.38 Ursprung des Truncus costocervicalis sinister direkt aus dem Aortenbogen (< 0,1 %).
- **a** Schematische Darstellung der arteriellen Variante.
- **b** Schematische Darstellung der Entstehung.

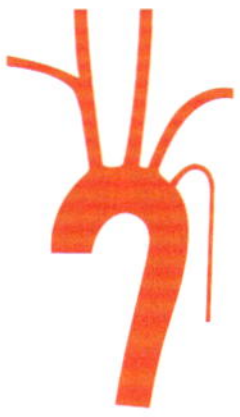

Abb. 2.39 Ursprung der A. thoracica interna sinistra direkt aus dem Aortenbogen (< 0,1 %). Schematische Darstellung.

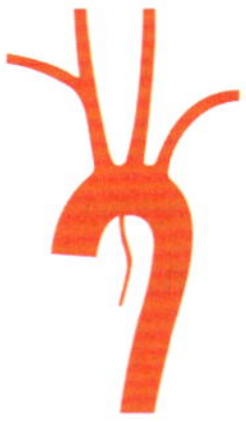

Abb. 2.40 Ursprung einer Thymusarterie direkt aus dem Aortenbogen (< 0,1 %). Schematische Darstellung.

2.11 Literatur

[1] Izukawa T, Scott ME, Durrani F, Moes CAF. Persistent left fifth aortic arch in man. Report of two cases. Br Heart J 1973; 35 (11): 1190–1195

[2] Lawrence TY, Stiles QR. Persistent fifth aortic arch in man. Am J Dis Child 1975; 129 (10): 1229–1231

[3] Van Praagh R, Van Praagh S. Persistent fifth arterial arch in man. Congenital double-lumen aortic arch. Am J Cardiol 1969; 24 (2): 279–282

[4] Bein G, Wolf D. Zum Krankheitsbild des Arcus aortae duplex im Säuglings- und Kindesalter. Z Kardiol 1975; 126: 362–365

[5] Bogren HG, Porter BA. Three aortic arch anomalies: a review of the literature and proposal of a new classification. Cardiovasc Intervent Radiol 1980; 3 (1): 19–23

[6] Doerr W. Morphogenese und Korrelation chirurgisch wichtiger angeborener Herzfehler. Ergeb Chir Orthop 1950; 36: 1–92

[7] Edwards JE. Anomalies of the derivatives of the aortic arch system. Med Clin North Am 1948; 32: 925–949

[8] Edwards JE. Anomalies of the aortic arch system. Birth Defects Orig Artic Ser 1977; 13 (3D): 47–63

[9] Edwards JE, Dry TJ, Parker RL et al. An Atlas of Congenital Anomalies of the Heart and Great Vessels. Springfield, IL: Charles C. Thomas; 1954

[10] Franke H. Über Entwicklungs- und Lageanomalien der Aorta. Fortschr Geb Rontgenstr Nuklearmed 1950; 73: 267–280

[11] Hackensellner HA, Stur D. Korrelation und Kombination von Anomalien und Varietäten des Herzens und der herznahen Gefäße unter 1234 Obduktionen. Zentralbl Pathol 1957; 96: 188–192

[12] Mahoney EB, Manning JA. Congenital abnormalities of the aortic arch. Surgery 1964; 55: 1–14

[13] Shaner RF. The persisting right sixth aortic arch of mammals, with a note on fetal coarctation. Anat Rec 1956; 125 (2): 171–184

[14] Shuford WH, Sybers RG. The Aortic Arch and Its Malformations. Springfield, IL: Charles C. Thomas; 1974

[15] Vučurević G, Marinković S, Puškaš L et al. Anatomy and radiology of the variations of aortic arch branches in 1,266 patients. Folia Morphol (Warsz) 2013; 72 (2): 113–122

[16] Barry A. The aortic arch derivatives in human adult. Anat Rec 1951; 111 (2): 221–238

[17] Baumstark AE, Gordon DH, Haller JO, Martin EC. The left aortic arch and right descending aorta. Br J Radiol 1977; 50 (599): 788–792

[18] Binet JP, Longlois J. Aortic arch anomalies in children and infants. J Thorac Cardiovasc Surg 1977; 73 (2): 248–252

[19] Celoria GC, Patton RB. Congenital absence of the aortic arch. Am Heart J 1959; 58: 407–413

[20] Dolton EG, Jones HE. Congenital anomalies of the aortic arch. Lancet 1952; 262: 537–540

[21] Edwards JE. Pathology of anomalies of thoracic aorta. Am J Clin Pathol 1953; 23 (12): 1240–1258

[22] Fournial JF, Stanley P, Fouron JC, Guérin R, Davignon A. Les anomalies de l'arc aortique. A propos de 30 cas opérés chez l'enfant. Arch Mal Coeur Vaiss 1975; 68 (5): 485–495

[23] Hewitt RL, Brewer PL, Drapanas T. Aortic arch anomalies. J Thorac Cardiovasc Surg 1970; 60 (5): 746–753

[24] Antoine M, Pierson M, Kersauson MC. Les images radiologiques de líoesophage infantile dans les anomalies des arcs aortiques. J Radiol Electrol Med Nucl 1958; 39: 174–180

[25] Liechty JD, Shields TW, Anson BJ. Variations pertaining to the aortic arches and their branches; with comments on surgically important types. Q Bull Northwest Univ Med Sch 1957; 31 (2): 136–143

[26] Lam CR, Kabbani S, Arciniegas E. Symptomatic anomalies of the aortic arch. Surg Gynecol Obstet 1978; 147 (5): 673–681

[27] Richardson JV, Doty DB, Rossi NP, Ehrenhaft JL. Operation for aortic arch anomalies. Ann Thorac Surg 1981; 31 (5): 426–432

[28] Webb WR, Gamsu G, Speckman JM et al. CT demonstration of mediastinal aortic arch anomalies. J Comput Assist Tomogr 1982; 6 (3): 445–451

[29] Williams GD, Edmunds HW. Variations in arrangements of branches arising from aortic arch in American whites and negroes (a second study). Anat Rec 1935; 62 (2): 139–146

[30] Uchino A, Saito N, Okada Y et al. Variation of the origin of the left common carotid artery diagnosed by CT angiography. Surg Radiol Anat 2013; 35 (4): 339–342

[31] Uchino A, Saito N, Takahashi M et al. Variations in the origin of the vertebral artery and its level of entry into the transverse foramen diagnosed by CT angiography. Neuroradiology 2013; 55 (5): 585–594

[32] Hong JT, Park DK, Lee MJ et al. Anatomical variations of the vertebral artery segment in the lower cervical spine: analysis by three-dimensional computed tomography angiography. Spine 2008; 33 (22): 2422–2426

[33] Bruneau M, Cornelius JF, Marneffe V et al. Anatomical variations of the V2 segment of the vertebral artery. Neurosurgery 2006; 59 (1, Suppl 1): ONS 20-ONS 24

[34] Allan FD. An analysis of the cervicothoracic visceral branches of the vagus and the sympathetic trunk in the presence of an anomalous right subclavian artery. Anat Rec 1958; 132 (1): 71–80

[35] Daseler EH, Anson BJ. Surgical anatomy of the subclavian artery and its branches. Surg Gynecol Obstet 1959; 108 (2): 149–174

[36] Hellerer O, Schmidt GP, Aigner R. Die A. thyreoidea ima - eine chirurgisch bedeutsame Variation. Chir Prax 1978; 24: 413–417

[37] McDowell DE, Grant MA, Gustafson RA. Single arterial trunk arising from the aortic arch. Circulation 1980; 62 (1): 181–182

[38] Mojab K, Ghosh BC, Moss GS. Bilateral subclavian and axillary artery anomaly. Am Surg 1976; 42 (8): 585–588

[39] Nath PH, Castaneda-Zuniga W, Zollikofer C et al. Isolation of a subclavian artery. AJR Am J Roentgenol 1981; 137 (4): 683–688

[40] Reid DA, Foster ED, Stubberfield J, Alley RD. Anomalous right subclavian artery arising proximal to a postductal thoracic aortic coarctation. Ann Thorac Surg 1981; 32 (1): 85–87

[41] Copleman B. Anomalous right subclavian artery. AJR Am J Roentgenol 1945; 54: 270–275

[42] Garti IJ, Aygen MM. Left aortic arch with congenital isolation of the right subclavian artery. Pediatr Radiol 1980; 9 (4): 241–243

[43] Molz G, Burri B. Aberrant subclavian artery (arteria lusoria): sex differences in the prevalence of various forms of the malformation. Evaluation of 1378 observations. Virchows Arch A Pathol Anat Histol 1978; 380 (4): 303–315

[44] Papadatos D. Trois observations anatomiques sur líorigine de líarteria subclavia dextra comme derniÈre branche de líarcus aortae (arteria lusoria). Anat Anz 1976; 140 (1-2): 100–117

[45] Blieden LC, Schneeweiss A, Deutsch V, Neufeld HN. Right aortic arch with left descending aorta (circumflex aorta). Roentgenographic diagnosis. Pediatr Radiol 1978; 6(4): 208–210

[46] Boyle WF, Shaw CC. Right-sided aortic arch; report of six cases. N Engl J Med 1957; 256 (9): 392–395

[47] D'Cruz IA, Cantez T, Namin EP et al. Right-sided aorta. Part II. Right aortic arch, right descending aorta and associated anomalies. Br Heart J 1966; 28: 725–739

[48] Harley HRS. The development and anomalies of the aortic arch and its branches with the report of a case of right cervical aortic arch and intrathoracic vascular ring. Br J Surg 1959; 46: 561–573

[49] Hastreiter AR, D'Cruz IA, Cantez T. Right sided aorta. Part I. Occurrence of right aortic arch in various types of congenital heart disease. Br Heart J 1966; 28: 722–725

[50] van der Horst RL, Fisher EA, DuBrow IW, Hastreiter AR. Right aortic arch, right patent ductus arteriosus, and mirror-image branching of the brachiocephalic vessels. Cardiovasc Radiol 1978; 1 (3): 147–149

[51] Lippert H, Werner T. Right aortic arch as an accidental finding [in German]. Med Klin 1969; 64 (9): 382–387

[52] Shepherd RM, Kerth WJ, Rosenthal JH. Right cervical aortic arch with left descending aorta. Case report and review of the literature. Am J Dis Child 1969; 118 (4): 642–648

[53] Shuford WH, Sybers RG, Edwards FK. The three types of right aortic arch. Am J Roentgenol Radium Ther Nucl Med 1970; 109 (1): 67–74

[54] Stein MG, Christie PW. Asymptomatic isolated left subclavian artery with right aortic arch. A case report. S Afr Med J 1982; 62 (10): 333–335

[55] De Bord RA, Vonachen JR, Cohen MH. Double aortic arch. Surgery 1955; 38 (3): 585–592

[56] Eklöf O, Ekstrom G, Erikson BO et al. Arterial anomalies causing compression of the trachea and/or the oesophagus. A report of 30 symptomatic cases. Acta Paediatr Scand 1971; 60 (1): 81–89

[57] Ekström G, Sandblom P. Double aortic arch. Acta Chir Scand 1951; 102 (3): 183–202

[58] Garti IJ, Aygen MM, Levy MJ. Double aortic arch anomalies: diagnosis by countercurrent right brachial arteriography. AJR Am J Roentgenol 1979; 133 (2): 251–256
[59] Garti IJ, Aygen MM, Vidne B. Type C double aortic arch. Double aortic arch with aberrant left subclavian artery. Cardiovasc Radiol 1978; 1 (3): 143–145
[60] Garti IJ, Aygen MM, Vidne B, Levy MJ. Right aortic arch with mirror-image branching causing vascular ring. A new classification of the right aortic arch patterns. Br J Radiol 1973; 46 (542): 115–119
[61] Godtfredsen J, Wennevold A, Efsen F, Lauridsen P. Natural history of vascular ring with clinical manifestations. A follow-up study of eleven unoperated cases. Scand J Thorac Cardiovasc Surg 1977; 11 (1): 75–77
[62] Idbeis B, Levinsky L, Srinivasan V, Subramanian S. Vascular rings: management and a proposed nomenclature. Ann Thorac Surg 1981; 31 (3): 255–258
[63] Rajaram PC, Hussain AT, Lakshmikanthan C et al. Type D double aortic arch. Double aortic arch with interruption of its left component proximal to the site of origin of left common carotid artery. Angiology 1983; 34 (9): 597–603
[64] Shuford WH, Sybers RG, Weens HS. The angiographic features of double aortic arch. Am J Roentgenol Radium Ther Nucl Med 1972; 116 (1): 125–140
[65] Tonkin IL, Elliott LP, Bargeron LM Jr. Concomitant axial cineangiography and barium esophagography in the evaluation of vascular rings. Radiology 1980; 135 (1): 69–76
[66] Frank L, Dillman JR, Parish V et al. Cardiovascular MR imaging of conotruncal anomalies. Radiographics 2010; 30 (4): 1069–1094
[67] Arciniegas E, Hakimi M, Hertzler JH et al. Surgical management of congenital vascular rings. J Thorac Cardiovasc Surg 1979; 77 (5): 721–727
[68] Blumenthal S, Ravitch MM. Seminar on aortic vascular rings and other anomalies of the aortic arch. Pediatrics 1957; 20 (5, Part 1): 896–906
[69] Ergin MA, Jayaram N, LaCorte M. Left aortic arch and right descending aorta: diagnostic and therapeutic implications of a rare type of vascular ring. Ann Thorac Surg 1981; 31 (1): 82–85
[70] Langlois J, Binet JP, Planche C et al. La compression de la trachÈe par le tronc artÈriel brachio-cÈphalique chez le nourrisson. A propos díune expÈrience chirurgicale de trente-quartre cas. Ann Chir 1982; 36 (2): 157–163
[71] Park SC, Siewers RD, Neches WH et al. Left aortic arch with right descending aorta and right ligamentum arteriosum. A rare form of vascular ring. J Thorac Cardiovasc Surg 1976; 71 (5): 779–784
[72] Bourdon JL, Hoeffel JC, Worms AM et al. The cervical aortic arch: a case with diffuse arterial dysplasia and neurocutaneous angiomatosis. A review of the subject. Pediatr Radiol 1981; 10 (3): 143–150
[73] Haughton VM, Fellows KE, Rosenbaum AE. The cervical aortic arches. Radiology 1975; 114 (3): 675–681
[74] Moncada R, Shannon M, Miller R et al. The cervical aortic arch. Am J Roentgenol Radium Ther Nucl Med 1975; 125 (3): 591–601
[75] Morris T, Ruttley M. Left cervical aortic arch associated with aortic aneurysm. Br Heart J 1978; 40 (1): 87–90
[76] Allard JR, Williams RL, Dobell AR. Interrupted aortic arch: factors influencing prognosis. Ann Thorac Surg 1976; 21 (3): 243–246
[77] Braunlin E, Peoples WM, Freedom RM et al. Interruption of the aortic arch with aorticopulmonary septal defect. An anatomic review. Pediatr Cardiol 1982; 3 (4): 329–335
[78] Collins-Nakai RL, Dick M, Parisi-Buckley L et al. Interrupted aortic arch in infancy. J Pediatr 1976; 88 (6): 959–962
[79] Fishman NH, Bronstein MH, Berman W Jr et al. Surgical management of severe aortic coarctation and interrupted aortic arch in neonates. J Thorac Cardiovasc Surg 1976; 71 (1): 35–48
[80] Ho SY, Wilcox BR, Anderson RH, Lincoln JC. Interrupted aortic arch - anatomical features of surgical significance. Thorac Cardiovasc Surg 1983; 31 (4): 199–205
[81] Immagoulou A, Anderson RC, Moller JH. Interruption of the aortic arch: clinical features in 20 patients. Chest 1972; 61 (3): 276–281
[82] Jaffe RB. Complete interruption of the aortic arch. 1. Characteristic radiographic findings in 21 patients. Circulation 1975; 52 (4): 714–721
[83] Maraspin LE. A report of an anomalous bifurcation of the right axillary artery in man. Vasc Surg 1971; 5 (3): 133–136
[84] Neye-Bock S, Fellows KE. Aortic arch interruption in infancy: radio- and angiographic features. AJR Am J Roentgenol 1980; 135 (5): 1005–1010
[85] Norwood WI, Stellin GJ. Aortic atresia with interrupted aortic arch: reparative operation. J Thorac Cardiovasc Surg 1981; 81 (2): 239–244
[86] Sharratt GP, Leanage R, Monro JL, Shinebourne EA. Aortic arch interruption presenting with absence of all limb pulses. Arch Dis Child 1979; 54 (1): 49–53
[87] Richardson JV, Doty DB, Rossi NP, Ehrenhaft JL. The spectrum of anomalies of aortopulmonary septation. J Thorac Cardiovasc Surg 1979; 78 (1): 21–27

3 Koronararterien (Aa. coronariae)

D. Hartung, K. Hueper

In den vergangenen Jahrzehnten wurden die Koronararterien weitgehend durch die Koronarangiografie untersucht, was zu zahlreichen Fallberichten über verschiedene Anomalien führte. Für Referenzen siehe aktuelle Bücher, Rewiews oder Beschreibungen von Anomalien bestimmter Formen von allgemeinem Interesse [1], [2], [3], [4], [5], [6], [7], [8], [9], [10], [11], [12], [13], [14], [15], [16], [17], [18], [19], [20], [21].

Die Anomalien der Koronararterien können eingeteilt werden in:

- das Vorhandensein von akzessorischen Ästen aus der Aorta und kleinen Abweichungen in den Ursprüngen,
- das Vorhandensein nur eines einzigen Koronararterienostiums,
- den Ursprung vom Truncus pulmonalis,
- Anastomosen mit anderen Arterien,
- die Variabilität des R. interventricularis posterior.

Viele der Anomalien haben unter normalen Bedingungen keine klinische Bedeutung. Allerdings dienen sie als Erklärung bei unterschiedlichen Symptomen und Elektrokardiografiebefunden, die durch stenosierende Plaques in einer anomalen Koronararterie oder während der Herzchirurgie verursacht werden. Koronararterienanomalien scheinen häufiger in Fällen mit kongenitalen Herzfehlern aufzutreten [5]. Diese sind in der Regel nicht in den Prozentzahlen, welche in den Abbildungen angegeben sind, enthalten.

3.1 Normalfall, wie in den meisten Lehrbüchern beschrieben (~60 %)

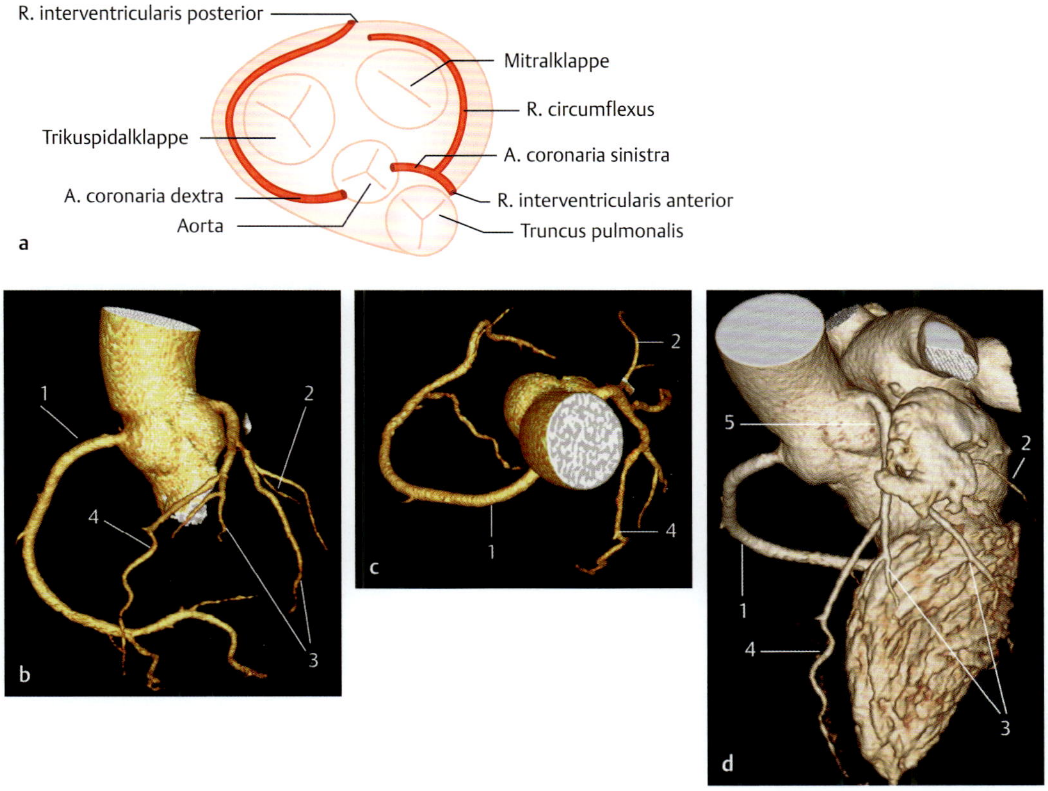

Abb. 3.1 Normalfall, wie in den meisten Lehrbüchern beschrieben (60 %).
a Schematische Darstellung.
b CTA der Koronararterien, VR-3D-Darstellung, anteriore Ansicht.
c CTA der Koronararterien, VR-3D-Darstellung, superiore Ansicht.
d CTA der Koronararterien, VR-3D-Darstellung, anterior oblique Ansicht.
1 A. coronaria dextra;
2 R. circumflexus;
3 R. diagonalis;
4 R. interventricularis anterior;
5 A. coronaria sinistra.

3.2 Akzessorische Arterien und Anomalien des Ursprungs aus der Aorta (~38 %)

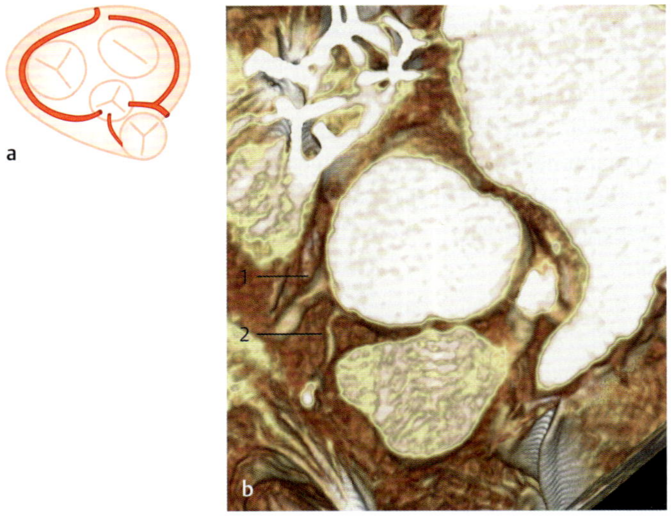

Abb. 3.2 Arterie mit Verlauf zum Truncus pulmonalis: R. coni arteriosi (~37 %).
a Schematische Darstellung.
b CTA der Aorta thoracalis, VR-3D-Darstellung mit Einstellung in Höhe der Aortenwurzel, superiore Ansicht.
1 A. coronaria dextra;
2 R. coni arteriosi (Konusarterie).

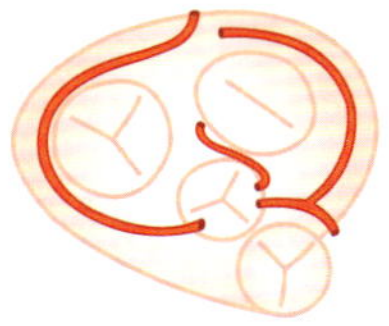

Abb. 3.3 Akzessorische Arterie zum Septum (Rr. interventriculares septales) (< 0,1 %). Schematische Darstellung.

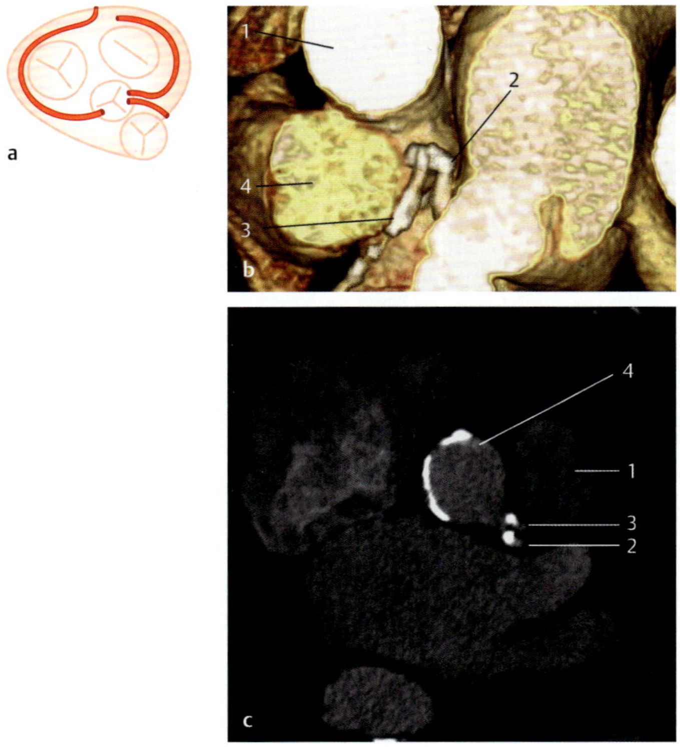

Abb. 3.4 Getrennter Ursprung des R. interventricularis anterior und des R. circumflexus der A. coronaria sinistra (< 1 %).
a Schematische Darstellung.
b Kontrastmittelverstärkte CT in einem Patienten mit kalzifizierten atherosklerotischen Plaques der Aorta ascendens und der Koronararterien. VR-3D-Darstellung in Höhe der Aortenwurzel, superiore Ansicht.
c Kontrastmittelverstärkte CT desselben Patienten wie in **b**. VR-3D-Darstellung in Höhe der Aortenwurzel, oblique transversale Ansicht.
1 Truncus pulmonalis;
2 R. circumflexus;
3 R. interventricularis anterior;
4 Aorta.

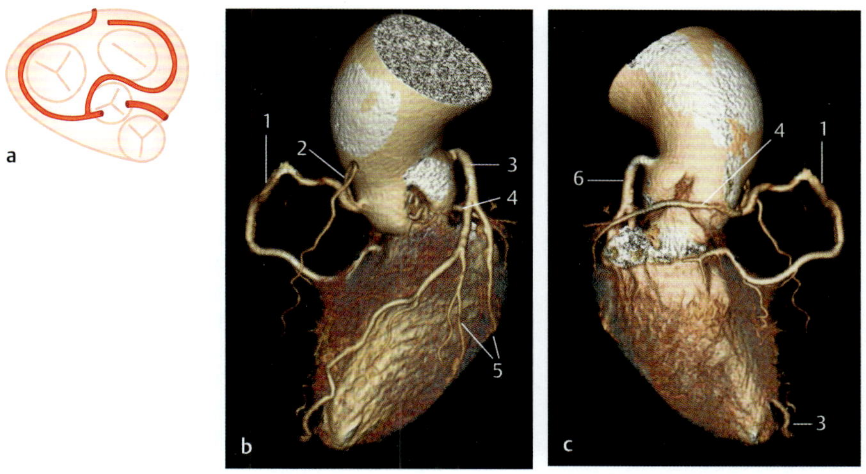

Abb. 3.5 Ursprung des R. circumflexus von der A. coronaria dextra (< 1 %).
a Schematische Darstellung.
b CTA der Koronararterien, VR-3D-Darstellung, anteriore Ansicht.
c CTA der Koronararterien, VR-3D-Darstellung, posteriore Ansicht.
1 A. coronaria dextra;
2 R. ventricularis dexter;
3 R. interventricularis anterior;
4 R. circumflexus;
5 Rr. diagonales;
6 A. coronaria sinistra.

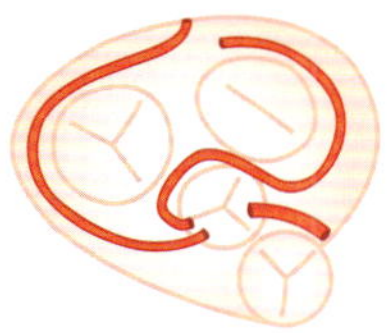

Abb. 3.6 Separater Ursprung des R. circumflexus von der rechten Seite der Aorta (< 0,1 %). Schematische Darstellung.

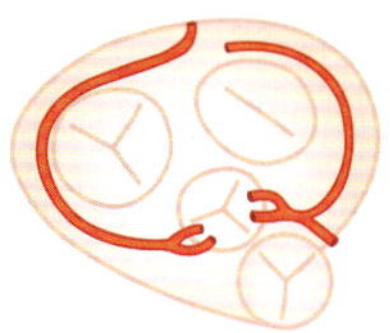

Abb. 3.7 Zwei separate Ursprünge beider Koronararterien (Deltatyp) (< 0,1 %). Schematische Darstellung.

3.3 Nur eine gemeinsame Koronararterie entspringt von der Aorta (< 1 %)

Wenn die Aorta nur ein Koronararterienostium hat, können zwei verschiedene Varianten von Anomalien unterschieden werden:

- Die ersten Anteile beider Koronararterien bilden einen gemeinsamen Stamm, und alle anderen Koronararterienäste sind normal vorhanden [6], [18], [22], [23], [24], [25], [26], [27], [28], [29], [30], [31], [32].
- Eine Koronararterie fehlt vollständig, was zu einer anormalen Blutversorgung des Herzens durch nur eine Koronararterie führt [33]. Vergleichbare Symptome werden bei Patienten gefunden, bei denen beide Koronararterien aus demselben Sinus aortae entspringen [18], [22], [26], [31], [34], [35], [36], [37].

Eine Koronararterie, die zwischen der Aorta und dem Truncus pulmonalis oder intramural verläuft, kann intermittierende Angina pectoris verursachen [18], [38], [39], [40], [41]. Angiologische Studien zeigten, dass mehr Patienten nur ein Koronararterienostium haben als das in anatomischen Studien berichtet wurde. Da Koronarangiografien in der Regel nur bei Patienten mit Angina pectoris durchgeführt werden, wird eine ausgewählte Patientengruppe untersucht. Ein anomaler Verlauf einer einzigen Koronararterie kann eine Angina pectoris verursachen und eine Koronarangiografie erforderlich machen.

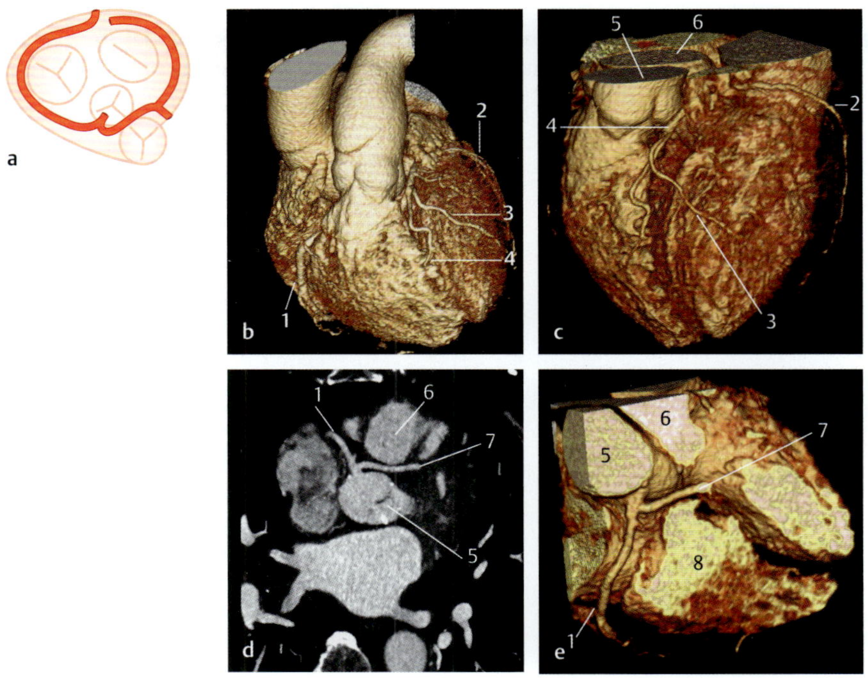

Abb. 3.8 Ursprung der A. coronaria sinistra von der A. coronaria dextra und Verlauf anterior der Aorta (< 0,1 %).
a Schematische Darstellung.
b CTA der Koronararterien. VR-3D-Darstellung in oblique anteriorer Ansicht.
c CTA der Koronararterien. VR-3D-Darstellung in oblique anteriorer Ansicht.
d CTA der Koronararterien, MIP in oblique transversaler Ansicht mit Darstellung des Ursprungs der Koronararterien.
e CTA der Koronararterien, VR-3D-Darstellung mit Einstellung in Höhe der Aortenwurzel, superiore Ansicht.
1 A. coronaria dextra;
2 R. circumflexus;
3 Rr. diagonales;
4 R. interventricularis anterior;
5 Aorta; **6** Truncus pulmonalis;
7 A. coronaria sinistra;
8 rechter Ventrikel.

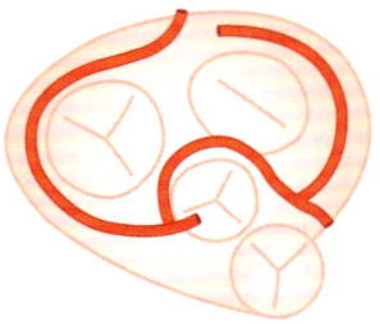

Abb. 3.9 Ursprung der A. coronaria sinistra von der A. coronaria dextra und Verlauf posterior der Aorta (< 1 %). Schematische Darstellung.

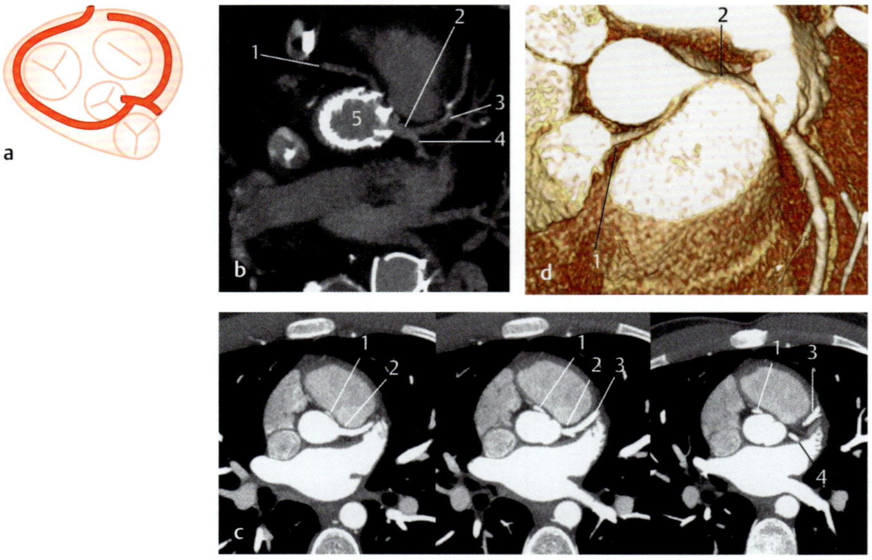

Abb. 3.10 Ursprung der A. coronaria dextra von der A. coronaria sinistra (< 0,1 %).

a Schematische Darstellung.
b Patient 1: CTA der Koronararterien, MIP, oblique transversale Ansicht mit Darstellung des Ursprungs der Koronararterien. Man beachte den Verlauf der A. coronaria dextra zwischen dem Truncus pulmonalis und der Aorta ascendens. Bei dem Patienten erfolgte ein Ersatz der Aorta ascendens und der Aortenklappe bei Zustand nach Aortendissektion.
c Patient 2: CTA der Koronararterien, MIP, oblique transversale Ansicht mit Darstellung des Ursprungs der Koronararterien.
d Patient 2: CTA der Koronararterien, VR-3D-Darstellung in Höhe der Aortenwurzel, superiore Ansicht.

1 A. coronaria dextra;
2 A. coronaria sinistra;
3 R. interventricularis anterior;
4 R. circumflexus;
5 Aorta.

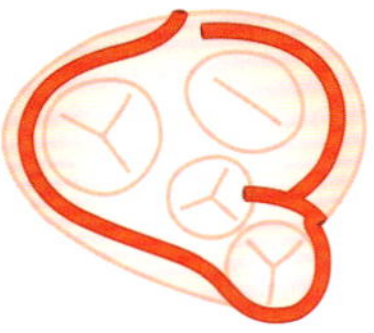

Abb. 3.11 Ursprung der A. coronaria dextra vom R. interventricularis anterior (< 0,1 %). Schematische Darstellung.

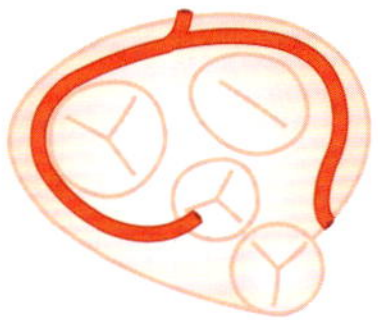

Abb. 3.12 A. coronaria sinistra ist nicht vorhanden; das Herz wird versorgt durch eine Verlängerung der A. coronaria dextra (< 0,1 %). Schematische Darstellung.

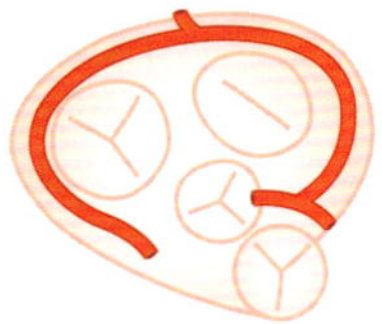

Abb. 3.13 A. coronaria dextra ist nicht vorhanden; der R. circumflexus ist verlängert und versorgt das Gebiet der A. coronaria dextra (< 0,1 %). Schematische Darstellung.

3.4 Ursprung vom Truncus pulmonalis (1 %)

Alle Klappenanlagen im Ausflusstrakt können Öffnungen für Koronararterien haben. Das erklärt den Ursprung von Koronararterien vom Truncus pulmonalis [12], [42]. Die A. coronaria sinistra entspringt 10-mal häufiger aus dem Truncus pulmonalis (anomaler Ursprung der A. coronaria sinistra aus der Pulmonalarterie oder Bland-White-Garland-Syndrom) als die A. coronaria dextra. Das kann durch die nähere Lagebeziehung der linken Öffnung zum Truncus pulmonalis erklärt werden [11], [12], [23], [43], [44], [45], [46], [47], [48], [49], [50], [51], [52], [53], [54], [55], [56], [57], [58], [59].

Die anomale Koronararterie anastomosiert oft mit einer normalen Koronararterie und bedingt durch Druckunterschiede einen Shuntfluss vom normalen Gefäß über die anormale Koronararterie in den Truncus pulmonalis. Folglich leidet der Patient nicht durch eine geringe Sauerstoffsättigung, sondern eher bedingt durch den Perfusionsdruck in der anomalen Koronararterie. In sehr seltenen Fällen können Koronararterien auch von den Pulmonalarterien entspringen. Einige wenige Fälle mit Ursprung einer Koronararterie vom Truncus brachiocephalicus [60], [61], [62] oder von den Bronchialarterien wurden beschrieben [60], [62], [63].

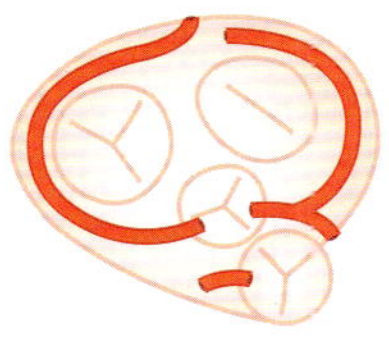

Abb. 3.14 Ursprung eines akzessorischen Astes vom Truncus pulmonalis (< 1 %). Schematische Darstellung.

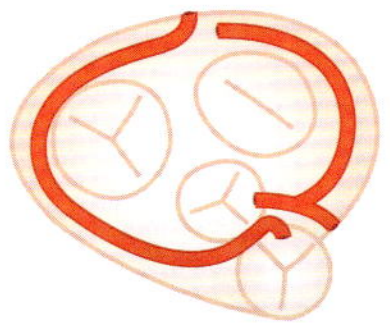

Abb. 3.15 Ursprung der A. coronaria dextra vom Truncus pulmonalis (< 0,1 %). Schematische Darstellung.

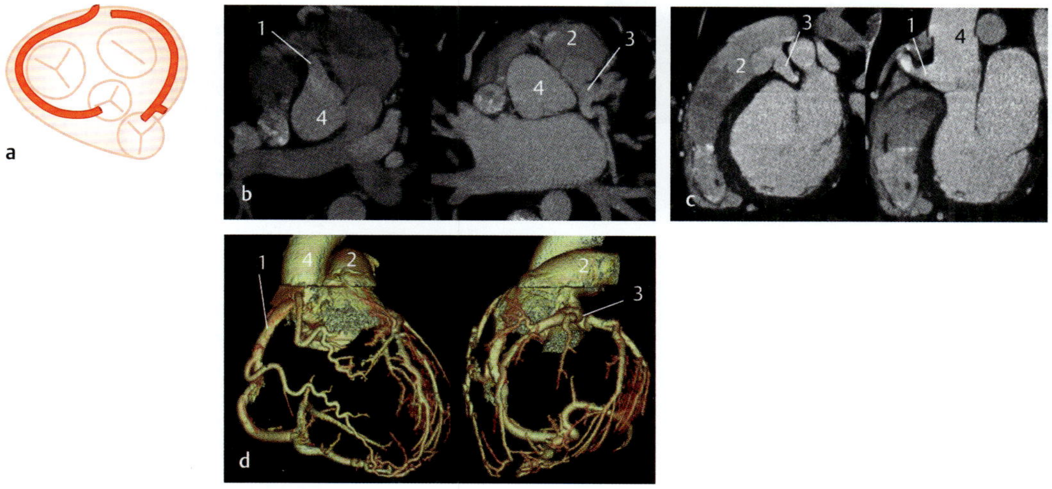

Abb. 3.16 Ursprung der A. coronaria sinistra vom Truncus pulmonalis (< 0,1 %).

- **a** Schematische Darstellung.
- **b** CTA der Koronararterien eines 9-jährigen Jungen mit Bland-White-Garland-Syndrom. MIP, oblique transversale Ansicht, in Höhe des Ursprungs der A. coronaria dextra von der Aorta und der A. coronaria sinistra vom Truncus pulmonalis.
- **c** CTA der Koronararterien desselben Patienten wie in **b**. MIP, oblique sagittale Ansicht, in Höhe des Ursprungs der A. coronaria dextra von der Aorta und der A. coronaria sinistra vom Truncus pulmonalis.
- **d** CTA der Koronararterien desselben Patienten wie in **b** und **c**. VR-3D-Darstellung.

1 A. coronaria dextra;
2 Truncus pulmonalis;
3 A. coronaria sinistra;
4 Aorta.

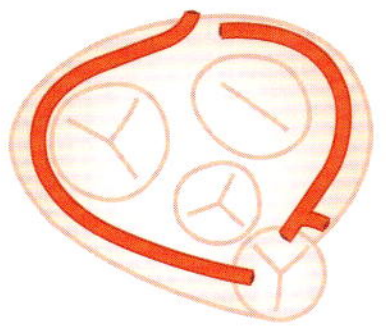

Abb. 3.17 Ursprung beider Aa. coronariae vom Truncus pulmonalis (< 0,1 %). Schematische Darstellung.

3.5 Anomalien des R. interventricularis posterior

Beim Normalversorgungstyp ist der R. interventricularis posterior meist ein Ast der A. coronaria dextra. Wenn er aber von der A. coronaria sinistra entspringt, wird das gesamte Septum durch die A. coronaria sinistra versorgt (Linksversorgungstyp). Die andere Alternative ist der Rechtsversorgungstyp, bei dem die A. coronaria dextra auch die Teile des Herzens linksseitig des Sulcus interventricularis posterior versorgt. In vielen Fällen endet der R. interventricularis anterior nicht an der Herzspitze, sondern erreicht die posterioren Abschnitte des Herzens, so dass hier zwei posteriore interventrikuläre Äste, einer von kranial und einer von kaudal kommend, verlaufen [64], [65], [66].

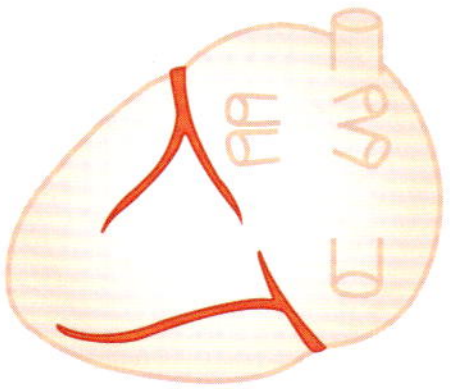

Abb. 3.18 „Normalversorgungstyp“: Der R. interventricularis posterior ist der Endast der A. coronaria dextra (70 %). Schematische Darstellung.

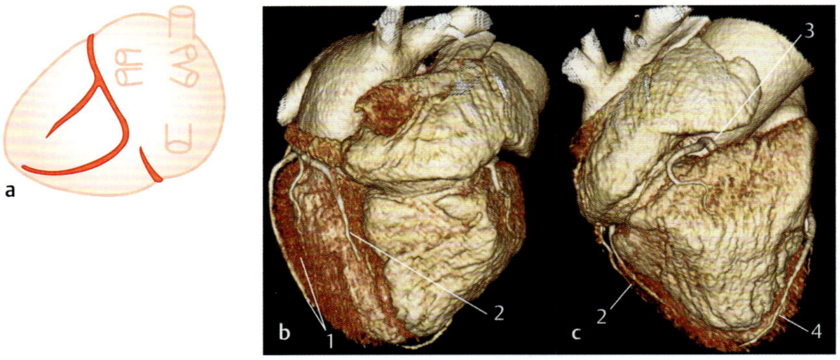

Abb. 3.19 „Linksversorgungstyp“: Der R. interventricularis posterior ist der Endast des R. circumflexus (20 %).
- **a** Schematische Darstellung.
- **b** CTA der Koronararterien. VR-3D-Darstellung, posteriore Ansicht.
- **c** CTA der Koronararterien. VR-3D-Darstellung, laterale Ansicht.
  - **1** R. posterior ventriculi sinistri vom R. circumflexus;
  - **2** R. interventricularis posterior als Ast des R. circumflexus;
  - **3** A. coronaria dextra;
  - **4** R. interventricularis anterior.

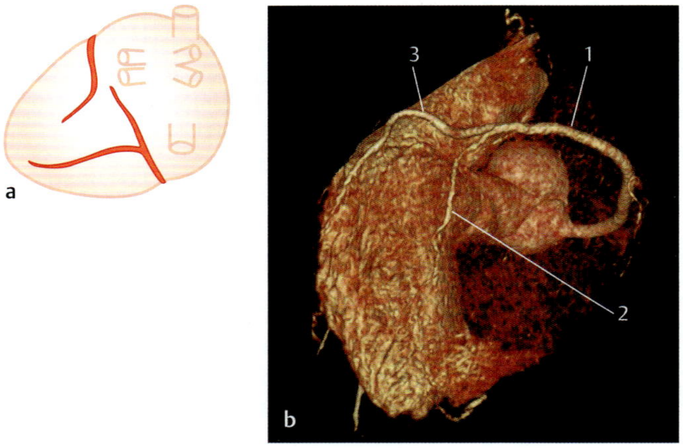

Abb. 3.20 „Rechtsversorgungstyp“: Die A. coronaria dextra versorgt Teile linksseitig des Sulcus interventricularis posterior (10 %).
- **a** Schematische Darstellung.
- **b** CTA der Koronararterien, VR-3D-Darstellung, posterior inferiore Ansicht.
  - **1** A. coronaria dextra;
  - **2** R. interventricularis posterior;
  - **3** R. posterolateralis dexter.

3.6 Literatur

[1] Alexander RW, Griffith GC. Anomalies of the coronary arteries and their clinical significance. Circulation 1956; 14 (5): 800–805

[2] Allwork SP. A spectrum of normal coronary artery distribution in man. J Anat Clin 1979; 1: 311–319

[3] Blake HA, Manion WC, Mattingly TW, Baroldi G. Coronary artery anomalies. Circulation 1964; 30: 927–940

[4] Düx A, Hilger HH, Schaede A, Thurn P. Zur Koronarographie. Koronararterienbefunde im selektiven Aorten- und Laevokardiogramm bei angeborenen und erworbenen Herzfehlern. Fortschr Geb Rontgenstr Nuklearmed 1961; 95: 1–23

[5] Edwards JE, Dry TJ, Parker RL et al. An Atlas of Congenital Anomalies of the Heart and Great Vessels. Springfield, IL: Thomas; 1954

[6] Engel HJ, Torres C, Page HL Jr. Major variations in anatomical origin of the coronary arteries: angiographic observations in 4,250 patients without associated congenital heart disease. Cathet Cardiovasc Diagn 1975;1 (2): 157–169

[7] Fulton WEM. The Coronary Arteries. Arteriography, Microanatomy and Pathogenesis of Obliterative Coronary Artery Disease. Springfield, IL: Thomas; 1965

[8] Di Guglielmo L, Guttadauro M. A roentgenologic study of the coronary arteries in the living. Acta Radiol Suppl 1952; 97: 1–82

[9] Di Guglielmo L, Guttadauro M. Anatomic variations in the coronary arteries; an arteriographic study in living subjects. Acta Radiol 1954; 41 (5): 393–416

[10] Hackensellner HA. Koronaranomalien unter 1000 auslesefrei untersuchten Herzen. Anat Anz 1954; 101 (10–12): 123–130

[11] Hackensellner HA. Accessory cardiac vessels arising from the pulmonary artery and their importance in understanding the etiology of the origin of one or both coronary arteries from the pulmonary artery [in German]. Frankf Z Patho 1955; 66 (4): 463–470

[12] Hackensellner HA. Akzessorische Kranzgefässanlagen der Arteria pulmonalis unter 63 menschlichen Embryonenserien mit einer grössten Länge von 12 bis 36 mm. Z Mikrosk Anat Forsch 1956; 62 (2):153–164

[13] Hackensellner HA, Stur D. Correlation and combination of anomalies and variations of the heart and vessels in the vicinity of the heart in 1234 obductions [in German]. Zentralbl Allg Pathol 1957; 96 (3–4): 188–192

[14] Hallman GL, Cooley DA, Singer DB. Congenital anomalies of the coronary arteries: anatomy, pathology, and surgical treatment. Surgery 1966; 59 (1): 133–144

[15] Morettin LB. Coronary arteriography: uncommon observations. Radiol Clin North Am 1976;14(2):189–208

[16] Neimann JL, Ethevenot G, Cuilliere M, Cherrier F. Variations de distribution des artères coronaires (à propos de 3 000 coronarographies). Bull Assoc Anat (Nancy) 1976; 60 (171): 769–778

[17] Ogden JA. Congenital anomalies of the coronary arteries. Am J Cardiol 1970; 25 (4): 474–479

[18] Trivellato M, Angelini P, Leachman RD. Variations in coronary artery anatomy: Normal versus abnormal. Cardiovasc Dis 1980; 7 (4): 357–370

[19] Trivellato M, Angelini P, Lufschanowski R et al. Classificazione e significato clinico delle anomalie del sistema arterioso coronarico. G Ital Cardiol 1980; 10 (3): 346–355

[20] Krupiński M, Urbańczyk-Zawadzka M, Laskowicz B et al. Anomalous origin of the coronary artery from the wrong coronary sinus evaluated with computed tomography: "high-risk" anatomy and its clinical relevance. Eur Radiol 2014; 24 (10): 2353–2359

[21] Kim SY, Seo JB, Do KH et al. Coronary artery anomalies: classification and ECG-gated multi-detector row CT findings with angiographic correlation. Radiographics 2006; 26 (2): 317–333

[22] Kimbiris D, Iskandrian AS, Segal BL, Bemis CE. Anomalous aortic origin of coronary arteries. Circulation 1978; 58 (4): 606–615

[23] Leguerrier A, Calmat A, Honnart F, Cabrol C. Variations anatomiques des orifices coronariens aortiques. (À propos de 80 dissections). Bull Assoc Anat (Nancy) 1976; 60 (171): 721–739

[24] Leberthson RR, Dinsmore RE, Bharati S et al. Aberrant coronary artery origin from the aorta. Diagnosis and clinical significance. Circulation 1974; 50 (4): 774–779

[25] Liberthson RR, Dinsmore RE, Fallon JT. Aberrant coronary artery origin from the aorta. Report of 18 patients, review of literature and delineation of natural history and management. Circulation 1979; 59 (4): 748–754

[26] Murphy DA, Roy DL, Sohal M, Chandler BM. Anomalous origin of left main coronary artery from anterior sinus of Valsalva with myocardial infarction. J Thorac Cardiovasc Surg 1978; 75 (2): 282–285

[27] Page HL Jr, Engel HJ, Campbell WB, Thomas CS Jr. Anomalous origin of the left circumflex coronary artery. Recognition, angiographic demonstration and clinical significance. Circulation 1974; 50 (4): 768–773

[28] Paulsen S, Venter M. Anatomical variations of the coronary arteries and origin of blood supply to sinoauricular node determined on the basis of postmortem coronary angiography. Acta Pathol Microbiol Scand A 1973; 81 (6): 784–790

[29] Rowe GG, Young WP. Anomalous origin of the coronary arteries with special reference to surgical treatment. J Thorac Cardiovasc Surg 1960; 39: 777–780

[30] Schlesinger MJ, Zoll PM, Wessler S. The conus artery; a third coronary artery. Am Heart J 1949; 38 (6): 823–836, illust

[31] Sher RF, Iskandrian AS, Kimbiris D, Bemis CE. Anomalous origin of the left coronary artery from the right sinus of Valsalva. Cathet Cardiovasc Diagn 1978; 4 (4): 413–417

[32] Waller BF. Five coronary ostia: duplicate left anterior descending and right conus coronary arteries. Am J Cardiol 1983; 51 (9): 1562

[33] Desmet W, Vanhaecke J, Vrolix M et al. Isolated single coronary artery: a review of 50,000 consecutive coronary angiographies. Eur Heart J 1992; 13 (12): 1637–1640

[34] Kafrouni G, Khan AH, Wolfsen JL. Single right coronary artery: clinical and angiographic findings with surgical management. Ann Thorac Surg 1981; 32 (1): 80–84

[35] Keren A, Tzivoni D, Granot C et al. Origin of both coronary arteries from the same sinus of Valsalva: report of two cases. Cathet Cardiovasc Diagn 1982; 8 (2): 191–199

[36] Roberts WC, Siegel RJ, Zipes DP. Origin of the right coronary artery from the left sinus of Valsalva and its functional consequences: analysis of 10 necropsy patients. Am J Cardiol 1982; 49 (4): 863–868

[37] Smith JC. Review of single coronary artery with report of 2 cases. Circulation 1950; 1 (5): 1168–1175

[38] Benson PA. Anomalous aortic origin of coronary artery with sudden death: case report and review. Am Heart J 1970; 79 (2): 254–257

[39] Bookstein JJ. Aberrant left coronary artery. Am J Roentgenol Radium Ther Nucl Med 1964; 91: 515–528

[40] Derrick JR, Cleveland BR, Frazier J. Intramural and anomalous coronary arteries. Surgery 1963; 53: 315–318

[41] Sacks JH, Londe SP, Rosenbluth A, Zalis EG. Left main coronary bypass for aberrant (aortic) intramural left coronary artery. J Thorac Cardiovasc Surg 1977; 73 (5): 733–737

[42] Bland EF, White PD, Garland J. Congenital anomalies of the coronary arteries: report of an unusual case associated with cardiac hypertrophy. Am Heart J 1933; 8 (6): 787–801

[43] Askenazi J, Nadas AS. Anomalous left coronary artery originating from the pulmonary artery. Report on 15 cases. Circulation 1975; 51 (6): 976–987

[44] Bermudez GA, Abdelnur R, Midell AI, Replogle R. Anomalous origin of the right coronary artery from the pulmonary artery with large left-to-right shunt (anomalous right coronary artery). Cathet Cardiovasc Diagn 1979; 5 (4): 371–384

[45] Casta-eda AR, Indeglia RA, Varco RL. Anomalous origin of the left coronary artery from the pulmonary artery. Certain therapeutic considerations. Circulation 1966; 33 (4, Suppl): I52–I56

[46] Donaldson RM, Thornton A, Raphael MJ et al. Anomalous origin of the left anterior descending coronary artery from the pulmonary trunk. Eur J Cardiol 1979; 10 (4): 295–300

[47] Doty DB, Chandramouli B, Schieken RE et al. Anomalous origin of the left coronary artery from the right pulmonary artery. J Thorac Cardiovasc Surg 1976; 71 (5): 787–791

[48] Edwards JE. The direction of blood flow in coronary arteries arising from the pulmonary trunk. Circulation 1964; 29: 163–166

[49] Gasul BM, Loeffler F. Anomalous origin of the left coronary artery from the pulmonary artery (Bland-White-Garland syndrome) report of four cases. Pediatrics 1949; 4 (4): 498–507

[50] Hoganson G, McPherson E, Piper P, Gilbert EF. Single coronary artery arising anomalously from the pulmonary trunk. Arch Pathol Lab Med 1983; 107 (4): 199–201

[51] Househam KC, Human DG, Fraser CB, Joffe HS. Anomalous left coronary artery from the pulmonary artery - a therapeutic dilemma. S Afr Med J 1983; 63 (9): 325–327

[52] Macchi RJ, Fabregas RA, Chianelli HO et al. Anomalous communication of the left coronary artery with a peripheral branch of the right pulmonary artery. Chest 1976; 69 (4): 565–568

[53] Perry LW, Scott LP. Anomalous left coronary artery from pulmonary artery: report of 11 cases; review of indications for and results of surgery. Circulation 1970; 41 (6): 1043–1052

[54] Sabiston DC Jr, Neill CA, Taussig HB. The direction of blood flow in anomalous left coronary artery arising from the pulmonary artery. Circulation 1960; 22: 591–597

[55] Salomon J, Baltazar R, Mower MM, Goldman S. Anomalous origin of the right coronary artery from the pulmonary artery. Am J Med Sci 1981; 281 (3): 152–156

[56] Tedeschi CG, Helpern MM. Heterotopic origin of both coronary arteries from the pulmonary artery; review of literature and report of a case not complicated by associated defects. Pediatrics 1954; 14 (1): 53–58

[57] Wesselhoeft H, Fawcett JS, Johnson AL. Anomalous origin of the left coronary artery from the pulmonary trunk. Its clinical spectrum, pathology, and pathophysiology, based on a review of 140 cases with seven further cases. Circulation 1968; 38 (2): 403–425

[58] Wilson CL, Dlabal PW, Holeyfield RW et al. Anomalous origin of left coronary artery from pulmonary artery. Case report and review of literature concerning teen-agers and adults. J Thorac Cardiovasc Surg 1977; 73 (6): 887–893

[59] Rodriguez-Gonzalez M, Tirado AM, Hosseinpour R, de Soto JS. Anomalous origin of the left coronary artery from the pulmonary artery: diagnoses and surgical results in 12 pediatric patients. Tex Heart Inst J 2015; 42 (4): 350–356

[60] Björk L. Angiographic demonstration of extracardial anastomoses to the coronary arteries. Radiology 1966; 87 (2): 274–277

[61] Davis JS, Lie JT. Anomalous origin of a single coronary artery from the innominate artery. Angiology 1977; 28 (11): 775–778

[62] Moberg A. Anastomoses between extracardiac vessels and coronary arteries. I. Via bronchial arteries. Post-mortem angiographic study in adults and newborn infants. Acta Radiol Diagn (Stockh) 1967; 6 (3): 263–272

[63] Smith SC, Adams DF, Herman MV, Paulin S. Coronary-to-bronchial anastomoses: an in vivo demonstration by selective coronary arteriography. Radiology 1972;104 (2): 289–290

[64] Adachi B, Hasebe K. Das Arteriensystem der Japaner. Kyoto and Tokyo: Kaiserlich-japanische Universität zu Kyoto, Maruzen; 1928

[65] Ahmed SH, el-Rakhawy MT, Abdalla A, Harrison RG. A new conception of coronary artery preponderance. Acta Anat (Basel) 1972; 83 (1): 87–94

[66] von Lüdinghausen M. Das Verteilungsmuster der Koronararterien und ihr Einbau in das Myokard. Ein Beitrag zur funktionellen Anatomie der Herzkranzgefäße. Dtsch Med Wochenschr 1975; 100 (47): 2448–2451

4 Hintere Interkostalarterien (Aa. intercostales posteriores)

D. Hartung, K. Hueper

Die Aa. intercostales posteriores III bis XI, die A. subcostalis und die Aa. lumbales bleiben segmentale posteriore Äste der Aorta descendens [1], [2]. Wenn das Herz deszendiert, verursacht dies ein Aufwärtssteigen der mehr kranial gelegenen Aa. intercostales. Ihre Ursprünge liegen deshalb nah beieinander, was die Trunkusbildung von zwei oder mehreren Arterien, insbesondere der dritten und vierten Arterie, erklärt. Während der embryonalen Entwicklung bildet sich zwischen den Segmentarterien C7, T1 und T2 eine Längsanastomose, und die ursprünglichen Verbindungen zur Aorta obliterieren. Es bildet sich der Truncus costocervicalis. In der Regel verläuft die Anastomose vor den Rippen. Nur manchmal liegt sie zwischen der Rippe und dem Querfortsatz, ähnlich wie die A. vertebralis, die durch die Foramina transversaria in der Halswirbelsäule verläuft [1], [2], [3], [4], [5], [6].

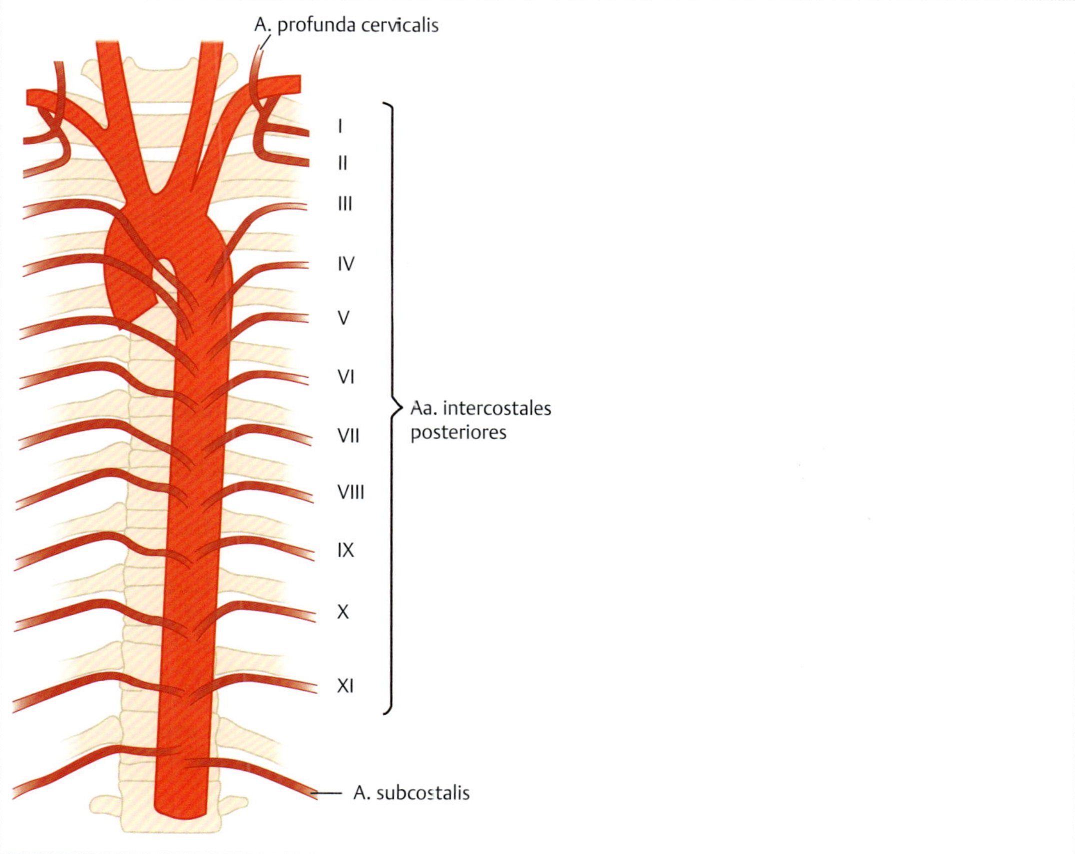

Abb. 4.1 Normalfall, wie in den meisten Lehrbüchern beschrieben. Schematische Darstellung I–XI, Aa. intercostales posteriores.

4.1 Aa. intercostales posteriores III–IX und A. subcostalis

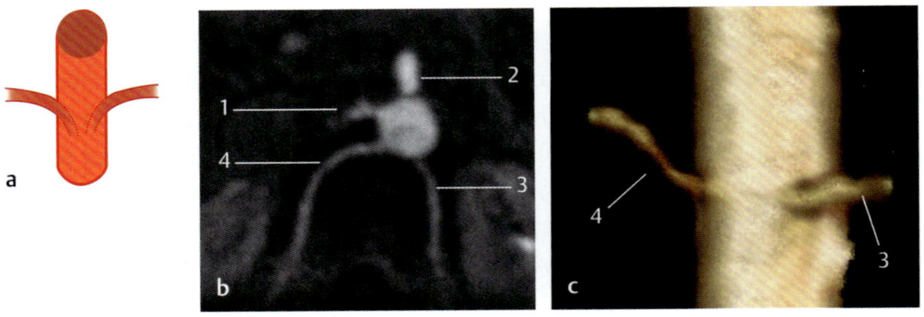

Abb. 4.2 Separater Ursprung der Aa. intercostales posteriores eines Segments (83 %).
a Schematische Darstellung.
b MRA, MIP, transversale Ansicht.
c MRA, VR-3D-Darstellung, posteriore Ansicht.
1 A. renalis dexter;
2 Truncus coeliacus;
3 A. intercostalis posterior sinistra;
4 A. intercostalis posterior dextra.

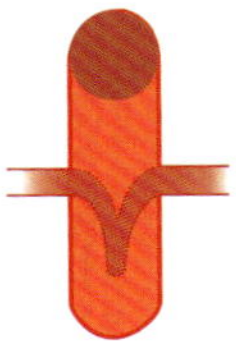

Abb. 4.3 Trunkusbildung der Aa. intercostales posteriores eines Segments (2 %). Schematische Darstellung.

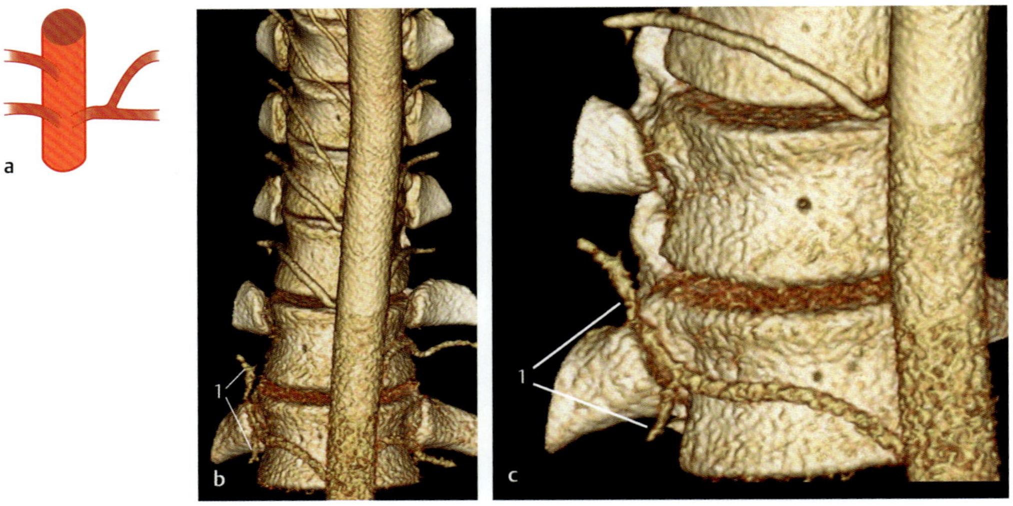

Abb. 4.4 Ursprung von zwei Aa. intercostales posteriores von einem Trunkus (13 %).
a Schematische Darstellung.
b CTA, VR-3D-Darstellung, anteriore Ansicht.
c CTA, VR-3D-Darstellung, oblique laterale Ansicht.
Die Prozentzahl ist der Mittelwert für alle Segmente.
1 Zwei Aa. intercostales posteriores entspringen an einer Seite von einem Trunkus.

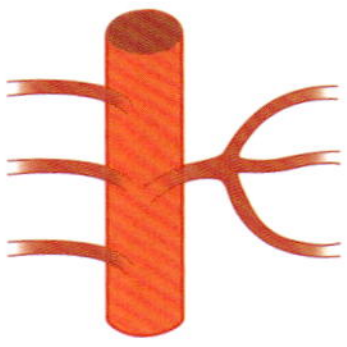

Abb. 4.5 Ursprung von drei oder mehr Aa. intercostales posteriores an einer Seite von einem Trunkus (2 %). Schematische Darstellung. Die Prozentzahl ist der Mittelwert für alle Segmente.

4.2 A. intercostalis suprema

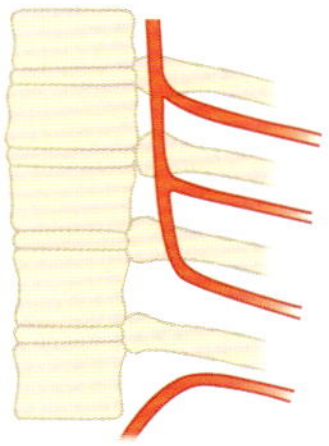

Abb. 4.6 Ursprung der obersten drei Aa. intercostales posteriores (I–III) via A. intercostalis suprema vom Truncus costocervicalis der A. subclavia (5 %). Schematische Darstellung.

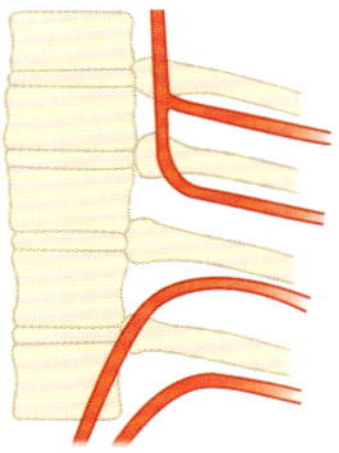

Abb. 4.7 Ursprung der Aa. intercostales posteriores prima et secunda via A. intercostalis suprema (60 %). Schematische Darstellung.

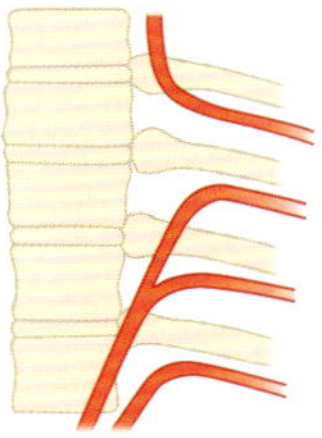

Abb. 4.8 Ursprung nur der A. intercostalis posterior prima vom Truncus costocervicalis (32 %). Die A. intercostalis posterior secunda entspringt direkt von der Aorta; in ungefähr 50 % aller Fälle entspringt sie mit der A. intercostalis posterior III von einem gemeinsamen Trunkus. Schematische Darstellung.

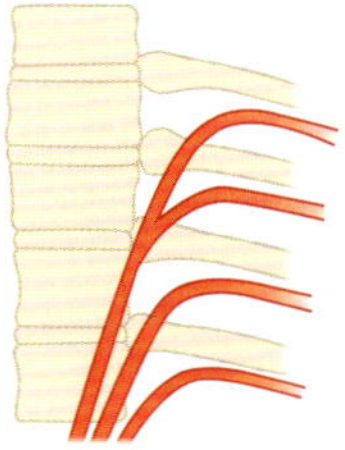

Abb. 4.9 Ursprung der Aa. intercostales posteriores prima et secunda direkt von der Aorta (3 %). Manchmal formen diese beiden Arterien einen Trunkus mit der A. intercostalis posterior III. Schematische Darstellung.

4.3 Aa. intercostales posteriores verlaufen dorsal von Rippen („A. vertebralis thoracica")

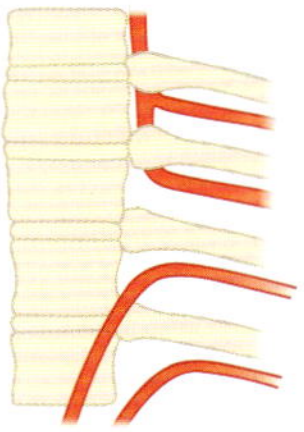

Abb. 4.10 Nur die A. intercostalis suprema liegt dorsal von Rippen (5 %). Schematische Darstellung.

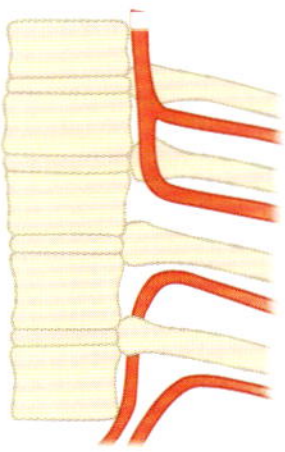

Abb. 4.11 Dorsale Lage der A. intercostalis posterior III (4 %). Schematische Darstellung.

4.4 Literatur

[1] Botenga ASJ. Selective Bronchial and Intercostal Arteriography. Leiden: Sternfert Kroese; 1970

[2] Cauldwell EW, Siekert RG, Lininger RE, Anson BJ. The bronchial arteries: an anatomic study of 150 human cadavers. Surg Gynecol Obstet 1948; 86 (4): 395–412

[3] Adachi B, Hasebe K. Das Arteriensystem der Japaner. Kyoto and Tokyo: Kaiserlich-japanische Universität zu Kyoto, Maruzen; 1928

[4] Chiras J, Launay M, Gaston A, Bories J. Thoracic vertebral artery. An anomaly of the vertebral artery. Neuroradiology 1982; 24 (1): 67–70

[5] Ennabli E. L'artère intercostale supérieure. Arch Anat Path 1966;14: A98–A103

[6] Hellekant C, Tylén U. Left-side intercostobronchial trunk: a rare anomaly. AJR Am J Roentgenol 1980; 134 (3): 590–591

5 Speiseröhrenarterien (Rr. oesophageales)

D. Hartung, K. Hueper

Die Ösophagusarterien bilden, im Gegensatz zu dem radialen Muster der Darmarterien, eine longitudinale Anastomosenkette [1], [2], [3], [4], [5]. Der Ösophagus kann in drei Abschnitte eingeteilt werden.

5.1 Grundmuster der Blutversorgung des Ösophagus

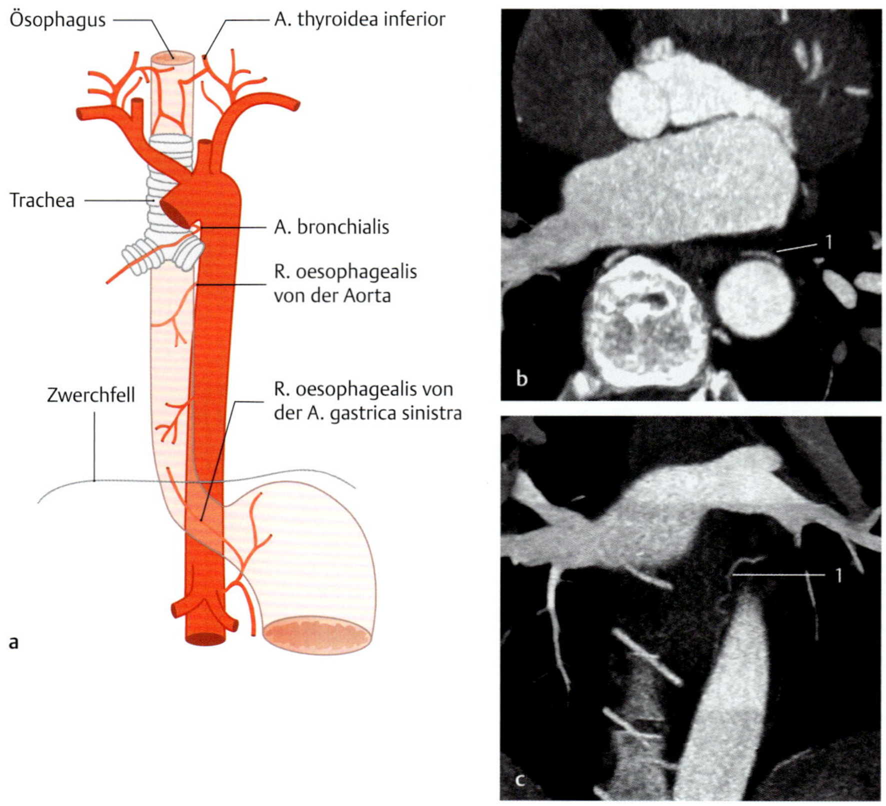

Abb. 5.1 Grundmuster der Blutversorgung des Ösophagus.
a Schematische Darstellung.
b CT, MIP, transversale Ansicht.
c CT, MIP, koronale Ansicht.
1 R. oesophagealis von der Aorta.

5.2 Zervikaler Abschnitt des Ösophagus

Der zervikale Abschnitt wird gewöhnlich von der A. thyroidea inferior mit mehr Ästen von der rechten als von der linken Seite versorgt. Andere Ursprünge von Arterien zum zervikalen Abschnitt sind die A. subclavia, die A. thyroidea ima und die A. carotis communis [4], [5], [6]. Akzessorische Arterien entspringen auch von diesen Arterien.

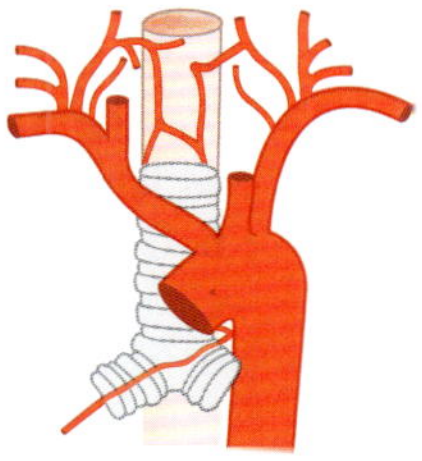

Abb. 5.2 Äste von der A. thyroidea inferior (68 %). Schematische Darstellung.

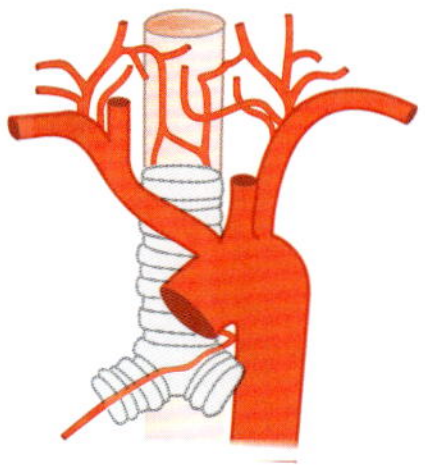

Abb. 5.3 Akzessorische Äste von der A. subclavia (20 %). Schematische Darstellung.

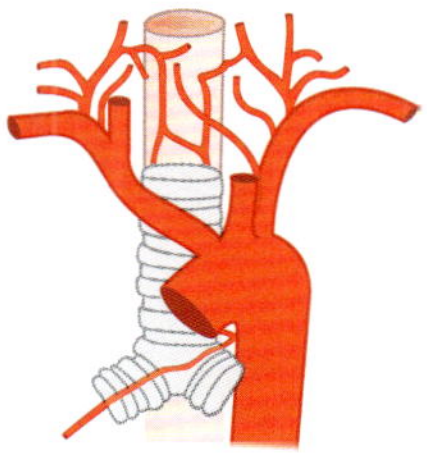

Abb. 5.4 Akzessorische Äste von den Karotiden (8 %) Schematische Darstellung.

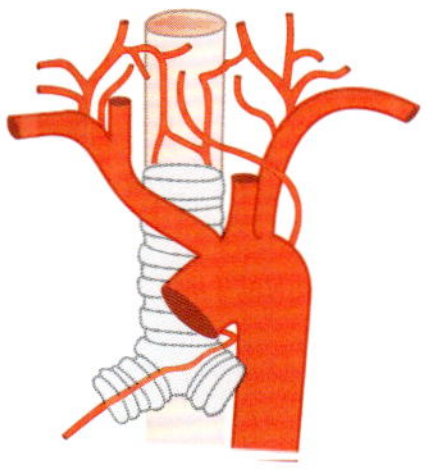

Abb. 5.5 Akzessorische Äste von der Aorta (8 %). Schematische Darstellung.

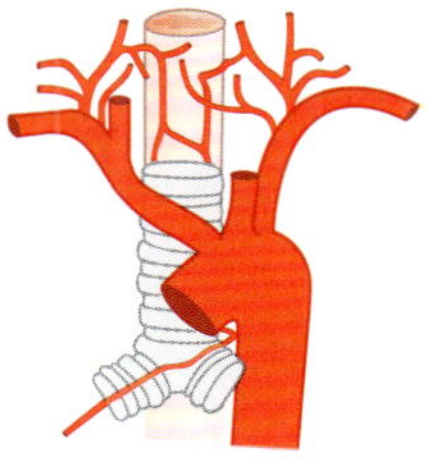

Abb. 5.6 Akzessorische Äste von der A. vertebralis (2 %). Schematische Darstellung.

5.3 Thorakaler Abschnitt des Ösophagus

Der an die Trachealbifurkation angrenzende Abschnitt des Ösophagus wird von den Rr. bronchiales und mehr von der linken als von der rechten Seite versorgt. Darüber hinaus geben die dritten und vierten Interkostalarterien Äste zum Ösophagus ab. Es sind dies in der Regel drei, entgegen der Informationen aus vielen Lehrbüchern, die oft mehr Äste angeben [1], [4], [5].

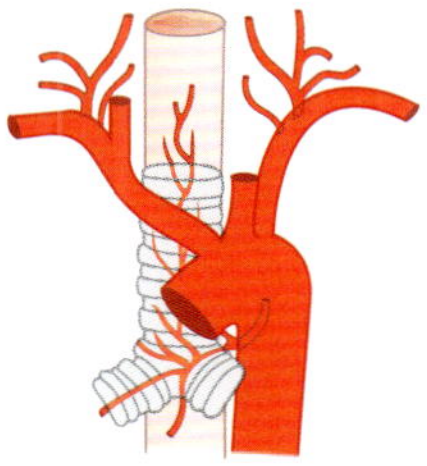

Abb. 5.7 Äste von den Rr. bronchiales, zwei an der linken und einer an der rechten Seite (95 %). Schematische Darstellung.

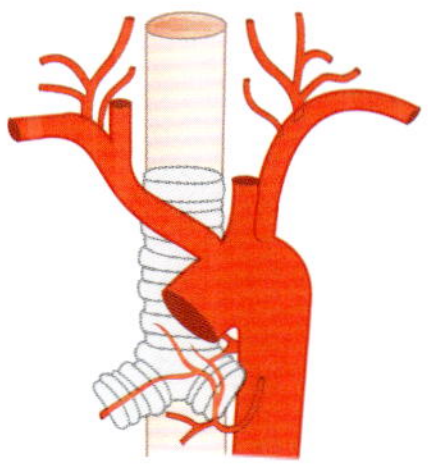

Abb. 5.8 Direkte Äste von der Aorta als akzessorische Arterien (5 %). Schematische Darstellung.

5.4 Abdominaler Abschnitt des Ösophagus

Der Bauchabschnitt des Ösophagus wird von zwei bis drei Ästen aus der A. gastrica sinistra versorgt. Andere Ursprünge sind linksseitige akzessorische Aa. hepaticae und die A. phrenica inferior sinistra [1], [4], [5]. Viele Rr. oesophageales sind relativ kurz, was bei der chirurgischen Mobilisation des Ösophagus beachtet werden sollte [4].

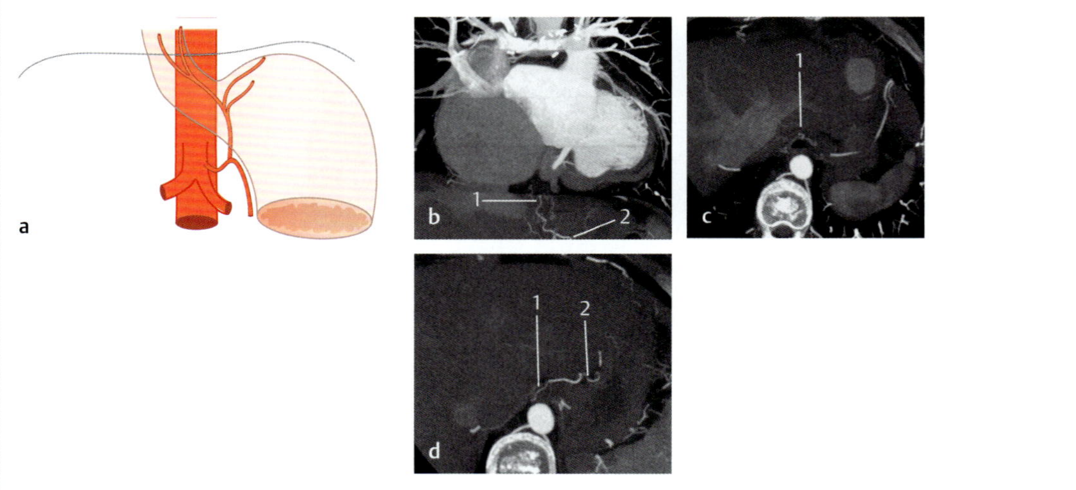

Abb. 5.9 Starke Äste entspringen von der A. gastrica sinistra (90 %).
a Schematische Darstellung.
b CT, MIP, koronale Ansicht.
c CT, MIP, transversale Ansicht.
d CT, MIP, transversale Ansicht.
1 R. oesophagealis;
2 A. gastrica sinistra.

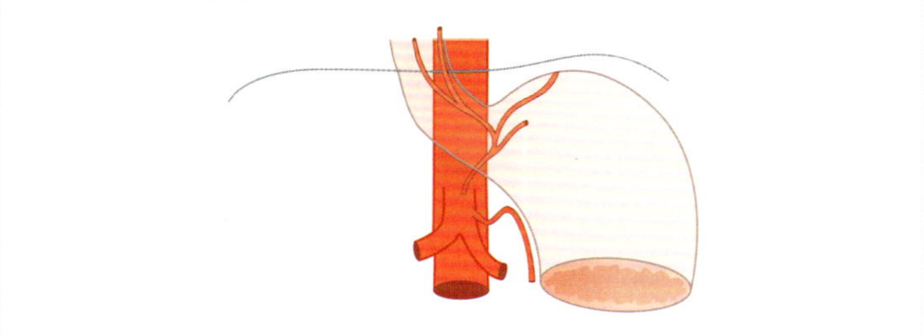

Abb. 5.10 Starke Äste entspringen von der A. phrenica inferior (55 %). Schematische Darstellung.

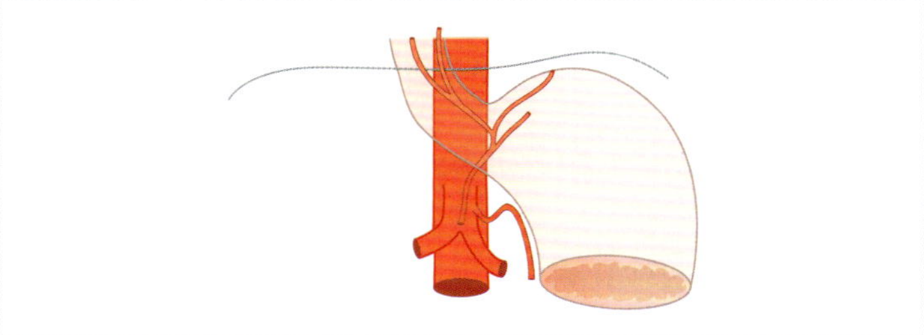

Abb. 5.11 Starke Äste entspringen vom Truncus coeliacus (16 %). Schematische Darstellung.

5.5 Literatur

[1] Caix M, Descottes B, Rousseau D, Grousseau D. The arterial vascularization of the middle thoracic and lower esophagus. Anat Clin 1981; 3: 95–106

[2] Delmas A, Gonzalez MA. Angioarchitecture de l'oesophage. Bull Acad Natl Med 1971; 155 (24): 621–627

[3] Gelfand DW, Ott DJ. Anatomy and technique in evaluating the esophagus. Semin Roentgenol 1981; 16 (3): 168–182

[4] Shapiro AL, Robillard GL. The esophageal arteries their configurational anatomy and variations in relation to surgery. Ann Surg 1950; 131 (2): 171–185

[5] Swigart LL, Siekert RG, Hambley WC, Anson BJ. The esophageal arteries; an anatomic study of 150 specimens. Surg Gynecol Obstet 1950; 90 (2): 234–243

[6] Adachi B, Hasebe K. Das Arteriensystem der Japaner. Kyoto and Tokyo: Kaiserlich-japanische Universität zu Kyoto, Maruzen; 1928

6 Bronchialarterien (Rr. bronchiales)

D. Hartung, K. Hueper

Die Bronchialarterien variieren in Herkunft, Anzahl und Größe. Sie stammen direkt aus der Aorta thoracalis, am häufigsten von der Höhe der Brustwirbelkörper T5 und T6 [1], [2], [3], [4], [5], [6], [7], [8], [9], [10], [11], [12], [13], [14], [15], [16], [17], [18], [19]. Sie versorgen die Trachea, die größeren Bronchien und die bronchopulmonalen Lymphknoten. Es gibt einige Anastomosen zu den pulmonalen Arterien [1], [9], [20].

Die Anomalien gehören zu 3 Kategorien:

- Während zwei Rr. bronchiales normalerweise auf der linken Seite vorhanden sind, hat die rechte Seite nur eine Bronchialarterie.
- Die Rr. bronchiales entspringen von den Aa. intercostales posteriores auf der rechten Seite und direkt aus der Aorta auf der linken Seite.
- Die rechtsseitigen Rr. bronchiales verlaufen häufiger hinter als vor dem Ösophagus.

In seltenen Fällen entspringen die Bronchialarterien aus der A. thoracica interna (▶ Abb. 6.6), A. subclavia, A. intercostalis suprema, A. thyroidea inferior, Aorta ascendens, Aorta abdominalis oder A. phrenica inferior [1], [2], [8], [21], [22]. Anastomosen zwischen koronaren und bronchialen Ästen können zu einem koronaren Steal-Syndrom führen [23]. Aa. spinales können bei der Angiografie während einer Bronchialarterienembolisation zur Behandlung von Hämoptysen gesehen werden. Als seltene Nebenwirkung kann bei einer Embolisation einer Bronchialarterie eine Rückenmarkischämie auftreten [24].

6.1 Rr. bronchiales – topografische Anatomie

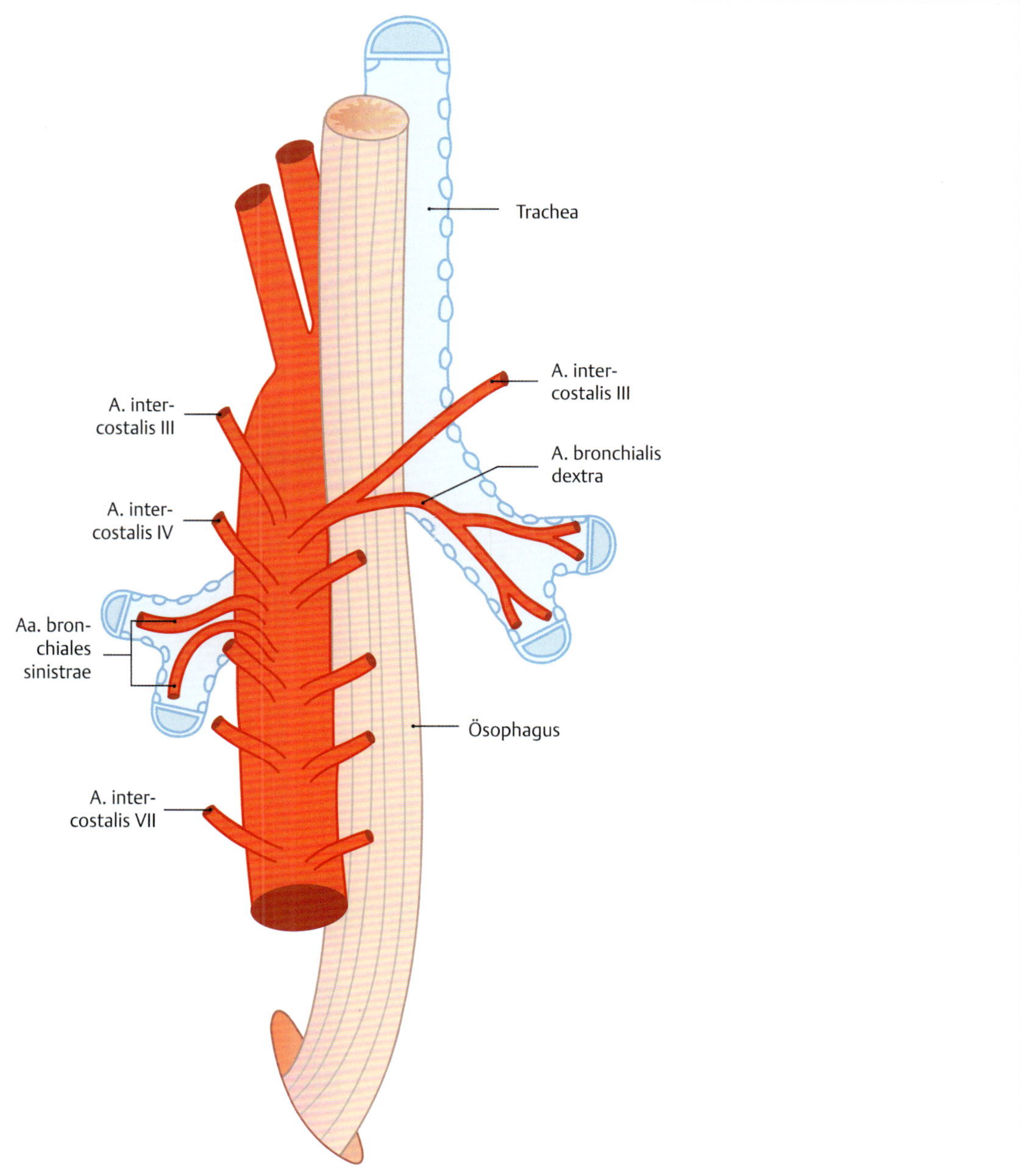

Abb. 6.1 Topografische Anatomie der Rr. bronchiales. Schematische Darstellung (korrespondiert zu Abb. 6.4 a).

6.2 Zwei Rr. bronchiales (38 %)

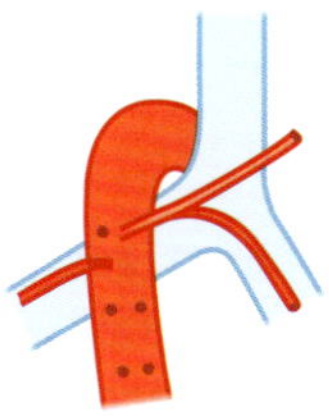

Abb. 6.2 Ursprung des R. bronchialis dexter von der A. intercostalis posterior III (seltener von IV oder V); der R. bronchialis sinister entspringt direkt von der Aorta (31 %). Schematische Darstellung.

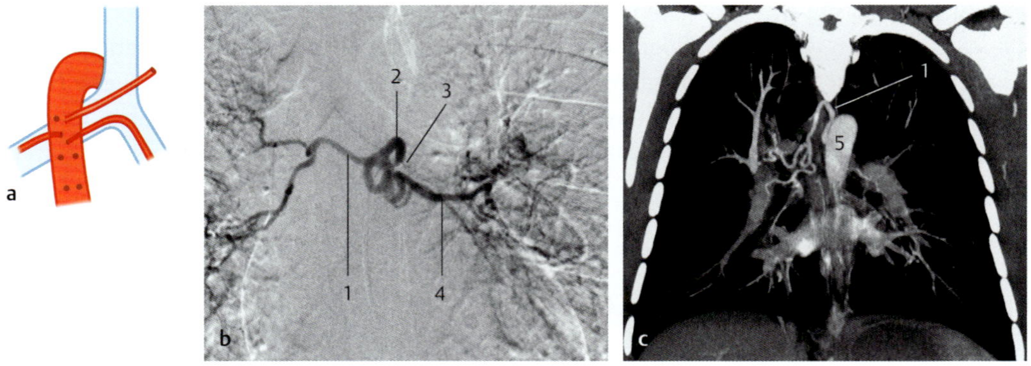

Abb. 6.3 Ursprung beider Rr. bronchiales direkt von der Aorta, manchmal mit einem gemeinsamen Trunkus (7 %).

- **a** Schematische Darstellung.
- **b** DSA der Bronchialarterien mit dem Katheter im Ostium des gemeinsamen Trunkus beider Bronchialarterien, anteriore Ansicht.
- **c** CT, MIP in koronaler Darstellung; prominenter R. bronchialis dexter mit Ursprung direkt aus der Aorta.
  - **1** R. bronchialis dexter;
  - **2** gemeinsamer Trunkus;
  - **3** Angiografiekatheter im gemeinsamen Trunkus;
  - **4** R. bronchialis sinister;
  - **5** Aorta descendens.

6.3 Drei Rr. bronchiales (44 %)

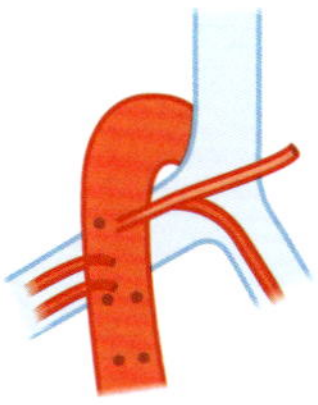

Abb. 6.4 Zwei Rr. bronchiales sinistri (39 %). Die beiden linksseitigen Äste entspringen meist direkt aus der Aorta, seltener aus der A. intercostalis posterior dextra III oder IV. Schematische Darstellung.

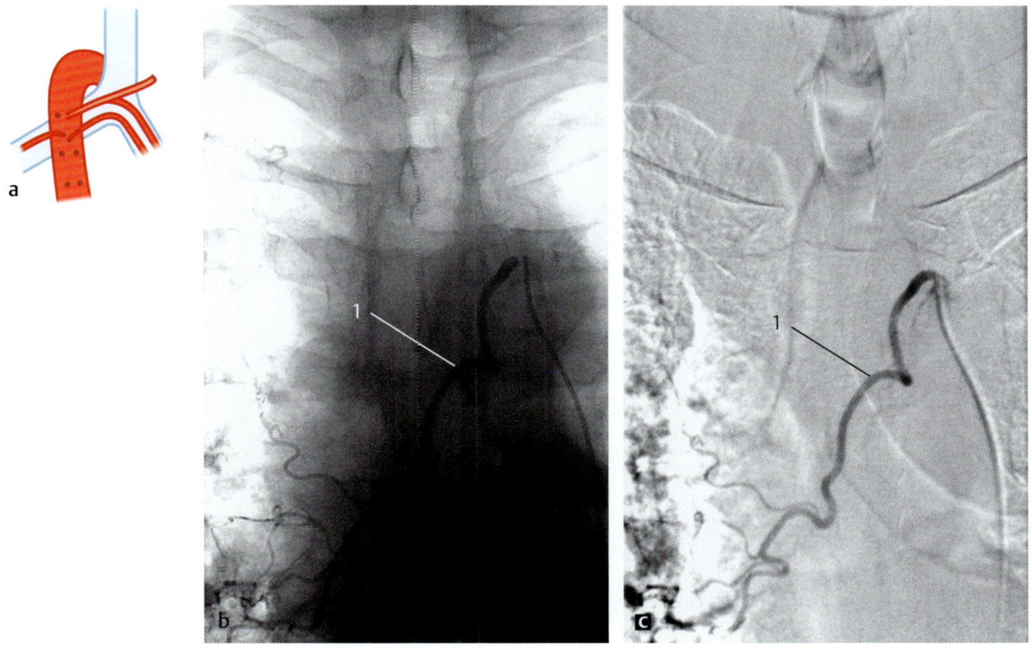

Abb. 6.5 Zwei Rr. bronchiales dextri (5 %).
a Schematische Darstellung.
b Angiografie. Ursprung eines der beiden Rr. bronchiales dextri direkt vom Aortenbogen.
c DSA mit dem Katheter im Ostium.
1 R. bronchialis dexter entspringt vom Aortenbogen.

6.4 Vier Rr. bronchiales (16 %)

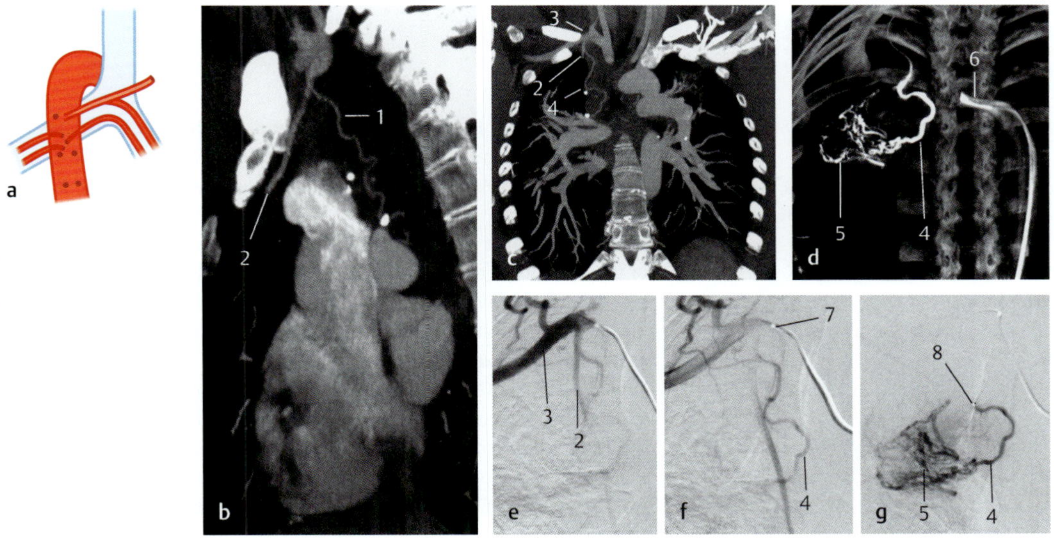

Abb. 6.6 Je zwei Rr. bronchiales dextri und sinistri (12 %).
Schematische Darstellung.
a Schematische Darstellung.
b MIP-CT-Darstellung, sagittale Ansicht. Dargestellt ist in einem Patienten mit Aspergillom und Blutung ein ektoper R. bronchialis dexter, der als eine von zwei Bronchialarterien aus der A. thoracica interna dextra entspringt.
c MIP-CT-Darstellung, koronale Ansicht.
d Angiografisches C-Arm-CT mit Lage des Katheters im ektopen R. bronchialis dexter.
e, f DSA mit Lage des Katheters in der A. subclavia. Hier ist der Ursprung des R. bronchialis aus der A. thoracica interna zu erkennen.
g DSA nach selektiver Kontrastmittelinjektion in die Bronchialarterie mit Blutungsnachweis.
1 R. bronchialis dexter;
2 A. thoracica interna;
3 A. subclavia;
4 R. bronchialis;
5 Blutung aus der Bronchialarterie;
6 Angiografiekatheter;
7 Katheter;
8 Spitze des Mikrokatheters.

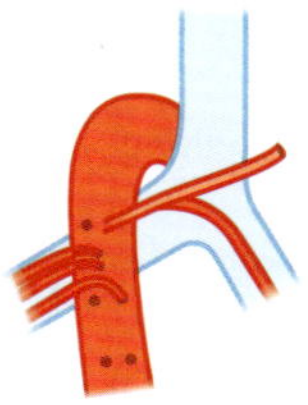

Abb. 6.7 **Drei Rr. bronchiales sinistri (4 %).**

6.5 Fünf oder mehr Rr. bronchiales (<2 %)

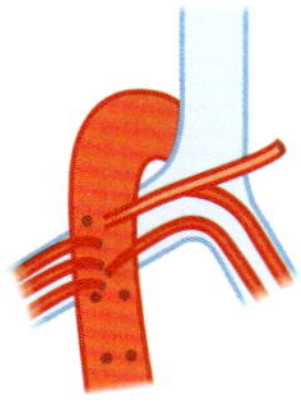

Abb. 6.8 **Zwei Rr. bronchiales dextri und drei oder mehr Rr. bronchiales sinistri (1 %).** Schematische Darstellung.

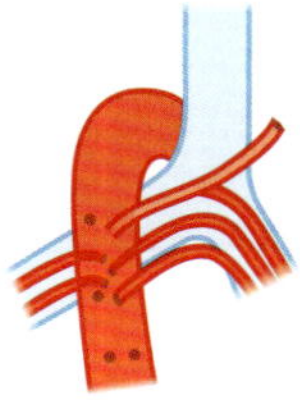

Abb. 6.9 **Drei Rr. bronchiales dextri und zwei oder mehr Rr. bronchiales sinistri (<1 %).** Schematische Darstellung.

6.6 Literatur

[1] Botenga ASJ. Selective Bronchial and Intercostal Arteriography. Leiden: Sternfert Kroese; 1970

[2] Cauldwell EW, Siekert RG, Lininger RE, Anson BJ. The bronchial arteries; an anatomic study of 150 human cadavers. Surg Gynecol Obstet 1948; 86 (4): 395–412

[3] Adachi B, Hasebe K. Das Arteriensystem der Japaner. Kyoto and Tokyo: Kaiserlich-japanische Universität zu Kyoto, Maruzen; 1928

[4] Cudkowicz L, Armstrong JB. Observations on the normal anatomy of the bronchial arteries. Thorax 1951; 6 (4): 343–358

[5] Ellis FH Jr, Grindlay JH, Edwards JE. The bronchial arteries. I. Experimental occlusion. Surgery 1951; 30 (5): 810–826

[6] Giordani M, Pinna CD. L'origine delle arterie bronchiali (ricerca di anatomia chirurgica). Gazz Int Med Chir 1956; 61: 2733–2751

[7] Hellekant C, Tylén U. Left-side intercostobronchial trunk: a rare anomaly. AJR Am J Roentgenol 1980; 134 (3): 590–591

[8] Kasai T, Chiba S. Macroscopic anatomy of the bronchial arteries. Anat Anz 1979; 145 (2): 166–181

[9] Kubik ST. Bau und Blutversorgung der bronchopulmonalen Segmente und ihre Varianten. Ergebn Anat Entwickl Gesch 1962; 36: 112–270

[10] Schwickert HC, Kauczor HU, Schweden F, Schild HH. Anatomie der Bronchialarterien – Darstellung mit der Spiral-CT. Rofo 1994; 160 (6): 506–512

[11] Latarjet M, Juttin P. Données nouvelles sur la circulation dans les artères bronchiques. Le Poumon 1951; 7: 35–50

[12] Schober R. Selektive Bronchialisarteriographie. Fortschr Geb Rontgenstr Nuklearmed 1964; 101: 337–348

[13] Loue F, Cayotte JL, Borrelly J. Etude radio-anatomique des artères bronchiques (à propos de 30 préparations analysables). Bull Assoc Anat (Nancy) 1976; 60 (171): 741–745

[14] Marchand P, Gilroy JC, Wilson VH. An anatomical study of the bronchial vascular system and its variations in disease. Thorax 1950; 5 (3): 207–221

[15] Nakamura N. Zur Anatomie der Bronchialarterien. Anat Anz 1924; 58: 508–517

[16] Yener Ö, Türkvatan A, Yüce G, Yener AU. The normal anatomy and variations of the bronchial arteries: evaluation with multidetector computed tomography. Can Assoc Radiol J 2015; 66 (1): 44–52

[17] Marshall TJ, Jackson JE. Vascular intervention in the thorax: bronchial artery embolization for haemoptysis. Eur Radiol 1997; 7(8): 1221–1227

[18] Yoon W, Kim JK, Kim YH, Chung TW, Kang HK. Bronchial and nonbronchial systemic artery embolization for life-threatening hemoptysis: a comprehensive review. Radiographics 2002; 22 (6): 1395–1409

[19] Walker CM, Rosado-de-Christenson ML, Martínez-Jiménez S et al. Bronchial arteries: anatomy, function, hypertrophy, and anomalies. Radiographics 2015; 35 (1): 32–49

[20] Rees S. Arterial connections of the lung: the inaugural Keith Jefferson Lecture. Clin Radiol 1981; 32 (1): 1–15

[21] Liebow AA. Patterns of origin and distribution of the major bronchial arteries in man. Am J Anat 1965; 117: 19–32

[22] O'Rahilly R, Debson H, King TS. Subclavian origin of bronchial arteries. Anat Rec 1950; 108 (2): 227–238

[23] Moberg A. Anastomoses between extracardiac vessels and coronary arteries. Acta Med Scand Suppl 1968; 485 (suppl. 485): 5–26

[24] Brown AC, Ray CE. Anterior spinal cord infarction following bronchial artery embolization. Semin Intervent Radiol 2012; 29 (3): 241–244

7 Pulmonalarterien (Aa. pulmonales)

D. Hartung, K. Hueper

Da Anomalien des Truncus pulmonalis und der Pulmonalarterien normalerweise mit Herzfehlern oder einem offenen Ductus arteriosus (Botallo-Gang) kombiniert auftreten, werden sie eher als Fehlbildungen klassifiziert. Viele der Anomalien lassen sich auf der Grundlage der embryonalen Entwicklung (S. 18) erklären. Sie können klassifiziert werden in Anomalien mit systemischer arterieller Blutversorgung der Lunge, mit einem atypischen Verlauf einer Pulmonalarterie (sling formation) und mit dem Fehlen einer Lungenarterie.

Die Pulmonalarterien entwickeln sich aus der sechsten Kiemenbogenarterie (S. 18). Während sich der distale Abschnitt der sechsten Kiemenbogenarterie, die Verbindung mit der dorsalen Aorta, auf der rechten Seite zurückbildet, bleibt dieser auf der linken Seite als Ductus arteriosus bis zur Geburt offen. Viele Anomalien entstehen durch eine Störung der normalen Entwicklung der Kiemenbogenarterien, durch eine zu schnelle Rückbildung oder durch einen plötzlichen, zu schnellen Wachstumsschub [1], [2], [3], [4], [5], [6], [7].

7.1 Normale Situation und Entwicklung

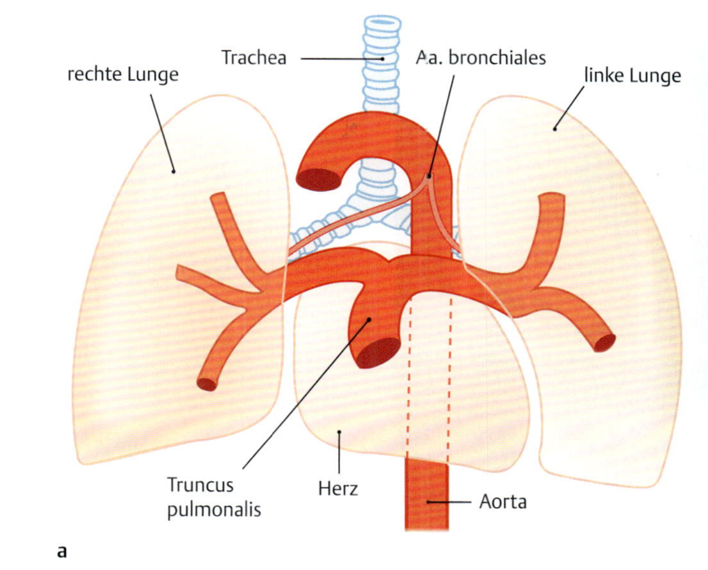

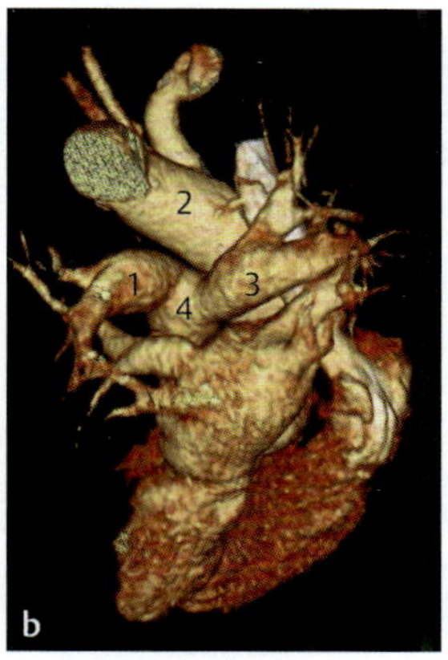

Abb. 7.1 Normale Blutversorgung der Lunge (> 99 %).
a Schematische Darstellung.
b Kontrastmittelverstärkte CT, VR-3D-Darstellung, oblique posteriore Ansicht.
1 A. pulmonalis sinistra;
2 Aorta;
3 A. pulmonalis dextra;
4 Truncus pulmonalis.

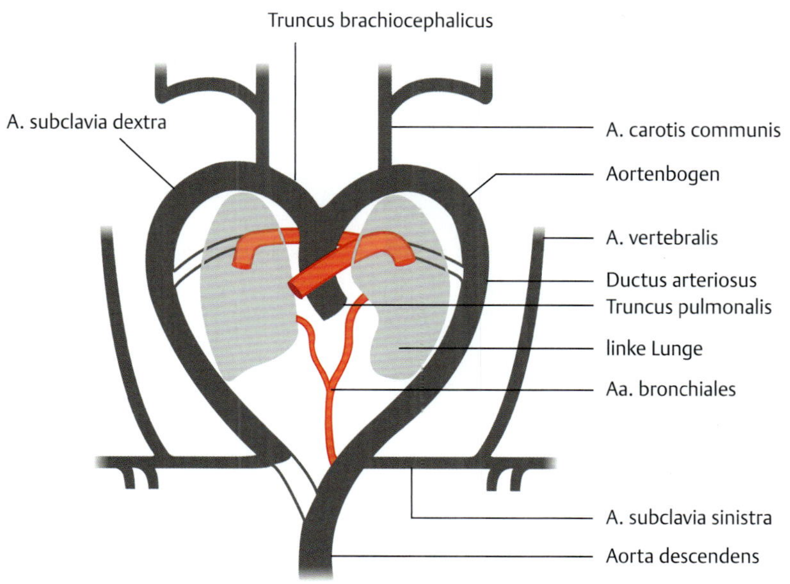

Abb. 7.2 Entwicklung der Aa. pulmonales aus der sechsten Kiemenbogenarterie. Schematische Darstellung.

7.2 Versorgung durch systemische Arterien als Äste von der Aorta

Das Auftreten einer Anomalie, bei der systemische Arterien Blut zur Lunge befördern, kann durch die frühe Phase der embryonalen Entwicklung erklärt werden. Äste der dorsalen Aorten sind bei solchen Anomalien meist beteiligt, und Probleme mit höherem systemischem Blutdruck und Fluss sind die Folge [2], [8], [9], [10], [11], [12].

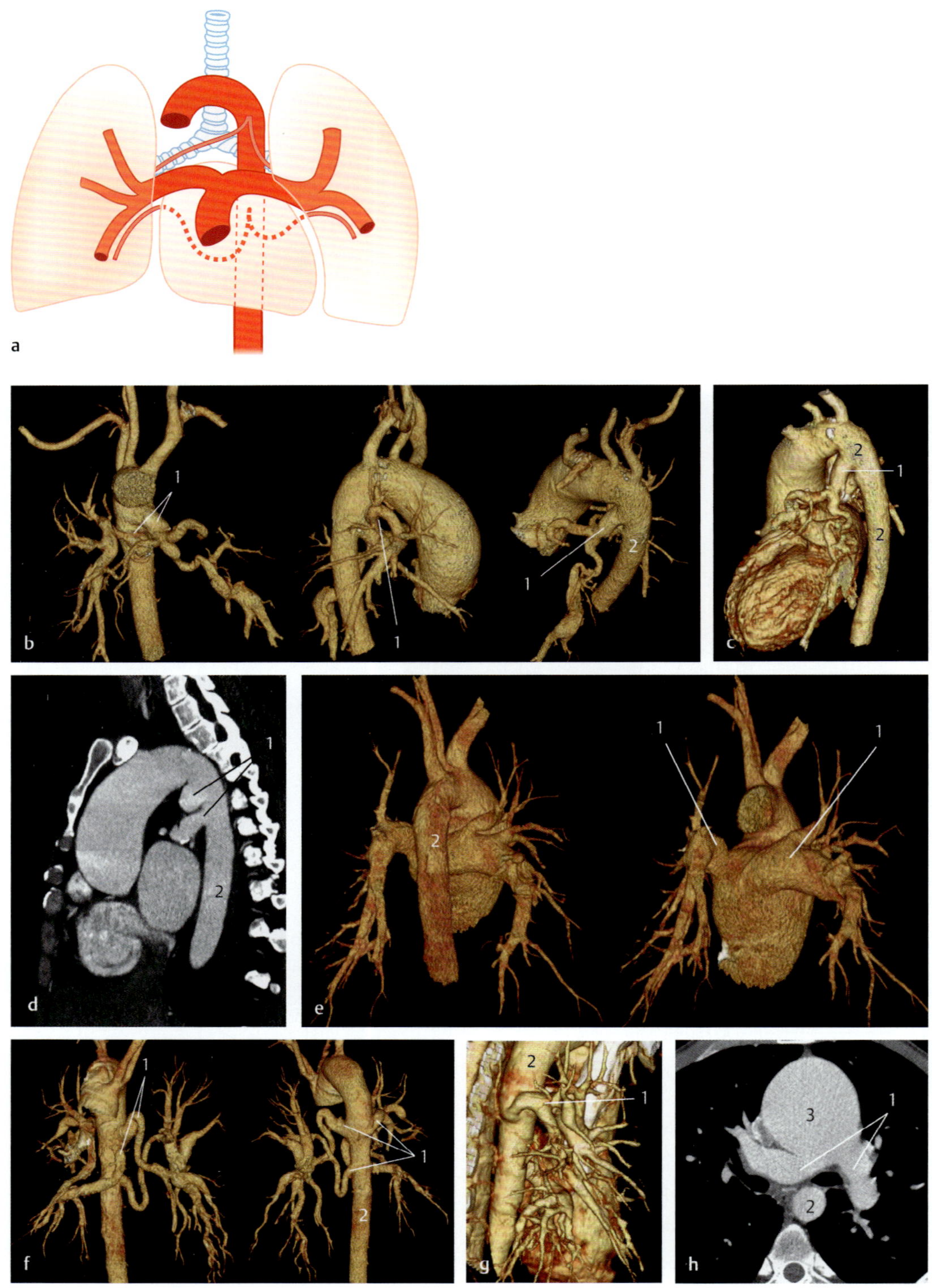

Abb. 7.3 Versorgung durch systemische Arterien aus der Aorta (sehr selten). Schematische Darstellung (**a**) und kontrastmittelverstärkte CT der Aorta thoracalis in 3 Patienten (**b–h**).

- **a** Schematische Darstellung.
- **b** Patient 1: VR-3D-Darstellung, posteriore und laterale Ansicht.
- **c** Patient 1: VR-3D-Darstellung, links laterale Ansicht.
- **d** Patient 1: MIP in sagittaler Ansicht.
- **e** Patient 2: VR-3D-Darstellung, posteriore Ansicht und posteriore Ansicht nach Entfernung der Aorta descendens im Bild.
- **f** Patient 3: VR-3D-Darstellung, ventrale und posteriore Ansicht.
- **g** Patient 3, rechts laterale oblique Ansicht.
- **h** Patient 3, MIP in transversaler Ansicht. Stärkere aortopulmonale Kollateralen (MAPCAs) sind dargestellt.

1 Aa. pulmonales;
2 Aorta descendens;
3 Aorta ascendens.

7.3 Schlingenbildung (Sling Formation)

Eine Pulmonalisschlinge (oder Pulmonalisring) wird normalerweise durch eine aberrante A. pulmonalis sinistra verursacht, die aus der A. pulmonalis dextra abgeht und dann zwischen der Trachea und dem Ösophagus zur linken Lunge verläuft. Sie kann Stridor und Atemnot verursachen [13], [14], [15], [16], [17], [18].

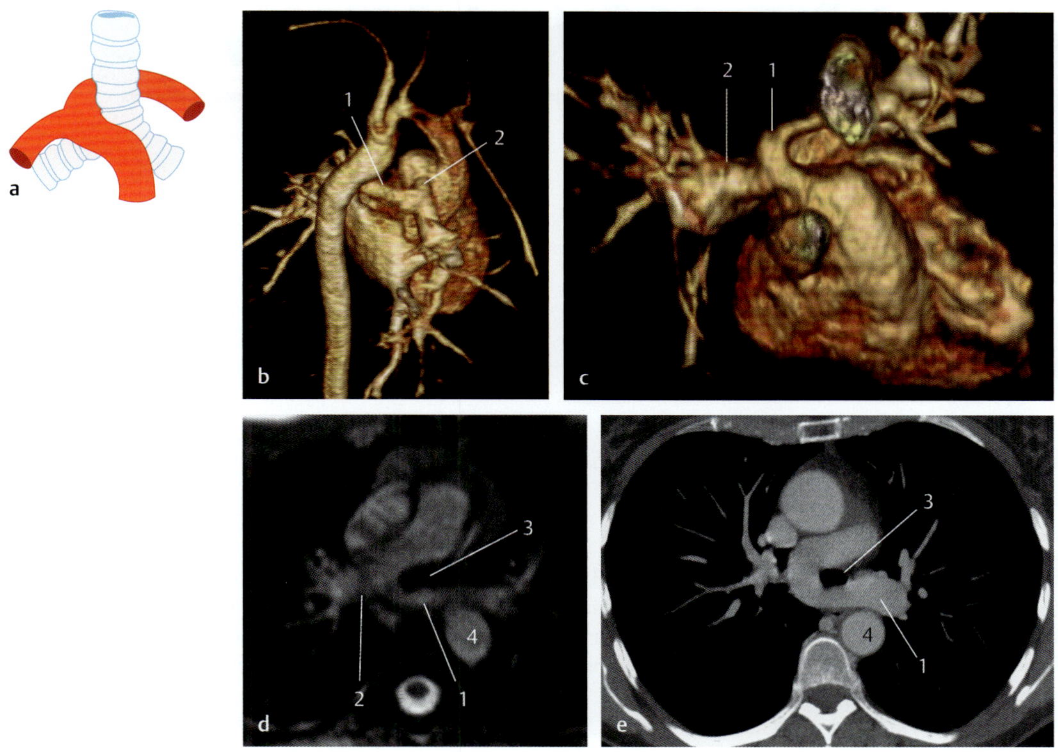

Abb. 7.4 Schlingenbildung: Ursprung einer aberranten A. pulmonalis sinistra von der A. pulmonalis dextra und Verlauf zwischen Trachea und Ösophagus nach links (sehr selten).
a Schematische Darstellung.
b Patient 1: MRA, VR-3D-Darstellung, laterale oblique Ansicht.
c Patient 1: MRA, VR-3D-Darstellung, frontale oblique Ansicht.
d Patient 1: MRA, multiplanare Reformation in transversaler Ansicht.
e Patient 2: kontrastmittelverstärkte CT, MIP in transversaler Ansicht.
1 A. pulmonalis sinistra;
2 A. pulmonalis dextra;
3 Trachea;
4 Aorta descendens.

7.4 Fehlen einer A. pulmonalis

Wenn eine der Lungenarterien fehlt, so fehlt normalerweise nur ihr proximaler Abschnitt. Die distalen parenchymalen Gefäße sind in der Regel klein, aber intakt [1], [2], [5], [19], [20]. In diesen Fällen bleibt entweder der Ductus arteriosus offen, oder eine Bronchialarterie versorgt die betroffene Lunge mit Blut.

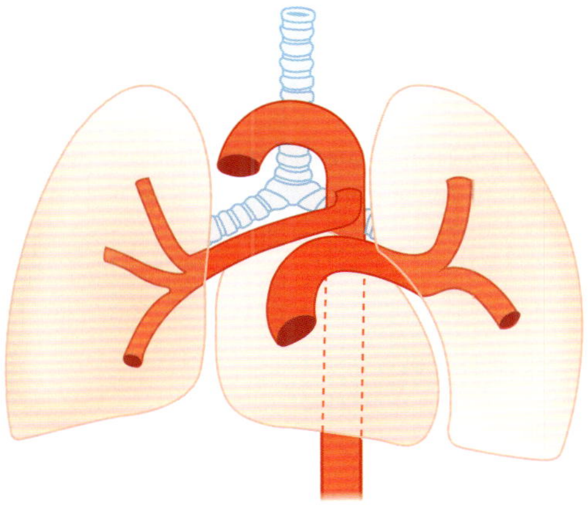

Abb. 7.5 Fehlen der A. pulmonalis dextra: kräftige Rr. bronchiales versorgen die Lunge (sehr selten). Schematische Darstellung.

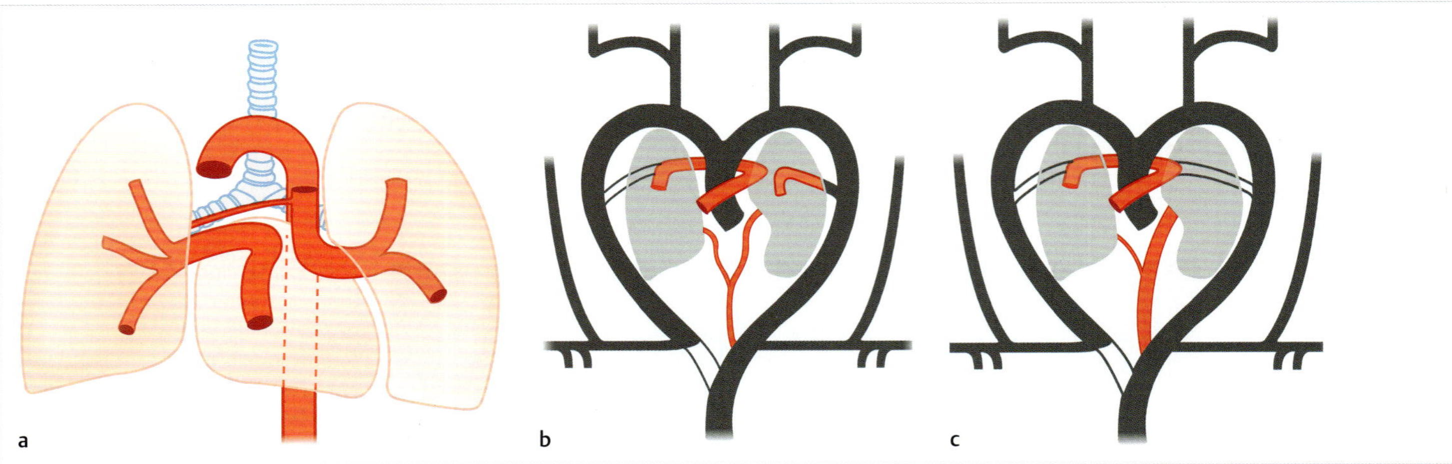

Abb. 7.6 Fehlen der A. pulmonalis sinistra (sehr selten). Schematische Darstellungen zeigen die arteriellen Varianten (**a**) und ihre Entwicklung (**b**, **c**).
a Arterielle Varianten.
b Der Ductus arteriosus bleibt offen.
c Kräftige Rr. bronchiales versorgen die Lunge.

7.5 Literatur

[1] Pfefferkorn JR, Löser H, Pech G et al. Absent pulmonary artery. A hint to its embryogenesis. Pediatr Cardiol 1982; 3 (4) :283–286

[2] Ellis K, Seaman WB, Griffiths SP et al. Some congenital anomalies of pulmonary arteries. Semin Roentgenol 1967; 2: 325–341

[3] Edwards JE, Dry TJ, Parker RL et al. An Atlas of Congenital Anomalies of the Heart and Great Vessels. Springfield: Thomas; 1954

[4] Edwards JE, McGoon DC. Absence of anatomic origin from heart of pulmonary arterial supply. Circulation 1973; 47 (2): 393–398

[5] Pool PE, Vogel JHK, Blount SG Jr. Congenital unilateral absence of a pulmonary artery. The importance of flow in pulmonary hypertension. Am J Cardiol 1962; 10: 706–732

[6] Rees S. Arterial connections of the lung: the inaugural Keith Jefferson Lecture. Clin Radiol 1981; 32 (1): 1–15

[7] Casta-er E, Gallardo X, Rimola J et al. Congenital and acquired pulmonary artery anomalies in the adult: radiologic overview. Radiographics 2006; 26 (2): 349–371

[8] Éspalieu P, Cuilleret J, Charret P et al. Etude radio-anatomique et micro-angiographique de la vascularisation systémique pulmonaire. Bull Assoc Anat (Nancy) 1982; 66 (195): 441–450

[9] Ishihara Y, Fukuda R, Awaya Y et al. Anomalous systemic arterial supply to the basal segments of the lung presenting with a murmur. Eur J Pediatr 1979; 131 (2): 125–131

[10] Keane JF, Maltz D, Bernhard WF et al. Anomalous origin of one pulmonary artery from the ascending aorta. Diagnostic, physiological and surgical considerations. Circulation 1974; 50 (3): 588–594

[11] Kirks DR, Kane PE, Free EA, Taybi H. Systemic arterial supply to normal basilar segments of the left lower lobe. AJR Am J Roentgenol 1976; 126 (4): 817–821

[12] Somerville J, Saravalli O, Ross D. Complex pulmonary atresia with congenital systemic collaterals. Classification and management. Arch Mal Coeur Vaiss 1978; 71 (3): 322–328

[13] Dunn JM, Gordon I, Chrispin AR et al. Early and late results of surgical correction of pulmonary artery sling. Ann Thorac Surg 1979; 28 (3): 230–238

[14] Aytaç A, Ozme S, Sarikayalar F, Saylam A. Pulmonary artery sling. Ann Thorac Surg 1976; 22 (6): 596–599

[15] Grover FL, Norton JB Jr, Webb GE, Trinkle JK. Pulmonary sling. Case report and collective review. J Thorac Cardiovasc Surg 1975; 69 (2): 295–300

[16] Lang D, Hofstetter R, Müssig G, von Bernuth G. Kompression von Trachea und Oesophagus durch abnormen Verlauf der linken Pulmonalarterie. Klin Padiatr 1975; 187 (6): 546–550

[17] Manz F, Conradi R, Neumann J, Wolf D. Angeborene hochgradige Trachealstenose durch anomalen Verlauf der Arteria pulmonalis sinistra. Monatsschr Kinderheilkd 1977; 125 (6): 668–670

[18] Sade RM, Rosenthal A, Fellows K, Castaneda AR. Pulmonary artery sling. J Thorac Cardiovasc Surg 1975; 69 (3): 333–346

[19] Kučera V, Fišer B, Tůma S, Hučin B. Unilateral absence of pulmonary artery: a report on 19 selected clinical cases. Thorac Cardiovasc Surg 1982; 30 (3): 152–158

[20] Shakibi JG, Rastan H, Nazarian I et al. Isolated unilateral absence of the pulmonary artery. Review of the world literature and guidelines for surgical repair. Jpn Heart J 1978; 19 (3): 439–451

Teil II

Bauch und Becken

II

8 Entwicklung der Bauchaorta (Pars abdominalis aortae [Aorta abdominalis])

K. I. Ringe, S. Meyer

Die Äste der Aorta abdominalis können in drei Gruppen eingeteilt werden: posteriore, laterale und anteriore Äste.

8.1 Posteriore Äste

Die posterioren Äste sind wie die Äste der Brustaorta segmental angelegt [1]. Die Lumbalarterien I–IV bleiben segmentale Arterien. Die wichtige 5. Lumbalarterie bildet die Hauptarterie für die Beine, die A. iliaca communis. Sie ist vergleichbar mit der A. subclavia, die als Hauptgefäß den Arm versorgt und sich aus der 6. zervikalen Segmentarterie entwickelt. Kaudal der A. iliaca communis bildet sich die Aorta zur dünnen A. sacralis mediana zurück. Die Lumbalarterien sind nicht weiter im Detail beschrieben, da ihre Varianten vergleichbar mit denen der Interkostalarterien (S. 39) sind. Obwohl ein Hauptstamm beider Lumbalarterien aus einem Segment häufiger ist (4 %), ist der Ursprung von zwei oder mehr Lumbalarterien auf einer Seite seltener als im Thoraxbereich (2 %) [1].

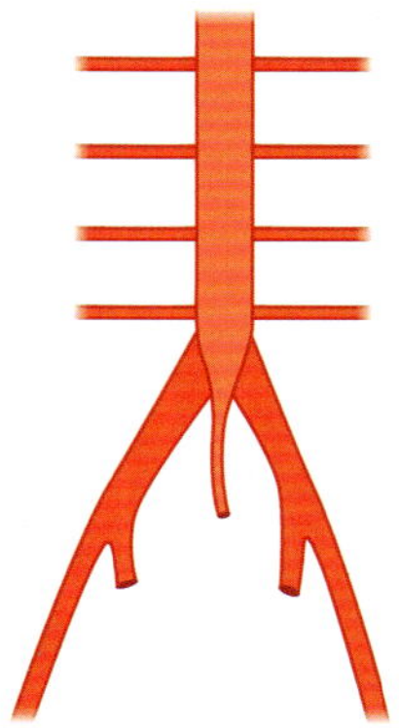

Abb. 8.1 Entwicklung der posterioren Äste. Schematische Darstellung.

8.2 Laterale Äste

Die lateralen Äste versorgen beim Erwachsenen die Nieren, die Nebennieren und die Geschlechtsorgane. Während der embryonalen Entwicklung speisen die Urnierenarterien die Urnieren, die Nebennieren und die Ovarien beziehungsweise Hoden. Im zweiten Monat der Schwangerschaft ist die Nebenniere deutlich größer als die Niere und wird von drei Arterien versorgt: den Aa. suprarenalis superior, media und inferior. Ein Ast der A. suprarenalis superior zieht zum Zwerchfell und ein anderer aus der A. suprarenalis inferior zur Niere. Das Gewicht der Nebennieren beträgt beim Neugeborenen ein Drittel des Gewichts der Nieren. Später wachsen die Nieren schneller als die Nebennieren und haben beim Erwachsenen nur noch etwa ein Dreißigstel des Gewichts der Nieren. Dementsprechend nimmt die Bedeutung der Nebennierenarterien im Verlauf immer weiter ab, und ihre Seitenäste entwickeln sich zu Hauptarterien. Die A. suprarenalis superior wird zu einem schmalen Ast der A. phrenica inferior, und die A. suprarenalis inferior zu einem vergleichsweise winzigen Ast der A renalis. Die Ovarien und Hoden steigen ins kleine Becken ab, wodurch ihre Arterien länger werden. Die Abgänge dieser Arterien aus der Aorta verbleiben.

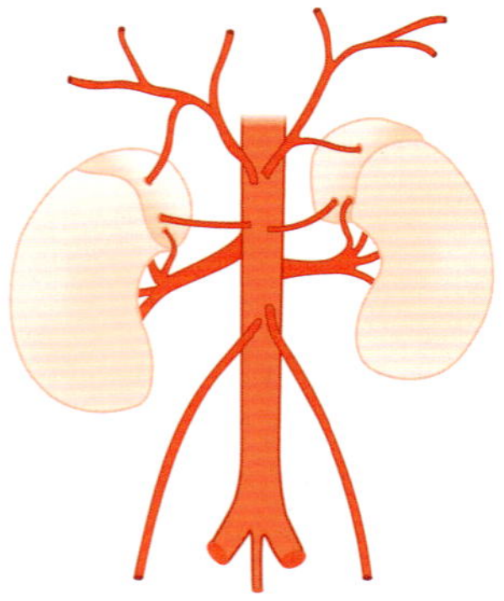

Abb. 8.2 Entwicklung der lateralen Äste. Schematische Darstellung.

8.3 Anteriore Äste

Die anterioren Äste entwickeln sich initial als paarige Gefäße. Die Arterien des Darms verschmelzen früh, um den Truncus coeliacus sowie die A. mesenterica superior und inferior zu bilden [1], [2], [3]. Die Umbilikalarterien sind ebenfalls anteriore Abgänge, die in der Embryonalzeit viel bedeutsamer und größer als alle anderen Äste der Aorta sind. Die Umbilikalarterien bleiben paarige Gefäße, ihre Ursprünge variieren. Längsverlaufende Anastomosen zur 5. Lumbalarterie entstehen, und die initialen Abgänge aus der Aorta verkümmern. Nach der Geburt sind diese Arterien nicht länger nötig; ihre distalen Anteile veröden zum Lig. umbilicale mediale.

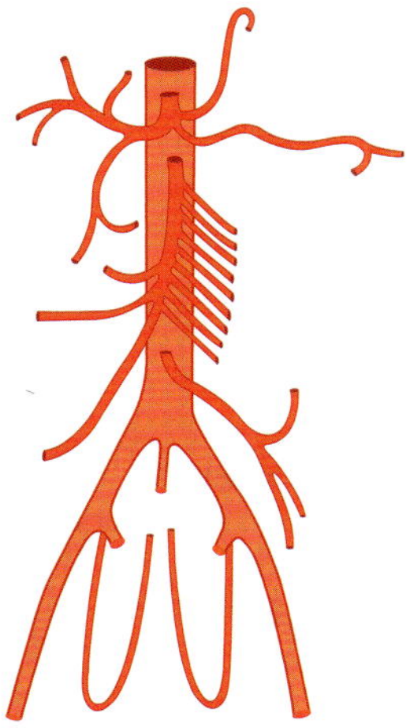

Abb. 8.3 Entwicklung der anterioren Äste. Schematische Darstellung.

8.4 Literatur

[1] Michels NA, Siddharth P, Kornblith PL, Parke WW. Routes of collateral circulation of the gastrointestinal tract as ascertained in a dissection of 500 bodies. Int Surg 1968; 49 (1): 8–28

[2] Anson BJ, McVay CB. The topographical positions and the mutual relations of the visceral branches of the abdominal aorta. A study of 100 consecutive cadavers. Anat Rec 1936; 67: 7–15

[3] Hollinshead WH. Some variations and anomalies of the vascular system in the abdomen. Surg Clin North Am 1955; Mayo Clinic No.: 1123–1131

9 Untere Zwerchfellarterien (Aa. phrenicae inferiores)

K. I. Ringe

Diese kleinen Arterien versorgen das Zwerchfell von dern Bauchseite aus. Über Anastomosen sind sie mit den Aa. phrenicae superiores (Äste der thorakalen Aorta), Aa. musculophrenicae und pericardiophrenicae verbunden (Äste der Aa. thoracicae internae). Die Aa. phrenicae inferiores leiten sich von den mesonephrischen Arterien ab und versorgen somit auch die Nebennieren über die A. suprarenalis superior. Diese embryonale Entwicklung erklärt den seltenen Ursprung der Aa. phrenicae inferiores aus der A. renalis, A. testicularis oder A. ovarica (▶ Abb. 9.7, ▶ Abb. 9.9). Ein Ursprung aus dem Truncus coeliacus findet sich erstaunlich häufig (▶ Abb. 9.2, ▶ Abb. 9.5) und kann nur durch eine sekundäre Transposition aufgrund der unterschiedlichen Wachstumsraten der Gefäße erklärt werden. Das typische Muster, wie es in Lehrbüchern beschrieben ist, findet sich nur in etwa einem Viertel der Fälle [1], [2], [3], [4], [5], [6], [7], [8], [9], [10], [11], [12].

9.1 Beide Aa. phrenicae inferiores entspringen aus einem gemeinsamen Stamm (33 %)

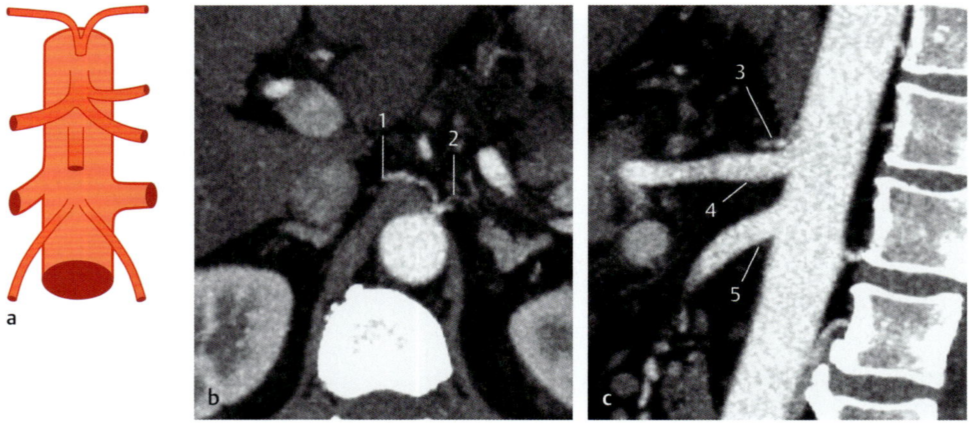

Abb. 9.1 Ursprung aus der Aorta oberhalb des Truncus coeliacus (18 %).
a Schematische Darstellung.
b CT-Bild, MIP, axial.
c CT-Bild, MIP, sagittal.
1 A. phrenica dextra;
2 A. phrenica sinistra;
3 gemeinsamer phrenischer Stamm;
4 Truncus coeliacus;
5 A. mesenterica superior.

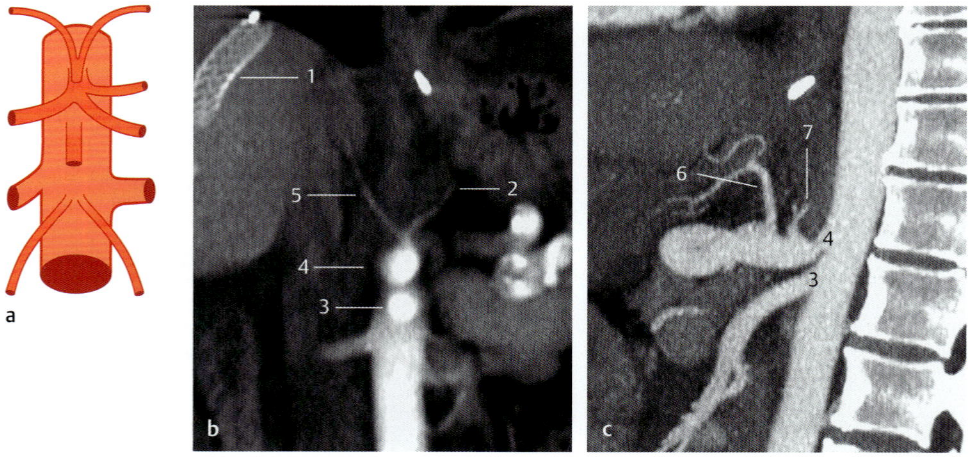

Abb. 9.2 Ursprung aus dem Truncus coeliacus (14 %). Zusätzlich ist ein transjugulärer intrahepatischer portosystemischer Shunt (TIPS) abgrenzbar.
a Schematische Darstellung.
b CT-Bild, AvIP, koronale Ansicht.
c CT-Bild, MIP, sagittale Ansicht.
1 TIPS;
2 A. phrenica sinistra;
3 A. mesenterica superior;
4 Truncus coeliacus;
5 A. phrenica dextra;
6 A. hepatica communis;
7 A. phrenica.

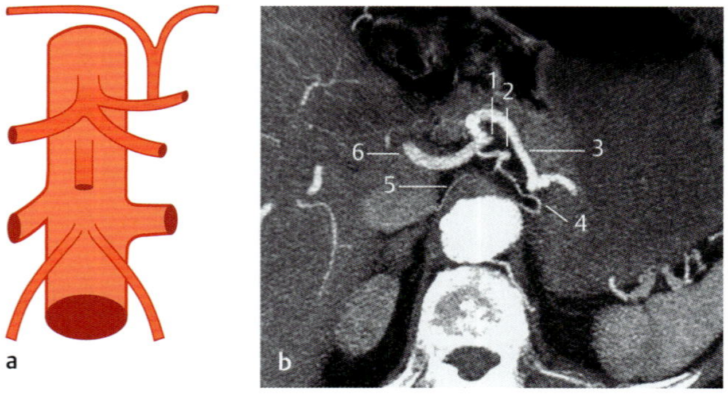

Abb. 9.3 Ursprung aus der A. gastrica sinistra (1 %).
a Schematische Darstellung.
b Axiale MIP-CT in Höhe des Truncus coeliacus.
1 Truncus coeliacus;
2 A. gastrica sinistra;
3 A. splenica [lienalis];
4 A. phrenica sinistra;
5 A. phrenica dextra;
6 A. hepatica communis.

9.2 Getrennte Abgänge der Aa. phrenicae inferiores (67 %)

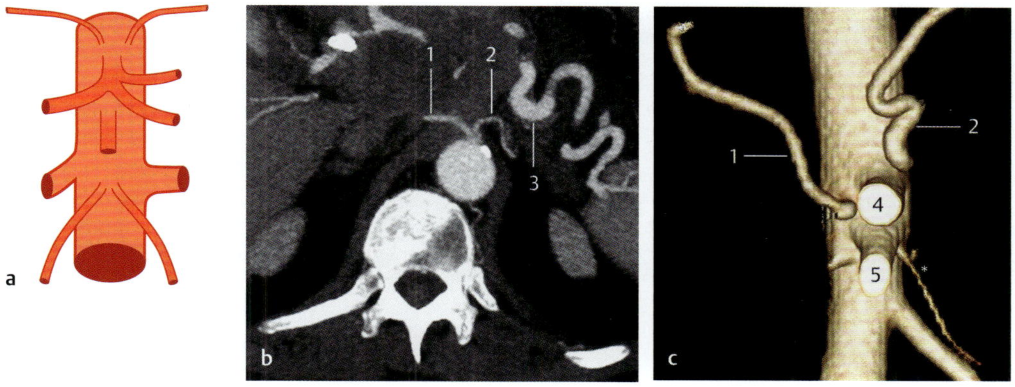

Abb. 9.4 Ursprung aus der Bauchaorta (rechts 29 %; links 24 %).
a Schematische Darstellung.
b Axiale MIP-CT oberhalb des Truncus coeliacus.
c Koronale VR-CT. Nebenbefundlich ist eine obere Nierenpolarterie auf der linken Seite abgrenzbar (*).
1 A. phrenica dextra;
2 A. phrenica sinistra;
3 A. lienalis;
4 Truncus coeliacus;
5 A. mesenterica superior.

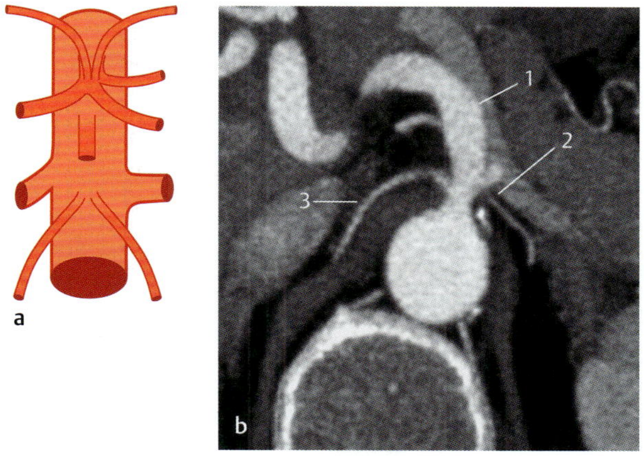

Abb. 9.5 Ursprung aus dem Truncus coeliacus (rechts 27 %; links 38 %).
a Schematische Darstellung.
b Axiale MIP-CT in Höhe des Truncus coeliacus.
1 Truncus coeliacus;
2 A. phrenica sinistra;
3 A. phrenica dextra.

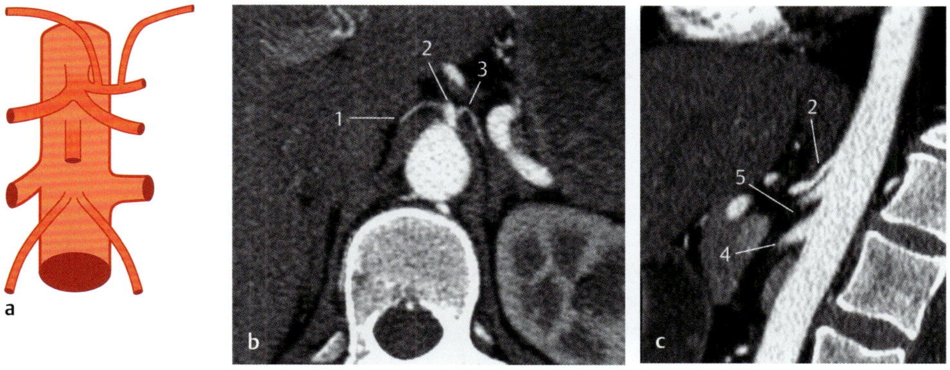

Abb. 9.6 Ursprung aus der A. gastrica sinistra (rechts 3 %; links 4 %).
a Schematische Darstellung.
b Reformatiertes CT oberhalb des Truncus coeliacus, axiale Ansicht.
c Reformatiertes CT oberhalb des Truncus coeliacus, sagittale Ansicht.

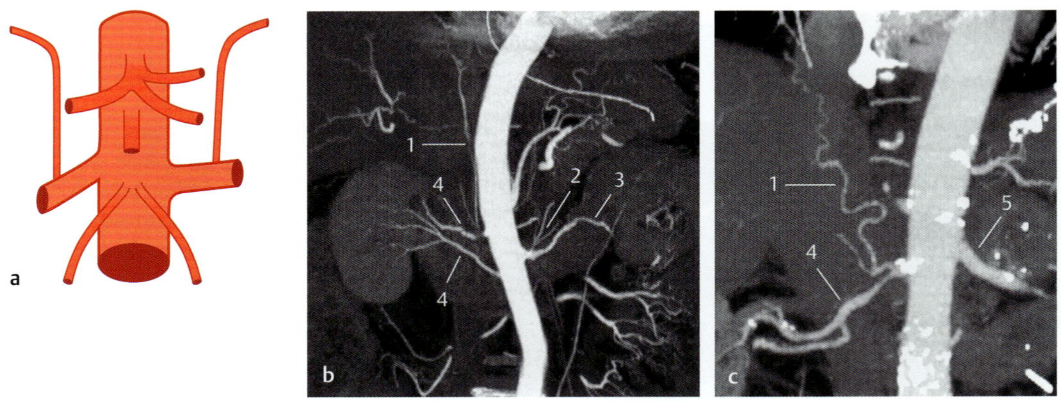

Abb. 9.7 Ursprung aus der A. renalis (rechts 7 %; links < 0,1 %).
a Schematische Darstellung.
b Patient 1: koronale MIP-CT der Bauchaorta mit getrennten Abgängen der Aa. phrenicae inferiores aus der rechten bzw. linken Nierenarterie. Rechtsseitig sind normvariant zwei Nierenarterien abgrenzbar.
c Patient 2: oblique-koronale MIP-CT der Bauchaorta mit Abgang der A. phrenica inferior aus der rechten Nierenarterie. Patient mit Zustand nach Nephrektomie links; die A. phrenica inferior sinistra ist nicht abgrenzbar.
1 A. phrenica dextra;
2 A. phrenica sinistra;
3 A. renalis sinistra;
4 A. renalis dextra;
5 A. mesenterica superior.

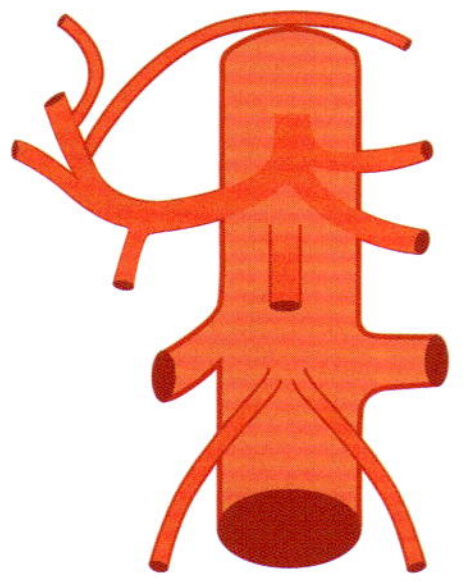

Abb. 9.8 Ursprung aus der A. hepatica sinistra (rechts 1 %; links 1 %). Schematische Darstellung.

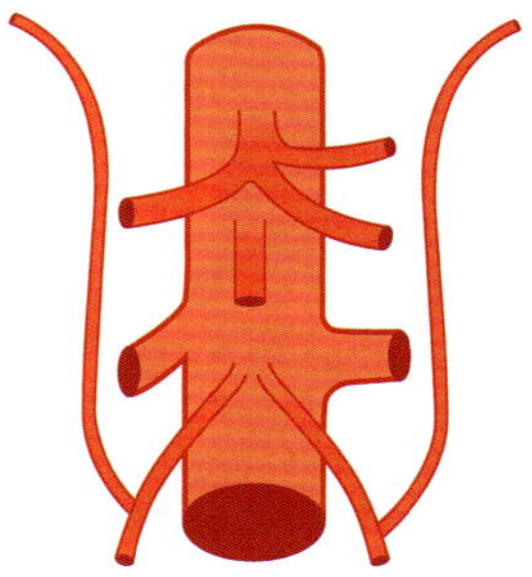

Abb. 9.9 Ursprung aus der A. testicularis oder A. ovarica (rechts < 1 %; links < 1 %). Schematische Darstellung.

9.3 Literatur

[1] Adachi B. Das Arteriensystem der Japaner. Vol 2 ed. Kyoto: Maruzen; 1928
[2] Anson BJ, Cauldwell EW, Pick JW, Beaton LE. The blood supply of the kidney, suprarenal gland, and associated structures. Surg Gynecol Obstet 1947; 84 (3): 313–320
[3] Busch W. Die arterielle Versorgung der Nebennieren (zugleich ein Beitrag zur Anatomie der Nierenarterien). Virchows Arch Pathol Anat Physiol Klin Med 1954; 324 (6): 688–699
[4] Edsman G. Angionephrography and suprarenal angiography; a roentgenologic study of the normal kidney, expansive renal and suprarenal lesions and renal aneurysms. Acta Radiol Suppl 1957; 155 (155): 1–141
[5] Kahn PC. Selective angiography of the inferior phrenic arteries. Radiology 1967; 88 (1): 1–8
[6] Merklin RJ, Michels NA. The variant renal and suprarenal blood supply with data on the inferior phrenic, ureteral and gonadal arteries: a statistical analysis based on 185 dissections and review of the literature. J Int Coll Surg 1958; 29 (1, Pt 1): 41–76
[7] Pick JW, Anson BJ. The inferior phrenic artery: origin and suprarenal branches. Anat Rec 1940; 78: 413–427
[8] Reschke H. Die selektive Angiographie der A. phrenica ascendens. Fortschr Geb Rontgenstr Nuklearmed 1967; 107p): 200–205
[9] Wirtanen GW, Kaude JV. Inferior phrenic artery collateralization in hepatic artery occlusion. Am J Roentgenol Radium Ther Nucl Med 1973; 117 (3): 615–619
[10] Basile A, Tsetis D, Montineri A, et al. MDCT anatomic assessment of right inferior phrenic artery origin related to potential supply to hepatocellular carcinoma and its embolization. Cardiovasc Intervent Radiol 2008; 31 (2): 349–358
[11] Gwon DI, Ko GY, Yoon HK, et al. Inferior phrenic artery: anatomy, variations, pathologic conditions, and interventional management. Radiographics 2007; 27 (3): 687–705
[12] Miyayama S, Yamashiro M, Yoshie Y, et al. Inferior phrenic arteries: angiographic anatomy, variations, and catheterization techniques for transcatheter arterial chemoembolization. Jpn J Radiol 2010; 28 (7): 502–511

10 Nebennierenarterien (Aa. suprarenales)

K. I. Ringe, S. Meyer

Die offizielle anatomische Nomenklatur beschreibt drei Arterien, welche die Nebennieren versorgen:

- Die A. suprarenalis superior aus der A. phrenica inferior.
- Die A. suprarenalis media als direkter Ast der Aorta abdominalis.
- Die A. suprarenalis inferior, ein Ast der A. renalis.

Präparationen nach Farbstoffinjektion oder Ausgusspräparate zeigen jedoch ein komplexeres Bild. Die Arterien der Nebenniere sind immer multipel angelegt und verzweigen sich vor dem Eintritt in das Drüsenparenchym. Sie können mit Radspeichen verglichen werden, wobei die Nebenniere die Nabe darstellt. Bis zu 60 Arterien wurden gezählt, welche in das Drüsenparenchym eintreten [1], [2], [3], [4], [5], [6], [7], [8], [9]. Der venöse Rückstrom erfolgt meist nur über eine Nebennierenvene, akzessorische Venen werden selten gefunden.

Die A. suprarenalis inferior geht teils direkt von der A. renalis ab und teils aus Gefäßen der Nierenkapsel, die nicht nur durch die A. renalis versorgt wird, sondern auch durch Äste der A. ovarica bzw. A. testicularis oder durch Lumbalarterien. Sogar ein direkter Ursprung der A. suprarenalis inferior aus der A. ovarica und A. testicularis ist beschrieben worden [1], [2], [3], [6], [8].

10.1 Blutversorgung aus drei verschiedenen Ursprüngen (34 %)

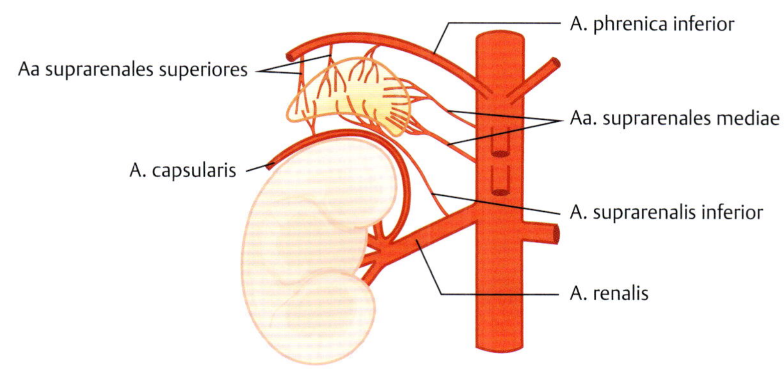

Abb. 10.1 Blutversorgung aus drei verschiedenen Ursprüngen (34 %). Schematische Darstellung.

10.2 Blutversorgung aus zwei verschiedenen Ursprüngen (61 %)

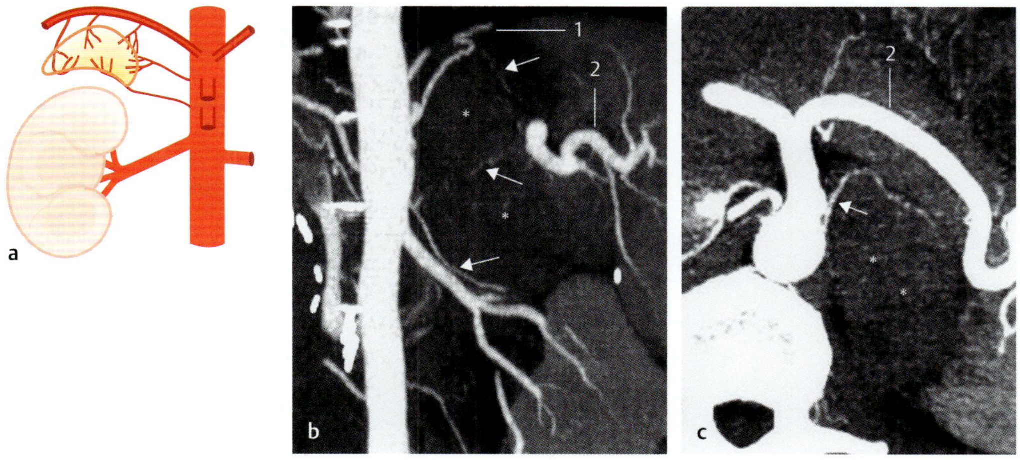

Abb. 10.2 Aus der A. phrenica inferior und der Aorta (häufiger auf der linken als auf der rechten Seite) (26 %).
a Schematische Darstellung.
b CT-Bild mit Nebenbefund Nebennierentumor links (*). MIP in oblique koronaler Ansicht. Die Nebenniere wird von Ästen (Pfeile) aus der A. phrenica inferior und der Aorta versorgt.
c CT-Bild mit Nebenbefund Nebennierentumor links (*). MIP in axialer Ansicht. Die Nebenniere wird von Ästen (Pfeile) aus der A. phrenica inferior und der Aorta versorgt.
1 A. phrenica inferior links;
2 A. splenica [lienalis].

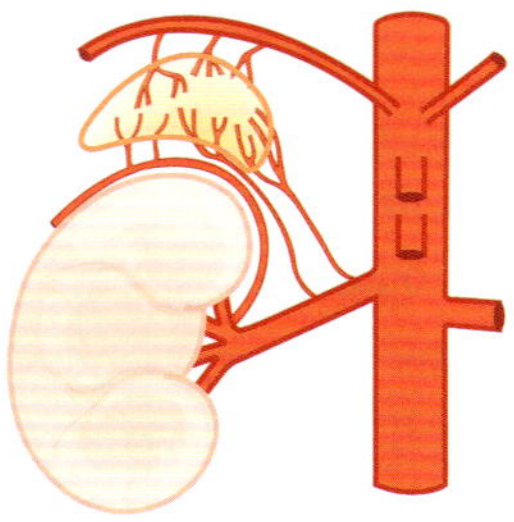

Abb. 10.3 Aus der A. phrenica inferior und der A. renalis (häufiger auf der rechten als auf der linken Seite) (33 %). Schematische Darstellung.

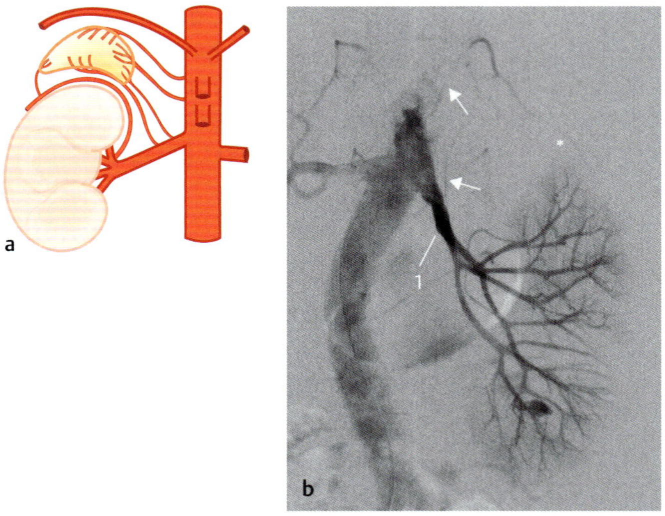

Abb. 10.4 Aus der Aorta und der A. renalis (2 %).

a Schematische Darstellung.

b DSA mit Blutversorgung (Pfeil) der linken Nebenniere (*) aus der Aorta und der A. renalis sinistra.
1 A. renalis sinistra.

10.3 Blutversorgung aus nur einem Gefäß (5 %)

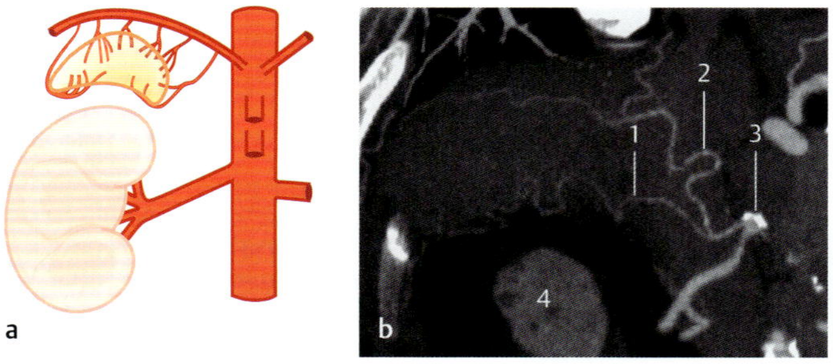

Abb. 10.5 Aus der A. phrenica inferior (2 %).

a Schematische Darstellung.

b Oblique koronale CT. In der MIP ist die Blutversorgung der rechten Nebenniere aus der A. phrenica inferior zu erkennen, welche in diesem Fall aus der A. renalis dextra abgeht.
1 A. suprarenalis superior dextra;
2 A. phrenica dextra;
3 A. renalis dextra;
4 rechte Niere.

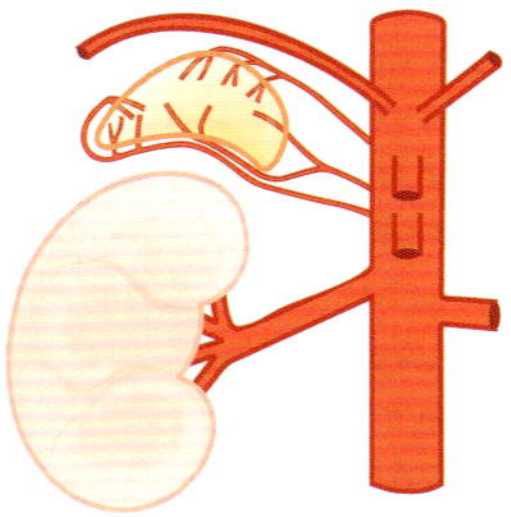

Abb. 10.6 Aus der Aorta (1 %). Schematische Darstellung.

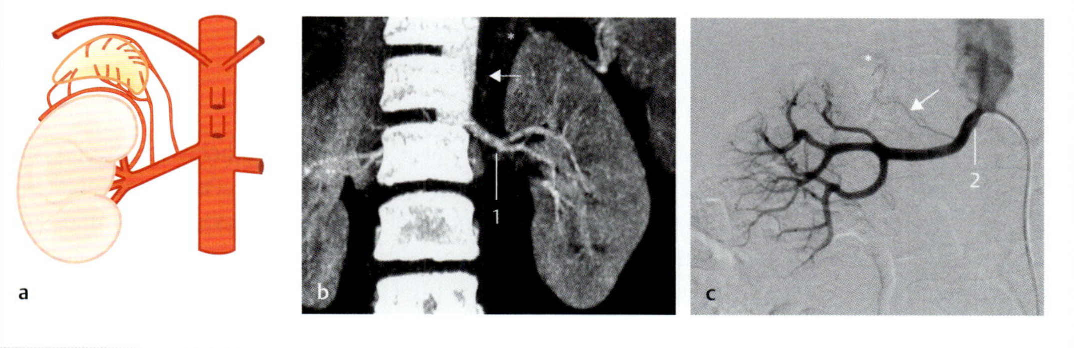

Abb. 10.7 Aus der A. renalis (2 %).
a Schematische Darstellung.
b Oblique koronale MIP-CT mit Blutversorgung (Pfeil) der linken Nebenniere (*) aus der A. renalis sinistra.
c DSA mit Blutversorgung (Pfeil) der rechten Nebenniere (*) aus der A. renalis dextra.
1 A. renalis sinistra;
2 A. renalis dextra.

10.4 Literatur

[1] Adachi B. Das Arteriensystem der Japaner. Vol 2. Kyoto: Maruzen; 1928

[2] Anson BJ, Cauldwell EW, Pick JW, Beaton L. The blood supply of the kidney, suprarenal gland, and associated structures. Surg Gynecol Obstet 1947; 84 (3): 313–320

[3] Edsman G. Angionephrography and suprarenal angiography; a roentgenologic study of the normal kidney, expansive renal and suprarenal lesions and renal aneurysms. Acta Radiol Suppl 1957; 155: 1–141

[4] Habighorst LU, Kössling FK, Albers P. Die perirenalen Arterien und der Kollateralkreislauf der Niere im postmortalen Angiogramm. Fortschr Röntgenstr 1966; 105 (7): 35–48

[5] Kahn PC. Selective angiography of the inferior phrenic arteries. Radiology 1967; 88 (1): 1–8

[6] Manso JC, DiDio LJA. Anatomical variations of the human suprarenal arteries. Ann Anat 2000; 182 (5): 483–488

[7] Merklin RJ. Arterial supply of the suprarenal gland. Anat Rec 1962; 144: 359–371

[8] Merklin RJ, Michels NA. The variant renal and suprarenal blood supply with data on the inferior phrenic, ureteral and gonadal arteries: a statistical analysis based on 185 dissections and review of the literature. J Int Coll Surg 1958; 29 (1, Pt 1): 41–76

[9] Pick JW, Anson BJ. The inferior phrenic artery: origin and suprarenal branches. Anat Rec 1940; 78: 413–427

11 Nierenarterie (A. renalis)

K. I. Ringe

Die Nierenarterie teilt sich typischerweise in zwei Hauptstämme, welche nach weiterer Aufzweigung in fünf bis sieben kleinere Äste (Spanne: 2–10) in das Nierenparenchym eintreten [1], [2], [3], [4], [5]. Es handelt sich hierbei um Endarterien, welche untereinander nicht anastomosieren und individuelle Segmente oder Segmentabschnitte versorgen. Dementsprechend sind Polarterien nicht als auxiliäre, zusätzliche oder akzessorische Arterien zu bezeichnen, da sie die normalen segmentalen Gefäßäste ersetzen. Polarterien und multiplen Nierenarterien kommt im Rahmen der Nierentransplantation eine besondere Bedeutung zu [6].

Nierensegmente sind in der offiziellen anatomischen Nomenklatur enthalten. Ihre funktionelle Relevanz ist jedoch umstritten, da die Segmenteinteilung nur auf der arteriellen Versorgung beruht. Das arterielle Versorgungsmuster hat allerdings, insbesondere bei der partiellen Nephrektomie, Einfluss auf die chirurgische Herangehensweise [7], [8], [9], [10], [11], [12], [13].

Atypische Abgänge der Nierenarterien finden sich meist bei ektoper Organlokalisation oder Hufeisennieren, häufig aber auch bei orthotoper Organlage. Ektope Abgänge der Nierenarterien sind in Einzelfällen aus folgenden Arterien beschrieben: A. sacralis mediana, A. iliaca externa und interna, A. lumbalis, A. mesenterica superior und inferior, Äste des Truncus coeliacus, Aorta oberhalb des Truncus coeliacus [14], [15], [16], [17], [18], [19], [20].

Der häufige Nachweis von Polgefäßen, multiplen Arterien und der Ursprung der Nierenarterien aus der Aorta in unterschiedlichen Höhen oder aus anderen Arterien lässt sich anhand der embryonalen Entwicklung erklären. Viele Segmentarterien versorgen die Vorniere (Pronephros), gefolgt von der weiter kopfwärts lokalisierten Urniere (Mesonephros) und letztendlich Nachniere (Metanephros). Es findet eine kontinuierliche Involution und Neubildung von Nierenarterien statt. Die Persistenz einzelner dieser Segmentarterien führt zu der Entwicklung multipler Nierenarterien, Polarterien oder auch dem atypischen Ursprung einer Nierenarterie [1], [4], [16], [21], [22], [24], [25], [26], [27], [28], [29], [30], [31], [32], [33], [34], [35].

Auch wenn die rechte Niere etwas weiter kaudal lokalisiert ist im Vergleich zur Gegenseite, geht die rechte Nierenarterie meist etwas weiter kranial aus der Aorta ab als die linke Nierenarterie [1], [21], [22], [30], [34], [36]. Die rechte Nierenarterie ist aufgrund des links paravertebralen Verlaufs der Aorta länger als die linke Nierenarterie. Bei Vorliegen einer Eingefäßversorgung verläuft die rechte Nierenarterie typischerweise dorsal der V. cava inferior und nur in etwa 4 % ventral. Bei Patienten mit zwei rechtsseitigen Nierenarterien (in ca. 30 % der Fälle) verläuft eine der beiden Arterien ventral.

Bezüglich der Häufigkeit multipler Nierenarterien gibt es in der Literatur erhebliche Diskrepanzen [37]. Teilweise kann dieser Umstand auf methodisch-technische Unterschiede zurückzuführen sein, die den Beschreibungen zugrunde liegen, wie anatomische oder Ausgusspräparate, Übersichtsaortografien oder selektive Nierenangiografien. Bei Patienten mit arterieller Hypertonie oder Hydronephrose ist in manchen Fallserien eine höhere Inzidenz multipler Nierenarterien beschrieben [38], [39], [40], [41], [42], auch wenn andere Studien keinen klaren Zusammenhang zwischen einem Hypertonus und akzessorischen Arterien nachweisen konnten [43]. Multiple Nierenarterien sind häufiger auf der linken Seite nachweisbar. Die prozentuale Angabe in den Abbildungen entspricht jeweils dem Mittelwert für beide Nieren.

11.1 Normalfall, wie in den meisten Lehrbüchern beschrieben (59 %)

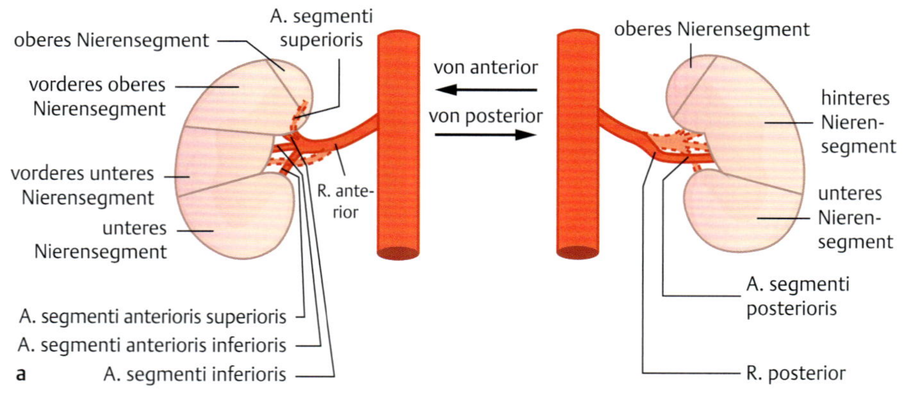

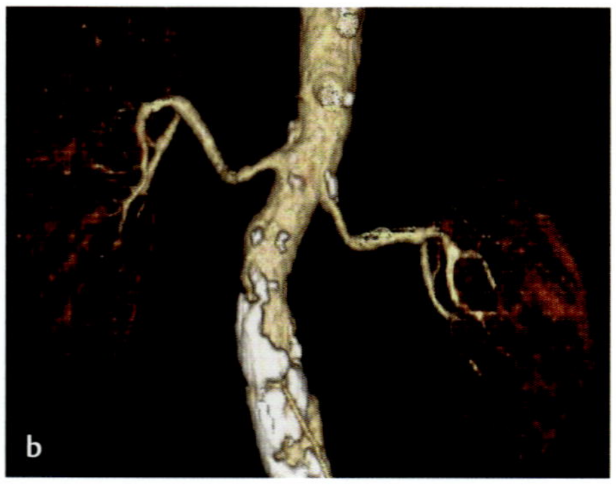

Abb. 11.1 Normalfall, wie in den meisten Lehrbüchern beschrieben (59 %).
a Schematische Darstellung der rechten Niere.
b Koronale VR-CT mit normalem Aufzweigungsmuster der rechten und linken Nierenarterie. Darüber hinaus sind erhebliche atherosklerotische Veränderungen der Bauchaorta erkennbar.

11.2 Polarterien abgehend von der A. renalis (15 %)

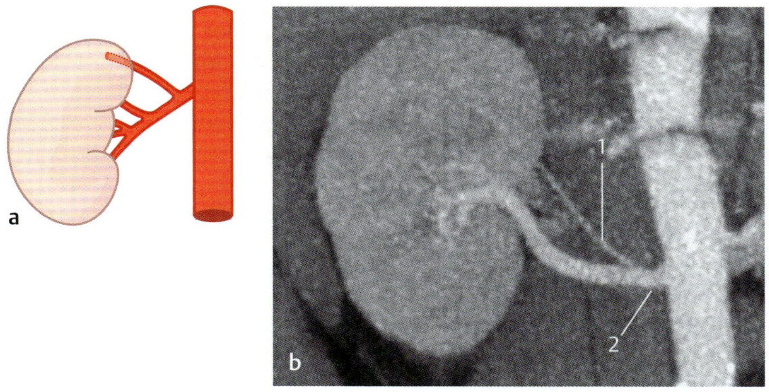

Abb. 11.2 Obere Polarterie vom Nierenarterienhauptstamm abgehend (13 %).
a Schematische Darstellung.
b Koronale MIP-CT.
1 Obere Polarterie;
2 A. renalis.

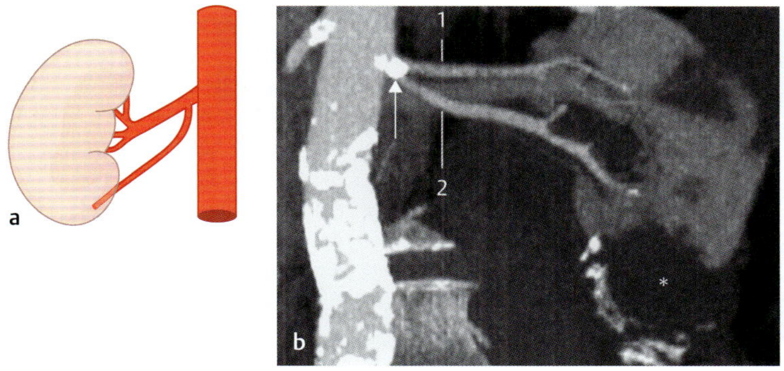

Abb. 11.3 Untere Polarterie vom Nierenarterienhauptstamm abgehend (2 %).
a Schematische Darstellung.
b Koronale MIP-CT. Deutliche atherosklerotische Veränderungen der abdominellen Aorta sind erkennbar. Zustand nach Implantation eines Stents in den Abgang der linken Nierenarterie (Pfeil). Zusätzlich ist eine komplizierte Zyste am Nierenunterpol erkennbar (*).
1 A. renalis;
2 untere Polarterie.

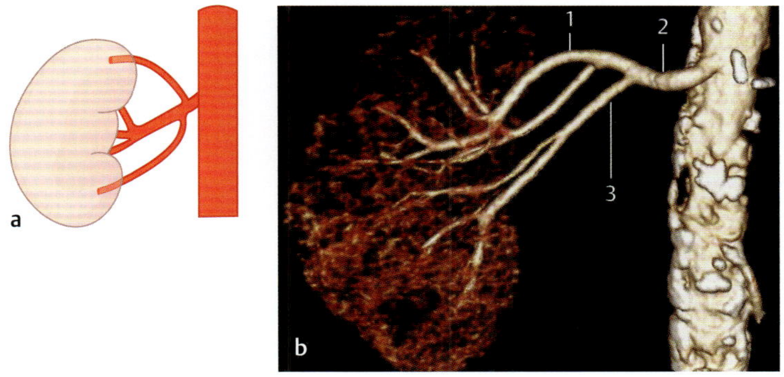

Abb. 11.4 Obere und untere Polarterie vom Nierenarterienhauptstamm abgehend (<1 %).
a Schematische Darstellung.
b Oblique koronale VR-CT mit oberer und unterer Polarterie vom Nierenarterienhauptstamm abgehend.
1 Obere Polarterie;
2 A. renalis;
3 untere Polarterie.

11.3 Zwei Aa. renales (22 %)

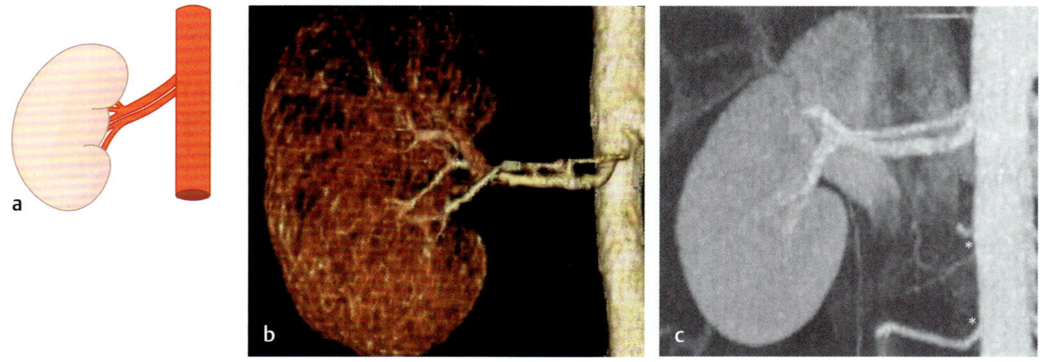

Abb. 11.5 Beide Nierenarterien ziehen in das Nierenhilum (10 %).
a Schematische Darstellung.
b Oblique koronale VR-CT mit zwei Nierenarterien auf der rechten Seite.
c Koronale MIP-CT mit zwei Nierenarterien auf der rechten Seite. Lumbalarterien (*).

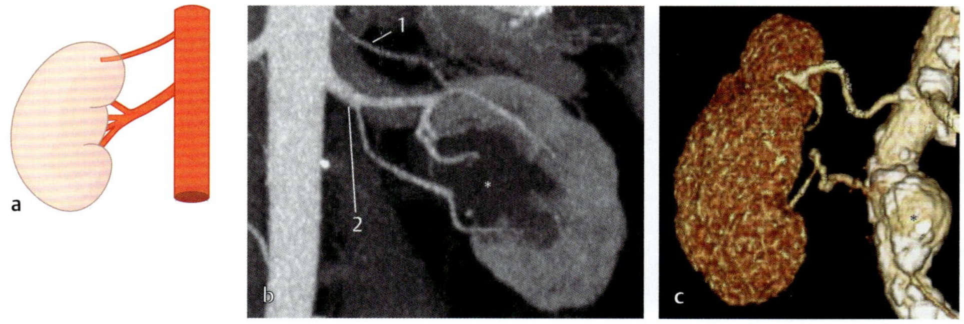

Abb. 11.6 Obere Polarterie aus der Aorta (7 %).
a Schematische Darstellung.
b Patient 1: koronale MIP-CT; der Patient hat eine große parapelvine Zyste (*).
c Patient 2: koronale VR-CT; der Patient hat ein infrarenales Bauchaortenaneurysma (*).
1 Obere Polarterie;
2 linke Nierenarterie.

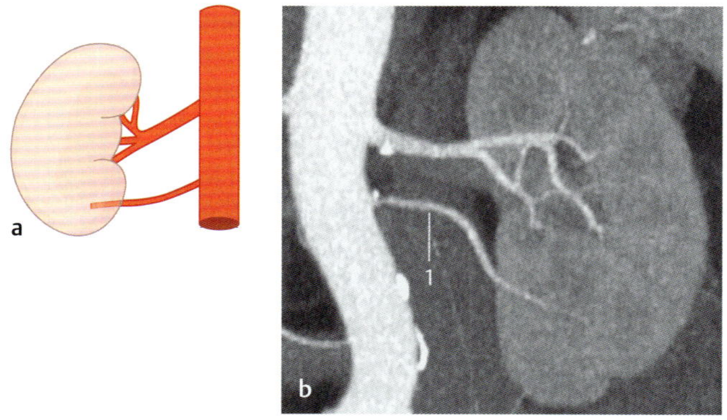

Abb. 11.7 Untere Polarterie aus der Aorta (5 %).
a Schematische Darstellung.
b Koronale MIP-CT.
1 Untere Polarterie.

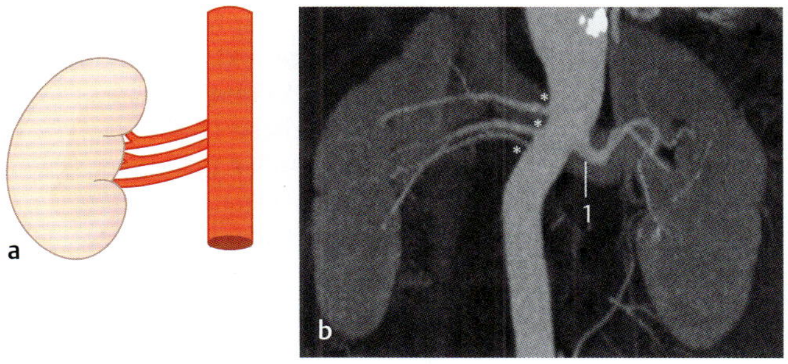

Abb. 11.8 Alle drei Nierenarterien ziehen in das Hilum (1 %).
a Schematische Darstellung.
b Koronale MIP-CT. Im CT sind drei separate Nierenarterien zu erkennen (*), welche in das rechte Nierenhilum ziehen.
1 A. renalis sinistra.

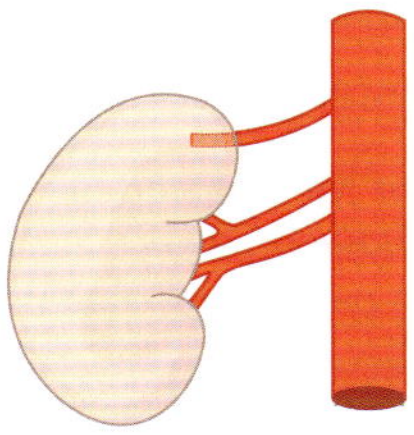

Abb. 11.9 Obere Polarterie und zwei in das Hilum ziehende Arterien aus der Aorta (1 %). Schematische Darstellung.

11.4 Drei oder mehr Aa. renales (4 %)

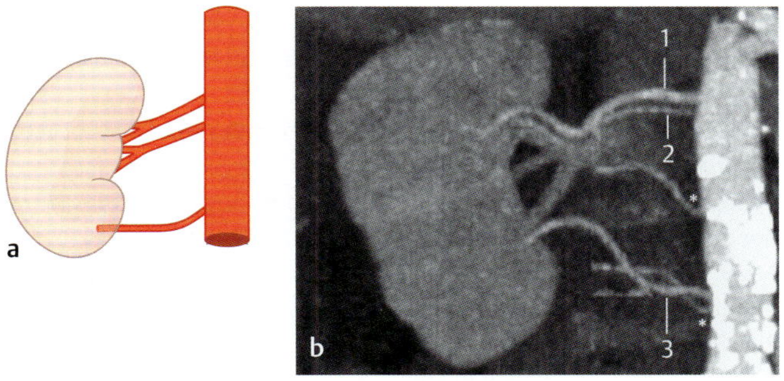

Abb. 11.10 Untere Polarterie und zwei in das Hilum ziehende Arterien aus der Aorta (1 %).
a Schematische Darstellung.
b Koronale MIP-CT. Die rechte Niere wird durch eine untere Polarterie (3) und zwei in den Hilus ziehende Arterien (**1**, **2**) aus der Aorta versorgt. Zusätzlich sind Lumbalarterien (*) zu erkennen.

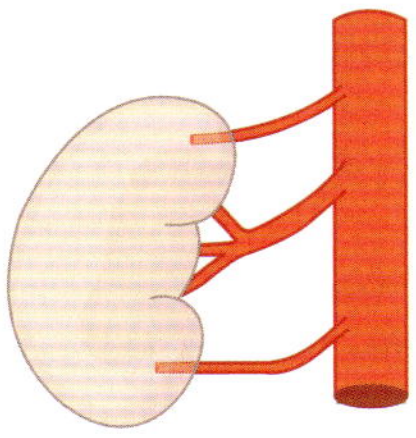

Abb. 11.11 Obere und untere Polarterie aus der Aorta (< 1 %). Schematische Darstellung.

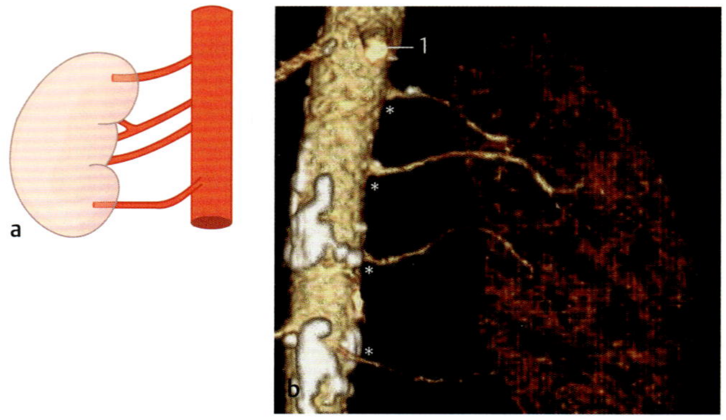

Abb. 11.12 Vier Nierenarterien (keine weitere Klassifikation aufgrund der Seltenheit) (< 1 %).
a Schematische Darstellung.
b Koronale VR-CT der linken Nieren mit vier Nierenarterien (*).
1 A. mesenterica superior.

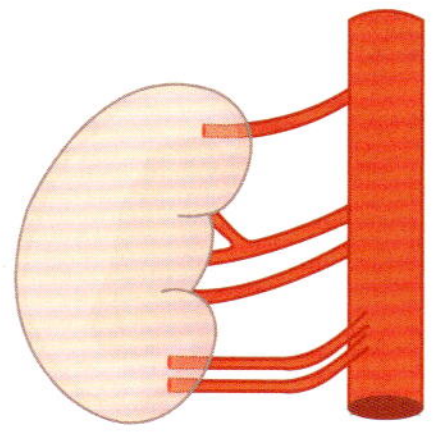

Abb. 11.13 Fünf Nierenarterien (zahlreiche Kombinationen) (< 0,1 %). Schematische Darstellung.

11.5 Literatur

[1] Adachi B. Das Arteriensystem der Japaner. Vol 2. Kyoto: Maruzen; 1928

[2] Bachmann D, Haasner E. Kidney arteriography with special consideration on anomalies of the renal artery [in German]. Fortschr Geb Rontgenstr Nuklearmed 1965; 103 (1): 71–76

[3] Edsman G. Angionephrography and suprarenal angiography; a roentgenologic study of the normal kidney, expansive renal and suprarenal lesions and renal aneurysms. Acta Radiol Suppl 1957; 155: 1–141

[4] Merklin RJ, Michels NA. The variant renal and suprarenal blood supply with data on the inferior phrenic, ureteral and gonadal arteries: a statistical analysis based on 185 dissections and review of the literature. J Int Coll Surg 1958; 29 (1, Pt 1): 41–76

[5] Dăescu E, Zăhoi DE, Motoc A et al. Morphological variability of the renal artery branching pattern: a brief review and an anatomical study. Rom J Morphol Embryol 2012; 53 (2): 287–291

[6] Lorenz EC, Vrtiska TJ, Lieske JC et al. Prevalence of renal artery and kidney abnormalities by computed tomography among healthy adults. Clin J Am Soc Nephrol 2010; 5 (3): 431–438

[7] Faller J, Ungvary G. Die arterielle Segmentation der Niere. Zentralbl Chir 1962; 87: 972–983

[8] Graves FT. The anatomy of the intrarenal arteries and its application to segmental resection of the kidney. Br J Surg 1954; 42 (172): 132–139

[9] Ljungqvist A, Lagergren C. Normal intrarenal arterial pattern in adult and ageing human kidney. A microangiographical and histological study. J Anat 1962; 96: 285–300

[10] Poisel S, Spängler HP. The ramifications of the renal artery in relationship to the arterial blood supply of the renal parenchyma. Problem of the so-called renal segments [in German]. Acta Anat (Basel) 1970; 76 (4): 516–529

[11] Papalia R, De Castro Abreu AL, Panebianco V et al. Novel kidney segmentation system to describe tumour location for nephron-sparing surgery. World J Urol 2015; 33 (6): 865–871

[12] Bordei P, Şapte E, Iliescu D et al. Morphological assessments on the arteries of the superior renal segment. Surg Radiol Anat 2012; 34 (2): 137–144

[13] Rocco F, Cozzi LA, Cozzi G. Study of the renal segmental arterial anatomy with contrast-enhanced multi-detector computed tomography. Surg Radiol Anat 2015; 37 (5): 517–526

[14] Armstrong BG, Hunt TH, Price CW, Resnick MI. Common origin of inferior mesenteric and accessory renal artery. Urology 1979; 14 (3): 298–299

[15] Bachmann D, Haasner E. Intercosto-renal trunk [in German]. Fortschr Geb Rontgenstr Nuklearmed 1965; 102: 712–713

[16] Garti I, Meiraz D. Ectopic origin of main renal artery. Urology 1980; 15 (6): 627–629

[17] Graves FT. The aberrant renal artery. Proc R Soc Med 1957; 50 (5): 368–370

[18] Schaffer R, Gordon DH, Glanz S. Renal Artery. Originating above celiac axis. NY State J Med 1981; 81 (7): 1109–1111

[19] Sykes D. The arterial supply of the human kidney with special reference to accessory renal arteries. Br J Surg 1963; 50: 368–374

[20] Tisnado J, Amendola MA, Beachley MC. Renal artery originating from the inferior mesenteric artery. Br J Radiol 1979; 52 (621): 752–754

[21] Anson BJ, Cauldwell EW, Pick JW, Beaton L. The blood supply of the kidney, suprarenal gland, and associated structures. Surg Gynecol Obstet 1947; 84 (3): 313–320

[22] Anson BJ, Kurth LE. Common variations in the renal blood supply. Surg Gynecol Obstet 1955; 100 (2): 157–162

[23] Boijsen E. Angiographic studies of the anatomy of single and multiple renal arteries. Acta Radiol Suppl 1959; 183: 1–135

[24] Davis GD, Kincaid OW, Hunt JC. Roentgenologic evaluation of multiple renal arteries. AJR Am J Roentgenol 1963; 90: 585–592

[25] Fine H, Keen EN. The arteries of the human kidney. J Anat 1966; 100 (Pt 4): 881–894

[26] Habighorst LV, Kössling FK, Albers P. Die perirenalen Arterien und der Kollateralkreislauf der Niere im postmortalen Angiogramm. Fortschr Röntgenstr 1966; 105 (7): 35–48

[27] Hahn von Dorsche H, Dorn A. Variations in the region of the celiac artery and the renal vessels [in Deutsch]. Anat Anz 1966; 118 (4): 297–304

[28] Harrison LH Jr, Flye MW, Seigler HF. Incidence of anatomical variants in renal vasculature in the presence of normal renal function. Ann Surg 1978; 188 (1): 83–89

[29] Ionescu M, Mihail N, Ionescu C. Blood supply of the normal kidney in man through several renal arteries [in German]. Anat Anz 1962; 111: 398–406

[30] Kamina P, Koumare AK, Rideau Y. Variations in the origin of the renal artery (apropos of 800 arteriographies [in Französisch]. Arch Anat Pathol (Paris) 1975; 23 (4): 287–290

[31] Michels NA, Siddharth P, Kornblith PL, Parke WW. The variant blood supply of the descending colon, rectosigmoid and rectum based on 400 dissections. Its importance in regional dissections, a review of medical literature. Dis Colon Rectum 1965; 8: 251–278

[32] Mlynarczyk L, Wozniak W, Kiersz A. Varianten in der Anzahl und im Verlauf der Nierenarterien. Anat Anz 1966; 118: 67–81

[33] Poisel S, Spängler HP. On aberrant and accessory renal arteries in kidneys of typical position [in Deutsch]. Anat Anz 1969; 124 (3): 244–259

[34] Wicke L, Spängler HP, Dimopoulos J et al. Significance of variations in renal artery branches in the angiogram [in Deutsch]. Anat Anz 1974; 135 (1–2): 140–150

[35] Aristotle S, Sundarapandian FC, Felicia C. Anatomical study of variations in the blood supply of kidneys. J Clin Diagn Res 2013; 7(8): 1555–1557

[36] Gümüş. H, Bükte Y, Ozdemir E et al. Variations of renal artery in 820 patients using 64-detector CT-angiography. Ren Fail 2012; 34 (3): 286–290

[37] Natsis K, Paraskevas G, Panagouli E et al. A morphometric study of multiple renal arteries in Greek population and a systematic review. Rom J Morphol Embryol 2014; 55 (3, Suppl): 1111–1122

[38] Davies ER, Sutton D. Hypertension and multiple renal arteries. Am Heart J 1966; 71 (2): 285–286

[39] Derrick JR, Tyson KRT. The surgical significance of aberrant renal arteries in relation to systemic hypertension. Circulation 1961; 24: 1192–1196

[40] Geyer JR, Poutasse EF. Incidence of multiple renal arteries on aortography. Report of a series of 400 patients, 381 of whom had arterial hypertension. JAMA 1962; 182: 120–125

[41] Robertson PW, Hull DH, Klidjian A, Dyson ML. Renal artery anomalies and hypertension a study of 340 patients. Am Heart J 1967; 73 (3): 296–307

[42] Glodny B, Cromme S, Reimer P et al. Hypertension associated with multiple renal arteries may be renin-dependent. J Hypertens 2000; 18 (10): 1437–1444

[43] Gupta A, Tello R. Accessory renal arteries are not related to hypertension risk: a review of MR angiography data. AJR Am J Roentgenol 2004; 182 (6): 1521–1524

12 Hodenarterie (A. testicularis)

K. I. Ringe

In älteren Untersuchungen und Lehrbüchern wurden die Aa. testiculares und ovaricae unter dem Begriff A. spermatica interna subsumiert [1], [2], [3]. Dementsprechend ist in einigen dieser Studien das Geschlecht der Patienten, bei denen diese Varianten beobachtet wurden, nicht näher beschrieben [1], [4], [5], [6]. Im Allgemeinen scheinen Abweichungen bezüglich des Abgangs und Verlaufs der A. testicularis und ovarica vergleichbar. Da es jedoch mehr Untersuchungen zu Variationen der A. testicularis gibt, ist in den Abbildungen dieses Kapitels nur diese dargestellt [7], [8], [9], [10], [11]. Nur wenige Gruppen haben routinemäßig Angiografien der kleinen Aa. testiculares durchgeführt [12], [13], [14]. In seltenen Fällen weisen die Aa. testiculares zunächst einen bogenförmigen Verlauf um die Nierenarterien auf, bevor sie nach kaudal ziehen und in den Leistenkanal eintreten [1], [15]. Eine Anastomose zwischen der A. ductus deferentis und der A. testicularis kann gelegentlich entlang des Nebenhodens nachweisbar sein [16].

12.1 Aa. testiculares mit Ursprung nur aus der Aorta (83 %)

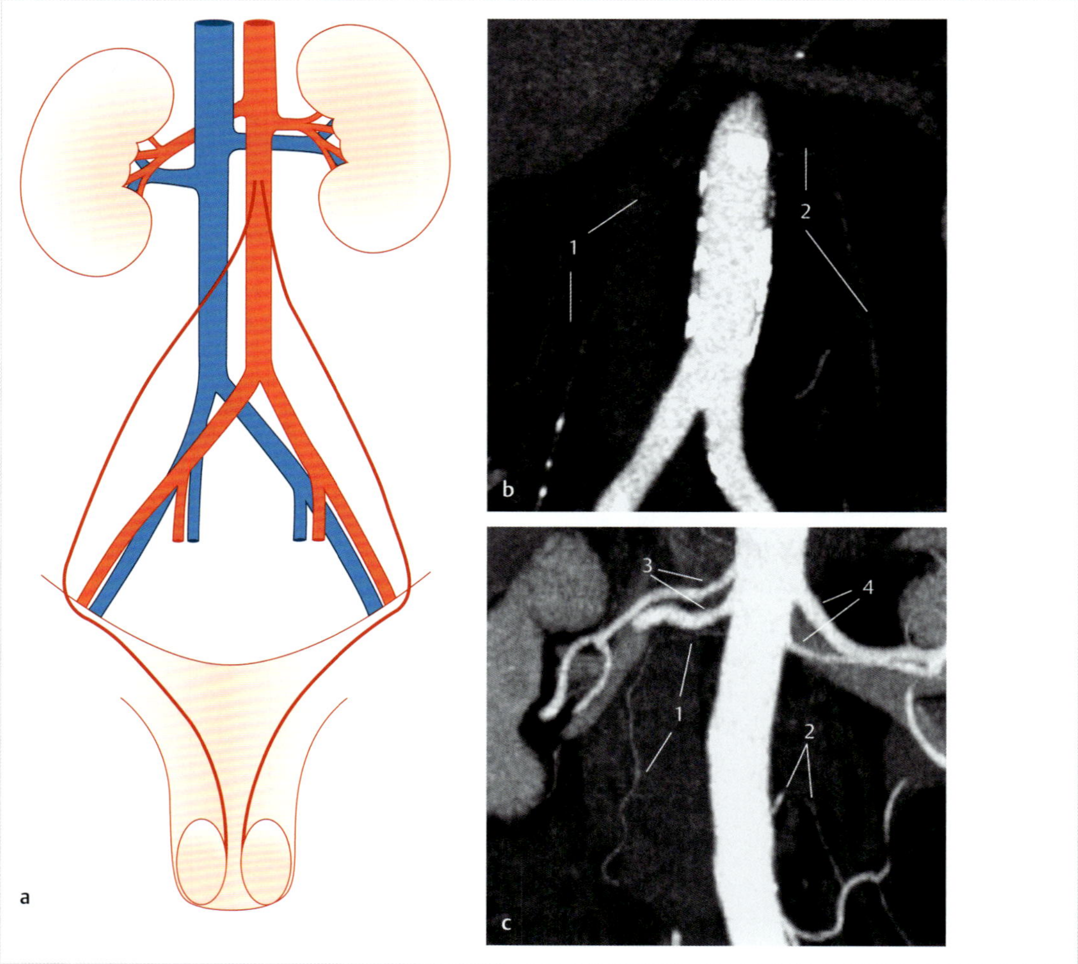

Abb. 12.1 Normalfall, wie in den meisten Lehrbüchern beschrieben (~68 %). Auf jeder Seite geht jeweils eine A. testicularis aus der infrarenalen Aorta ab.

a Schematische Darstellung.

b Patient 1: koronale MIP-CT.
1 A. testicularis dextra;
2 A. testicularis sinistra.

c Patient 2: koronale MIP-CT. Die linke A. testicularis geht etwas weiter kaudal ab; zusätzlich sind auf jeder Seite zwei Nierenarterien abgrenzbar.
1 A. testicularis dextra;
2 A. testicularis sinistra;
3 rechte Nierenarterien;
4 linke Nierenarterien.

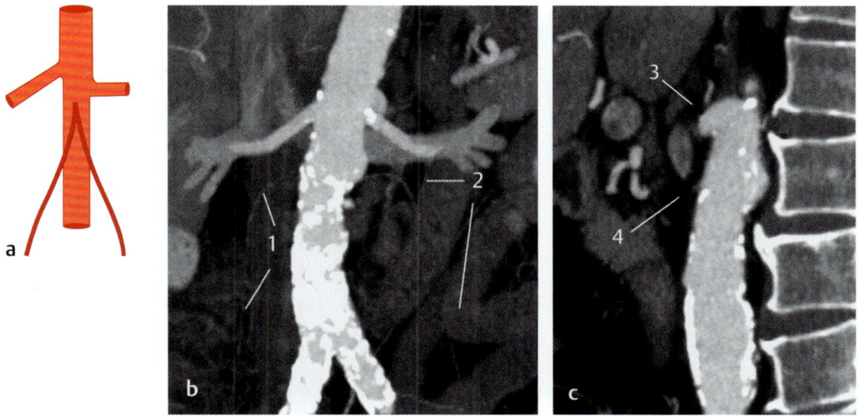

Abb. 12.2 Rechte und linke A. testicularis bilden gemeinsam einen kurzen Hauptstamm (< 0,1 %).
a Schematische Darstellung.
b MIP-CT. Koronale Ansicht der infrarenalen Aorta mit gemeinsamem Ursprung der rechten und linken A. testicularis aus der Aorta.
c MIP-CT. Sagittale Ansicht der infrarenalen Aorta mit gemeinsamem Ursprung der rechten und linken A. testicularis aus der Aorta.
1 A. testicularis dextra;
2 A. testicularis sinistra.
3 Linke Nierenarterie;
4 gemeinsamer Hauptstamm.

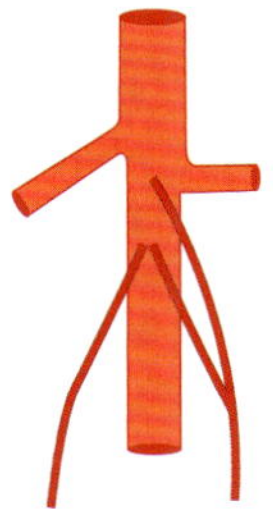

Abb. 12.3 Eine A. testicularis hat zwei oder mehr Usprünge, welche sich im Verlauf vereinen (< 1 %). Schematische Darstellung.

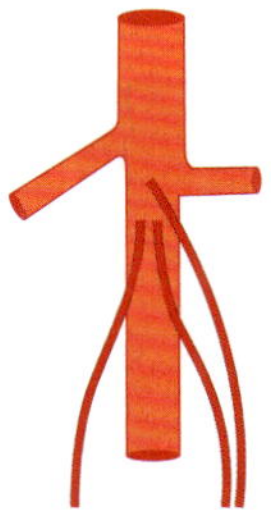

Abb. 12.4 Zwei Aa. testiculares auf der linken Seite (8 %). Schematische Darstellung.

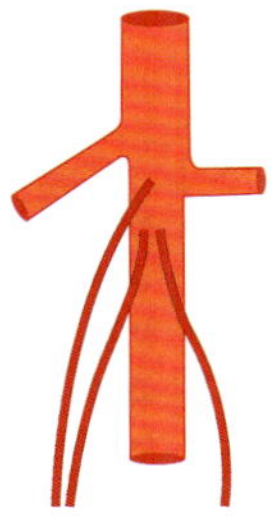

Abb. 12.5 Zwei Aa. testiculares auf der rechten Seite (4 %). Schematische Darstellung.

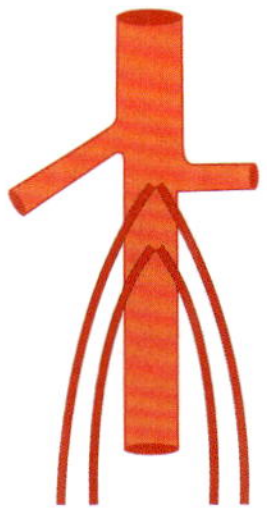

Abb. 12.6 Zwei Aa. testiculares auf jeder Seite (2 %). Schematische Darstellung.

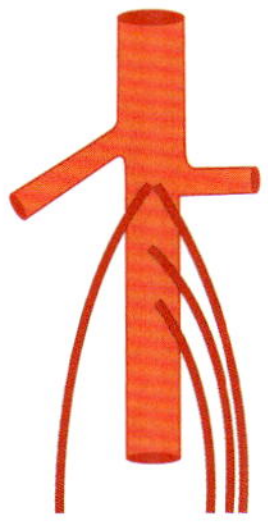

Abb. 12.7 Drei Aa. testiculares auf einer Seite (häufiger linke als rechte Seite) (< 1 %). Schematische Darstellung.

12.2 Aa. testiculares mit Ursprung auch aus der A. renalis (17 %)

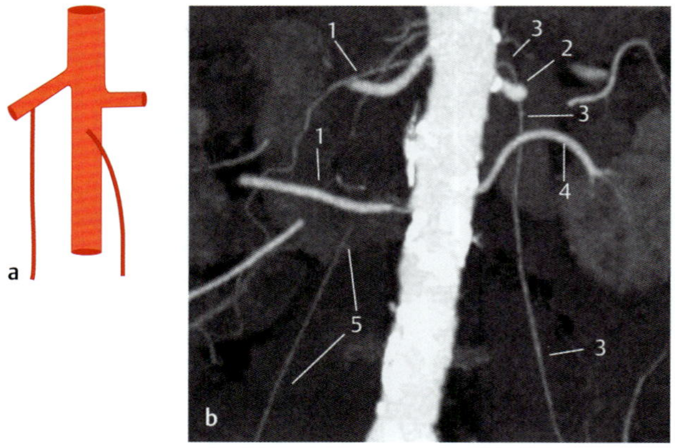

Abb. 12.8 Rechte A. testicularis mit Abgang aus der rechten Nierenarterie (6 %).
a Schematische Darstellung.
b Koronale MIP-CT. Die A. testicularis dextra geht aus der rechten Nierenarterie ab, die linke A. testicularis aus der suprarenalen Aorta. Zusätzlich sind auf beiden Seiten zwei Nierenarterien abgrenzbar.
1 Rechte Nierenarterien;
2 linke Nierenarterien;
3 A. testicularis sinistra;
4 A. renalis sinistra;
5 A. testicularis dextra.

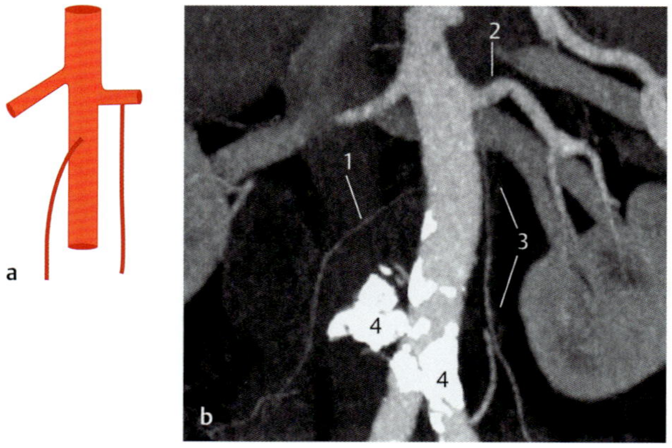

Abb. 12.9 Linke A. testicularis mit Abgang aus der linken Nierenarterie (4 %).
a Schematische Darstellung.
b Koronale MIP-CT.
1 A. testicularis dextra;
2 A. renalis sinistra;
3 A. testicularis sinistra;
4 Atheromatose.

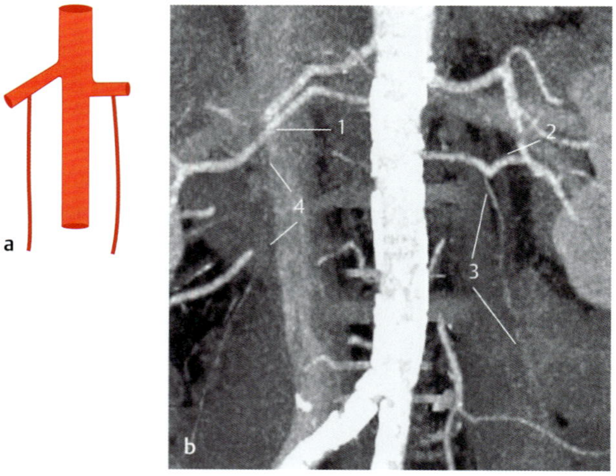

Abb. 12.10 Beide Aa. testiculares mit Abgang aus den Nierenarterien (4 %).
a Schematische Darstellung.
b Koronale MIP-CT.
1 A. renalis dextra;
2 A. renalis sinistra;
3 A. testicularis sinistra;
4 A. testicularis dextra.

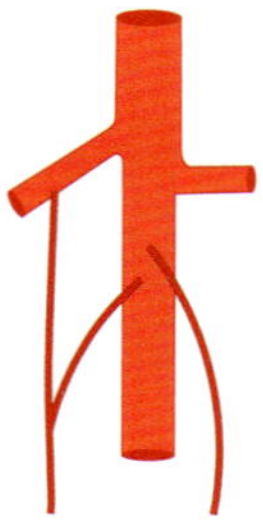

Abb. 12.11 Eine Arterie mit Ursprung aus der Aorta und der Nierenarterie (< 1 %). Schematische Darstellung.

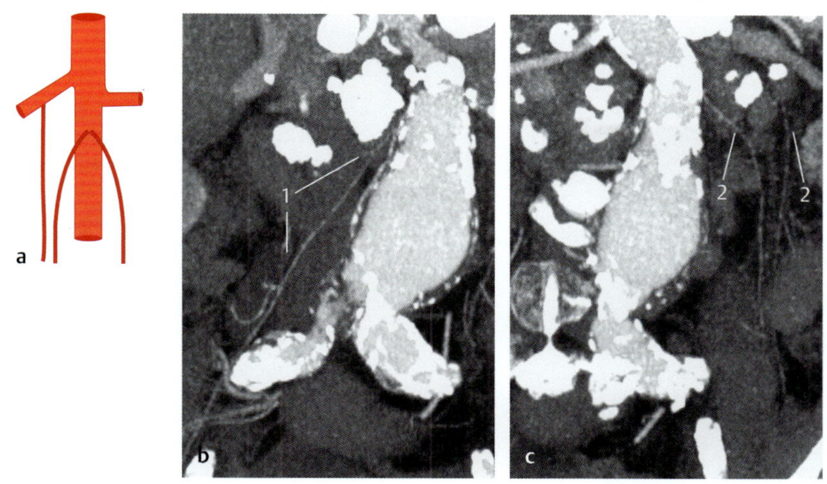

Abb. 12.12 Zwei Aa. testiculares auf einer Seite, eine mit Ursprung aus der Aorta und die andere mit Ursprung aus der Nierenarterie (< 1 %).
a Schematische Darstellung.
b Oblique koronale MIP-CT. Die rechte A. testicularis geht aus der Aorta ab.
c Oblique koronale MIP-CT. Auf der linken Seite sind zwei Aa. testiculares abgrenzbar, abgehend aus der Aorta bzw. der Nierenarterie.
1 A. testicularis dextra.
2 A. testicularis sinistra.

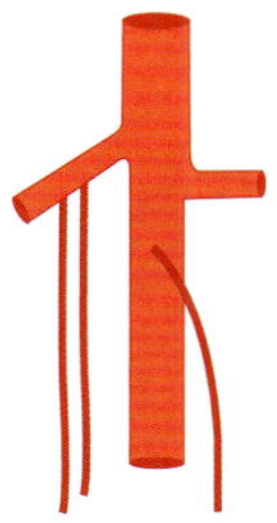

Abb. 12.13 Zwei Aa. testiculares dextrae mit Ursprung aus der rechten Nierenarterie (1 %). Schematische Darstellung.

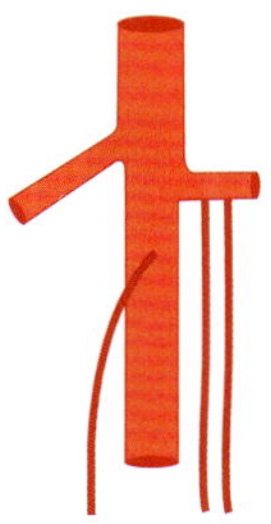

Abb. 12.14 Zwei Aa. testiculares sinistrae mit Ursprung aus der linken Nierenarterie (< 1 %). Schematische Darstellung.

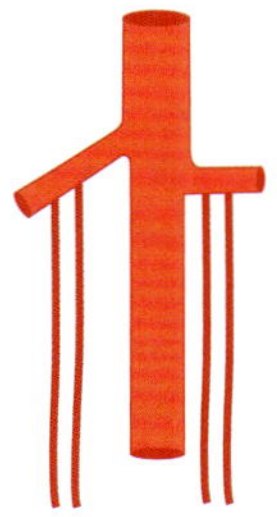

Abb. 12.15 Zwei Aa. testiculares auf beiden Seiten mit Ursprung aus der jeweiligen Nierenarterie (1 %). Schematische Darstellung.

12.3 Aa. testiculares aus anderen Gefäßen abgehend (< 1 %)

Es sind einige Fällen beschrieben, in denen die Aa. testiculares aus der mittleren A. suprarenalis abgehen; Ursprünge aus Lumbalarterien, der A. iliaca communis, A. iliaca interna oder aus inferioren epigastrischen Arterien waren jedoch nur in Einzelfällen nachweisbar.

12.4 Verlauf der Aa. testiculares

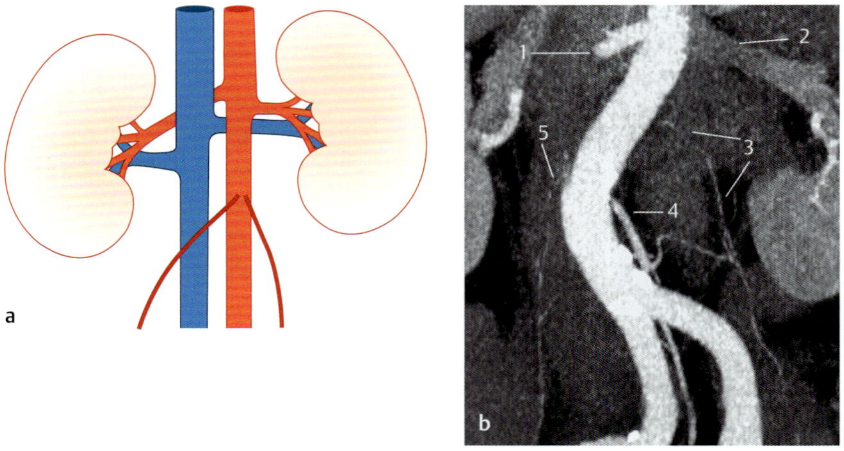

Abb. 12.16 Aa. testiculares mit Ursprung kaudal der Nierenvenen (~80 %).
a Schematische Darstellung.
b Koronale MIP-CT.
1 A. renalis dextra;
2 A. renalis sinistra;
3 A. testicularis sinistra;
4 A. mesenterica inferior;
5 A. testicularis dextra.

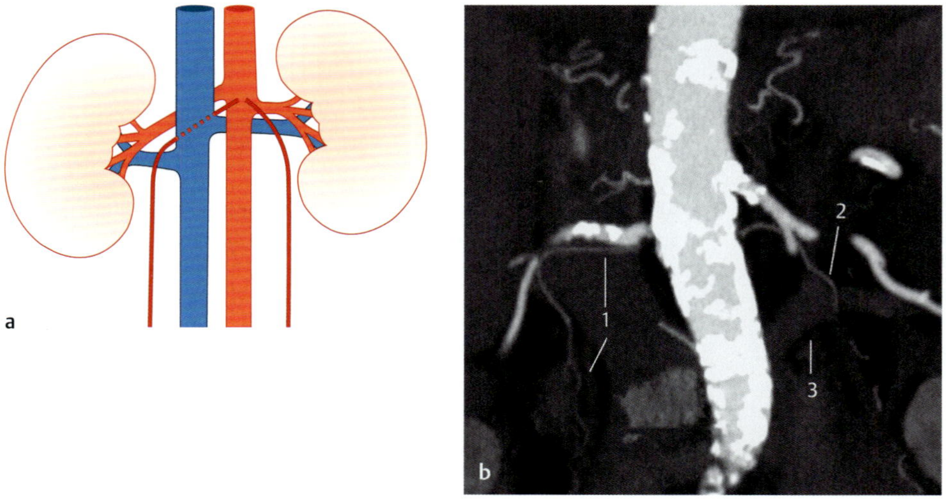

Abb. 12.17 Die Aa. testiculares verlaufen ventral der Nierenvenen (~20 %). Dieser Verlauf ist vor allem bei einem hohen Abgang oder dem Vorhandensein multipler Arterien nachweisbar. In solchen Fällen ist die rechte A. testicularis dorsal der V. cava inferior lokalisiert. Diese Variante kann den venösen Rückstrom behindern [1], [9], [15].
a Schematische Darstellung.
b Koronale MIP-CT.
1 A. testicularis dextra;
2 A. testicularis sinistra;
3 V. renalis.

12.5 Literatur

[1] Adachi B. Das Arteriensystem der Japaner. Vol 2. Kyoto: Maruzen; 1928
[2] Anson BJ. An Atlas of Human Anatomy. 2nd ed. Philadelphia, PA: Saunders; 1963
[3] Notkovich H. Variations of the testicular and ovarian arteries in relation to the renal pedicle. Surg Gynecol Obstet 1956; 103 (4): 487–495
[4] Crelin ES Jr. An unusual anomalous blood vessel connecting the renal and internal spermatic arteries. Anat Rec 1948; 102 (2): 205–211
[5] Merklin RJ, Michels NA. The variant renal and suprarenal blood supply with data on the inferior phrenic, ureteral and gonadal arteries: a statistical analysis based on 185 dissections and review of the literature. J Int Coll Surg 1958; 29 (1, Pt 1): 41–76
[6] Sher RF, Iskandrian AS, Kimbiris D, Bemis CE. Anomalous origin of the left coronary artery from the right sinus of Valsalva. Cathet Cardiovasc Diagn 1978; 4 (4): 413–417
[7] Harrison RG, McGregor GA. Anomalous origin and branching of the testicular arteries. Anat Rec 1957; 129 (4): 401–405
[8] Juskiewenski S, Vaysse P. Arterial vascularization of the testes and surgery for undescended testicles (testicular ectopia). Anat Clin 1978; 1: 127–134
[9] Kurrat HJ, Hesse M. Doppelbildung der Arteria testicularis sinistra mit Ursprungs- und Verlaufsvarianten – eine entwicklungsgeschichtliche Betrachtung. Anat Anz 1979; 145 (3): 303–307
[10] Panek-Mikuia J, Górski KA. Developmental and clinical aspects of altered course of the left testicular artery in man. Folia Morphol (Warsz) 1977; 36 (4): 323–328
[11] Asala S, Chaudhary SC, Masumbuko-Kahamba N, Bidmos M. Anatomical variations in the human testicular blood vessels. Ann Anat 2001; 183 (6): 545–549
[12] Borell U, Fernstrom I. The ovarian artery: an arteriographic study in human subjects. Acta Radiol 1954; 42 (4): 253–265
[13] Nordmark L. Angiography of the testicular artery. I. Method of examination. Acta Radiol Diagn (Stockh) 1977; 18 (1): 25–32
[14] Mostafa T, Labib I, El-Khayat Y et al. Human testicular arterial supply: gross anatomy, corrosion cast, and radiologic study. Fertil Steril 2008; 90 (6): 2226–2230
[15] Notkovich H. Testicular artery arching over renal vein: clinical and pathological considerations with special reference to varicocele. Br J Urol 1955; 27 (3): 267–271
[16] Yalçin B, Komesli GH, Ozgök Y, Ozan H. Vascular anatomy of normal and undescended testes: surgical assessment of anastomotic channels between testicular and deferential arteries. Urology 2005; 66 (4): 854–857

13 Stamm der Magen-, Leber- und Milzarterien (Truncus coeliacus)

K. I. Ringe

Die drei Hauptäste des Truncus coeliacus sind die A. hepatica communis, die A. gastrica sinistra und die A. splenica (lienalis). Von den drei Hauptästen weist die A. hepatica communis am häufigsten Anomalien auf [1]. Varianten der drei Hauptäste sind in Kap. 14, Kap. 16 und Kap. 17 beschrieben. Der häufigste akzessorische Ast ist die A. phrenica inferior (in ~50 %; Kap. 9).

Wenn ein kompletter Truncus vorliegt (▶ Abb. 13.1) bedeutet dies nicht gleichzeitig, dass die A. hepatica communis alle „klassischen" Äste aufweist, sondern nur, dass ein Hauptteil der A. hepatica communis, beispielsweise die A. gastroduodenalis, aus dem Truncus coeliacus abgeht. Akzessorische Leberarterien aus der A. mesenterica superior oder A. gastrica sinistra sind in diesem Kapitel nicht enthalten. Wie in ▶ Abb. 13.10 (Truncus hepatomesentericus) gezeigt, sind an dieser Stelle nur Fälle beschrieben, in denen kein Hauptast der A. hepatica communis aus dem Truncus coeliacus kommt. Eine ganz klare Abgrenzung zwischen den Varianten in ▶ Abb. 13.1und ▶ Abb. 13.2 ist nicht immer möglich [2], [3], [4], [5], [6], [7], [8], [9], [10], [11], [12], [13], [14], [15], [16], [17], [18], [19].

Die Abgänge des Truncus coeliacus und der A. mesenterica superior aus der Aorta weisen eine enge Lagebeziehung auf und bilden oftmals gemeinsame Stämme [18], [20]. Der Deutlichkeit halber sind die Abgänge weiter auseinander gezeichnet, als es real tatsächlich der Fall ist.

13.1 Kompletter Truncus coeliacus (Truncus gastrohepatolienalis) (84 %)

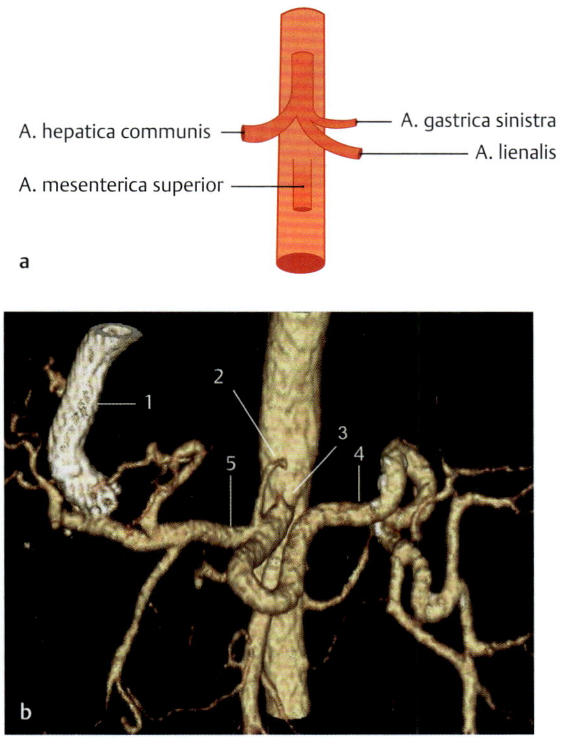

Abb. 13.1 Normalfall, wie in den meisten Lehrbüchern beschrieben: Der Truncus coeliacus wird von der A. gastrica sinistra, A. hepatica communis und A. splenica [lienalis] gebildet (Tripus Halleri) (~25 %).

a Schematische Darstellung.
b VR-CT bei einem Patienten mit portaler Hypertension und Status nach Implantation eines transjugulären intrahepatischen portosystemischen Shunts. In der CTA ist das typische Aufzweigungsmuster des Truncus coeliacus demonstriert.
1 Transjugulärer intrahepatischer portosystemischer Shunt;
2 A. gastrica sinistra;
3 Truncus coeliacus;
4 A. splenica [lienalis];
5 A. hepatica communis.

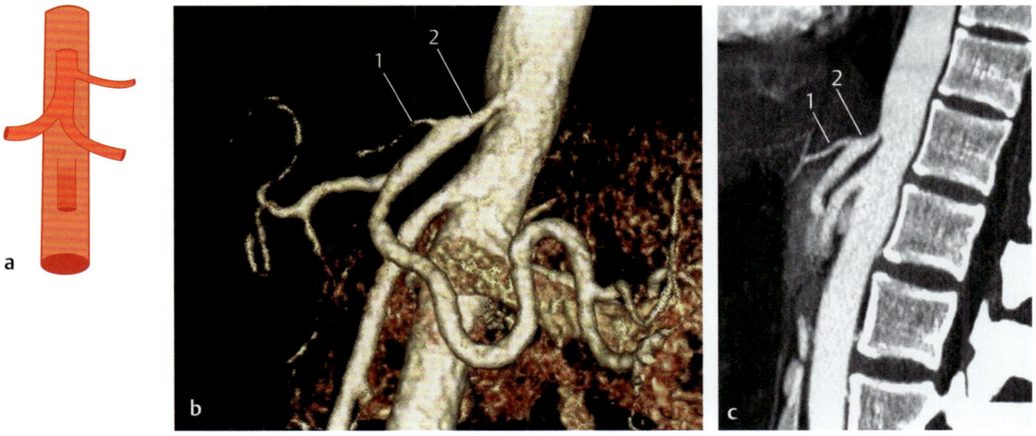

Abb. 13.2 Die A. gastrica sinistra geht als Seitenast aus dem Truncus coeliacus ab, welcher sich weiter distal in die A. hepatica communis und A. splenica [lienalis] aufzweigt (~49 %).

a Schematische Darstellung.
b Koronale VR-CT.
1 A. gastrica sinistra;
2 Truncus coeliacus.
c Sagittale MIP-CT.
1 A. gastrica sinistra;
2 Truncus coeliacus.

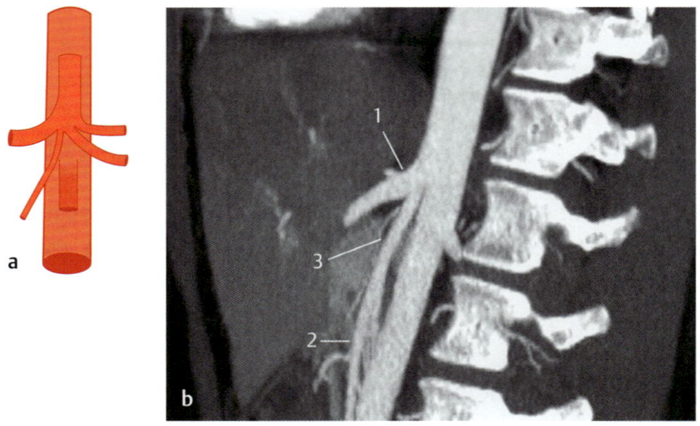

Abb. 13.3 Der Truncus coeliacus hat vier Hauptäste (Tetrapus), wobei der vierte eine zusätzliche A. pancreatica dorsalis ist (10 %).
a Schematische Darstellung.
b Sagittale MIP-CT.
1 Truncus coeliacus;
2 A. mesenterica superior;
3 A. pancreatica dorsalis.

13.2 Inkompletter Truncus coeliacus (9 %)

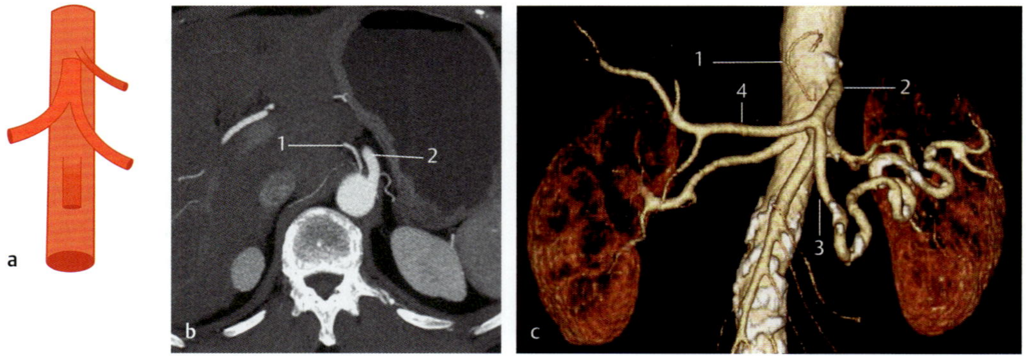

Abb. 13.4 Truncus hepatolienalis. Die A. gastrica sinistra geht als separater Ast aus der Aorta ab (5 %).
a Schematische Darstellung.
b Axiale MIP-CT in Höhe des Truncus coeliacus.
c Koronale VR-CT.
1 A. gastrica sinistra;
2 Truncus hepatolienalis;
3 A. splenica [lienalis];
4 A. hepatica communis.

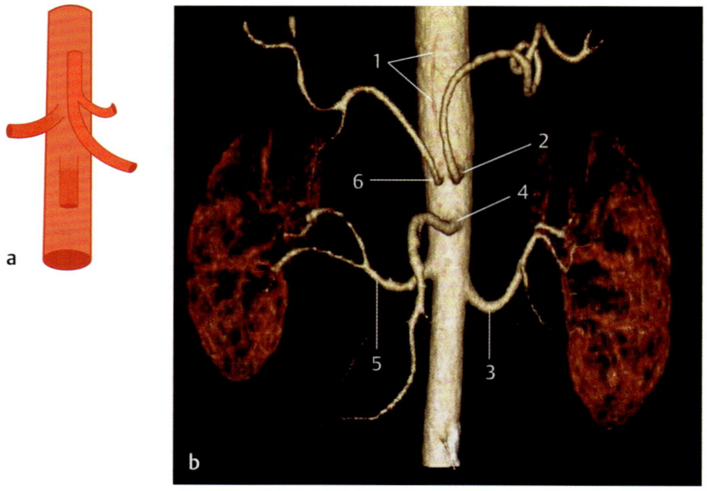

Abb. 13.5 Truncus gastrolienalis. Die A. hepatica communis ist nicht vorhanden oder geht als unabhängiger Ast aus der Aorta ab (3 %).
a Schematische Darstellung.
b In der 3D-VR-CT ist zu erkennen, das die A. hepatica communis als unabhängiger Ast direkt aus der Aorta abgeht.
1 A. gastrica sinistra;
2 A. splenica [lienalis];
3 A. renalis sinistra;
4 A. mesenterica superior;
5 A. renalis dextra;
6 A. hepatica communis.

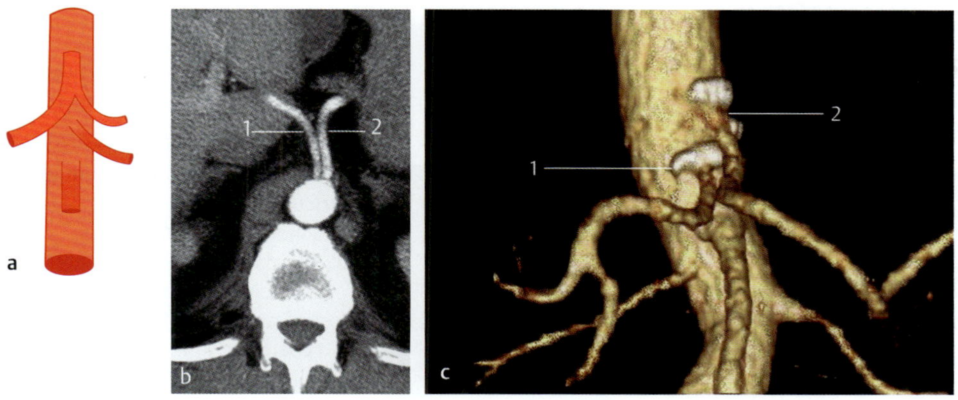

Abb. 13.6 Truncus hepatogastricus. Die A. splenica (lienalis) geht als unabhängiger Ast direkt aus der Aorta ab (1 %).

a Schematische Darstellung.
b Axiale MIP-CT in Höhe des Truncus coeliacus.
c Koronale VR-CT.
1 Truncus hepatogastricus;
2 A. splenica (lienalis).

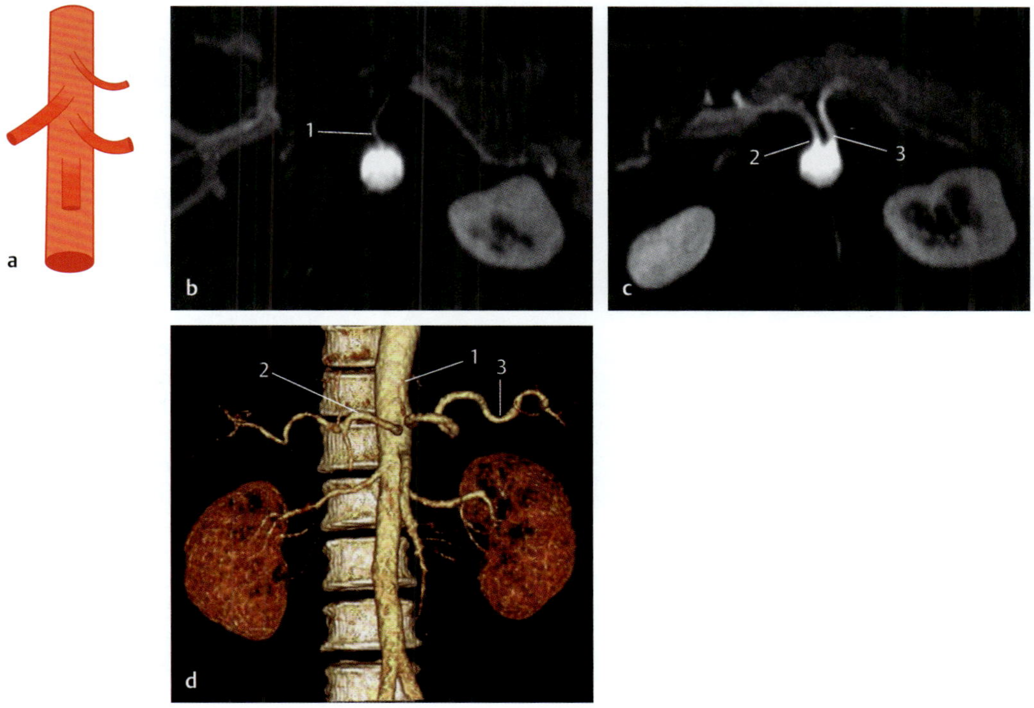

Abb. 13.7 Keine Trunkusbildung (< 1 %).

a Schematische Darstellung.
b Patient 1: axiale MIP eines MRT mit separatem Abgang der A. gastrica sinistra aus der abdominellen Aorta kranial der A. hepatica communis und A. lienalis. Abbildung b ist weiter kranial als Abbildung c.
c Patient 1: axiale MIP eines MRT mit separatem Abgang der A. gastrica sinistra aus der abdominellen Aorta kranial der A. hepatica communis und A. lienalis.
d Patient 2: 3D-VR-CT.
1 A. gastrica sinistra;
2 A. hepatica communis;
3 A. splenica (lienalis).

13.3 Gemeinsamer Ursprung der Hauptäste des Truncus coeliacus mit der A. mesenterica superior (7 %)

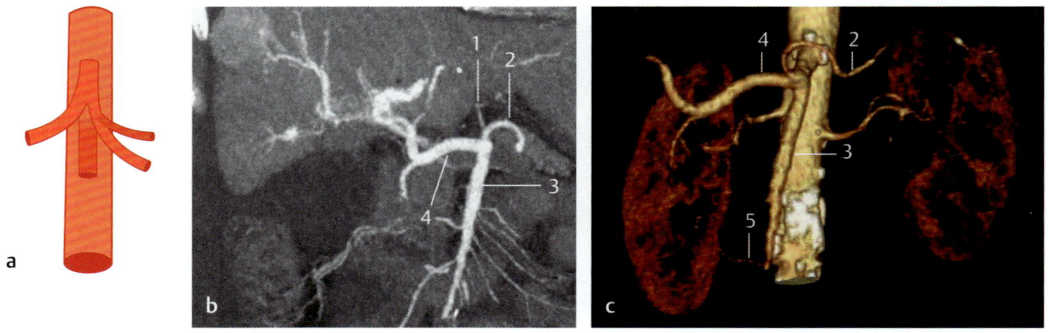

Abb. 13.8 Truncus coeliacomesentericus (2 %).
a Schematische Darstellung.
b Koronale MIP eines Patienten mit Leberzirrhose und abgrenzbarem arterioportalen Shunt (*) im Leberhilus.
c Koronale VR-CT. Zusätzlich ist eine untere Nierenpolarterie auf der rechten Seite zu erkennen.
1 A. gastrica sinistra;
2 A. splenica (lienalis);
3 A. mesenterica superior;
4 A. hepatica communis;
5 untere Polarterie.

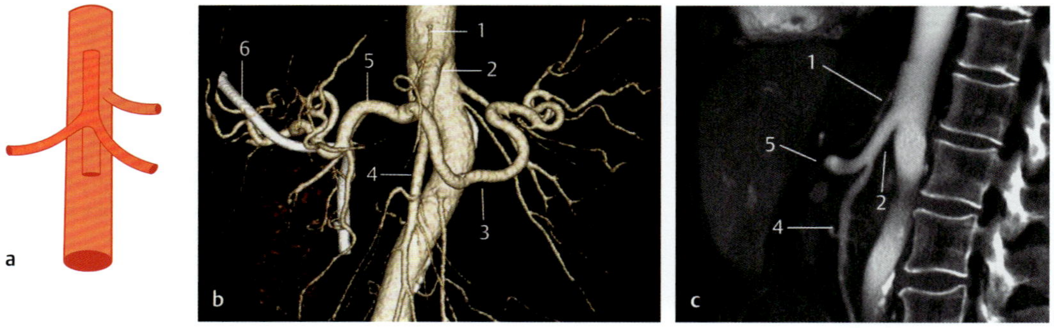

Abb. 13.9 Truncus hepatolienomesentericus (1 %). Die A. gastrica sinistra ist ein separater Ast aus der Aorta abdominalis.
a Schematische Darstellung.
b Oblique koronale 3D-VR-CT. Zusätzlich ist ein Stent im Ductus hepatocholedochus zu erkennen.
c Sagittale AvIP-Rekonstruktion.
1 A. gastrica sinistra;
2 Truncus hepatolienomesentericus;
3 A. splenica (lienalis);
4 A. mesenterica superior;
5 A. hepatica communis;
6 Stent.

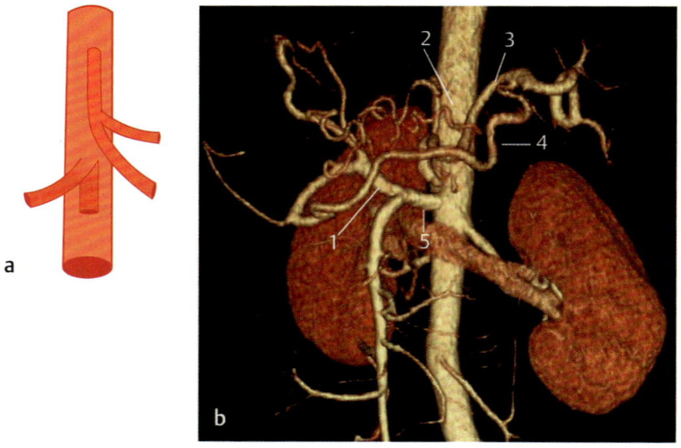

Abb. 13.10 Truncus hepatomesentericus (3 %).
a Schematische Darstellung.
b Oblique koronale 3D-VR-CT mit Abgang der A. hepatica communis aus der A. mesenterica superior. Darüber hinaus ist eine hochgradige Stenose des Truncus gastrolienalis zu erkennen mit kräftiger A. gastroduodenalis.
1 A. hepatica communis;
2 A. gastrica sinistra;
3 A. splenica [lienalis];
4 A. gastroduodenalis;
5 A. mesenterica superior.

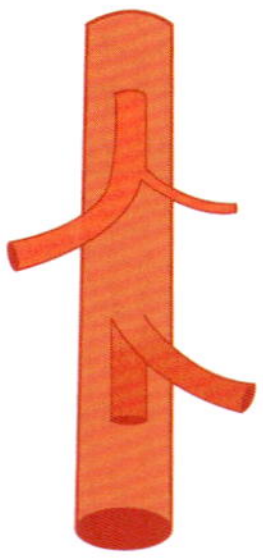

Abb. 13.11 Truncus mesentericolienalis (1 %). Schematische Darstellung.

13.4 Literatur

[1] Song SY, Chung JW, Yin YH et al. Celiac axis and common hepatic artery variations in 5 002 patients: systematic analysis with spiral CT and DSA. Radiology 2010; 255 (1): 278–288

[2] Adachi B. Das Arteriensystem der Japaner. Vol 2. Kyoto: Maruzen; 1928

[3] Anson BJ. An Atlas of Human Anatomy. 2nd ed. Philadelphia, PA: Saunders; 1963

[4] Bayindir S. Zur selektiven Angiographie der A. coeliaca und der Mesenterica superior. Fortschr Geb Rontgenstr Nuklearmed 1967; 107 (2): 189–199

[5] Boijsen E, Olin T. Zöliakographie und Angiographie der A. mesenterica superior. Ergeb Med Strahlenforsch Neue Folge 1964; 1: 112–142

[6] Feigl W, Firbas W, Sinzinger H. Uber das Vorkommen akzessorischer Leberarterien und ihre Genese sowie eine Diskussion ihrer Nomenklatur. Anat Anz 1973; 134 (1): 139–171

[7] Grundmann R, Schoenemann B, Horsch S, Kallenberg A. Chirurgische Bedeutung der Varianten und Aneurysmen der Oberbauchgefässe. Langenbecks Arch Chir 1980; 353 (1): 35–46

[8] Hollinshead WH. Some variations and anomalies of the vascular system in the abdomen. Surg Clin North Am 1955; Mayo Clinic No.: 1123–1131

[9] Lunderquist A. Arterial segmental supply of the liver. An angiographic study. Acta Radiol Diagn (Stockh) 1967; 272 (suppl): 272, 1

[10] Martin R, Couppié G. Étude des variations du tronc coeliaque (d'après 229 pièces anatomiques). Arch Anat Pathol (Paris) 1960; 8: 27–30

[11] Mellière D. Variations in the abdominal arteries applied to radical surgery and transplantation procedures. Rev Surg 1968; 25 (5): 305–313

[12] Nebesar RA, Kornblith PL, Pollard JJ, Michels NA. Celiac and Superior Mesenteric Arteries. A Correlation of Angiograms and Dissections. Boston, MA: Little Brown Co.; 1969

[13] Nowak M. Variation of the human celiac trunk [in Polish]. Folia Morphol (Warsz) 1968; 27 (1): 55–74

[14] Chen H, Yano R, Emura S, Shoumura S. Anatomic variation of the celiac trunk with special reference to hepatic artery patterns. Ann Anat 2009; 191 (4): 399–407

[15] Ruzicka FF Jr, Rossi P. Normal vascular anatomy of the abdominal viscera. Radiol Clin North Am 1970; 8 (1): 3–29

[16] Umek H. Zur Relevanz anatomischer Varianten im Oberbaucharterienbereich. Rontgenpraxis 1973; 26 (5): 101–106

[17] Weissleder H, Baumeister L, Fischer P, Renemann H. Die selektive Darstellung der Arteria coeliaca und mesenterica superior in der abdominalen Diagnostik. Fortschr Geb Rontgenstr Nuklearmed 1966; 104 (2): 137–149

[18] Panagouli E, Venieratos D, Lolis E, Skandalakis P. Variations in the anatomy of the celiac trunk: a systematic review and clinical implications. Ann Anat 2013; 195 (6): 501–511

[19] Iezzi R, Cotroneo AR, Filippone A et al. Multidetector-row computed tomography angiography in abdominal aortic aneurysm treated with endovascular repair: evaluation of optimal timing of delayed phase imaging for the detection of low-flow endoleaks. J Comput Assist Tomogr 2008; 32 (4): 609–615

[20] Wang Y, Cheng C, Wang L et al. Anatomical variations in the origins of the celiac axis and the superior mesenteric artery: MDCT angiographic findings and their probable embryological mechanisms. Eur Radiol 2014; 24 (8): 1777–1784

14 Leberarterien (Aa. hepaticae)

K. I. Ringe

Die Leber wird, den Gefäßen folgend, funktionell in Lappen und Segmente unterteilt, die jeweils einen eigenen Pfortaderast, einen Gallengang und eine Arterie aufweisen. Die arterielle Versorgung erfolgt jedoch oft über akzessorische Äste. Die A. hepatica communis zweigt sich in die A. hepatica propria, die A. gastroduodenalis und die A. gastrica sinistra auf. Der R. dexter und der R. sinister der A. hepatica propria versorgen den rechten und linken Leberlappen [1], [2], [3], [4].

Die funktionelle Grenze zwischen beiden Leberlappen stimmt nicht mit der äußeren anatomischen Grenze überein, sondern entspricht einer Linie zwischen der Gallenblase und dem Sulcus der V. cava inferior. Dementsprechend gehören die linke Hälfte des Lobus caudatus und der Lobus quadratus zum linken Leberlappen und werden in über 90 % der Fälle durch den R. sinister mit arteriellem Blut versorgt. Der linke Leberlappen kann weiter unterteilt werden in ein mediales und ein laterales Segment, der rechte Leberlappen entsprechend in ein anteriores und ein posteriores Segment [5], [6], [7], [8], [9], [10], [11], [12], [13], [14], [15], [16], [17], [18], [19], [20], [21], [22], [23], [24], [25], [26], [27], [28], [29], [30], [31], [32], [33].

14.1 Arterielle Gefäßversorgung der Leber nur über den Truncus coeliacus (76 %)

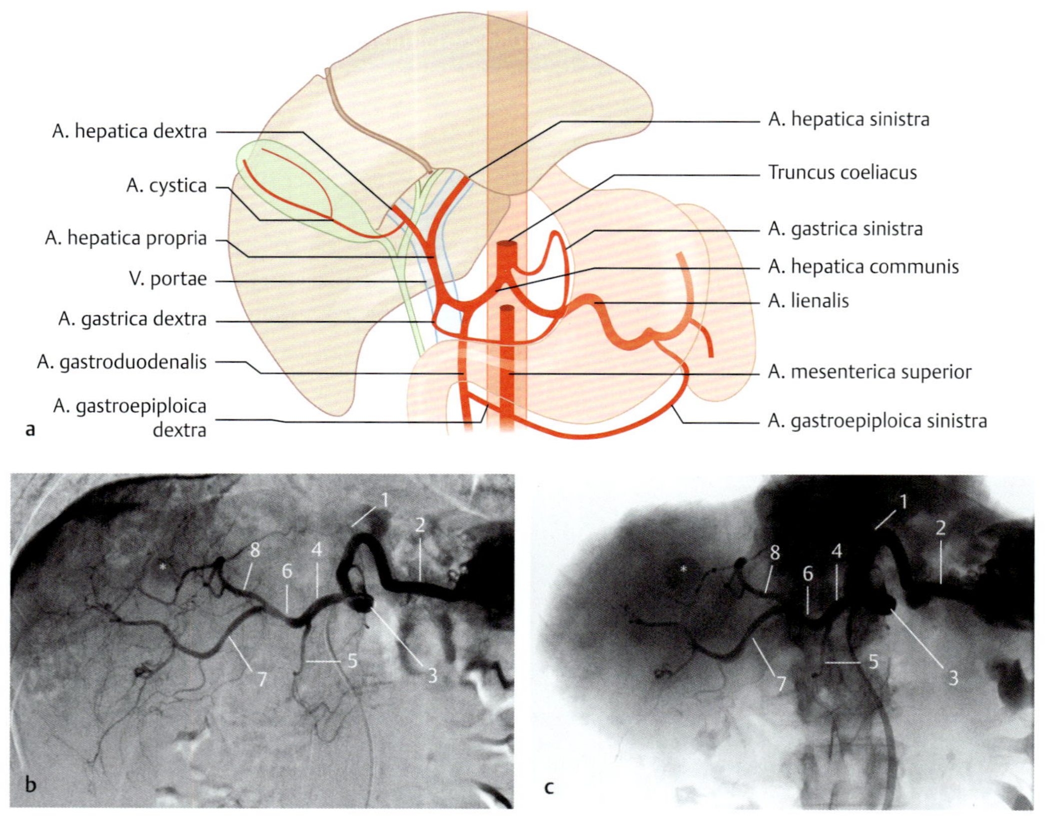

Abb. 14.1 Normalfall, wie in den meisten Lehrbüchern beschrieben (50 %). Die A. hepatica communis ist ein Ast des Truncus coeliacus oder geht direkt aus der Aorta ab.
a Schematische Darstellung.
b Subtrahierte DSA mit Katheterposition im Truncus coeliacus. Bei dem Patienten wurde eine transarterielle Chemoembolisation zur Behandlung eines hepatozellulären Karzinoms durchgeführt (*).
c Nichtsubtrahierte DSA mit Katheterposition im Truncus coeliacus. Bei dem Patienten wurde eine transarterielle Chemoembolisation zur Behandlung eines hepatozellulären Karzinoms durchgeführt (*).
1 A. gastrica sinistra;
2 A. lienalis;
3 Truncus coeliacus;
4 A. hepatica communis;
5 A. gastroduodenalis;
6 A. hepatica propria;
7 R. dexter;
8 R, sinister.

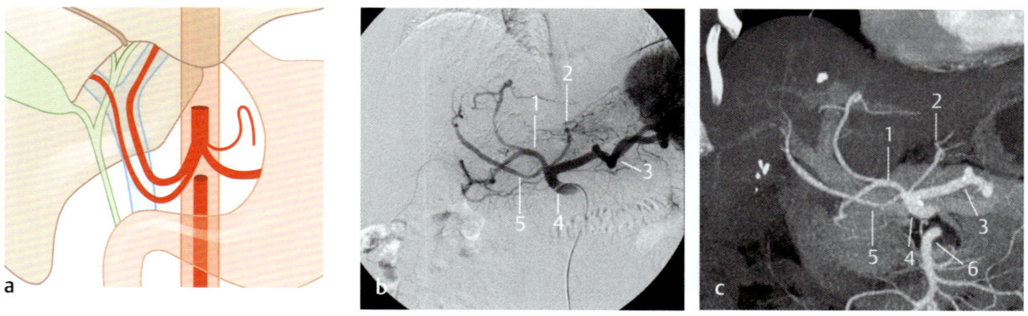

Abb. 14.2 Akzessorische Leberarterie aus dem Truncus coeliacus, der Aorta oder als separater Ast aus dem rechten und linken Leberarterienast (2 %).
a Schematische Darstellung.
b DSA eines Patienten mit akzessorischer Leberarterie aus dem Truncus coeliacus.
c Koronale MIP-CT eines Patienten mit akzessorischer Leberarterie aus dem Truncus coeliacus.
1 A. hepatica communis;
2 A. gastrica sinistra;
3 A. splenica (lienalis);
4 Truncus coeliacus;
5 Akzessorische Leberarterie;
6 A. mesenterica superior.

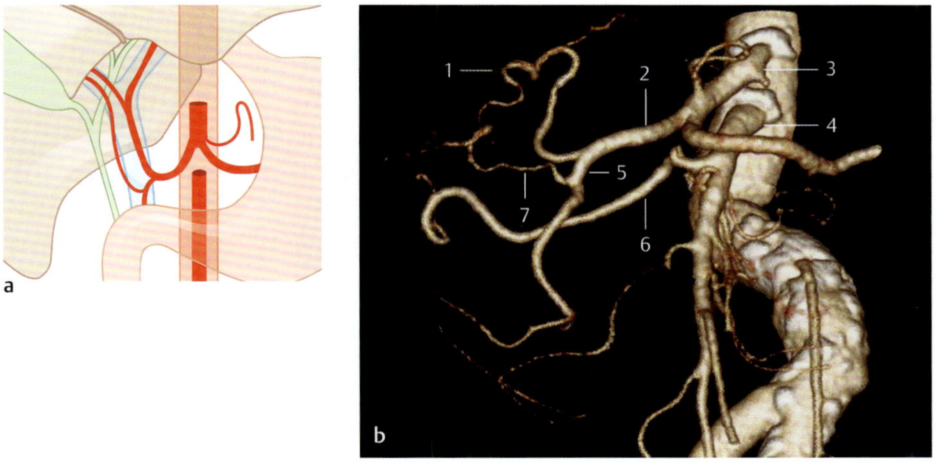

Abb. 14.3 Akzessorische Leberarterie aus der A. gastroduodenalis (2 %).

a Schematische Darstellung.
b Oblique koronale VR-CT. Der Abgang der A. hepatica dextra aus der A. mesenterica superior und eine akzessorische Leberarterie aus der A. gastroduodenalis sind zu erkennen. Die Aorta abdominalis weist darüber hinaus kräftige Verkalkungen und ein starkes Kinking auf.

1 R. sinster der A. hepatica propria;
2 A. hepatica communis;
3 Truncus coeliacus;
4 A. mesenterica superior;
5 A. gastroduodenalis;
6 R. dexter;
7 akzessorische rechte Leberarterie.

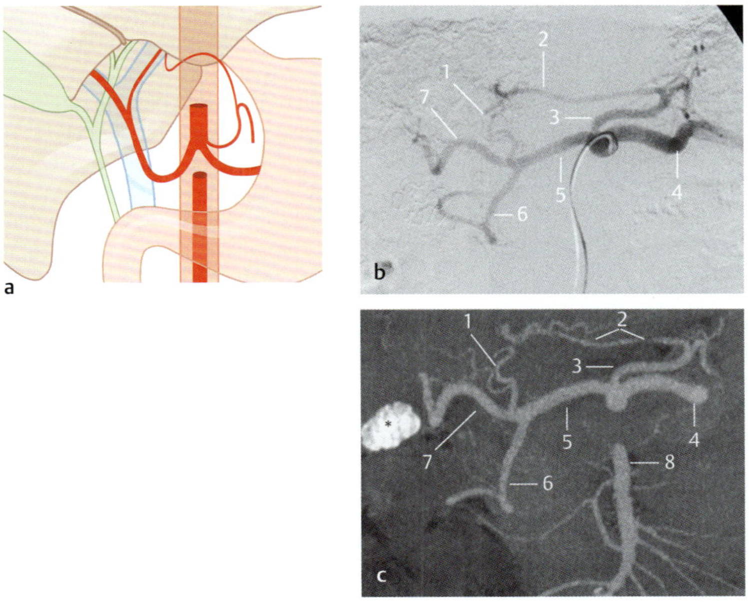

Abb. 14.4 Akzessorische linke Leberarterie aus der A. gastrica sinistra (12 %).

a Schematische Darstellung.
b DSA.
c Koronale MIP-CT eines Patienten mit Cholezystolithiasis (*).

1 R. sinister der A. hepatica propria;
2 akzessorische linke Leberarterie;
3 A. gastrica sinistra;
4 A. splenica (lienalis);
5 A. hepatica communis;
6 A. gastroduodenalis;
7 R. dexter;
8 A. mesenterica superior.

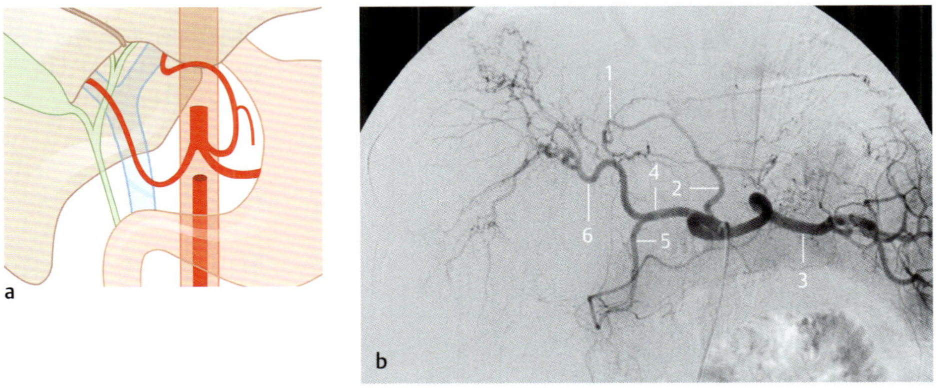

Abb. 14.5 Dystoper R. sinister aus der A. gastrica sinistra (3 %).

a Schematische Darstellung.
b DSA.

1 R. sinister der A. hepatica propria;
2 A. gastrica sinistra;
3 A. splenica (lienalis);
4 A. hepatica communis;
5 A. gastroduodenalis;
6 R. dexter.

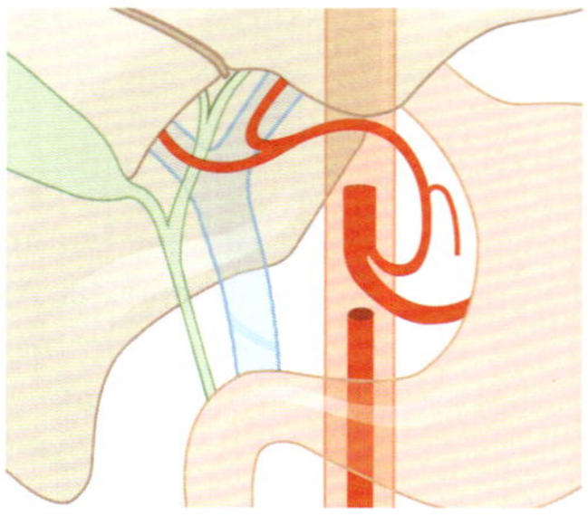

Abb. 14.6 A. hepatica communis aus der A. gastrica sinistra (< 1 %). Schematische Darstellung.

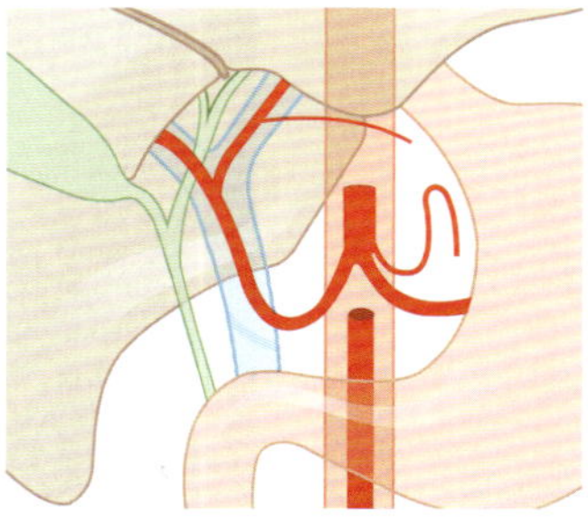

Abb. 14.7 Akzessorische A. gastrica sinistra aus dem R. sinister der A. hepatica propria (7 %). Schematische Darstellung.

14.2 Die A. mesenterica superior trägt zur Leberversorgung bei (24 %)

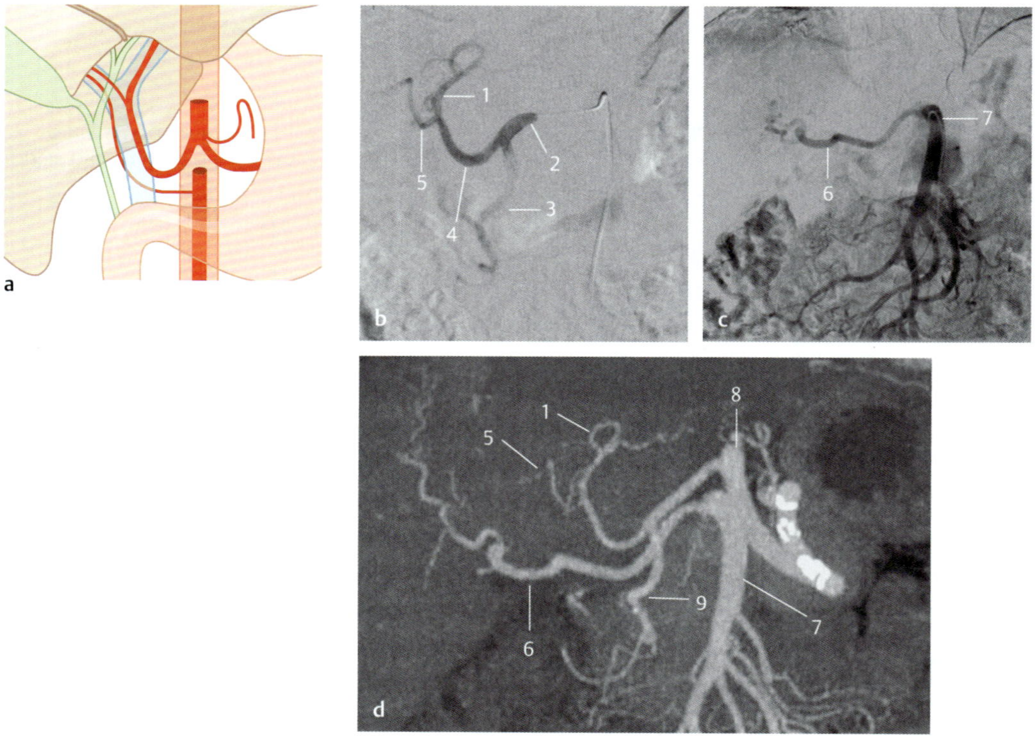

Abb. 14.8 Akzessorische rechte Leberarterie aus der A. mesenterica superior (5 %).

- **a** Schematische Darstellung.
- **b** DSA mit Positionierung des Diagnostikkatheters in der A. hepatica communis.
- **c** DSA mit Positionierung des Diagnostikkatheters in der A. mesenterica superior.
- **d** Koronale MIP-CT.
  - **1** R. sinister der A. hepatica propria;
  - **2** A. hepatica communis;
  - **3** A. gastroduodenalis;
  - **4** A. hepatica propria;
  - **5** R. dexter;
  - **6** akzessorische rechte Leberarterie;
  - **7** A. mesenterica superior;
  - **8** Truncus coeliacus;
  - **9** A. gastroduodenalis.

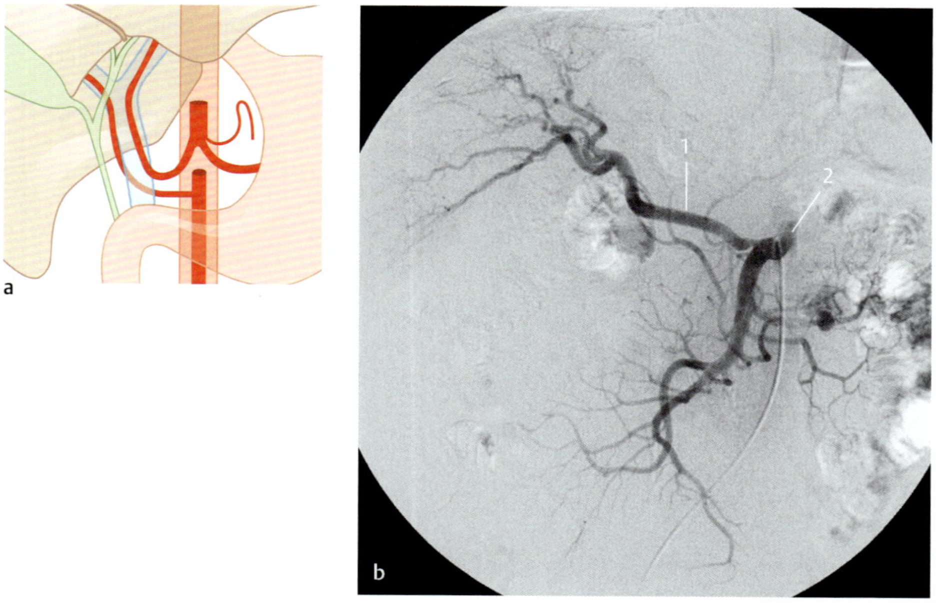

Abb. 14.9 Dystoper R. dexter aus der A. mesenterica superior (10 %).

- **a** Schematische Darstellung.
- **b** DSA.
  - **1** R. dexter;
  - **2** A. mesenterica superior.

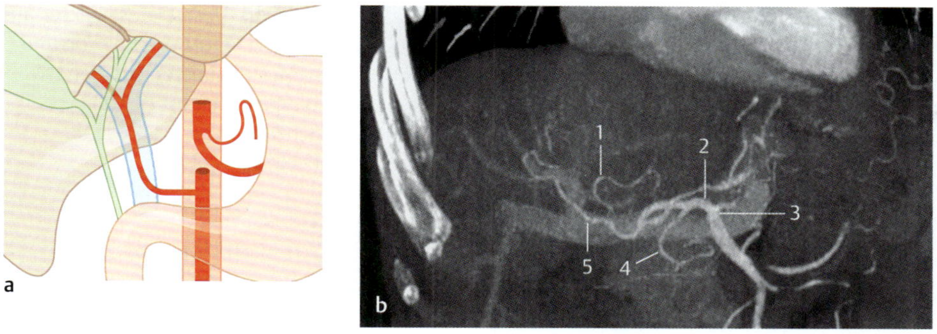

Abb. 14.10 A. hepatica communis aus der A. mesenterica superior (Truncus hepatomesentericus) (3 %).
a Schematische Darstellung.
b Koronale MIP-CT.
1 R. sinister der A. hepatica propria;
2 A. hepatica communis;
3 A. mesenterica superior;
4 A. gastroduodenalis;
5 R. dexter.

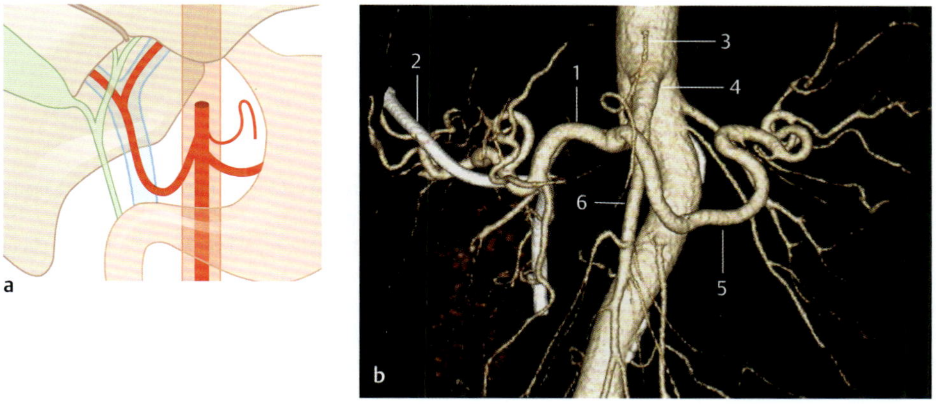

Abb. 14.11 A. hepatica communis aus einem vierstämmigen Truncus (Truncus gastrohepatolienomesentericus) oder einem Truncus hepatolienomesentericus (3 %).
a Schematische Darstellung.
b Oblique koronale 3D-VR-CT eines Truncus hepatolienomesentericus. In der CT ist die A. gastrica sinistra ein separater Ast aus der Aorta. Zusätzlich ist ein Stent im Ductus hepatocholedochus abgrenzbar.
1 A. hepatica communis;
2 Stent;
3 A. gastrica sinistra;
4 Truncus hepatolienomesentericus;
5 A. splenica (lienalis);
6 A. mesenterica superior.

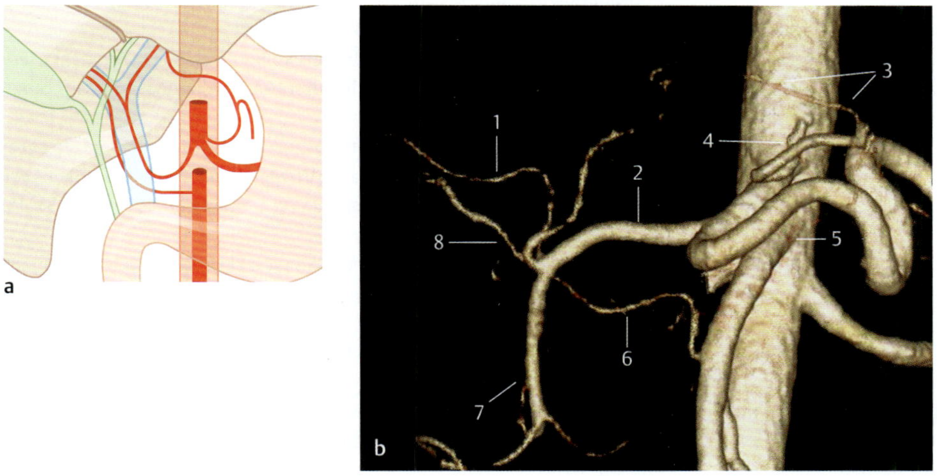

Abb. 14.12 Akzessorische rechte Leberarterie aus der A. mesenterica superior und akzessorische linke Leberarterie aus der A. gastrica sinistra (1 %).
a Schematische Darstellung.
b Oblique koronale 3D-VR-CT.
1 R. sinister der A. hepatica propria;
2 A. hepatica communis;
3 akzessorische linke Leberarterie;
4 A. gastrica sinistra;
5 A. mesenterica superior;
6 akzessorische rechte Leberarterie;
7 A. gastroduodenalis;
8 R. dexter.

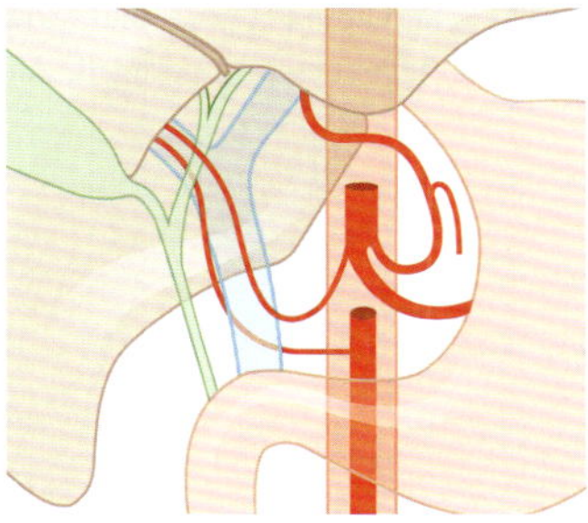

Abb. 14.13 Akzessorische rechte Leberarterie aus der A. mesenterica superior und dystoper R. sinister aus der A. gastrica sinistra (< 1 %). Schematische Darstellung.

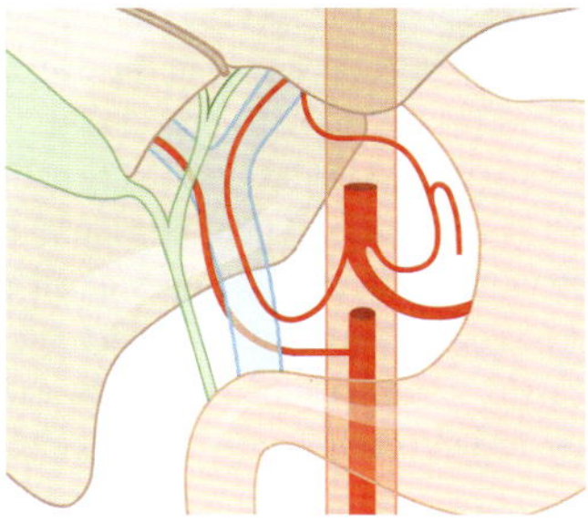

Abb. 14.14 Dystoper R. dexter aus der A. mesenterica superior und akzessorische linke Leberarterie aus der A. gastrica sinistra (1 %). Schematische Darstellung.

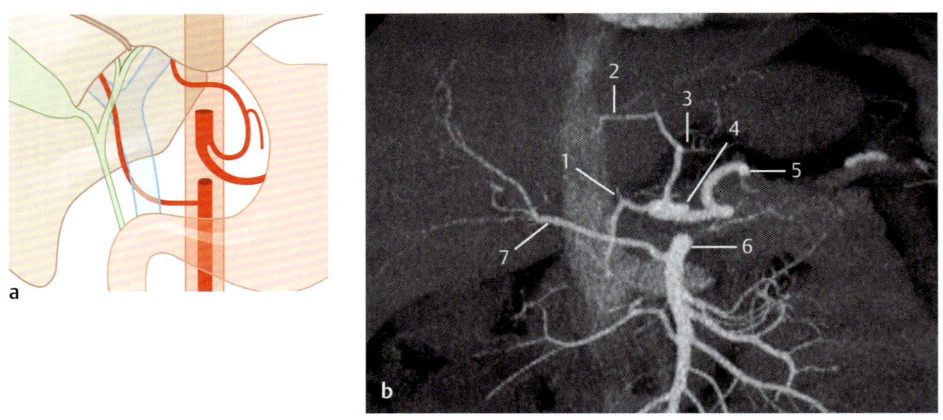

Abb. 14.15 Dystoper R. dexter aus der A. mesenterica superior und dystoper R. sinister aus der A. gastrica sinistra (< 1 %).
a Schematische Darstellung.
b Koronale MIP-CT.
1 A. gastroduodenalis;
2 R. sinister;
3 A. gastrica sinistra;
4 Truncus coeliacus;
5 A. splenica (lienalis);
6 A. mesenterica superior;
7 R. dexter.

14.3 Literatur

[1] Song SY, Chung JW, Yin YH et al. Celiac axis and common hepatic artery variations in 5 002 patients: systematic analysis with spiral CT and DSA. Radiology 2010; 255 (1): 278–288

[2] Ghosh SK. Variations in the origin of middle hepatic artery: a cadaveric study and implications for living donor liver transplantation. Anat Cell Biol 2014; 47 (3): 188–195

[3] Sebben GA, Rocha SL, Sebben MA et al. Variations of hepatic artery: anatomical study on cadavers. Rev Col Bras Cir 2013; 40 (3): 221–226

[4] Xie YZ, Liu J, Chung GH et al. Visualization of the segment IV hepatic artery using 128-section MDCT angiography. Clin Radiol 2014; 69 (9): 965–973

[5] Adachi B. Das Arteriensystem der Japaner. Vol. 2. Kyoto: Maruzen; 1928

[6] Anson BJ, McVay CB. The topographical positions and the mutual relations of the visceral branches of the abdominal aorta. A study of 100 consecutive cadavers. Anat Rec 1936; 67: 7–15

[7] Combe J, Gallinet D, Weill F, Milleret P. A study of thirty right hepatic arteries. Int Surg 1976; 61 (2): 112–116

[8] Feigl W, Firbas W, Sinzinger H. Uber das Vorkommen akzessorischer Leberarterien und ihre Genese sowie eine Diskussion ihrer Nomenklatur. Anat Anz 1973; 134 (1): 139–171

[9] Fontaine R, Pietri J, Tongio J, Negreiros L. Etudé angiographique des variations anatomiques des artèries hépatiques basée sur 402 examens spécialisés. Angiology 1970; 21 (2): 110–113

[10] Grundmann R, Schoenemann B, Horsch S, Kallenberg A. Chirurgische Bedeutung der Varianten und Aneurysmen der Oberbauchgefäße. Langenbecks Arch Chir 1980; 353 (1): 35–46

[11] Gupta SC, Gupta CD, Gupta SB. Intrahepatic supply patterns in cases of double hepatic arteries – a study by corrosion casts. Anat Anz 1979; 146 (2): 166–170

[12] Hiatt JR, Gabbay J, Busuttil RW. Surgical anatomy of the hepatic arteries in 1000 cases. Ann Surg 1994; 220 (1): 50–52

[13] Hollinshead WH. Some variations and anomalies of the vascular system in the abdomen. Surg Clin North Am 1955; Mayo Clinic No.:1123–1131

[14] Koehler RE, Korobkin M, Lewis F. Arteriographic demonstration of collateral arterial supply to the liver after hepatic artery ligation. Radiology 1975; 117 (1): 49–54

[15] Lamarque JL, Senac JP, Bruel JM et al. Anatomie radiologique de l'artère hépatique. Ann Radiol (Paris) 1976; 19 (3): 316–318

[16] Lunderquist A. Arterial segmental supply of the liver. An angiographic study. Acta Radiol Diagn (Stockh) 1967; 272 (suppl): 272, 1

[17] Marchal G, Kint E, Nijssens M, Baert AL. Variability of the hepatic arterial anatomy: a sonographic demonstration. J Clin Ultrasound 1981; 9 (7): 377–381

[18] Mellière D. Variations des artères hépatiques et du carrefour pancréatique. Classification et fréquence. Dépistage artériographique et opératoire. Incidences sur la chirurgie du pédicule hépatique, les exérèses pancréatiques et les greffes de foie et de pancréas. J Chir (Paris) 1968; 95 (1): 5–42

[19] Mellière D. Variations in the abdominal arteries applied to radical surgery and transplantation procedures. Rev Surg 1968; 25 (5): 305–313

[20] Michels NA. The ever varied blood supply of the liver and its collateral circulation. J Int Coll Surg 1957; 27 (1): 1–17

[21] Michels NA. Newer anatomy of liver-variant blood supply and collateral circulation. JAMA 1960; 172 (2): 125–132

[22] Nebesar RA, Kornblith PL, Pollard JJ, Michels NA. Celiac and Superior Mesenteric Arteries. A Correlation of Angiograms and Dissections. Boston, MA: Little Brown Co.; 1969

[23] Nowak M. Variations of the arteries supplying the liver in man. Folia Morphol (Warsz) 1966; 25: 263–270

[24] Nowak M. Variation of the human celiac trunk [in Polish]. Folia Morphol (Warsz) 1968; 27 (1): 55–74

[25] Ödman P. Percutaneous selective angiography of the coeliac artery. Acta Radiol Suppl 1958; 159: 1–168

[26] Plengvanit U, Chearanai O, Sindhvananda K et al. Collateral arterial blood supply of the liver after hepatic artery ligation, angiographic study of twenty patients. Ann Surg 1972; 175 (1): 105–110

[27] Reimann B, Lierse W, Schreiber HW. Anastomosen zwischen Segmentarterien der Leber und phrenico-hepatische arterio-arterielle Anastomosen. Langenbecks Arch Chir 1983; 359 (2): 81–92

[28] Schorn J, Stender HS, Voegt H. Untersuchungen über die arterielle Strombahn der Leber. I. Ursprung und extrahepatischer Verlauf der arteriellen Leberstrombahn. Langenbecks Arch Klin Chir Ver Dtsch Z Chir 1957; 286 (3): 187–193

[29] Suzuki T, Nakayasu A, Kawabe K et al. Surgical significance of anatomic variations of the hepatic artery. Am J Surg 1971; 122 (4): 505–512

[30] Wirtanen GW, Kaude JV. Inferior phrenic artery collateralization in hepatic artery occlusion. Am J Roentgenol Radium Ther Nucl Med 1973; 117 (3): 615–619

[31] Vandamme JP, Bonte J, Van der Schueren G. A revaluation of hepatic and cystic arteries. The importance of the aberrant hepatic branches. Acta Anat (Basel) 1969; 73 (2): 192–209

[32] Zahn DGH, Goerttler K. Uber die Sklerose der Eingeweidearterien. Pathomorphologische Befunde, Lokalisation und Häufigkeit. Arch Kreislaufforsch 1971; 64 (3): 235–272

[33] Chen H, Yano R, Emura S, Shoumura S. Anatomic variation of the celiac trunk with special reference to hepatic artery patterns. Ann Anat 2009; 191 (4): 399–407

15 Gallenblasenarterie (A. cystica)

K. I. Ringe, S. Meyer

Die A. cystica teilt sich normalerweise in einen oberflächlichen Ast, welcher die Vorderseite der Gallenblase versorgt, und in einen tiefen Ast, der die an das Leberparenchym angrenzenden Anteile der Gallenblase versorgt. Diese Aufzweigung befindet sich in der Regel in Höhe der Grenze zwischen Collum und Corpus vesicae biliaris, in seltenen Fällen jedoch liegt sie als sogenannte „hohe Aufteilung" weiter proximal. Der tiefe Ast versorgt üblicherweise auch Teile der Leber mit Ästen, die manchmal erstaunlich groß sind, spielt deshalb vermutlich eine wichtige Rolle in der arteriellen Versorgung der Leber und sollte bei Embolisationen beachtet werden.

Daten zur Häufigkeit von zwei Gallenblasenarterien variieren erheblich. Eine Erklärung für die Diskrepanz ist möglicherweise, dass der tiefe Ast häufig nahe der Leber vom R. dexter der A. hepatica propria abgeht und so leicht übersehen werden kann. Wenn zwei Gallenblasenarterien vorhanden sind, ist eine Arterie nahezu immer ein Ast des R. dexter.

Ca. 75 % aller Gallenblasenarterien entspringen im Bereich des Calot-Dreiecks, das durch den Ductus cysticus, den Ductus hepaticus communis und die Leber gebildet wird [1]. Die verbleibenden 25 % überkreuzen die Gallengänge, für gewöhnlich den Ductus hepaticus communis oder seltener den Ductus choledochus oder den Ductus hepaticus dexter. Die Arterien kreuzen meist ventral der Gallengänge, also vor den Gallengängen beim üblichen chirurgischen Zugangsweg zu diesem Bereich. Bei zwei separaten Arterien der Gallenblase ist eine Überkreuzung der Gallengänge häufig nachweisbar. Falls demnach während einer Operation eine die Gallengänge kreuzende A. cystica aufgefunden wird, sollte der Operateur nach einer zweiten A. cystica im Calot-Dreieck suchen [2], [3], [4], [5], [6].

15.1 Eine A. cystica (80 %)

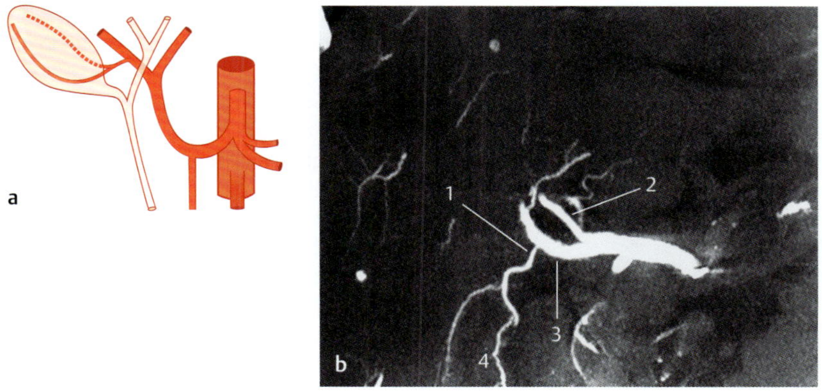

Abb. 15.1 A. cystica als ein Ast des R. dexter der A. hepatica propria (46 %).
a Schematische Darstellung.
b Koronale MIP-CT.
1 A. cystica;
2 R. sinister der A. hepatica propria;
3 R. dexter;
4 Gallenblase.

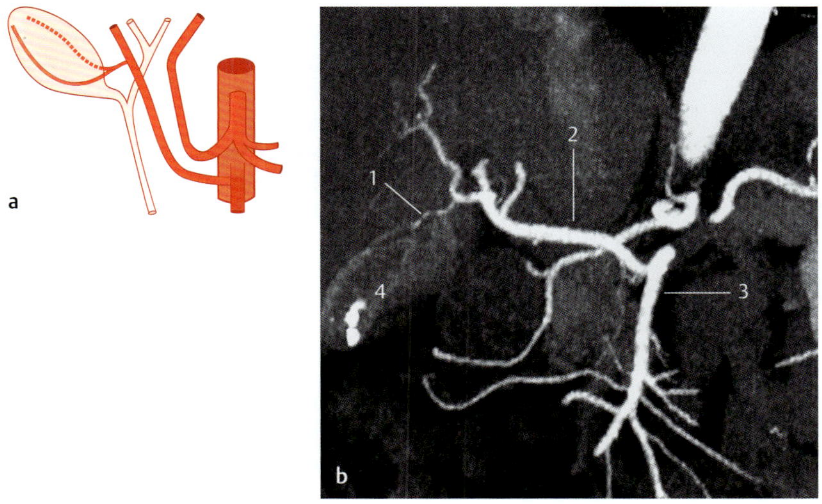

Abb. 15.2 A. cystica als Ast einer akzessorischen rechten Leberarterie, die aus der A. mesenterica superior abgeht (12 %).
a Schematische Darstellung.
b Oblique koronale MIP-CT (Nebenbefundlich hat der Patient eine Cholezystolithiasis).
1 A. cystica;
2 R. dexter der A. hepatica propria;
3 A. mesenterica superior;
4 Cholezystolithiasis.

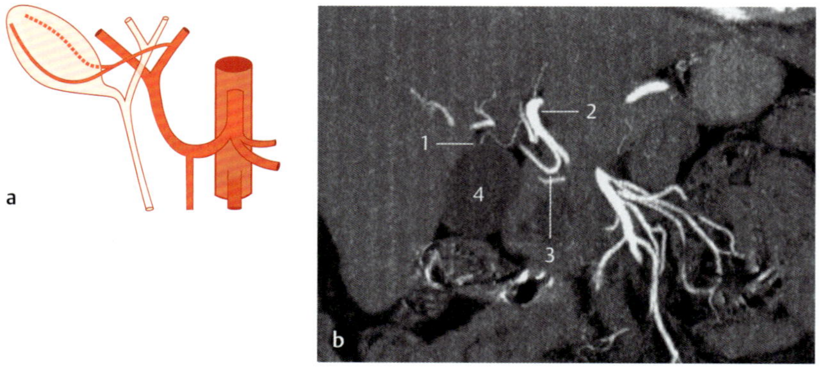

Abb. 15.3 A. cystica als ein Ast des R. sinister der A. hepatica propria (5 %).
a Schematische Darstellung.
b Koronale MIP-CT.
1 A. cystica;
2 R. sinister der A. hepatica propria;
3 R. dexter;
4 Gallenblase.

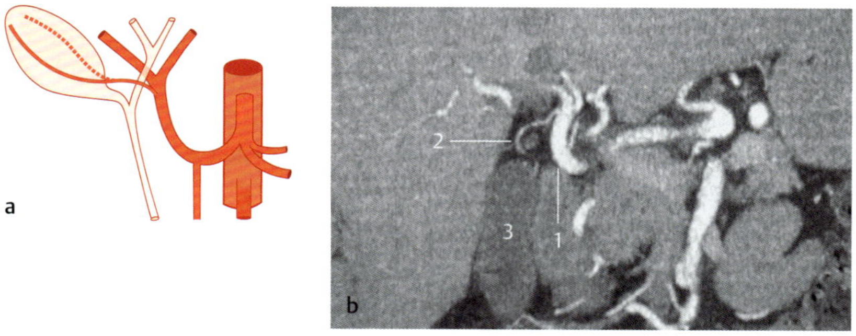

Abb. 15.4 A. cystica direkt aus der Bifurkation der A. hepatica communis abgehend (10 %).
a Schematische Darstellung.
b Koronale MIP-CT.
1 A. hepatica communis;
2 A. cystica;
3 Gallenblase.

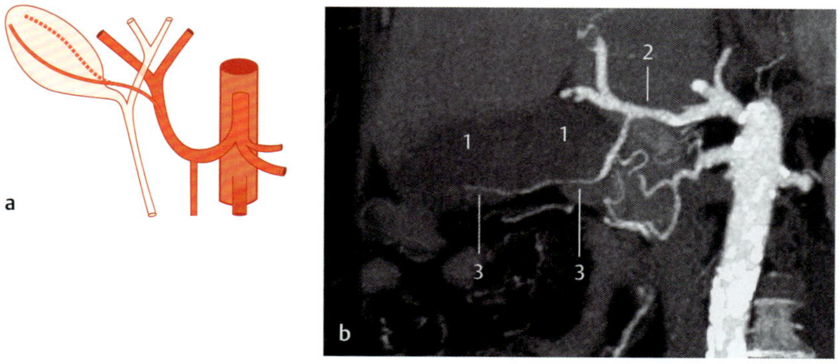

Abb. 15.5 A. cystica abgehend aus der A. hepatica propria oder sehr selten aus der A. gastrica dextra (2 %).
a Schematische Darstellung.
b Koronale MIP-CT. Die A. cystica geht von der A. hepatica propria ab.
1 Gallenblase;
2 A. hepatica propria;
3 A. cystica.

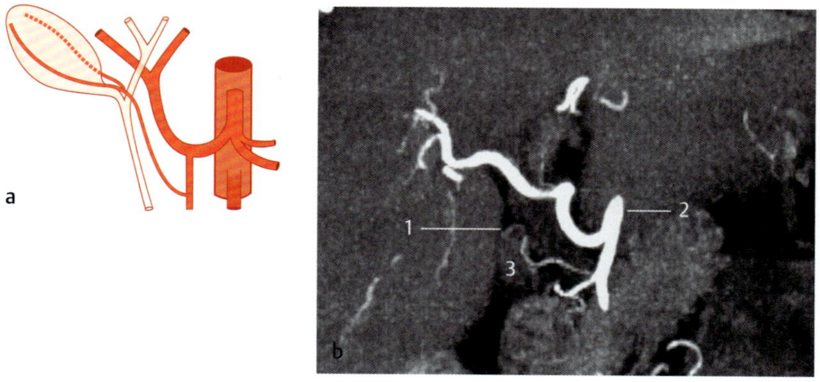

Abb. 15.6 A. cystica abgehend aus der A. gastroduodenalis oder einem ihrer Äste (2 %).
a Schematische Darstellung.
b Koronale MIP-CT. Die A. cystica entstammt der A. gastroduodenalis.
1 A. cystica;
2 A. gastroduodenalis;
3 Gallenblase.

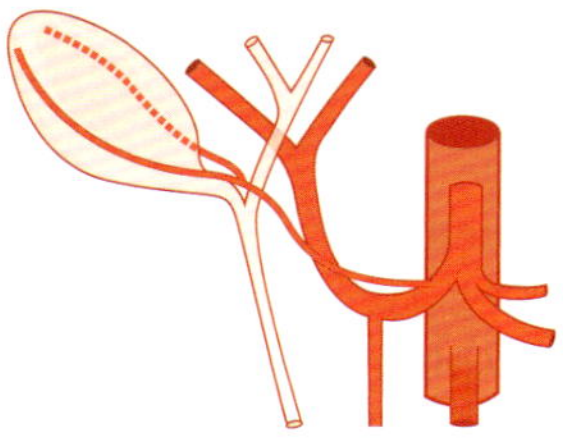

Abb. 15.7 A. cystica abgehend aus der A. hepatica communis (2 %). Schematische Darstellung.

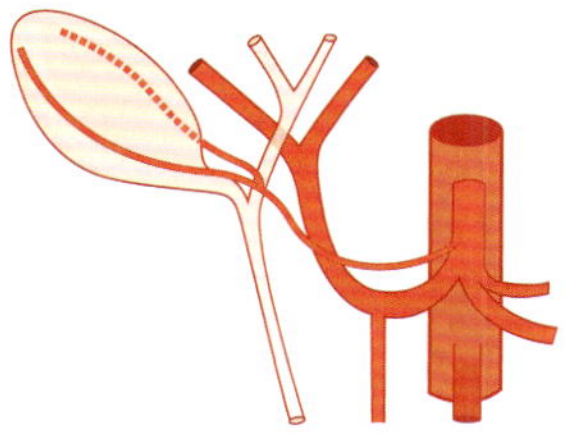

Abb. 15.8 A. cystica abgehend aus dem Truncus coeliacus (< 1 %). Schematische Darstellung.

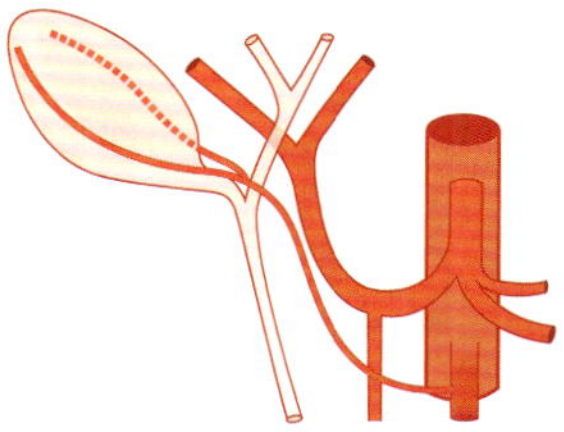

Abb. 15.9 A. cystica als ein Ast der A. mesenterica superior (< 1 %). Schematische Darstellung.

15.2 Zwei Aa. cysticae (20 %)

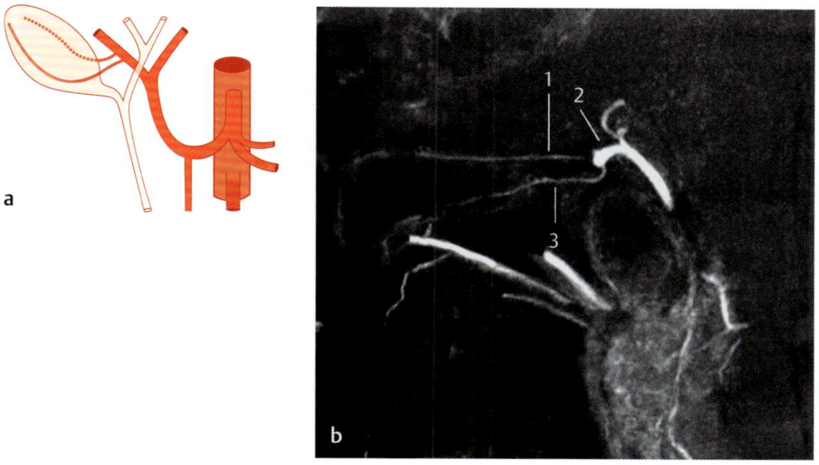

Abb. 15.10 Beide Aa. cysticae gehen aus dem R. dexter der A. hepatica propria hervor (13 %). In einem Drittel aller Fälle ist der R. dexter der A. hepatica propria ein Ast der A. mesenterica superior.
a Schematische Darstellung.
b Oblique koronale MIP-CT.
1 A. cystica 1;
2 R. dexter der A. hepatica propria;
3 A. cystica 2.

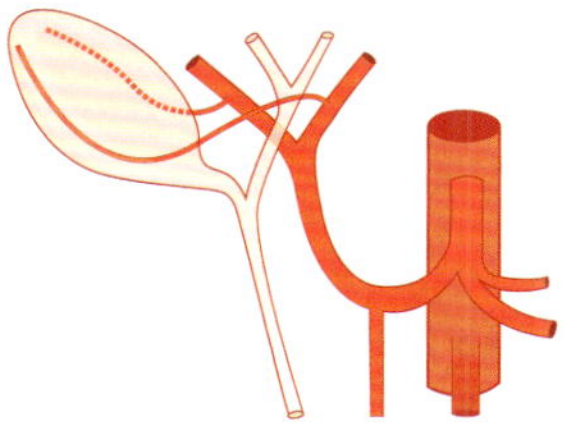

Abb. 15.11 Eine A. cystica stammt aus dem R. dexter der A. hepatica propria, die zweite aus deren R. sinister (2 %). Schematische Darstellung.

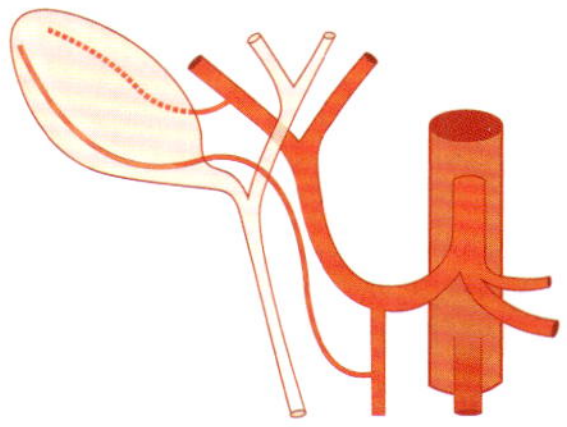

Abb. 15.12 Eine A. cystica geht aus dem R. dexter der A. hepatica propria hervor, die zweite aus der A. gastroduodenalis (3 %). Schematische Darstellung.

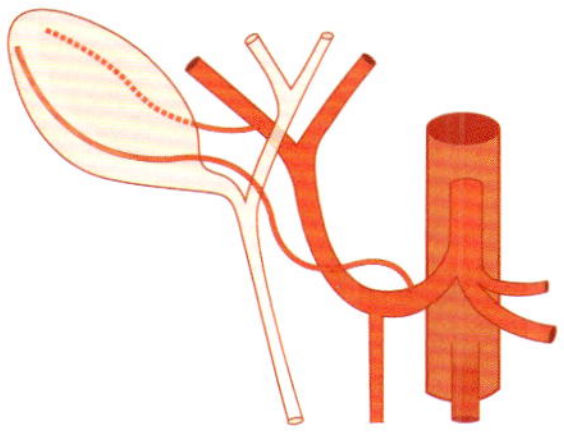

Abb. 15.13 Eine A. cystica entstammt dem R. dexter der A. hepatica propria, die zweite der A. hepatica communis (1 %). Schematische Darstellung.

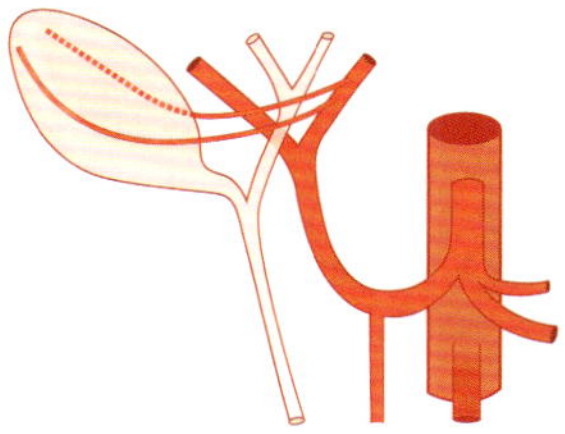

Abb. 15.14 Beide Aa. cysticae gehen aus dem R. sinister der A. hepatica propria ab (< 1 %). Schematische Darstellung.

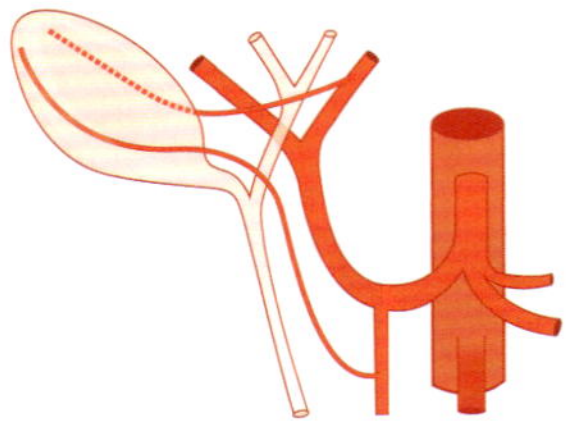

Abb. 15.15 Eine A. cystica geht aus dem R. sinister der A. hepatica propria ab, die zweite aus der A. gastroduodenalis oder einem ihrer Äste (< 1 %). Schematische Darstellung.

15.3 Drei oder mehr Aa. cysticae (< 1 %)

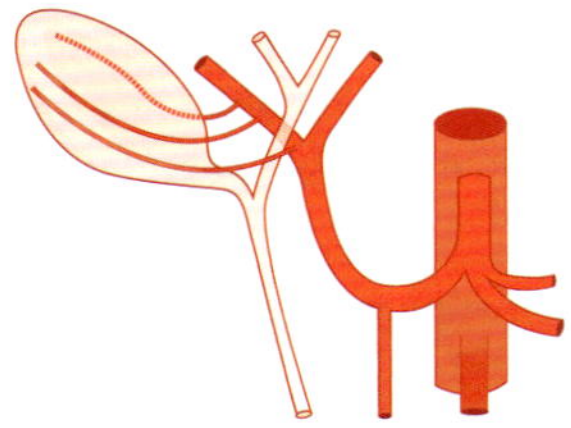

Abb. 15.16 Drei Aa. cysticae (< 1 %). Schematische Darstellung.

15.4 Topografie der Aa. cysticae

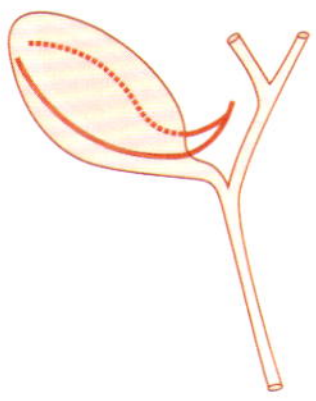

Abb. 15.17 Die A. cystica entspringt im Bereich des Calot-Dreiecks (75 %). Schematische Darstellung.

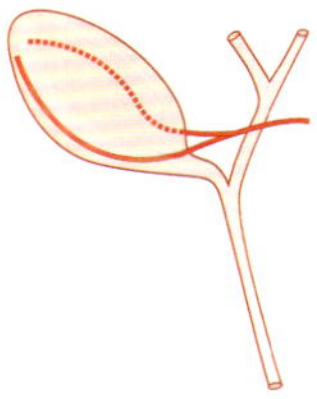

Abb. 15.18 Die A. cystica kreuzt den Ductus hepaticus communis ventral (22 %). Schematische Darstellung.

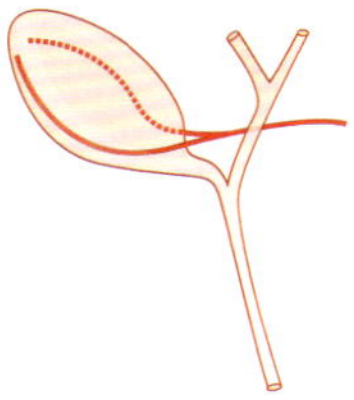

Abb. 15.19 Die A. cystica kreuzt den Ductus hepaticus communis dorsal (3 %). Schematische Darstellung.

15.5 Literatur

[1] Zubair M, Habib L, Mirza RM et al. Anatomical variations of cystic artery: telescopic facts. Med J Malaysia 2012; 67 (5): 494–496

[2] Adachi B. Das Arteriensystem der Japaner. Vol 2. Kyoto: Maruzen; 1928

[3] Anson BJ. An Atlas of Human Anatomy. 2nd ed. Philadelphia, PA: Saunders; 1963

[4] Benson EA, Page RE. A practical reappraisal of the anatomy of the extrahepatic bile ducts and arteries. Br J Surg 1976; 63 (11): 853–860

[5] Daseler EH, Anson BJ, Hambley WC, Reimann AF. The cystic artery and constituents of the hepatic pedicle; a study of 500 specimens. Surg Gynecol Obstet 1947; 85 (1): 47–63

[6] Vandamme JP, Bonte J, Van der Schueren G. A revaluation of hepatic and cystic arteries. The importance of the aberrant hepatic branches. Acta Anat (Basel) 1969; 73 (2): 192–209

16 Milzarterie (A. splenica [lienalis])

K. I. Ringe, S. Meyer

Im Verlauf der A. lienalis, normalerweise dem kräftigsten Ast des Truncus coeliacus, können vier Abschnitte unterschieden werden: das suprapankreatische, pankreatische, präpankreatische und das prähiläre Segment. Der zweite Abschnitt, das pankreatische Segment, verläuft in 90 % der Fälle suprapankreatisch, dorsal des Pankreas in 8 %, und ventral des Pankreas in 2 %. Durch ihren typischen, stark geschlängelten Verlauf kann die A. lienalis eine Länge von bis zu 50 cm aufweisen, obwohl die Distanz von der Aorta bis zur Milz nur etwa 10 cm beträgt [1], [2], [3], [4], [5], [6], [7], [8], [9].

Der Abgang aus dem Truncus coeliacus und die Variabilitäten sind in Kap. 13 aufgeführt. In den meisten Fällen teilt sich die A. lienalis als sogenannter hilumferner oder „verteilter" Typ nach ihrem Abgang, in einiger Distanz zur Milz, in mindestens zwei Hauptäste auf. Alternativ findet die Aufzweigung als hilumnaher oder „magistraler" Typ in Milznähe statt. Sechs bis 36 individuelle Arterien treten in die Milz ein, ohne große Anastomosen innerhalb des Milzparenchyms zu bilden. Diese Arterien versorgen die segmentartigen Abschnitte der Milz und sind von klinischer Bedeutung bei distalen Milzarterienembolisationen oder im Rahmen einer partiellen Splenektomie, welche heutzutage der totalen Splenektomie vorgezogen wird [4], [5], [10].

16.1 Aufzweigungsmuster

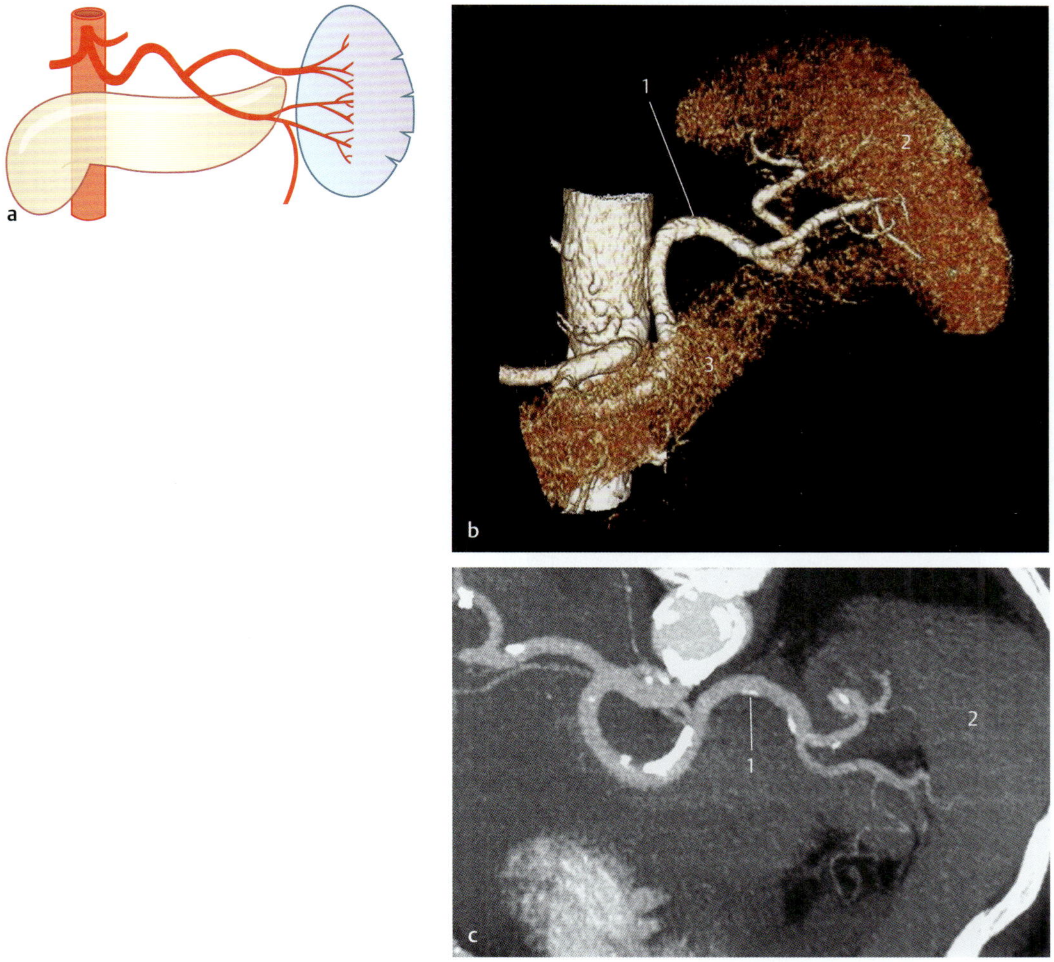

Abb. 16.1 Hilumfern („verteilter" Typ) (70 %).
a Schematische Darstellung.
b Koronale VR-CT.
c Axiale MIP-CT.
1 A. splenica (lienalis);
2 Milz;
3 Pankreas.

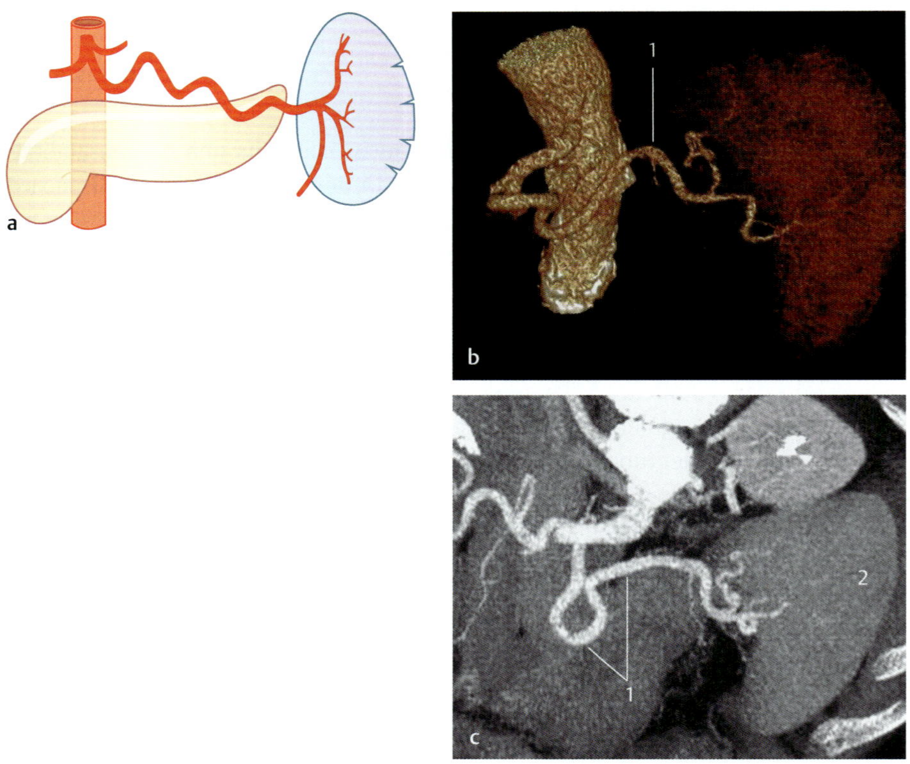

Abb. 16.2 Hilumnah („magistraler" Typ) (30 %).
a Schematische Darstellung.
b Koronale VR-CT.
c Oblique axiale MIP-CT.
1 A. splenica (lienalis);
2 Milz.

16.2 Polarterien

Wichtige Äste der A. lienalis sind die Rr. gastricae breves und die A. gastroepiploica sinistra (siehe Aa. gastricae, Kap. 17). Arterien zum kranialen oder kaudalen Pol der Milz kommen aus dem Hauptstamm der A. lienalis oder den superioren oder inferioren Endästen. In seltenen Fällen haben obere Polarterien ihren Ursprung in der Aorta, der A. gastrica sinistra, einer Pankreasarterie oder sogar einer Mesenterialarterie [2], [11].

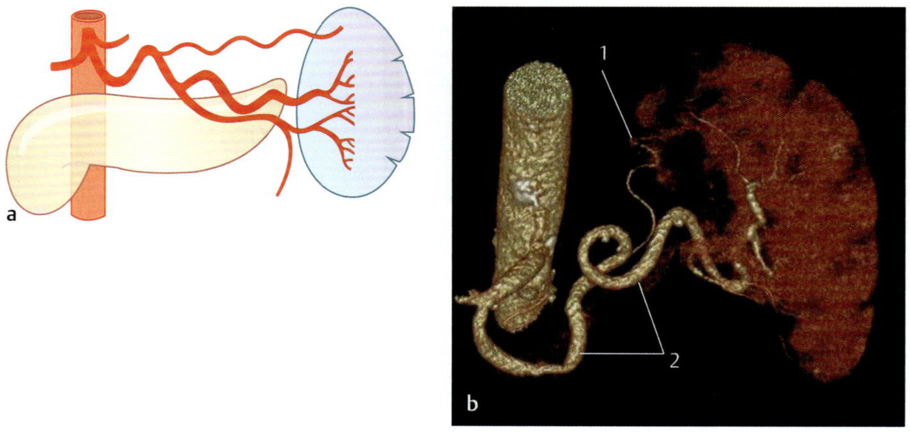

Abb. 16.3 Obere Polarterie (65 %).
a Schematische Darstellung.
b Koronale VR-CT.
1 obere Polarterie;
2 A. splenica (lienalis).

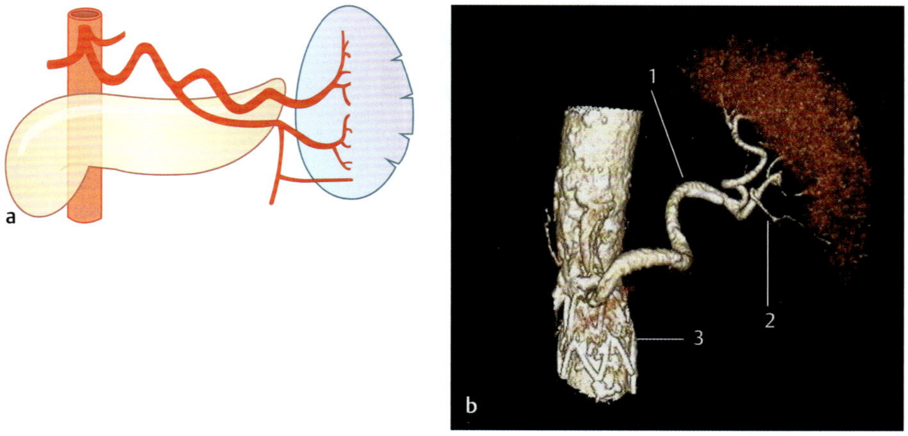

Abb. 16.4 Untere Polarterie (80 %).
a Schematische Darstellung.
b Koronale VR-CT. Nebenbefundlich abdomineller Aortenstent.
1 A. splenica (lienalis);
2 untere Polarterie;
3 abdomineller Aortenstent.

16.3 Verlauf

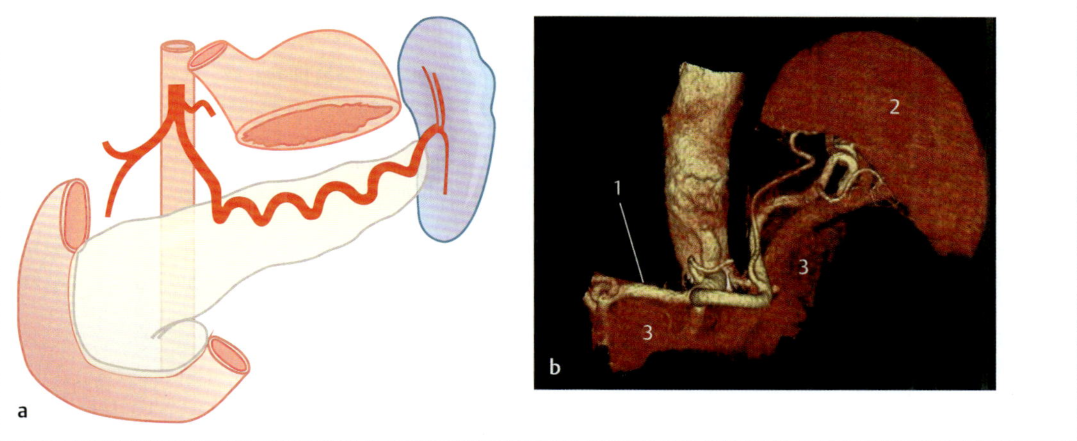

Abb. 16.5 Entlang des kranialen Pankreasrandes (suprapankreatisch) (90 %).
a Schematische Darstellung.
b Koronale VR-CT.
1 A. splenica (lienalis);
2 Milz;
3 Pankreas.

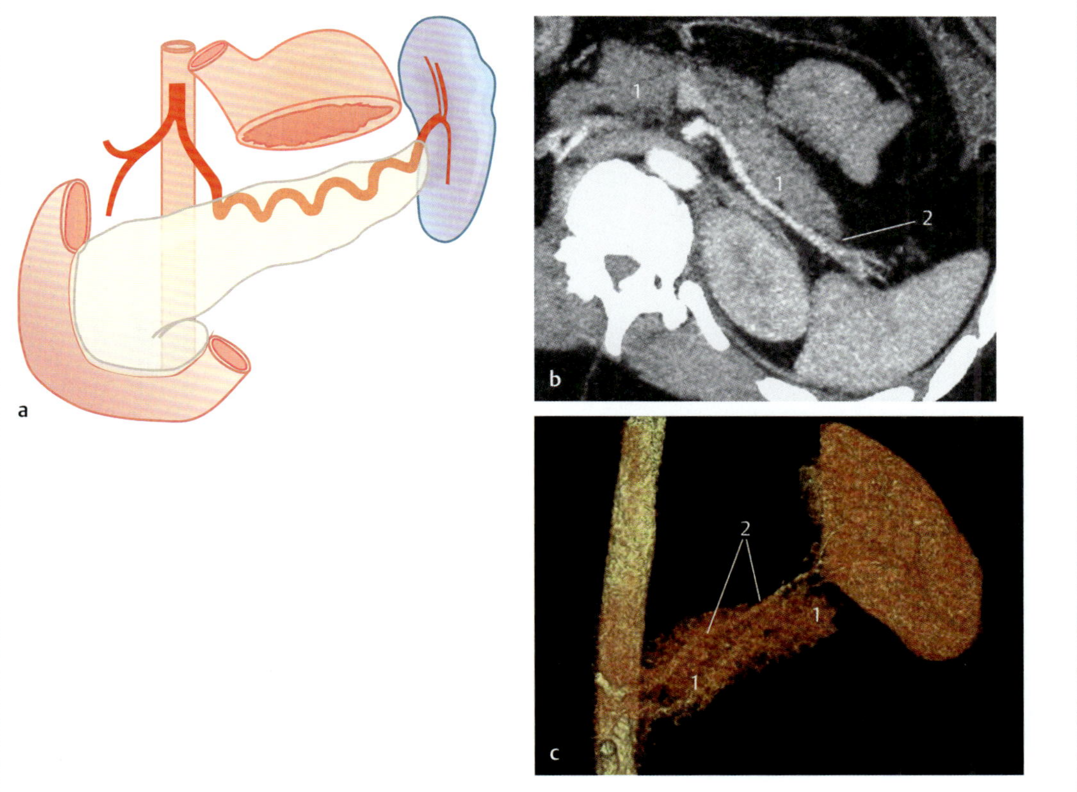

Abb. 16.6 Dorsal des Pankreas (retropankreatisch) (8 %).
a Schematische Darstellung.
b Axiale MIP-CT.
c Koronale VR-CT.
1 Pankreas;
2 A. splenica (lienalis).

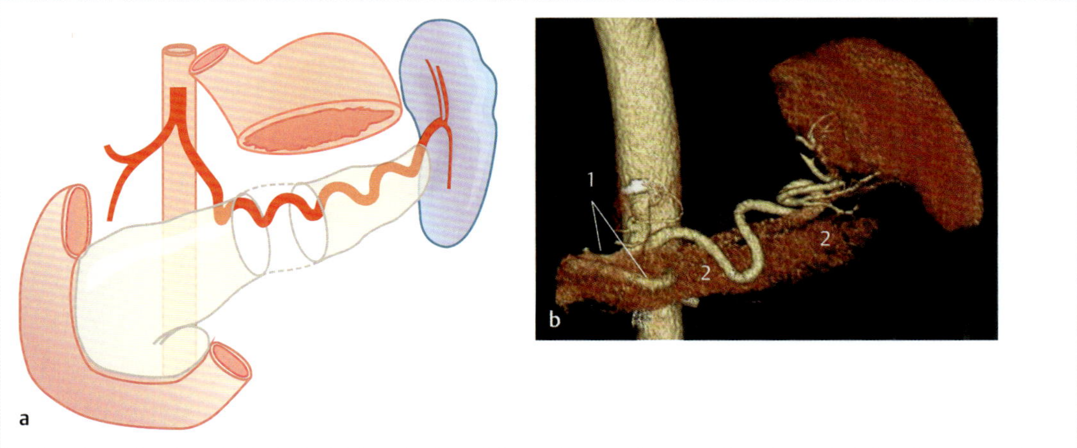

Abb. 16.7 Innerhalb des Pankreas (intrapankreatisch) (2 %).
a Schematische Darstellung.
b Koronale VR-CT.
1 A. splenica (lienalis);
2 Pankreas.

16.4 Literatur

[1] Fenoll FA. Über eine äußerst stark geschlängelt und verlängerte Arteria linealis. Anat Anz 1964; 115: 339–344

[2] Adachi B. Das Arteriensystem der Japaner. Vol. 2. Kyoto: Maruzen; 1928

[3] Gieseler HJ. Anatomische und experimentelle Untersuchungen zur Mechanik und Symptomatologie der traumatischen Milzrupturen. Langenbecks Arch Klin Chir Ver Dtsch Z Chir 1965; 309: 340–367

[4] Gupta CD, Gupta SC, Arora AK, Singh PJ. Vascular segments in the human spleen. J Anat 1976; 121 (Pt 3): 613–616

[5] Henschen C. Die chirurgische Anatomie der Milzgefäße. Schweiz Med Wochenschr 1928; 9: 164–180

[6] Sebastiani M, Romano V, Gerletti D, Greco O. Contributo all'anatomia chirurgica dell'arteria splenica. Le connessioni vascolari arteriose pancreatico-spleniche. Biol Lat 1968; 21 (4): 621–630

[7] Tischendorf F. Zum Problem der Milzarterie. II. Eine abnorm stark und unregelmäßig geschlängelte A. lienalis mit zweiteiligem Truncus coeliacus. Anat Anz 1973; 134 (1): 108–119

[8] Wang Y, Cheng C, Wang L et al. Anatomical variations in the origins of the celiac axis and the superior mesenteric artery: MDCT angiographic findings and their probable embryological mechanisms. Eur Radiol 2014; 24 (8): 1777–1784

[9] Pandey SK, Bhattacharya S, Mishra RN, Shukla VK. Anatomical variations of the splenic artery and its clinical implications. Clin Anat 2004; 17 (6): 497–502

[10] Katritsis E, Parashos A, Papadopoulos N. Arterial segmentation of the human spleen by post-mortem angiograms and corrosion-casts. Angiology 1982; 33 (11): 720–727

[11] Kou S, Takemura A, Irifune T, Irifune T. A case of splenic artery arising from the superior mesenteric artery. Okajimas Folia Anat Jpn 1980; 57 (4): 241–250

17 Magenarterien (Aa. gastricae)

K. I. Ringe, S. Meyer

In Lehrbüchern werden üblicherweise sechs den Magen versorgende Arterien genannt und in Abbildungen dargestellt. Die A. gastrica sinistra und dextra anastomosieren entlang der kleinen Magenkurvatur. Die A. gastroomentalis sinistra und dextra bilden einen Arterienbogen entlang der großen Kurvatur. Der Magenfundus wird über die Aa. gastricae breves versorgt, welche in ihrer Anzahl variieren, und der Pylorus über die A. gastroduodenalis. Die arteriellen Anastomosen am kardioösophagealen und am gastroduodenalen Ende des Magens variieren erheblich. In den meisten Fällen ist die A. gastrica sinistra kräftiger als die A. gastrica dextra. An der großen Kurvatur ist die A. gastroomentalis dextra nahezu immer ausgeprägter als die A. gastroomentalis sinistra und endet üblicherweise hinter der Mittellinie des Magenunterrandes [1], [2], [3], [4], [5], [6], [7], [8], [9], [10], [11], [12], [13], [14].

17.1 Normale Blutversorgung des Magens

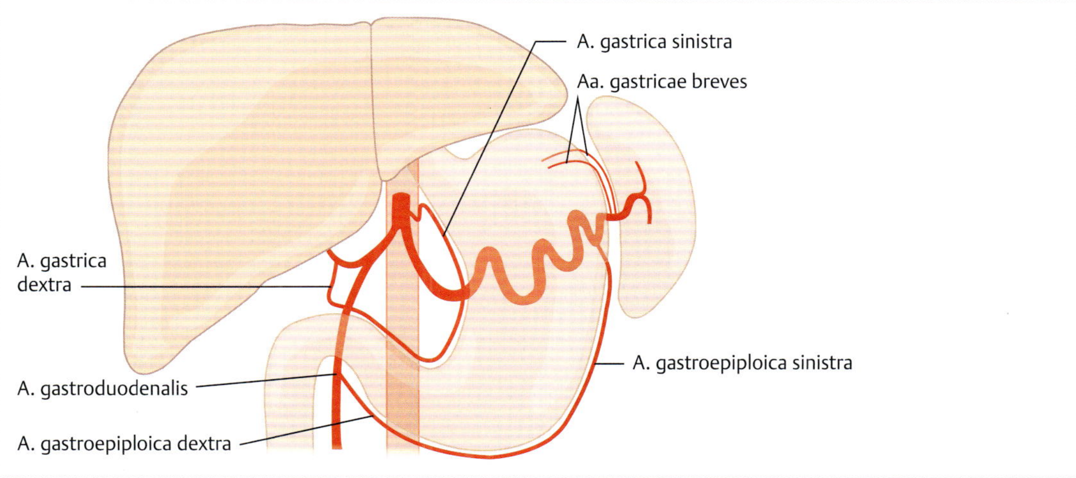

Abb. 17.1 Normalfall, wie in den meisten Lehrbüchern beschrieben. Schematische Darstellung.

17.2 A. gastrica dextra

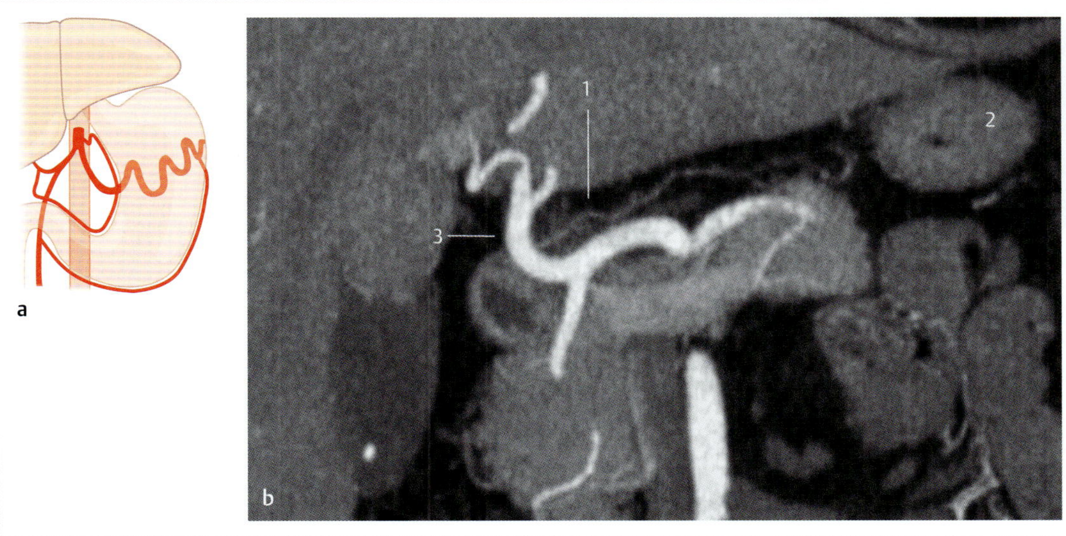

Abb. 17.2 Normalfall, Abgang aus der A. hepatica communis (~50 %).
a Schematische Darstellung.
b Koronale MIP-CT.
1 A. gastrica dextra;
2 Magen;
3 A. hepatica communis.

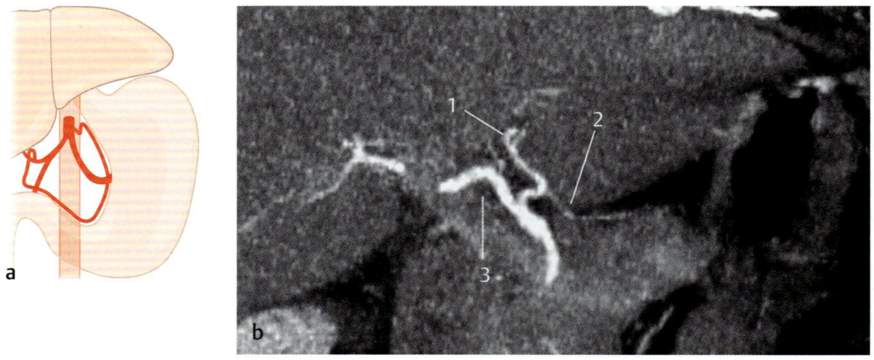

Abb. 17.3 Abgang aus dem R. sinister der A. hepatica propria (15 %).
a Schematische Darstellung.
b Koronale MIP-CT.
1 R. sinister der A. hepatica propria;
2 A. gastrica dextra;
3 R. dexter.

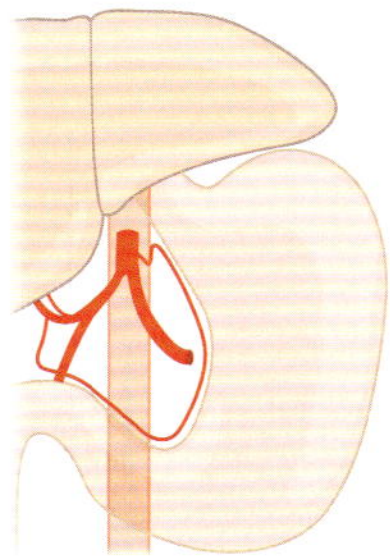

Abb. 17.4 Abgang aus dem R. dexter der A. hepatica propria (5 %). Schematische Darstellung.

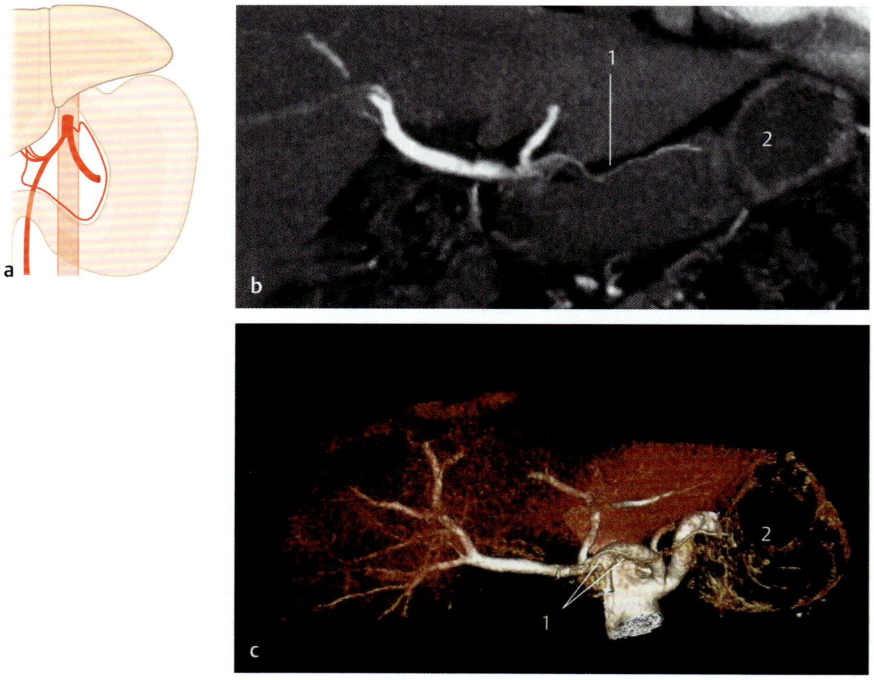

Abb. 17.5 Abgang aus einem Mittelast oder aus der Bifurkation der A. hepatica propria (20 %). Die A. gastrica dextra geht aus der Bifurkation der A. hepatica propria ab.
a Schematische Darstellung.
b Koronale VR-CT.
c MIP-CT.
1 A. gastrica dextra;
2 Magen.

17.3 A. gastrica sinistra

Die A. gastrica sinistra geht in annähernd 90 % aller Fälle aus dem Truncus coeliacus hervor, normalerweise als erster Ast. Hervorzuheben und bei der intraarteriellen Therapie der Leber zu beachten ist, dass in ungefähr einem Viertel der Patienten die A. gastrica sinistra an der Blutversorgung der Leber beteiligt ist, wobei es sich in der Hälfte dieser Fälle um ein akzessorisches Gefäß handelt, in der anderen Hälfte (11,5 %) um eine dystope Leberarterie. Die A. gastrica sinistra teilt sich normalerweise in zwei Hauptäste auf, einen anterioren und einen posterioren Gefäßast [1], [3], [4], [7], [15], [16]. Die A. gastrica dextra anastomosiert in den meisten Fällen mit dem posterioren Ast der A. gastrica sinistra [1], [3], [7], [17].

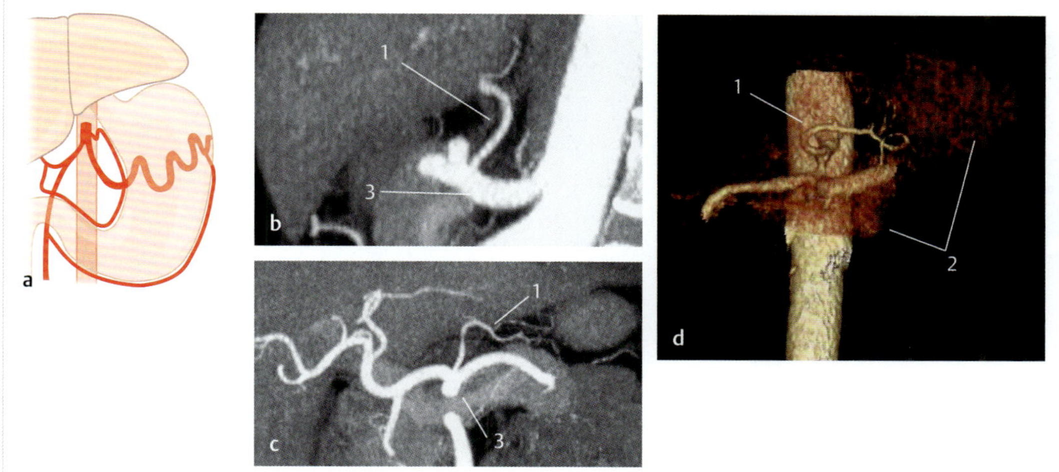

Abb. 17.6 Normalfall, wie in den meisten Lehrbüchern beschrieben: Abgang aus dem Truncus coeliacus (~90 %).
a Schematische Darstellung.
b Koronale VR-CT.
c Koronale MIP-CT.
d Sagittale MIP.
1 A. gastrica sinistra;
2 Magen;
3 Truncus coeliacus.

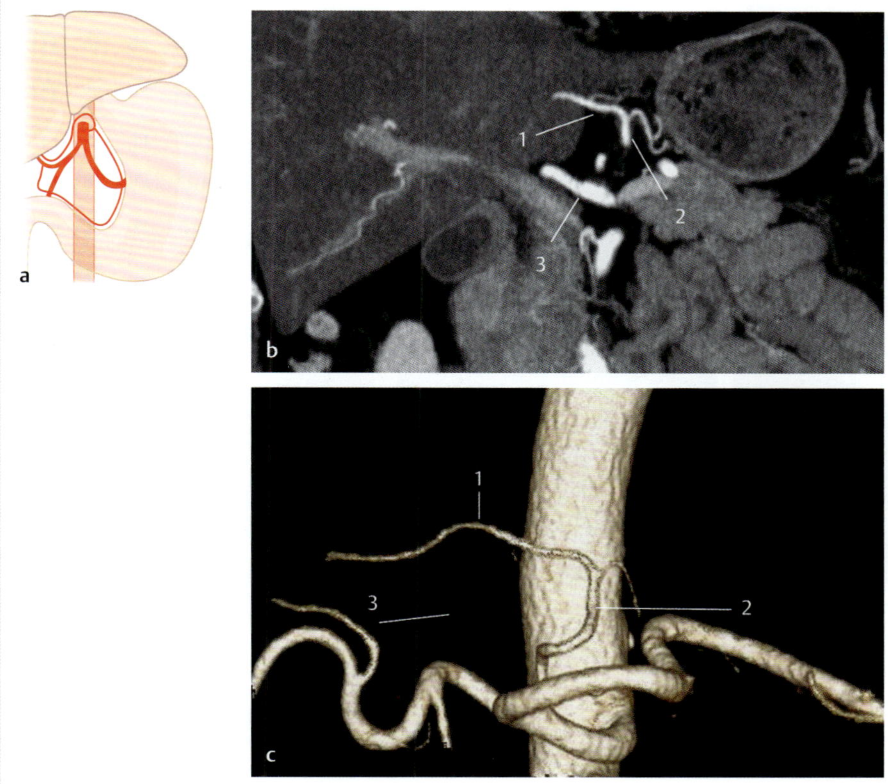

Abb. 17.7 Akzessorische A. hepatica aus der A. gastrica sinistra (23 %).
a Schematische Darstellung.
b Koronale MIP-CT.
c Koronale VR-CT.
1 Akzessorische A. hepatica;
2 A. gastrica sinistra;
3 A. hepatica.

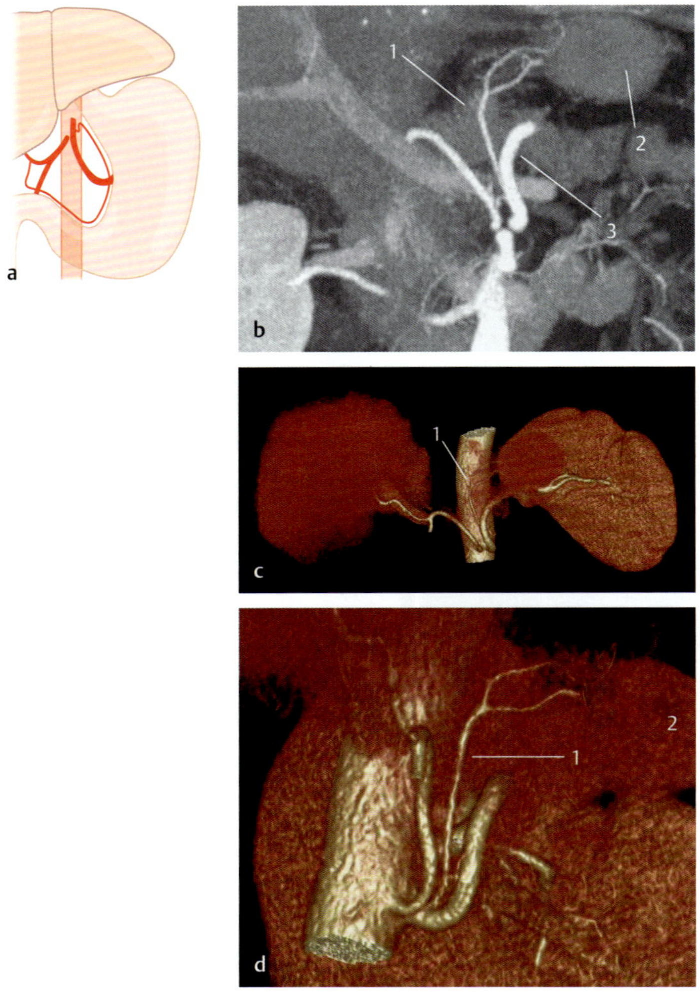

Abb. 17.8 Abgang aus einem Truncus gastrolienalis (4 %).
a Schematische Darstellung.
b Koronale VR-CT.
c Koronale MIP-CT.
d Sagittale VR-CT.
1 A. gastrica sinistra;
2 Magen;
3 A. splenica (lienalis).

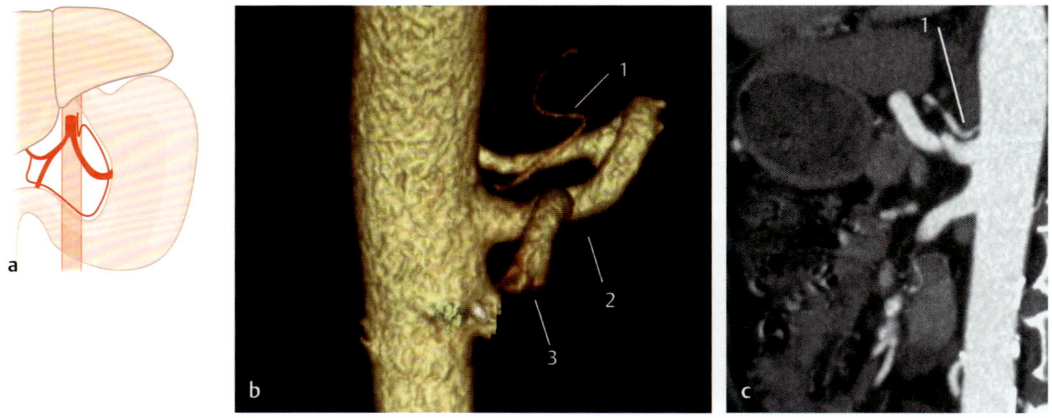

Abb. 17.9 Abgang direkt aus der Aorta (3 %).
a Schematische Darstellung.
b Sagittale VR-CT.
c Sagittale MIP-CT.
1 A. gastrica sinistra;
2 A. splenica [lienalis];
3 A. hepatica communis.

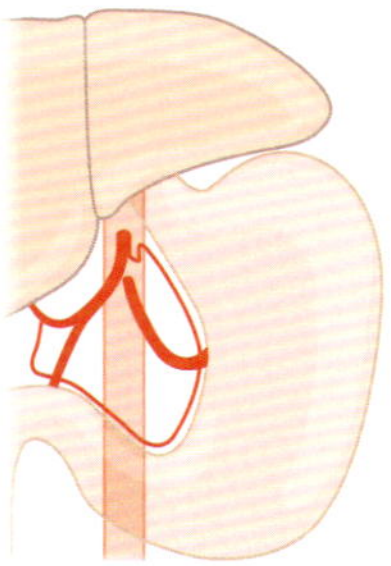

Abb. 17.10 Abgang aus einem Truncus hepatogastricus (2 %).
Schematische Darstellung.

17.4 Aa. gastroomentales

Die A. gastroomentalis sinistra ist höchst variabel, was Ursprung, Größe, Länge und Anzahl an abgehenden Ästen betrifft. Meistens entspringt sie dem Hauptstamm der A. lienalis oder einem inferioren splenischen Endast, manchmal jedoch auch einem superioren splenischen Endast, oder sie geht sogar aus dem Inneren der Milz hervor [1], [3], [7]. Von klinischer Bedeutung ist ein Abgang aus der A. mesenterica superior, entweder direkt oder mit anderen Arterien. Der gastroomentale Bogen kann nah an der Magenwand oder bis zu 2 cm entfernt von der großen Magenkurvatur verlaufen [1], [3], [7], [18].

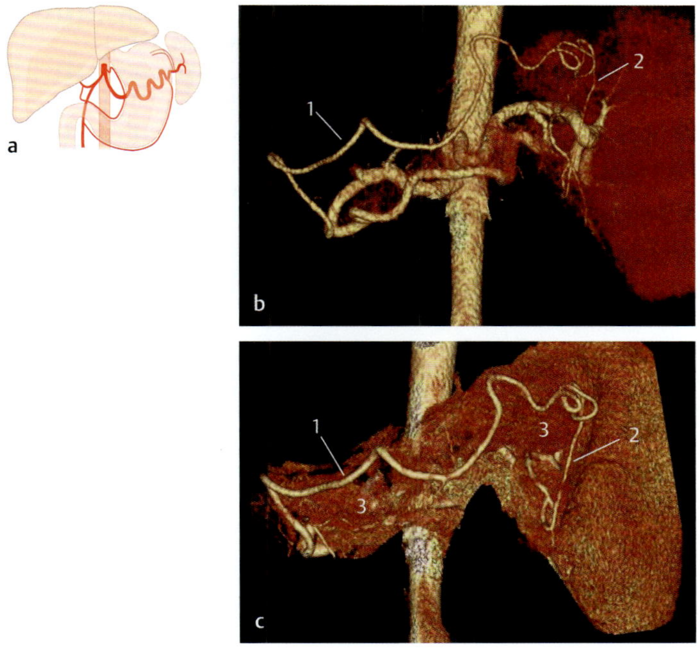

Abb. 17.11 Normalfall, wie in den meisten Lehrbüchern beschrieben, mit einer Anastomose zwischen der A. gastroomentalis sinistra und der A. gastroomentalis dextra (65 %).
a Schematische Darstellung.
b Koronale VR-CT ohne Abbildung des Magens.
c Koronale VR-CT mit Abbildung des Magens.
1 A. gastroomentalis dextra;
2 A. gastroomentalis sinistra;
3 Magen.

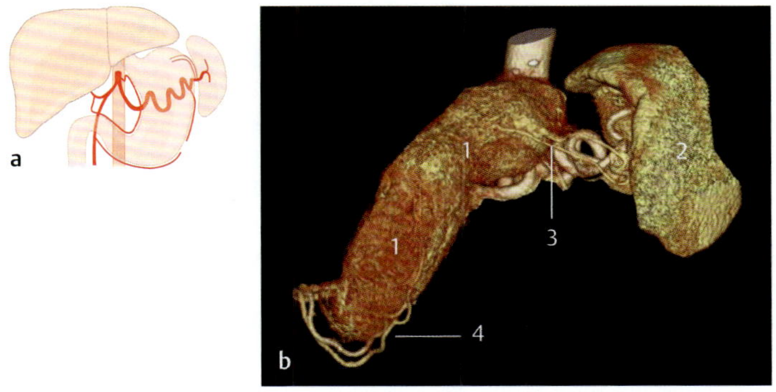

Abb. 17.12 Keine echte Anastomose zwischen der A. gastroomentalis sinistra und dextra (35 %).
a Schematische Darstellung.
b Koronale VR-CT.
1 Magen;
2 Milz;
3 A. gastroomentalis sinistra;
4 A. gastroomentalis dextra.

17.5 Eine A. gastrica posterior aus der A. splenica [lienalis] (60 %)

Ein Gefäß, das üblicherweise nicht weiter beschrieben wird, ist die A. gastrica posterior, welche aus der A. lienalis abgeht, vertikal oder oblique aufsteigt und Magenhinterwand, -fundus und -kardiaregion einschließlich angrenzender Anteile des Ösophagus versorgt. Diese Arterie wurde früher auch als aufsteigender posteriorer ösophagogastraler Ast oder A. gastrica sinistra accessoria bezeichnet. Die Bezeichnung A. gastrica posterior ist jedoch in den letzten Jahren in die anatomische Nomenklatur eingegangen und sollte nun entsprechend verwendet werden [1], [19], [20].

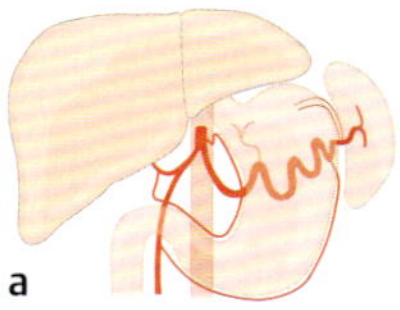

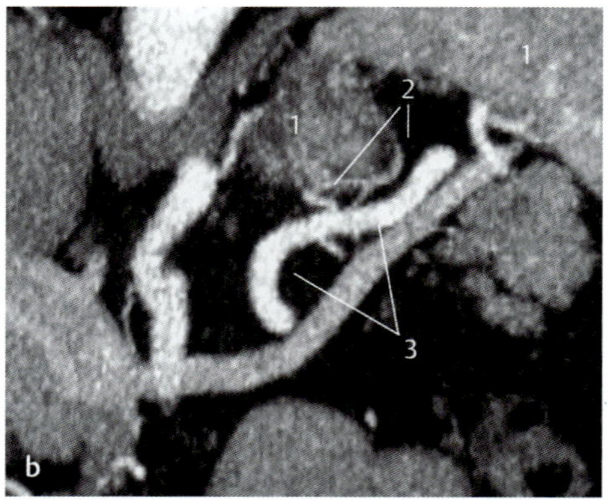

Abb. 17.13 A. gastrica posterior aus der A. lienalis (60 %).
a Schematische Darstellung.
b Koronale VR-CT.
1 Magen;
2 A. gastrica posterior;
3 A. splenica (lienalis).

17.6 Literatur

[1] Adachi B. Das Arteriensystem der Japaner. Vol 2. Kyoto: Maruzen; 1928

[2] Anson BJ, McVay CB. The topographical positions and the mutual relations of the visceral branches of the abdominal aorta: a study of 100 consecutive cadavers. Anat Rec 1937; 67 (1):7–15

[3] el-Eishi HI, Ayoub SF, el-Khalek MA. The arterial supply of the human stomach. Acta Anat (Basel) 1973; 86 (3): 565–580

[4] Feigl W, Firbas W, Sinzinger H. Uber das Vorkommen akzessorischer Leberarterien und ihre Genese sowie eine Diskussion ihrer Nomenklatur. Anat Anz 1973;134 (1): 139–171

[5] Hollinshead WH. Some variations and anomalies of the vascular system in the abdomen. Surg Clin North Am 1955; Mayo Clinic No.:1123–1131

[6] Levasseur JC, Couinaud C. Etude de la distribution des artères gastriques. Incidences chirurgicales. I. J Chir (Paris) 1968; 95 (1): 57–78

[7] Levasseur JC, Couinaud C. Etude de la distribution des artères gastriques. 2e partie: incidences chirurgicales. J Chir (Paris) 1968; 95 (2): 161–176

[8] Michels NA, Siddharth P, Kornblith PL, Parke WW. Routes of collateral circulation of the gastrointestinal tract as ascertained in a idssection of 500 bodies. Int Surg 1968; 49 (1): 8–28

[9] Milon J, Milon D, Boullier G et al. Lartère gastro-duodénale et ses variations. A partir de cent artériographies. Bull Assoc Anat (Nancy) 1978; 62 (179): 461–463

[10] Ödman P. Percutaneous selective angiography of the superior mesenteric artery. Acta Radiol 1959; 51 (1): 25–32

[11] Rouanet JP, Bruel JM, Lamarque JL, Djoukhadar A. Arteriographic aspects of the main anatomical and physiological arterial digestive collateral circulations. Anat Clin 1979; 1: 375–382

[12] Ruzicka FF Jr, Rossi P. Normal vascular anatomy of the abdominal viscera. Radiol Clin North Am 1970; 8 (1): 3–29

[13] Vandamme JP, Bonte J, Van der Schueren G. A revaluation of hepatic and cystic arteries. The importance of the aberrant hepatic branches. Acta Anat (Basel) 1969; 73 (2): 192–209

[14] Natsume T, Shuto K, Yanagawa N et al. The classification of anatomic variations in the perigastric vessels by dual-phase CT to reduce intraoperative bleeding during laparoscopic gastrectomy. Surg Endosc 2011; 25 (5): 1420–1424

[15] Naidich JB, Naidich TP, Sprayregen S et al. The origin of the left gastric artery. Radiology 1978; 126 (3): 623–626

[16] Sundgren R. Selective angiography of the left gastric artery. Acta Radiol Diagn (Stockh) 1970; Suppl 299: 1 +

[17] Eckmann I, Krahn V. Untersuchung zur Häufigkeit verschiedener Ursprungsstellen der Arteria gastrica dextra. Anat Anz 1984; 155 (1–5): 65–70

[18] Hannoun L, Le Breton C, Bors V et al. Radiological anatomy of the right gastroepiploic artery. Anat Clin 1984; 5 (4): 265–271

[19] DiDio LJA, Christoforidis AJ, Chandnani PC. Posterior gastric artery and its significance as seen in angiograms. Am J Surg 1980; 139 (3): 333–337

[20] Suzuki K, Prates JC, DiDio LJ. Incidence and surgical importance of the posterior gastric artery. Ann Surg 1978; 187 (2): 134–136

18 Pankreasarterien (Aa. pancreaticae)

K. I. Ringe, S. Meyer

Die arterielle Blutversorgung des Pankreas ist sehr variabel, folgt aber einem generellen Muster [1], [2], [3], [4], [5], [6], [7], [8], [9], [10], [11], [12], [13], [14], [15], [16], [17], [18], [19], [20], [21], [22].

Der Pankreaskopf wird über anastomosierende Äste aus dem Truncus coeliacus und der A. mesenterica superior versorgt. Diese Arterien bilden ventral und dorsal des Pankreaskopfes Arkaden in der vertikalen Achse.

Das Pankreaskorpus wird durch Arterien versorgt, die aus der anterioren und posterioren Arkade des Pankreaskopfes entstammen; diese Arterien variieren nicht nur in ihrer Anzahl, sondern auch in ihrem Ursprung. Die A. pancreaticoduodenalis superior anterior ist konsistenter Endast der A. gastroduodenalis.

Beide inferioren Abgänge der anterioren und posterioren Arkade verlassen die A. mesenterica superior als kurzer gemeinsamer Stamm (▶ Abb. 18.5); alternative Abgänge der anterioren Arkade sind in ▶ Abb. 18.6, ▶ Abb. 18.7 und ▶ Abb. 18.8 dargestellt [23].

Die superioren Abgänge der posterioren Arkade sind variabler (▶ Abb. 18.11, ▶ Abb. 18.12, ▶ Abb. 18.13, ▶ Abb. 18.14). Die A. pancreatica inferior zum Pankreaskorpus ist mit der A. pancreatica dorsalis und der A. pancreatica magna verbunden. Sie wird oft auch als A. pancreatica transversa oder seltener A. pancreatica superior bezeichnet. Dieser Umstand könnte die erhebliche Diskrepanz der in der Literatur beschriebenen Häufigkeiten dieser Arterie erklären. Neben den Ursprüngen, die in ▶ Abb. 18.20, ▶ Abb. 18.21 und ▶ Abb. 18.22 dargestellt sind, werden weitere Ursprünge aus der A. hepatica communis, aus der A. gastroduodenalis und der posterioren Arkade beschrieben.

Der Pankreasschwanz wird über eine Vielzahl von Ästen aus der A. lienalis versorgt [5], [20], welche nicht in den Abbildungen dargestellt sind.

Bei der selektiven Angiografie des Pankreas hängt die Anzahl der nachweisbaren Arterien und Äste wesentlich von der Position des Katheters und der Richtung des Blutflusses in den unterschiedlichen anastomosierenden Gefäßen um oder innerhalb des Pankreas ab. Meist sind weniger Arterien als in anatomischen Studien abgrenzbar. Die A. pancreatica magna wird nicht im Detail in den Abbildungen dieses Kapitels dargestellt.

18.1 Aa. pancreaticae, wie in Lehrbüchern dargestellt

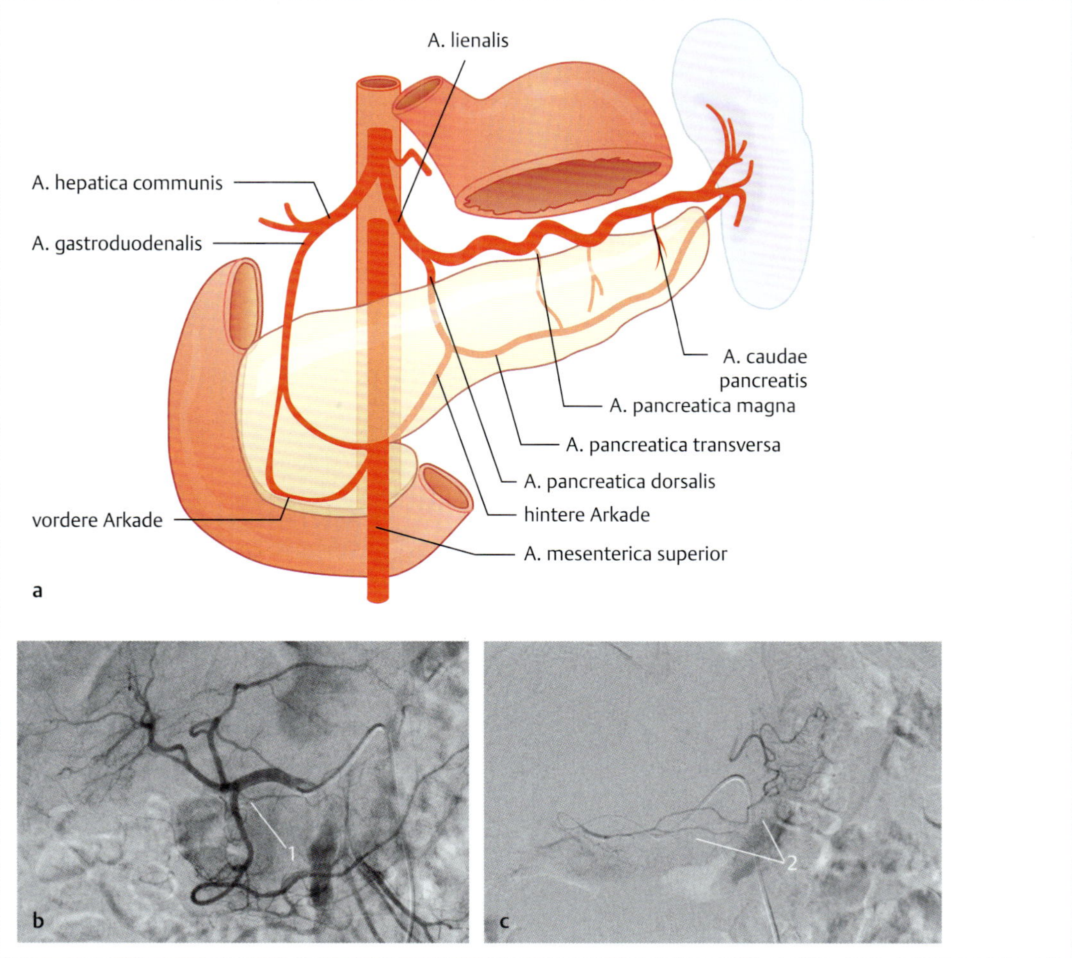

Abb. 18.1 Normale Blutversorgung des Pankreas.
a Schematische Darstellung.
b Angiografie mit Katheterposition in der A. hepatica communis.
c Angiografie mit einem Mikrokatheter in der anterioren Arkade.
1 Anteriore Arkade.
2 Pankreas.

18.2 Anzahl arterieller Arkaden ventral des Pankreaskopfes

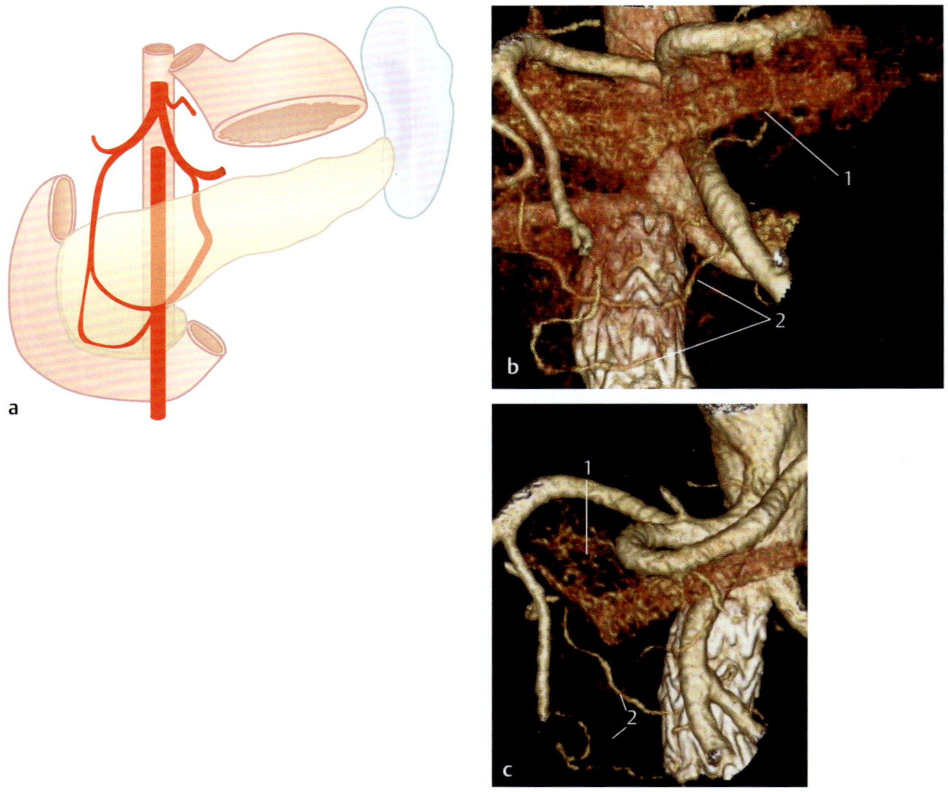

Abb. 18.2 Zwei Arkaden (79 %).
a Schematische Darstellung.
b Oblique VR-CT, koronale Ansicht.
c Oblique VR-CT, sagittale Ansicht.
1 Pankreas;
2 zwei Arkaden.

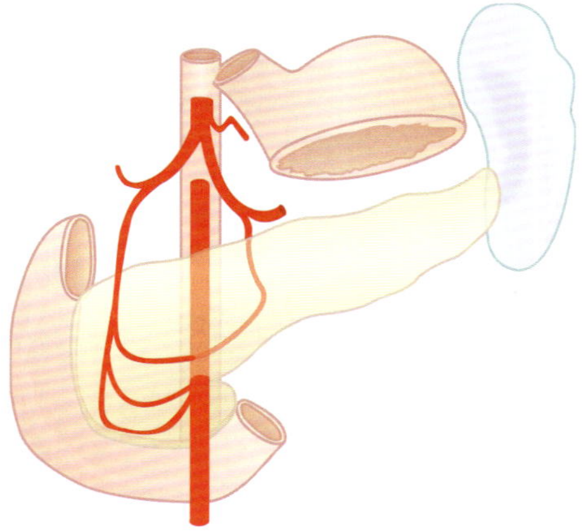

Abb. 18.3 Drei Arkaden (16 %). Schematische Darstellung.

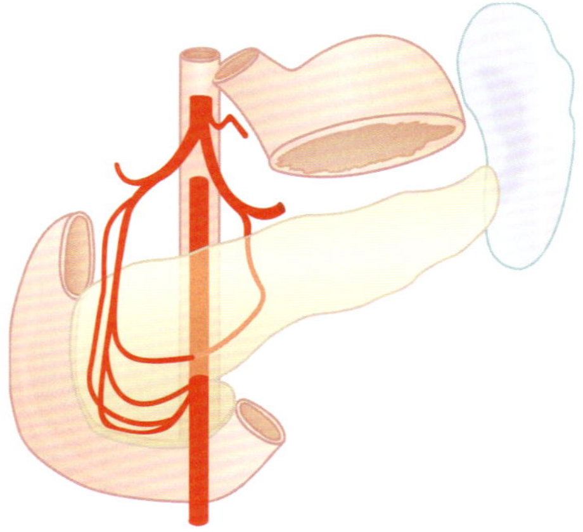

Abb. 18.4 Vier Arkaden (5 %). Schematische Darstellung.

18.3 Inferiorer Ursprung der anterioren Arkade

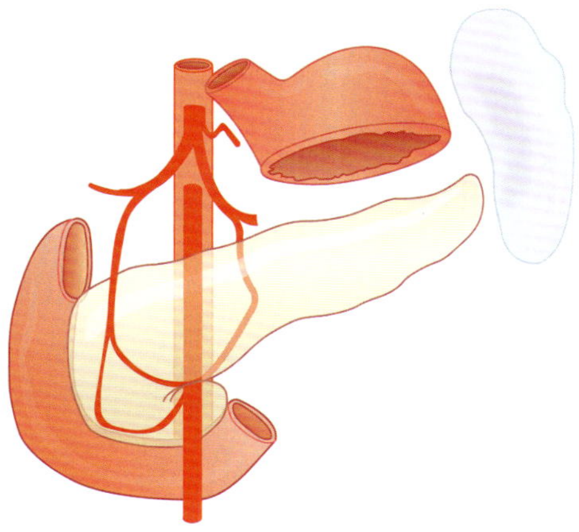

Abb. 18.5 Inferiorer Ursprung der anterioren und posterioren Arkade mit kurzem gemeinsamen Stamm aus der A. mesenterica superior (65 %). Schematische Darstellung.

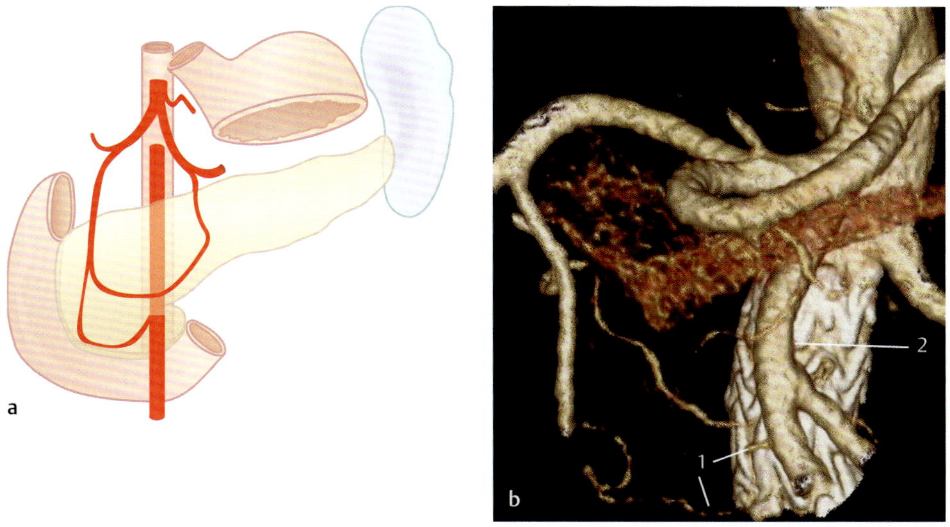

Abb. 18.6 Inferiorer Ursprung von der rechten Seite des Stammes der A. mesenterica superior (8 %).
a Schematische Darstellung.
b Koronale VR-CT.
1 Anteriore Arkade, inferiorer Ursprung;
2 A. mesenterica superior.

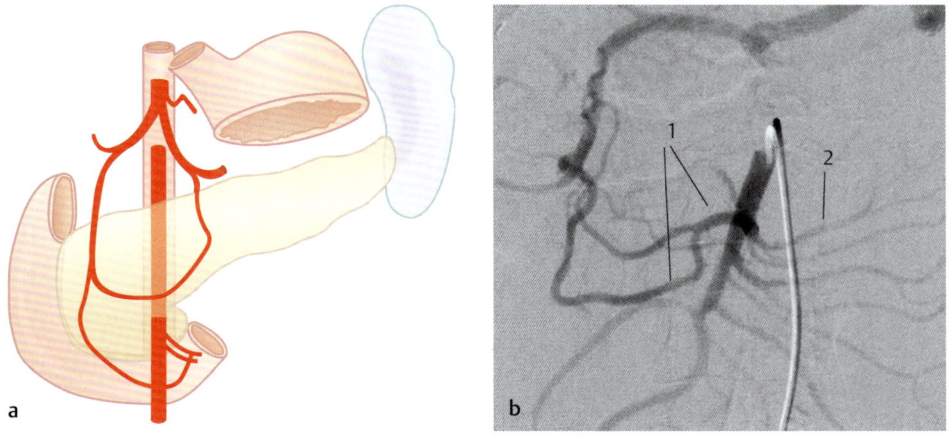

Abb. 18.7 Inferiorer Ursprung aus der ersten Jejunalarterie (15 %).
a Schematische Darstellung.
b Angiografie mit Katheterposition in der A. mesenterica superior.
1 Anteriore Arkade;
2 erste Jejunalarterie.

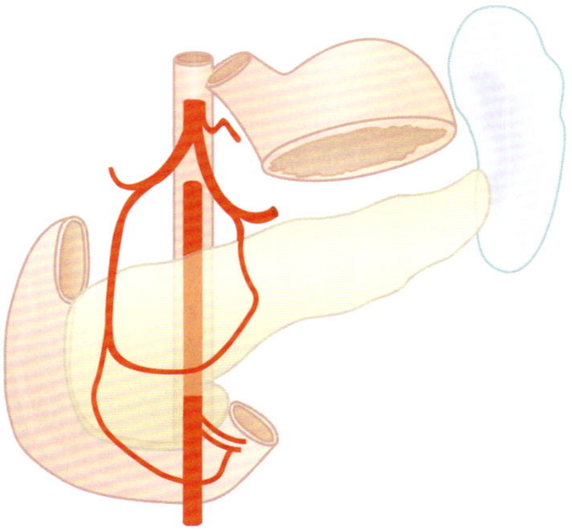

Abb. 18.8 Inferiorer Ursprung aus der zweiten Jejunalarterie (2 %). Schematische Darstellung.

18.4 Anzahl posteriorer arterieller Arkaden

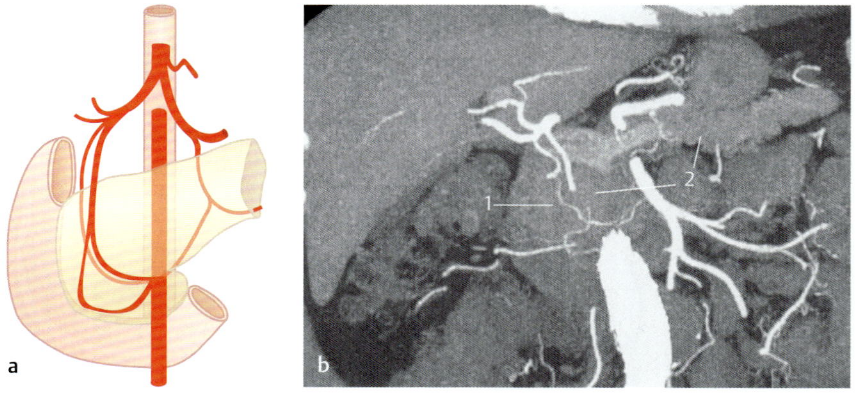

Abb. 18.9 Eine Arkade (90 %).
a Schematische Darstellung.
b Koronale MIP-CT.
1 Posteriore Arkade;
2 Pankreas.

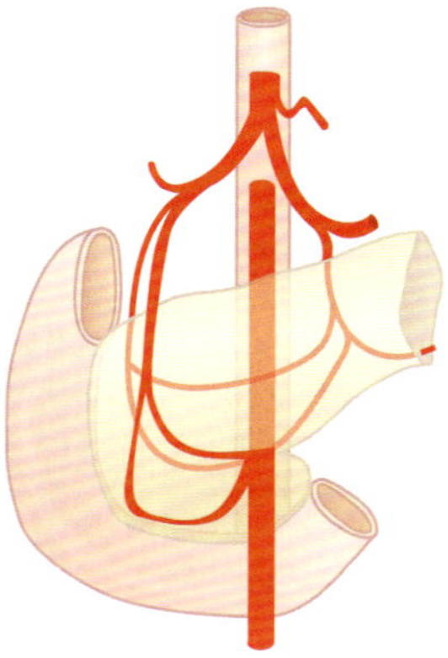

Abb. 18.10 Zwei Arkaden (10 %). Schematische Darstellung.

18.5 Superiorer Ursprung der posterioren Arkade

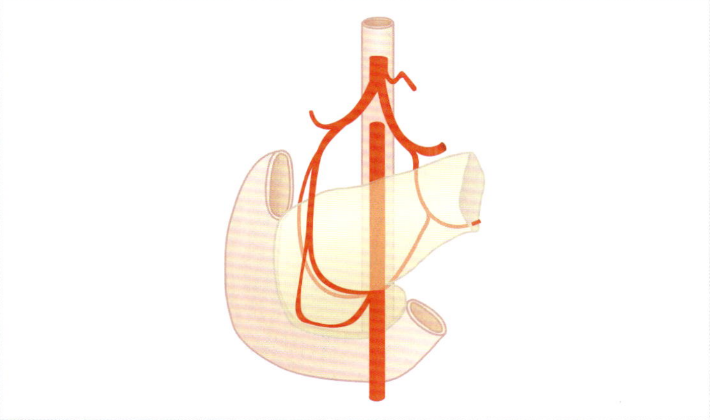

Abb. 18.11 Aus der A. gastroduodenalis (93 %). Schematische Darstellung.

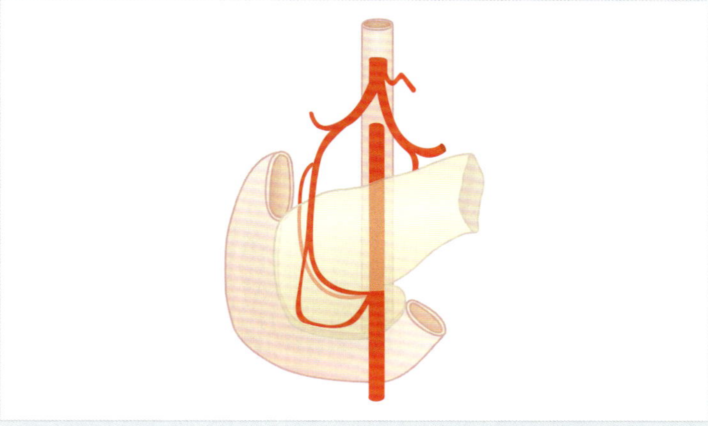

Abb. 18.12 Aus der A. hepatica communis (3 %). Schematische Darstellung.

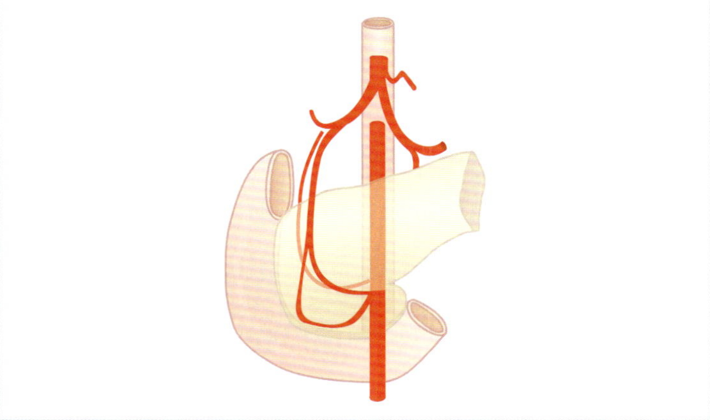

Abb. 18.13 Aus der A. hepatica propria (2 %). Schematische Darstellung.

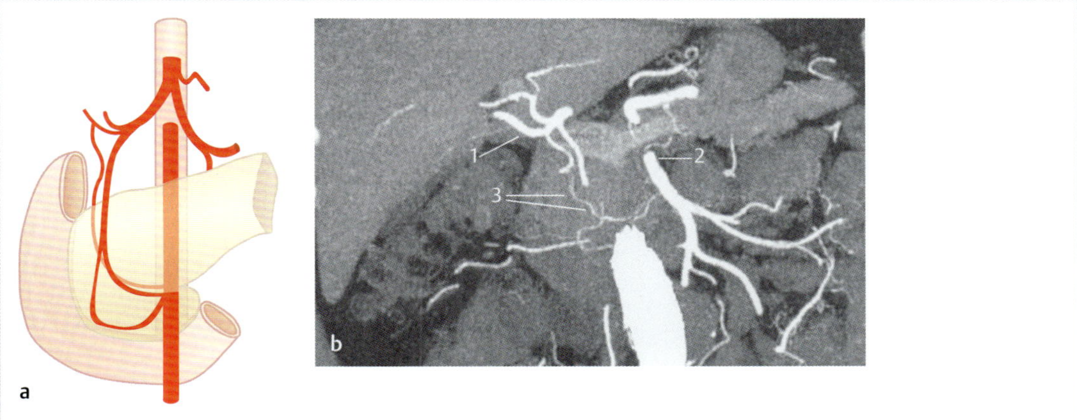

Abb. 18.14 Aus dem R. dexter der A. hepatica propria (2 %).
a Schematische Darstellung.
b Koronale MIP-CT.
1 R. dexter der A. hepatica propria;
2 A. mesenterica superior;
3 posteriore Arkade.

18.6 Ursprung der A. pancreatica dorsalis

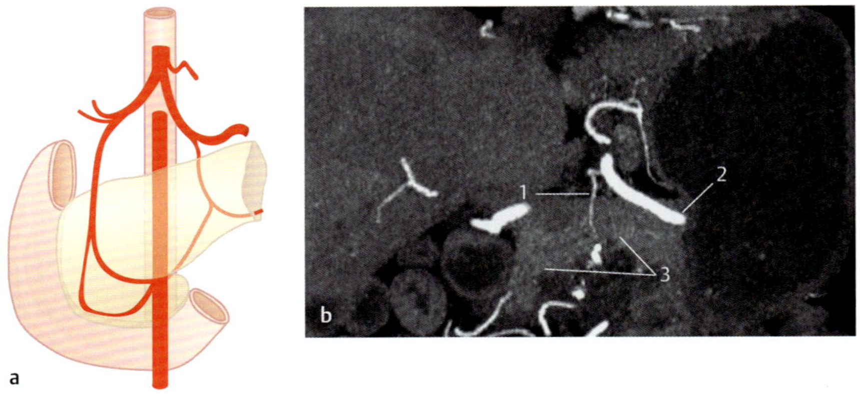

Abb. 18.15 Aus der A. lienalis (40 %).
a Schematische Darstellung.
b Koronale MIP-CT.
1 A. pancreatica dorsalis;
2 A. splenica (lienalis);
3 Pankreas.

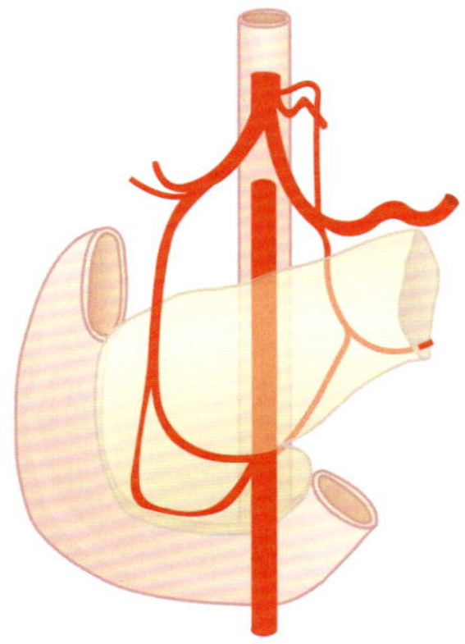

Abb. 18.16 Aus dem Truncus coeliacus (28 %). Schematische Darstellung.

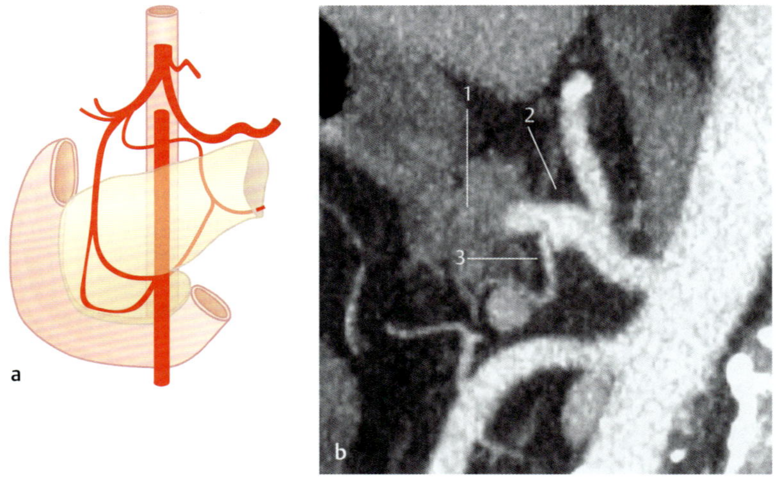

Abb. 18.17 Aus der A. hepatica communis (17 %).
a Schematische Darstellung.
b Sagittale MIP-CT.
1 Pankreas;
2 A. hepatica communis;
3 A. pancreatica dorsalis.

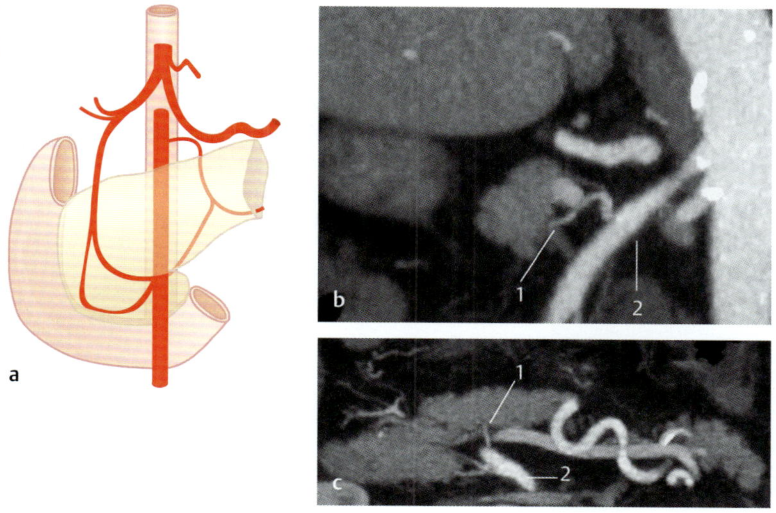

Abb. 18.18 Aus der A. mesenterica superior (15 %).
a Schematische Darstellung.
b MIP-CT, sagittale Ansicht.
c MIP-CT, axial oblique Ansicht.
1 A. pancreatica dorsalis;
2 A. mesenterica superior.

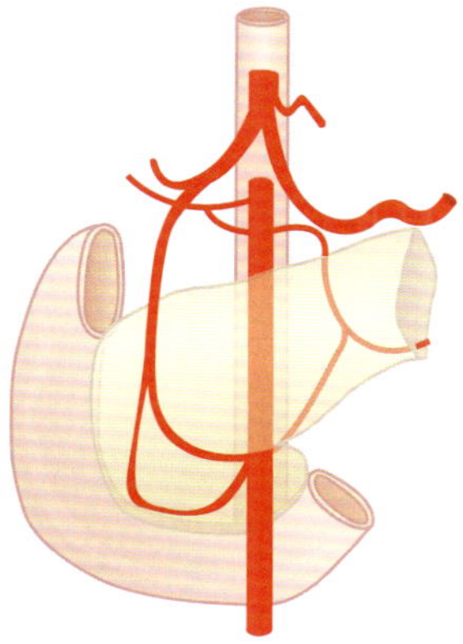

Abb. 18.19 Aus einer aberranten A. hepatica aus der A. mesenterica superior (< 1 %). Schematische Darstellung.

18.7 Ursprung der A. pancreatica inferior

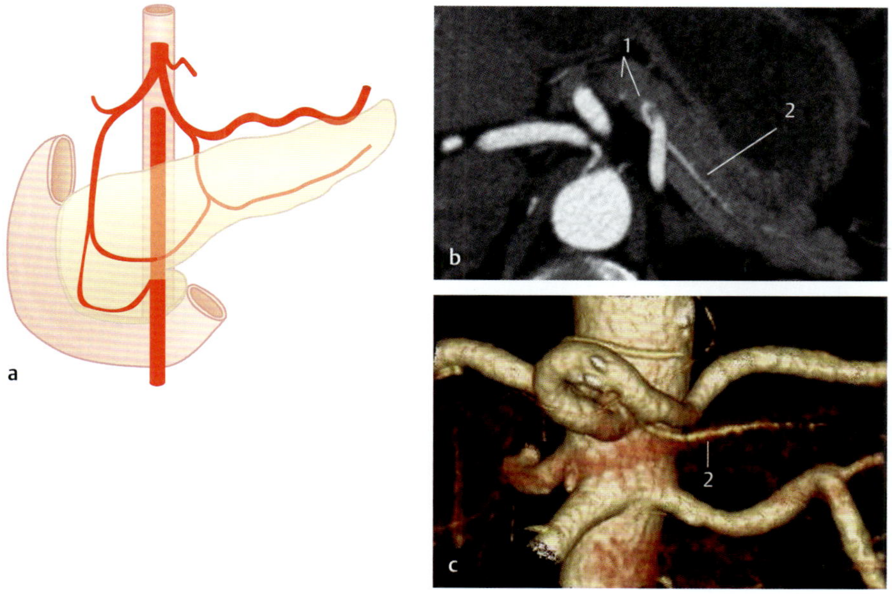

Abb. 18.20 Aus der A. pancreatica dorsalis (75 %).
a Schematische Darstellung.
b Axiale MIP-CT.
c Koronale VR-CT.
1 A. pancreatica dorsalis;
2 A. pancreatica inferior.

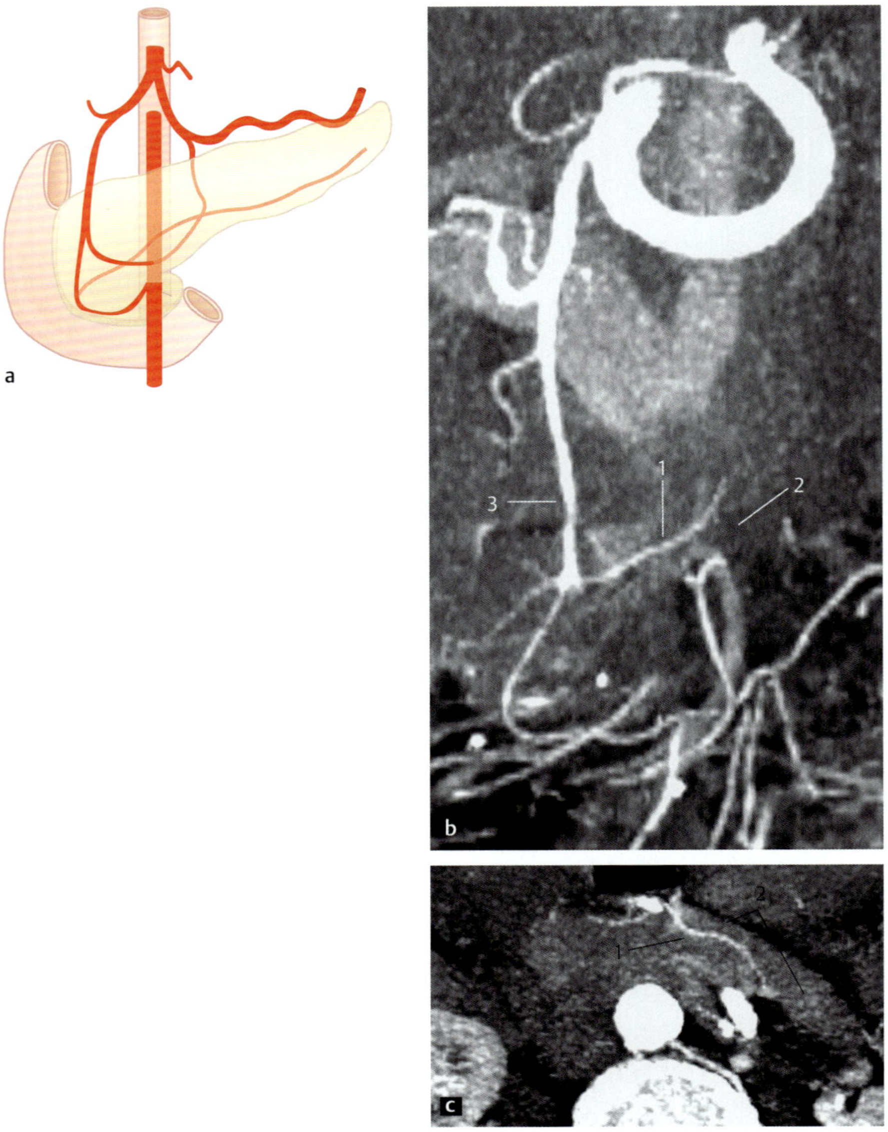

Abb. 18.21 Aus der anterioren Arkade (10 %).
a Schematische Darstellung.
b MIP-CT, koronale Ansicht.
c MIP-CT, axiale Ansicht.
1 A. pancreatica inferior;
2 Pankreas;
3 anteriore Arkade.

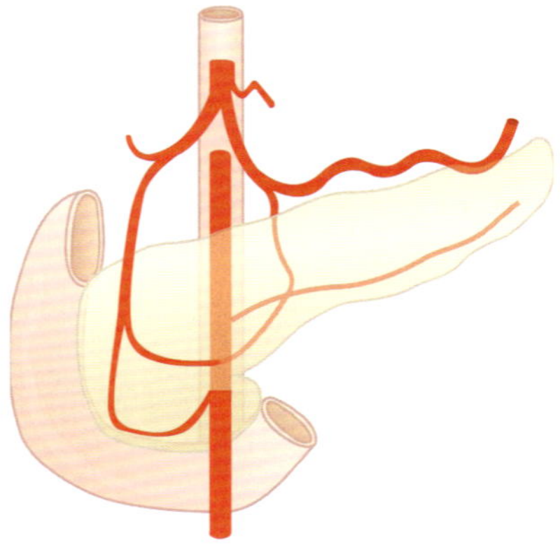

Abb. 18.22 Aus der A. mesenterica superior (10 %). Schematische Darstellung.

18.8 Literatur

[1] Bogomolova AP. Arterial arches in the area of the pancreas head in man. Arch Anat (Moskow) 1958; 35: 60–63

[2] Boijsen E. Selective pancreatic angiography. Br J Radiol 1966; 39 (463): 481–487

[3] Boijsen E, Olin T. Zöliakographie und Angiographie der A. mesenterica superior. Ergeb Med Strahlenforsch Neue Folge 1964; 1: 112–142

[4] Chérigié E, Mellière D, Bennet J et al. Anatomie radiologique de la vascularisation du pancréas. J Radiol Electrol Med Nucl 1967;48(6):346–352

[5] Fontaine C, Libersa C, Chambon JP, Ribet M. La vascularisation artérielle de la queue du pancréas et les n3croses caudales pancréatiques après splénectomie. J Chir (Paris) 1980; 117 (12): 677–682

[6] Gmelin Von E, Weiss HD, Swoboda G. Seltene arterielle Variationen bei der Oberbauch- und Pankreasangiographie. Fortschr Rönrgcnstr 1978; 129 (1): 77–82

[7] Hentschel M. Pankreas-Anatomie. Eine Studie aus chirurgischer und roentgenologischer Sicht. Langenbecks Arch Klin Chir 1965; 313: 233–242

[8] Huu N, Tam NTT, Minh NK. Artère gastro-duodénale naissant de la mésentérique supérieure. Bull Assoc Anat (Nancy) 1976; 60 (171): 779–786

[9] Mellière D. Variations des artères hépatiques et du carrefour pancréatique. Classification et fréquence. Dépistage artériographique et opératoire. Incidences sur la chirurgie du pédicule hépatique, les exérèses pancréatiques et les greffes de foie et de pancréas. J Chir (Paris) 1968; 95 (1): 5–42

[10] Michels NA, Siddharth P, Kornblith PL, Parke WW. Routes of collateral circulation of the gastrointestinal tract as ascertained in a dissection of 500 bodies. Int Surg 1968; 49 (1): 8–28

[11] Milon J, Milon D, Boullier G et al. Lartère gastro-duodénale et ses variations. A partir de cent artériographies. Bull Assoc Anat (Nancy) 1978; 62 (179): 461–463

[12] Bertelli E, Di Gregorio F, Bertelli L et al. The arterial blood supply of the pancreas: a review. II. The posterior superior pancreaticoduodenal artery. An anatomical and radiological study. Surg Radiol Anat 1996; 18 (1): 1–9

[13] Bertelli E, Di Gregorio F, Bertelli L et al. The arterial blood supply of the pancreas: a review. III. The inferior pancreaticoduodenal artery. An anatomical review and a radiological study. Surg Radiol Anat 1996; 18 (2): 67–74

[14] Bertelli E, Di Gregorio F, Mosca S, Bastianini A. The arterial blood supply of the pancreas: a review. V. The dorsal pancreatic artery. An anatomic review and a radiologic study. Surg Radiol Anat 1998; 20 (6): 445–452

[15] Petrén T. Die Arterien und Venen des Duodenums und des Pan-kreaskopfes beim Menschen. Zeitschrift für Anatomie und Entwicklungsgeschichte 1929; 90 (2): 234–277

[16] Pierson JM. The arterial blood supply of the pancreas. Surg Gynecol Obstet 1943; 77: 426–432

[17] Redman HC, Reuter SR. Angiographic demonstration of surgically important vascular variations. Surg Gynecol Obstet 1969; 129 (1): 33–39

[18] Reuter SR. Superselective pancreatic angiography. Radiology 1969; 92 (1): 74–85

[19] Roesch J, Bret J. Arteriography of pancreas. Am J Roentgenol Radium Ther Nucl Med 1965; 94: 182–193

[20] Sebastiani M, Romano V, Gerletti D, Greco O. Contributo all'anatomia chirurgica dell'arteria splenica. Le connessioni vascolari arteriose pancreatico-spleniche. Biol Lat 1968; 21(4): 621–630

[21] Umek H. Zur Relevanz anatomischer Varianten im Oberbaucharterienbereich. Rontgenpraxis 1973; 26 (5): 101–106

[22] Woodburne RT, Olsen LL. The arteries of the pancreas. Anat Rec 1951; 111 (2): 255–270

[23] Bertelli E, Di Gregorio F, Bertelli L et al. The arterial blood supply of the pancreas: a review. IV. The anterior inferior and posterior pancreaticoduodenal aa., and minor sources of blood supply for the head of the pancreas. An anatomical review and radiologic study. Surg Radiol Anat 1997; 19 (4): 203–212

19 A. mesenterica superior und Truncus coeliacus

K. I. Ringe

Grundlage der Abbildungen in diesem Kapitel sind die Varianten des Truncus coeliacus (S. 73) und der Aa. hepaticae (S. 78). Normvarianten der A. gastroduodenalis wurden ebenfalls berücksichtigt [1], [2], [3], [4], [5], [6], [7], [8], [9], [10]. Kombinationen verschiedener akzessorischer Arterien wurden hingegen nicht eingeschlossen. Die Abbildungen in diesem Kapitel verdeutlichen, dass es keine klare Grenze zwischen den Organen gibt, die über den Truncus coeliacus bzw. über die A. mesenterica superior (obere Gekrösearterie), die Arterie des embryonalen Mitteldarms, versorgt werden.

19.1 Blutversorgung der Bauchorgane über die A. mesenterica superior

In den Abbildungen dieses Kapitels werden folgende Beschriftungen verwendet:

- blankes Muster = Regionen, welche primär durch den Truncus coeliacus versorgt werden
- gepunktetes Muster = Regionen, welche primär durch die A. mesenterica superior versorgt werden, und teilweise durch Äste aus dem Truncus coeliacus
- gestreiftes Muster = Regionen, welche primär durch die A. mesenterica superior versorgt werden

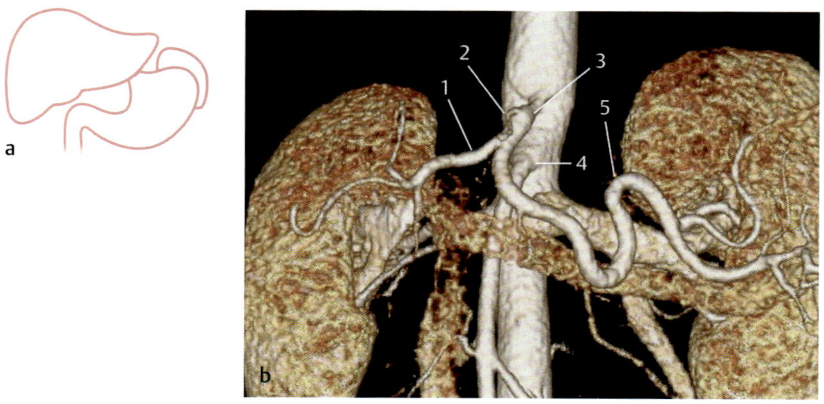

Abb. 19.1 Normalfall, wie in den meisten Lehrbüchern beschrieben (70 %).
a Schematische Darstellung.
b Oblique koronale 3D-VR-CT mit typischer Aufteilung des Truncus coeliacus und der A. mesenterica superior.
1 A. hepatica communis;
2 A. gastrica sinistra;
3 Truncus coeliacus;
4 A. mesenterica superior;
5 A. splenica (lienalis).

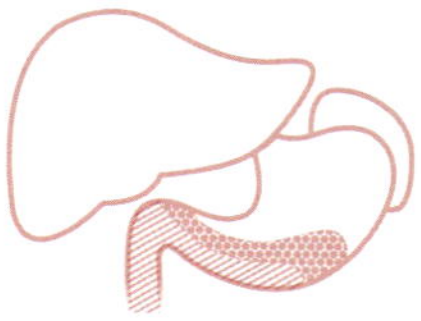

Abb. 19.2 A. gastroduodenalis aus der A. mesenterica superior (5 %). Schematische Darstellung.

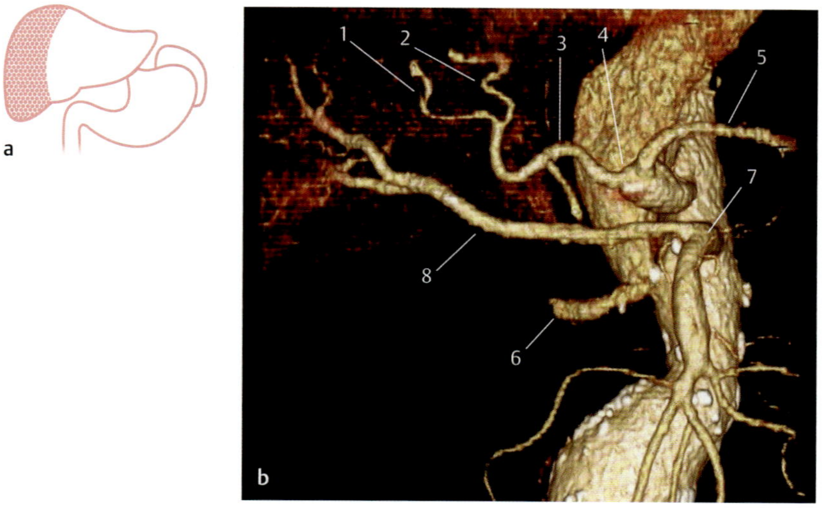

Abb. 19.3 Akzessorische rechte Leberarterie aus der A. mesenterica superior (6 %).
a Schematische Darstellung.
b Oblique koronale 3D-VR-CT eines Patienten mit Aortendissektion.
1 R. dexter der A. hepatica propria;
2 R. sinister;
3 A. hepatica communis;
4 Truncus coeliacus;
5 A. splenica (lienalis);
6 A. renalis dextra;
7 A. mesenterica superior;
8 akzessorische rechte Leberarterie.

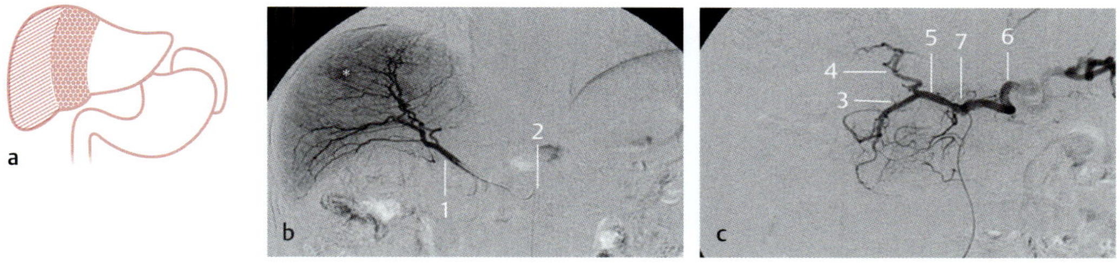

Abb. 19.4 R. dexter der A. hepatica propria aus der A. mesenterica superior (10 %).
a Schematische Darstellung.
b Subtrahierte DSA mit Diagnostikkatheter in der A. mesenterica superior. Der Patient hat ein hepatozelluläres Karzinom (*).
c subtrahierte DSA mit Diagnostikkatheter im Truncus coeliacus.
1 R. dexter der A. hepatica propria;
2 A. mesenterica superior;
3 A. gastroduodenalis;
4 R. sinister der A. hepatica propria;
5 A. hepatica communis;
6 A. splenica (lienalis);
7 Truncus coeliacus.

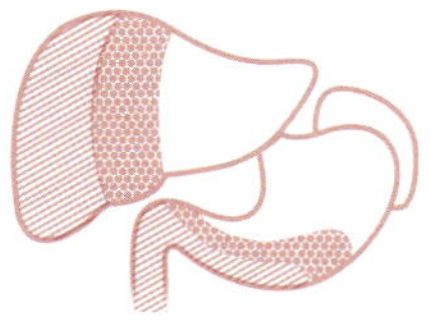

Abb. 19.5 R. dexter der A. hepatica propria und A. gastroduodenalis aus der A. mesenterica superior (1 %). Schematische Darstellung.

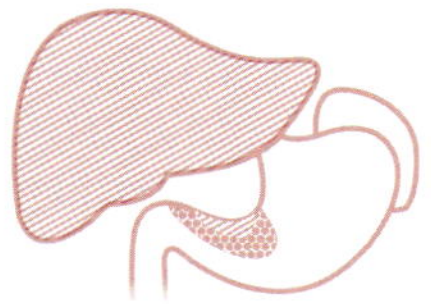

Abb. 19.6 A. hepatica propria aus der A. mesenterica superior (3 %). Schematische Darstellung.

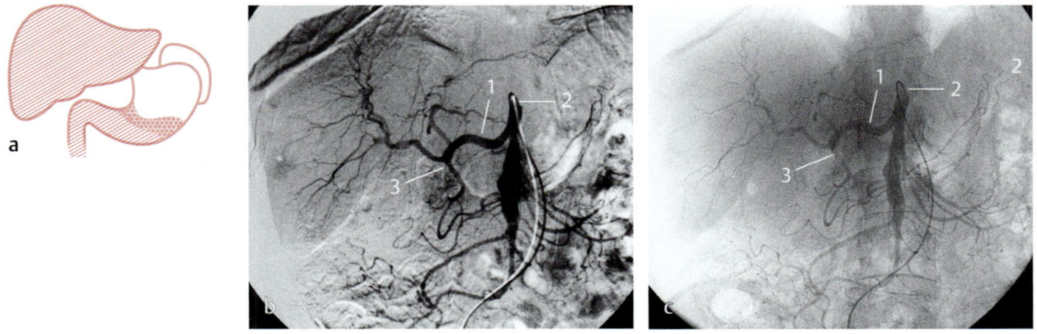

Abb. 19.7 A. hepatica communis aus der A. mesenterica superior (Truncus hepatomesentericus) (5 %).
a Schematische Darstellung.
b Subtrahierte DSA. Der Patient hat ein hepatozelluläres Karzinom mit hypervaskularisierten Läsionen (*) im rechten Leberlappen.
c Nichtsubtrahierte DSA.
1 A. hepatica communis;
2 A. mesenterica superior;
3 A. gastroduodenalis.

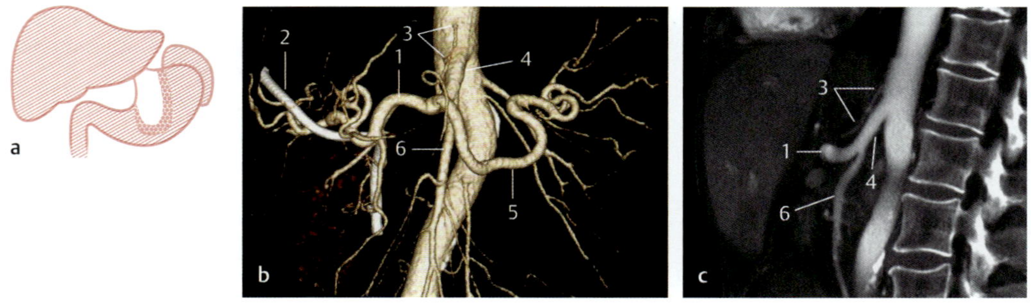

Abb. 19.8 A. hepatica communis und A. lienalis bilden einen gemeinsamen Stamm mit der A. mesenterica superior (Truncus hepatolienomesentericus) (1 %).
a Schematische Darstellung.
b Oblique koronale 3D-VR-CT. Die A. gastrica sinistra ist ein separater Ast der abdominellen Aorta. Darüber hinaus ist ein Stent im Ductus hepatocholedochus abgrenzbar.
c Sagittale AvIP-Reformation.
1 A. hepatica communis;
2 Stent;
3 A. gastrica sinistra;
4 Truncus hepatolienomesentericus;
5 A. splenica (lienalis);
6 A. mesenterica superior.

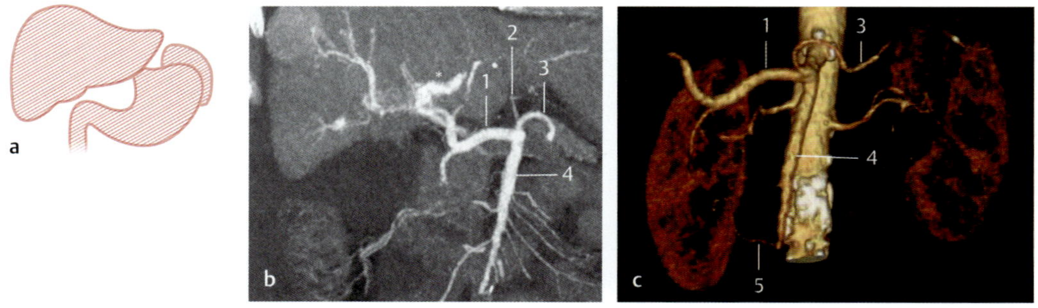

Abb. 19.9 Gemeinsamer Ursprung von Truncus coeliacus und A. mesenterica superior (Truncus gastrohepatolienomesentericus) (2 %).
a Schematische Darstellung.
b Koronale MIP-CT eines Patienten mit Leberzirrhose und arterioportalem Shunt (*) im Leberhilus. Zusätzlich ist eine untere Nierenpolarterie auf der rechten Seite abgrenzbar.
c Koronale VR-CT.
1 A. hepatica communis;
2 A. gastrica sinistra;
3 A. splenica (lienalis);
4 A. mesenterica superior
5 untere Polarterie.

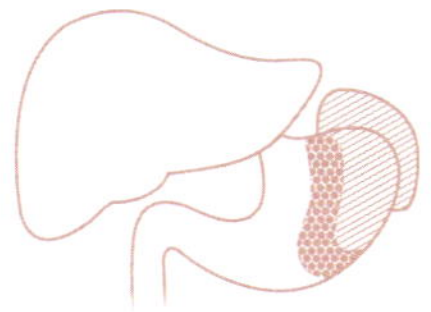

Abb. 19.10 Gemeinsamer Ursprung von A. lienalis und A. mesenterica superior (Truncus lienomesentericus) (1 %). Schematische Darstellung.

19.2 Literatur

[1] Feigl W, Firbas W, Sinzinger H. Über das Vorkommen akzessorischer Leberarterien und ihre Genese sowie eine Diskussion ihrer Nomenklatur. Anat Anz 1973; 134 (1): 139–171

[2] Huu N, Tam NTT, Minh NK. Artère gastro-duodénale naissant de la mésentérique supérieure. Bull Assoc Anat (Nancy) 1976; 60 (171): 779–786

[3] Lunderquist A. Arterial segmental supply of the liver. An angiographic study. Acta Radiol Diagn (Stockh) 1967; 272 (suppl): 272, 1

[4] Mellière D. Variations des artères hépatiques et du carrefour pancréatique. Classification et fréquence. Dépistage artériographique et opératoire. Incidences sur la chirurgie du pédicule hépatique, les exérèses pancréatiques et les greffes de foie et de pancréas. J Chir (Paris) 1968; 95 (1): 5–42

[5] Milon J, Milon D, Boullier G et al. L'artère gastro-duodénale et ses variations. A partir de cent artériographies. Bull Assoc Anat (Nancy) 1978; 62 (179): 461–463

[6] Petrén T. Die Arterien und Venen des Duodenums und des Pankreaskopfes beim Menschen. Zeitschrift für Anatomie und Entwicklungsgeschichte 1929; 90 (2): 234–277

[7] Pierson JM. The arterial blood supply of the pancreas. Surg Gynecol Obstet 1943; 77: 426–432

[8] Rouanet JP, Bruel JM, Lamarque JL, Djoukhadar A. Arteriographic aspects of the main anatomical and physiological arterial digestive collateral circulations. Anat Clin 1979; 1: 375–382

[9] Ruzicka FF Jr, Rossi P. Normal vascular anatomy of the abdominal viscera. Radiol Clin North Am 1970; 8 (1): 3–29

[10] Woodburne RT, Olsen LL. The arteries of the pancreas. Anat Rec 1951; 111 (2): 255–270

20 A. mesenterica superior und Aa. colicae

K. I. Ringe

Die Aa. gastroduodenales (Kap. 14, Kap. 17), jejunales und ileales sind nicht abgebildet; die Arterien welche das Kolon, Zäkum und die Appendix versorgen sind im Detail dargestellt [1], [2], [3], [4], [5], [6], [7], [8], [9], [10], [11], [12], [13], [14], [15], [16]. Die A. ileocolica weist von allen dickdarmversorgenden Ästen, welche aus der A. mesenterica superior abgehen, die höchste Variabilität auf. Akzessorische Aa. colicae mediae sind von klinischer Bedeutung, da in diesen Fällen die arterielle Blutversorgung des Kolons durch die A. mesenterica superior bis an die linke Kolonflexur heranreicht oder sogar das Colon descendens einschließt. Akzessorische Aa. colicae mediae sind als Äste der A. gastroduodenalis oder Aa. gastroomentales beschrieben. Wenn akzessorische Äste aus der A. mesenterica inferior vorhanden sind, versorgen die Arterien das Kolon bis zur rechten Flexur. Normalerweise sind die entlang des Kolons in Arkaden verlaufenden anastomosierenden Gefäße (Marginalarterie) groß genug, um eine ausreichende Kollateralversorgung zu gewährleisten (Riolan-Anastomose). Diese Anastomose zwischen A. mesenterica superior und A. mesenterica inferior ist in ungefähr 2 % der Fälle nicht vorhanden, und in weiteren 3 % nur sehr schwach ausgeprägt. Die Arkade zwischen A. colica dextra und A. ileocolica fehlt in etwa 6 % aller Fälle [1], [2], [9], [13], [17], [18], [19], [20], [21], [22], [23], [24], [25], [26], [27], [28], [29], [30].

20.1 Drei Aa. colicae aus der A. mesenterica superior (67 %)

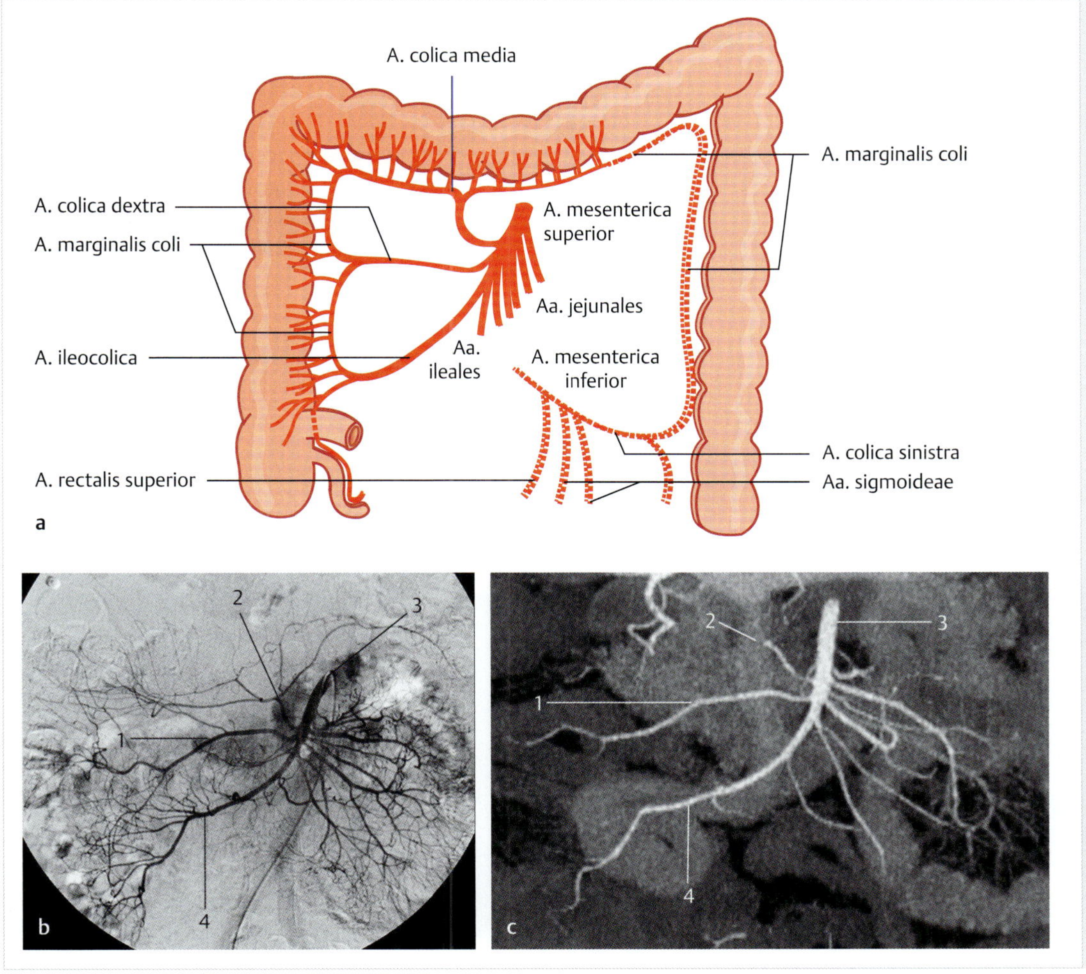

Abb. 20.1 A. ileocolica, A. colica dextra und A. colica media sind separate Äste aus der A. mesenterica superior (24 %).
a Schematische Darstellung.
b DSA der A. mesenterica superior.
c Koronale MIP-CT der A. mesenterica superior.
1 A. colica dextra;
2 A. colica media;
3 A. mesenterica superior;
4 A. ileocolica.

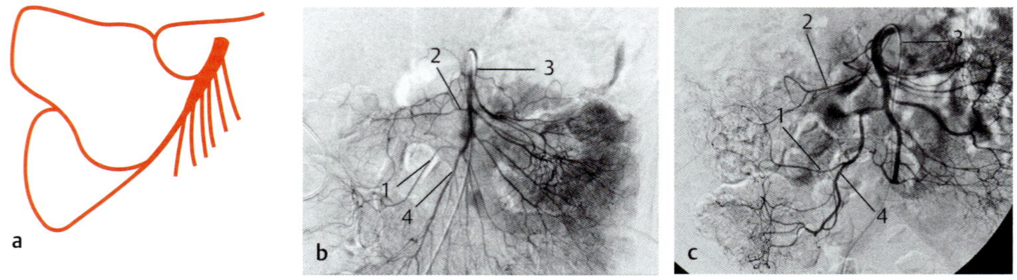

Abb. 20.2 A. ileocolica und A. colica dextra haben einen gemeinsamen Stamm (20 %).
a Schematische Darstellung.
b DSA der A. mesenterica superior.
c DSA der A. mesenterica superior.
1 A. colica dextra;
2 A. colica media;
3 A. mesenterica superior;
4 A. ileocolica.

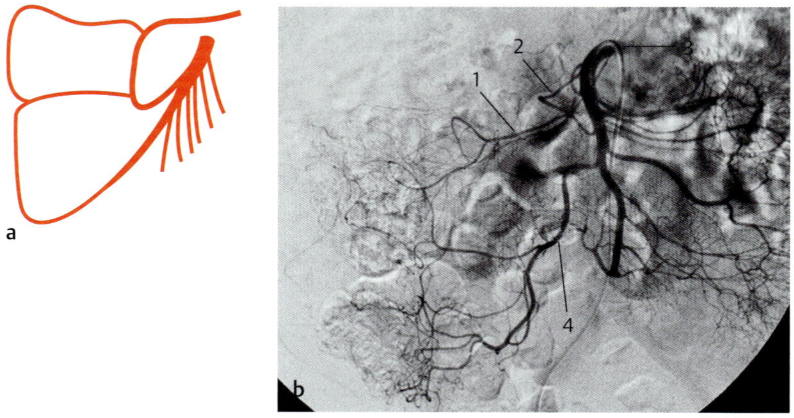

Abb. 20.3 A. colica dextra und A. colica media haben einen gemeinsamen Stamm (22 %).
a Schematische Darstellung.
b DSA der A. mesenterica superior.
1 A. colica dextra;
2 A. colica media;
3 A. mesenterica superior;
4 A. ileocolica.

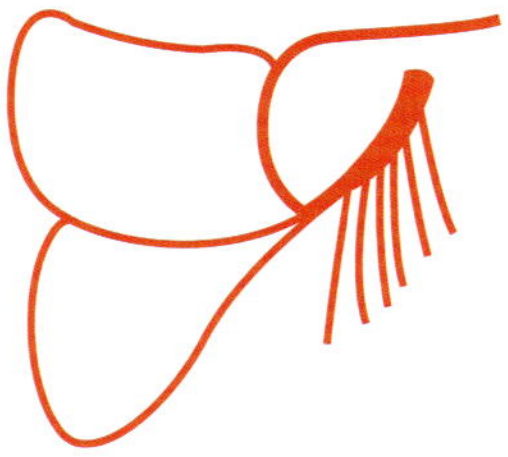

Abb. 20.4 A. ileocolica, A. colica dextra und A. colica media haben einen gemeinsamen Stamm (1 %). Schematische Darstellung.

20.2 Zwei Aa. colicae aus der A. mesenterica superior (15 %)

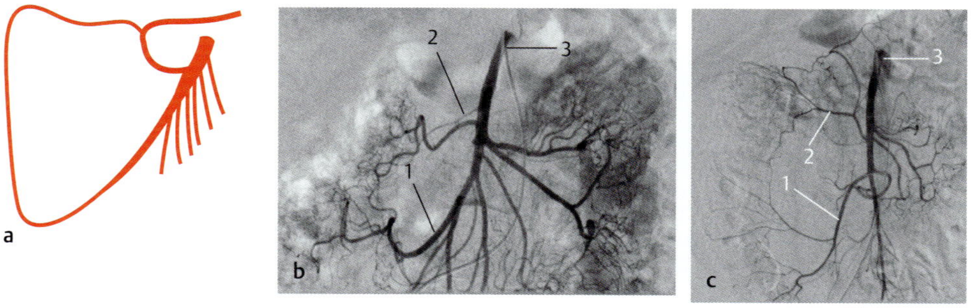

Abb. 20.5 Die A. colica dextra ist nicht vorhanden (10 %). In diesen Fällen gehen die A. ileocolica und A. colica media normalerweise als getrennte Äste aus der A. mesenterica superior ab.
a Schematische Darstellung.
b DSA der A. mesenterica superior.
c DSA der A. mesenterica superior.
1 A. ileocolica;
2 A. colica media;
3 A. mesenterica superior.

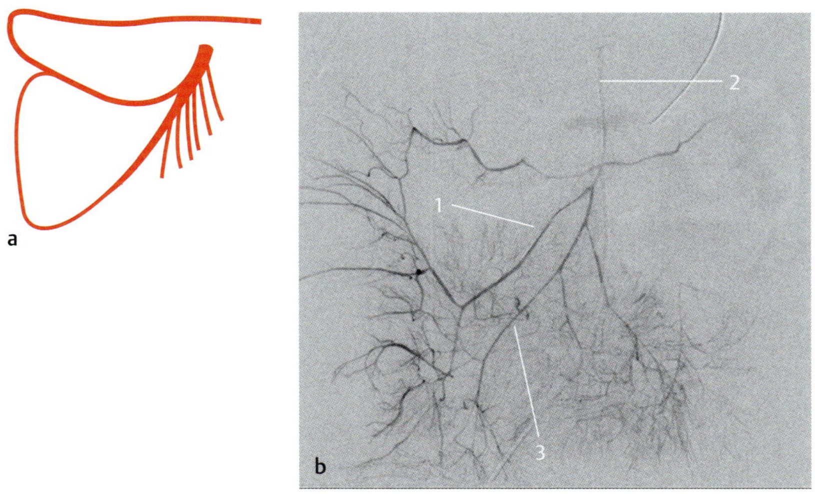

Abb. 20.6 Die A. colica media ist nicht vorhanden (5 %). In ¾ der Fälle gehen die A. ileocolica und A. colica dextra als getrennte Äste ab, in den übrigen Fällen haben sie einen gemeinsamen Stamm.
a Schematische Darstellung.
b DSA der A. mesenterica superior.
1 A. colica dextra;
2 A. mesenterica superior;
3 A. ileocolica.

20.3 Akzessorische Aa. colicae (18 %)

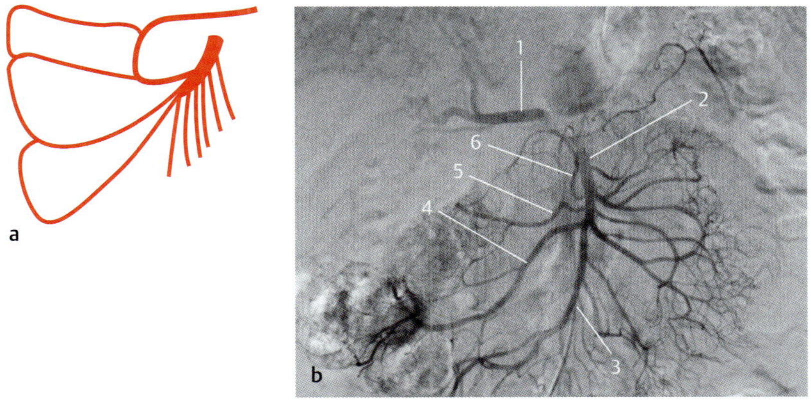

Abb. 20.7 Zwei Aa. colicae dextrae aus einem gemeinsamen Stamm mit der A. colica media und A. ileocolica (6 %).
a Schematische Darstellung.
b DSA der A. mesenterica superior. Zusätzlich hat der Patient eine aberrante A. hepatica dextra aus der A. mesenterica superior.
1 R. dexter der A. hepatica propria;
2 A. mesenterica superior;
3 A. ileocolica;
4 A. colica dextra 1;
5 A. colica dextra 2;
6 A. colica media.

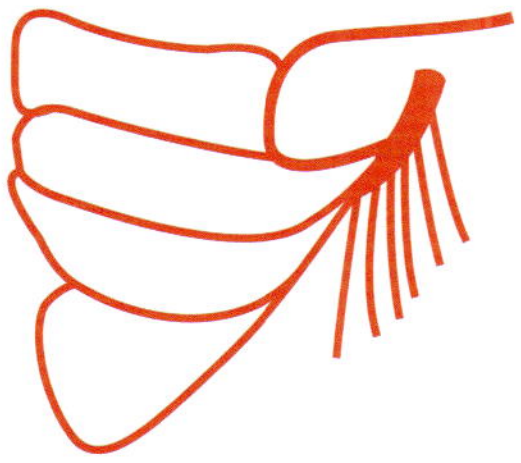

Abb. 20.8 Drei Aa. colicae dextrae (1 %). Schematische Darstellung.

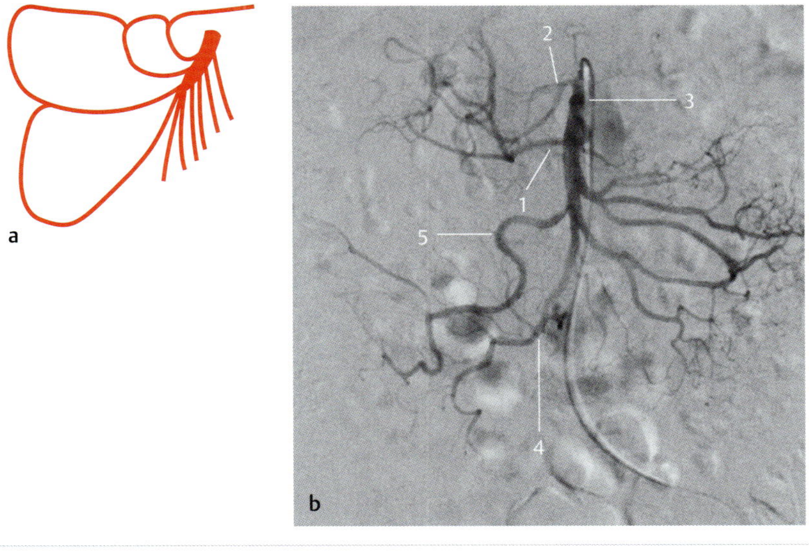

Abb. 20.9 Zwei Aa. colicae mediae; alle vier Kolonarterien gehen als separate Äste ab (1 %).
a Schematische Darstellung.
b DSA der A. mesenterica superior.
1 A. colica media 1;
2 A. colica media 2;
3 A. mesenterica superior;
4 A. ileocolica;
5 A. colica dextra.

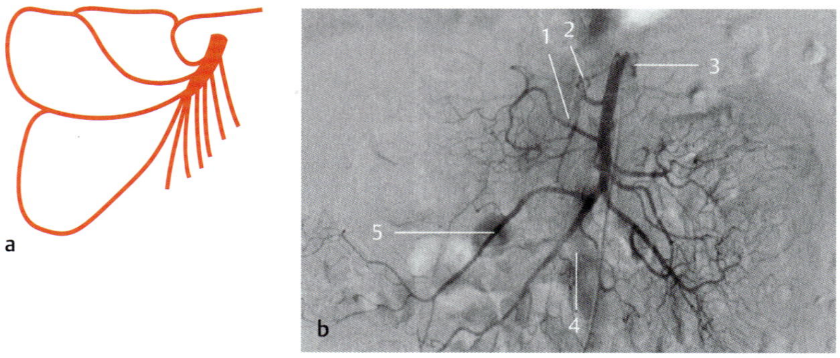

Abb. 20.10 Zwei Aa. colicae mediae aus einem gemeinsamen Stamm mit der A. ileocolica und A. colica dextra (4 %).
a Schematische Darstellung.
b DSA der A. mesenterica superior.
1 A. colica media 1;
2 A. colica media 2;
3 A. mesenterica superior;
4 A. ileocolica;
5 A. colica dextra.

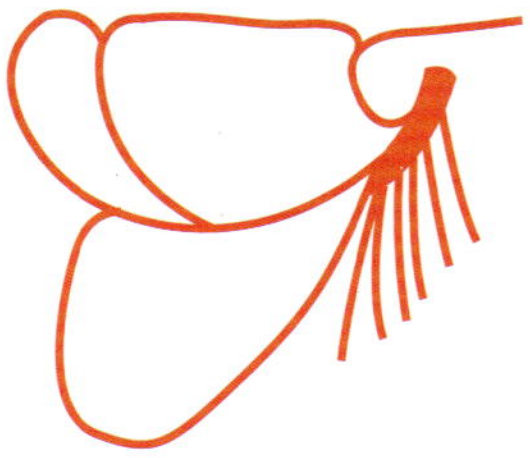

Abb. 20.11 Zwei Aa. colicae mediae mit gemeinsamem Stamm einer A. colica media und der A. colica dextra (4 %). Schematische Darstellung.

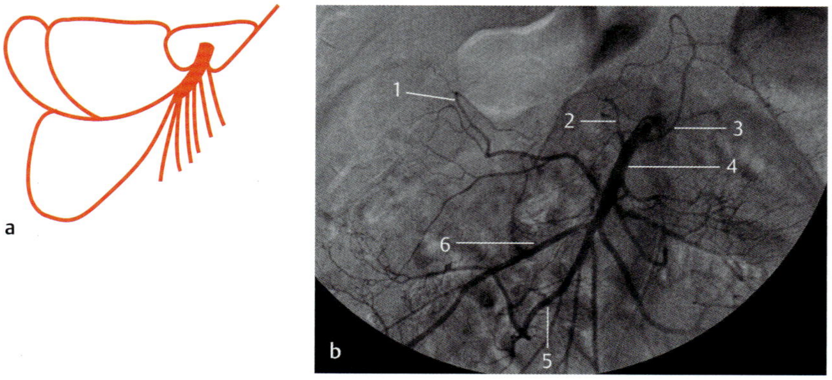

Abb. 20.12 Drei Aa. colicae mediae (2 %).
a Schematische Darstellung.
b DSA der A. mesenterica superior.
1 A. colica media 1;
2 A. colica media 2;
3 A. colica media 3;
4 A. mesenterica superior;
5 A. ileocolica;
6 A. colica dextra.

20.4 A. colica sinistra als Ast der A. mesenterica superior (< 1 %)

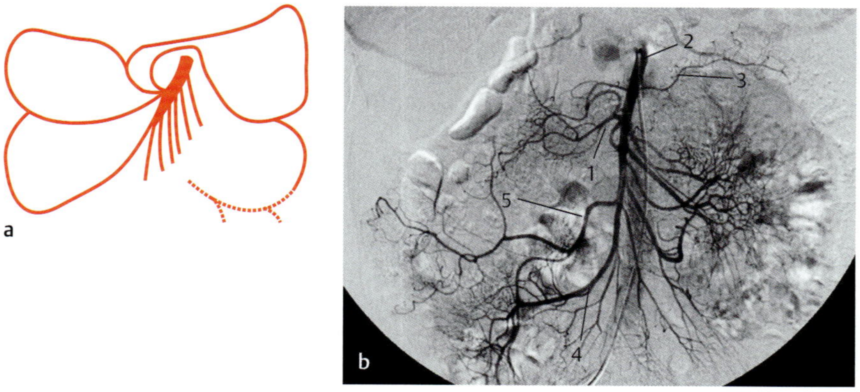

Abb. 20.13 Akzessorische A. colica sinistra aus der A. mesenterica superior oder A. colica media (< 1 %).
a Schematische Darstellung.
b DSA der A. mesenterica superior.
1 A. colica media;
2 A. mesenterica superior;
3 A. colica sinistra accessoria;
4 A. ileocolica;
5 A. colica dextra.

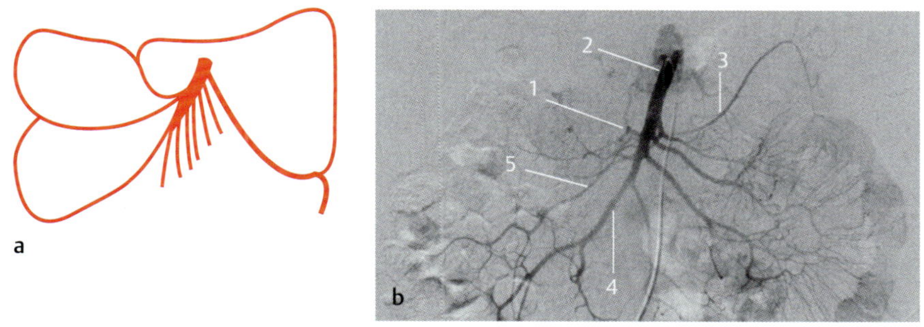

Abb. 20.14 Der Hauptstamm der A. colica sinistra geht aus der A. mesenterica superior ab (manchmal aus einem gemeinsamen Stamm mit der A. colica media) (< 1 %).
a Schematische Darstellung.
b DSA mit Hauptstamm der A. colica sinistra aus der A. mesenterica superior.
1 A. colica media;
2 A. mesenterica superior;
3 A. colica sinistra;
4 A. ileocolica;
5 A. colica dextra.

20.5 Literatur

[1] Anson BJ, McVay CB. The topographical positions and the mutual relations of the visceral branches of the abdominal aorta: A study of 100 consecutive cadavers. Anat Rec 1936; 67 (1): 7–15

[2] Boijsen E, Olin T. Zöliakographie und Angiographie der A. mesenterica superior. In Schinz HR, Glauner R, Rüttimann A, eds. Ergebnisse der medizinischen Strahlenforschung, Neue Folge. Stuttgart: Thieme; 1964: 112–142

[3] Chen ECS, Lishing W. Observation of the superior mesenteric artery in Chinese adults. Acta Anat Sinica 1966; 9: 138–146

[4] Elze C. Ursprung der Arteria mesenterica superior aus der A. mesenterica inferior und der A. mesenterica inferior aus der A. mesenterica superior. Wien Klin Wochenschr 1962; 74: 109–110

[5] Grundmann R, Schoenemann B, Horsch S, Kallenberg A. Chirurgische Bedeutung der Varianten und Aneurysmen der Oberbauchgefässe. Langenbecks Arch Chir 1980; 353 (1): 35–46

[6] Hollinshead WH. Some variations and anomalies of the vascular system in the abdomen. Surg Clin North Am 1955; Mayo Clinic No.: 1123–1131

[7] Huu N, Tam NTT, Minh NK. Artère gastro-duodénale naissant de la mésentérique supérieure. Bull Assoc Anat (Nancy) 1976; 60 (171): 779–786

[8] Michels NA, Siddharth P, Kornblith PL, Parke WW. Routes of collateral circulation of the gastrointestinal tract as ascertained in a idssection of 500 bodies. Int Surg 1968; 49 (1): 8–28

[9] Nebesar RA, Kornblith PL, Pollard JJ, Michels NA. Celiac and Superior Mesenteric Arteries. A Correlation of Angiograms and Dissections. Boston, MA: Little Brown Co.; 1969

[10] Ödman P. Percutaneous selective angiography of the superior mesenteric artery. Acta Radiol 1959; 51 (1): 25–32

[11] Rouanet JP, Bruel JM, Lamarque JL, Djoukhadar A. Arteriographic aspects of the main anatomical and physiological arterial digestive collateral circulations. Anat Clin 1979; 1: 375–382

[12] Ruzicka FF Jr, Rossi P. Normal vascular anatomy of the abdominal viscera. Radiol Clin North Am 1970; 8 (1): 3–29

[13] Sonneland J, Anson BJ, Beaton LE. Surgical anatomy of the arterial supply to the colon from the superior mesenteric artery based upon a study of 600 specimens. Surg Gynecol Obstet 1958; 106 (4): 385–398

[14] Stampfel G, Haertel M. Aortaler Ursprung der Arteria ileocolica – oder Arteria mesenterica media? Fortschr Röntgenstr 1976; 124 (5): 495–496

[15] Weissleder H, Baumeister L, Fischer P, Renemann H. Die selektive Darstellung der Arteria coeliaca und mesenterica superior in der abdominalen Diagnostik. Fortschr Geb Rontgenstr Nuklearmed 1966; 104 (2): 137–149

[16] Zahn DGH, Goerttler K. Uber die Sklerose der Eingeweidearterien. Pathomorphologische Befunde, Lokalisation und Häufigkeit. Arch Kreislaufforsch 1971; 64 (3): 235–272

[17] Barbin JY, Visset J, Kerninon R et al. Variations anatomiques de l'artère colique supérieure droite. Arch Anat Pathol (Paris) 1972; 20 (4): 373–376

[18] Bayindir S. Zur selektiven Angiographie der A. coeliaca und der Mesenterica superior. Fortschr Geb Rontgenstr Nuklearmed 1967; 107 (2): 189–199

[19] Wu Y, Peng W, Wu H et al. Absence of the superior mesenteric artery in an adult and a new classification method for superior-inferior mesenteric arterial variations. Surg Radiol Anat 2014; 36 (5): 511–515

[20] Chevrel JP, Guéraud JP. Arteries of the terminal ileum: diaphanization study and surgical applications. Anat Clin 1978; 1: 95–108

[21] Hansen HH, Stelzner F. Surgical anatomy of the blood supply of the colon [in German]. Langenbecks Arch Chir 1975; 340 (1): 63–74

[22] Deiler S. Präparatorische, röntgenologische und histologische Untersuchungen der Mesenterialarterien und ihrer Äste im Gebiet des Colon transversum und des Colon descendens im höheren Alter. Verh Anat Ges 1985; 79: 167–169

[23] Siddharth P, Smith NL. An anatomic basis to prevent ischemia of the colon during operations upon the aorta. Surg Gynecol Obstet 1981; 153 (1): 71–73

[24] Sierocinski W, Kling A, Michniewicz-Nowak M. The occurrence and the course of arteries vascularizing the cecum and the colon in man. Folia Morphol (Warsz) 1981; 40: 149–157

[25] Sierocinski W, Kling A, Michniewicz-Nowak M. The occurrence and the course of "the marginal artery" as the anastomosis of arteries vascularizing the cecum and the colon in man. Folia Morphol (Warsz) 1981; 40 (2): 167–179

[26] Sierocinski W, Michniewicz-Nowak M. Variation of the arising and the course of arteries vascularizing the transverse colon in man. Folia Morphol (Warsz) 1981; 39 (3): 271–281

[27] Vandamme JPJ, Bonte J. A new look at the blood supply of the ileocolic angle. Acta Anat (Basel) 1982; 113 (1): 1–14

[28] Vandamme JP, Bonte J. Arcus paracolicus. Acta Anat (Basel) 1984; 118 (1): 50–53

[29] Vandamme JP, Van der Schuren G. Re-evaluation of the colic irrigation from the superior mesenteric artery. Acta Anat (Basel) 1976; 95 (4): 578–588

[30] Douard R, Chevallier JM, Delmas V, Cugnenc PH. Clinical interest of digestive arterial trunk anastomoses. Surg Radiol Anat 2006; 28 (3): 219–227

21 Wurmfortsatzarterie (A. appendicularis)

K. I. Ringe, S. Meyer

Die Abbildungen, in denen die A. appendicularis dargestellt ist, sind sehr schematisch gehalten, da Varianten der Aa. caecalis anterior und posterior nicht berücksichtigt wurden. Bei einem sehr weit distalen Abgang aus den Aa. caecales kann die A. appendicularis ventral des Ileums verlaufen. Normalerweise verläuft die A. appendicularis jedoch sogar als ein Ast der A. caecalis anterior dorsal des Ileums. Duplikationen der A. appendicularis wurden beschrieben, wenn eine Arterie ventral und die andere dorsal des Ileums verläuft [1], [2], [3], [4], [5], [6], [7], [8].

21.1 Verlauf der A. appendicularis dorsal des Ileums (> 99 %)

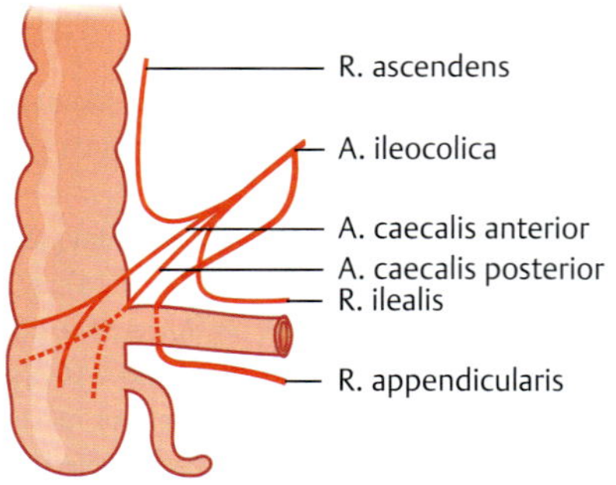

Abb. 21.1 Abgang aus der A. ileocolica proximal ihrer Aufzweigung (3 %). Schematische Darstellung.

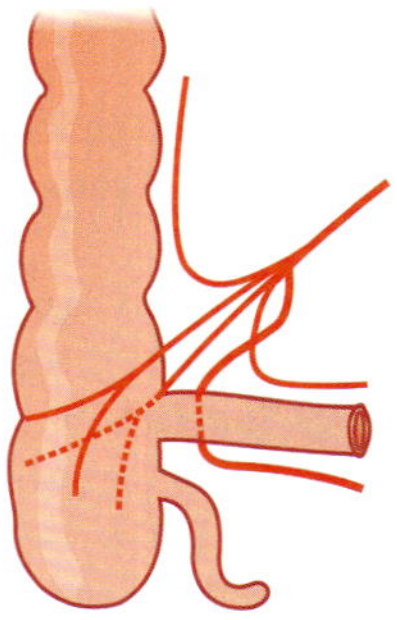

Abb. 21.2 Abgang aus Aufzweigung der A. ileocolica (28 %). Schematische Darstellung.

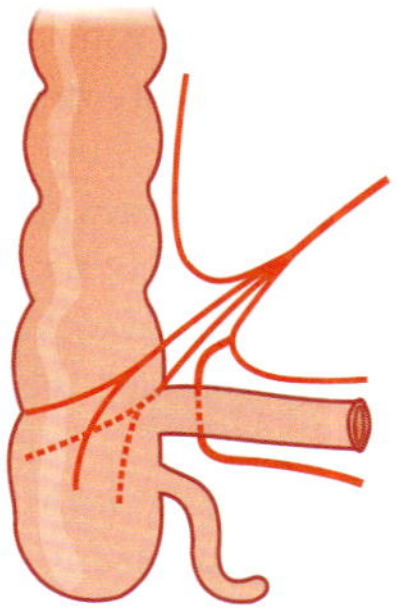

Abb. 21.3 Abgang aus dem Endast zum Ileum (35 %). Schematische Darstellung.

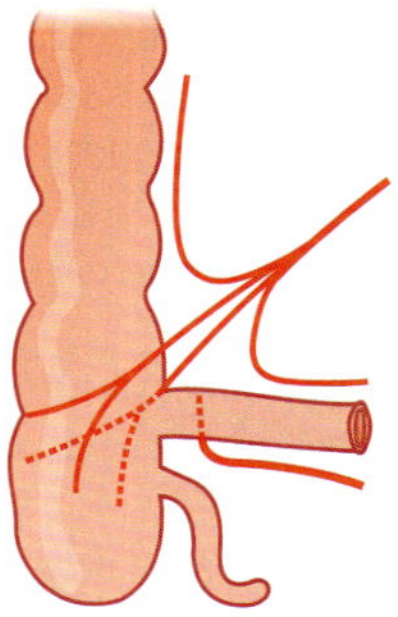

Abb. 21.4 Abgang aus einer A. caecalis posterior (12 %). Schematische Darstellung.

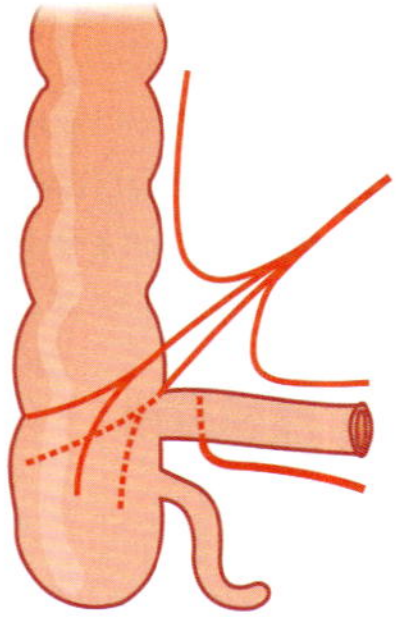

Abb. 21.5 Abgang aus der A. caecalis anterior (20 %). Schematische Darstellung.

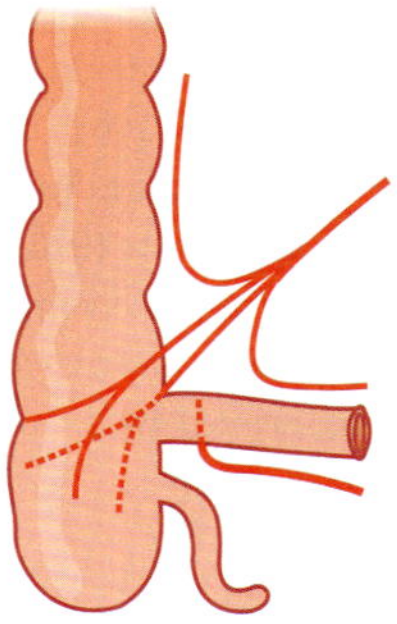

Abb. 21.6 Abgang aus dem Ramus colicus der A. ileocolica oder einem gemeinsamen Stamm von A. ileocolica und A. colica dextra (2 %). Schematische Darstellung.

21.2 Verlauf der A. appendicularis ventral des Ileums (< 1 %)

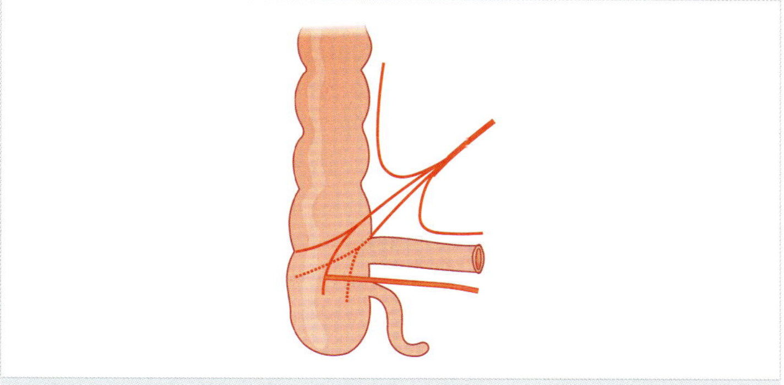

Abb. 21.7 Die A. appendicularis verläuft ventral des Ileums (< 1 %). Schematische Darstellung.

21.3 Literatur

[1] Bayindir S. Zur selektiven Angiographie der A. coeliaca und der Mesenterica superior. Fortschr Geb Rontgenstr Nuklearmed 1967; 107 (2): 189–199

[2] Chevrel JP, Guéraud JP. Arteries of the terminal ileum. Diaphanization study and surgical applications. Anat Clin 1978; 1: 95–108

[3] Mayo CW. Blood supply of the colon: surgical considerations. Surg Clin North Am 1955; Mayo Clinic No.: 1117–1122

[4] Nebesar RA, Kornblith PL, Pollard JJ, Michels NA. Celiac and Superior Mesenteric Arteries. A Correlation of Angiograms and Dissections. Boston, MA: Little Brown Co.; 1969

[5] Vandamme JPJ, Bonte J. A new look at the blood supply of the ileocolic angle. Acta Anat (Basel) 1982; 113 (1): 1–14

[6] Vandamme JP, Van der Schuren G. Re-evaluation of the colic irrigation from the superior mesenteric artery. Acta Anat (Basel) 1976; 95 (4): 578–588

[7] Wright CW. Aberrant blood vessels and nerves in a case of left-sided vermiform appendix, cecum, and anomalous colon. Anat Rec 1959; 133 (2): 187–202

[8] Ajmani ML, Ajmani K. The position, length and arterial supply of vermiform appendix. Anat Anz 1983; 153 (4): 369–374

22 Untere Gekrösearterie (A. mesenterica inferior)

K. I. Ringe, S. Meyer

Die A. mesenterica inferior ist eine Arterie mit relativ konstantem Ursprung. Nahezu immer geht sie von der Aorta ab, in der Regel in Höhe des dritten Lendenwirbels. Sie versorgt Abschnitte von Colon transversum, sowie das Colon descendens, Colon sigmoideum und Teile des Rektums [1], [2], [3], [4], [5], [6], [7], [8], [9], [10], [11], [12], [13], [14], [15], [16], [17].

Die Anzahl an Ästen zum Colon sigmoideum variiert erheblich zwischen eins und sechs. Der Übersichtlichkeit halber sind nur zwei Arterien des Sigmas in den entsprechenden Abbildungen dargestellt. Der wichtigste Endast der A. mesenterica inferior ist die A. rectalis superior, die sich in 80 % aller Fälle in zwei Hauptäste aufteilt. Diese anastomosieren mit den vier weiteren Arterien des Rektums, bei denen es sich um Äste aus der A. iliaca interna handelt [3], [18]. Die A. rectalis superior stellt die arterielle Hauptversorgung des Rektums dar. Aus diesem Grund kann eine Ligatur distal der letzten Anastomose mit der A. sigmoidea (Sudeck-Punkt) gefährlich sein. Diese rektalen Anastomosen können zudem von klinischer Bedeutung sein, wenn die A. iliaca externa verschlossen ist und der kollaterale Blutfluss des Beins über die A. mesenterica inferior, die A. rectalis superior, die A. iliaca interna oder die Femoralarterien erfolgt. In diesen Fällen kann es zu einem mesenterialen Steal-Syndrom kommen [15], [19].

Aufgrund der arteriellen Arkaden entlang des Kolons (A. marginalis coli [A. juxtacolica, Arcus marginalis coli]), ist es schwer, eine exakte Grenze zwischen den Gebieten zu definieren, die von der A. mesenterica superior und der A. mesenterica inferior versorgt werden. In anatomischen Studien wird die Grenze normalerweise weiter oral gezogen als in angiografischen Studien. In der Angiografie ist die funktionelle Situation besser beurteilbar. Allerdings wird hier nur das durch die angespritzte Arterie versorgte Gebiet kontrastiert und zusätzliche versorgende Arterien werden nicht dargestellt. ▶ Abb. 22.1 stellt einen Kompromiss zwischen den anatomischen und angiografischen Daten dar [11], [16], [17], [19], [20], [21], [22], [23], [24], [25].

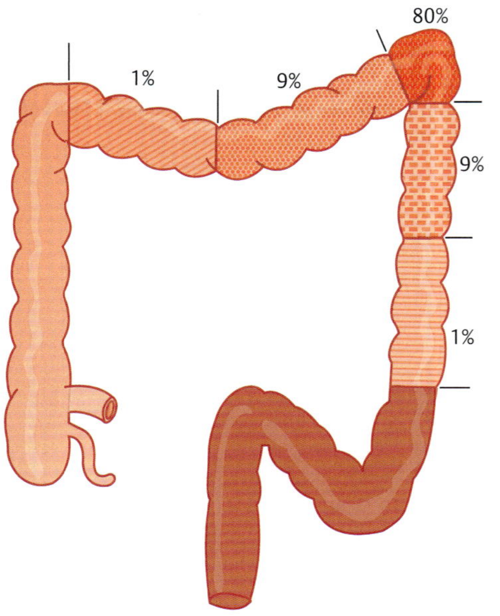

Abb. 22.1 Schematische Darstellung der beobachten Wasserscheiden zwischen A. mesenterica superior und inferior. Die Prozentzahlen entsprechen den Häufigkeiten der einzelnen Lokalisationen.

22.1 A. mesenterica inferior teilt sich in die A. colica sinistra, die Aa. sigmoideae und die A. rectalis superior auf (89 %)

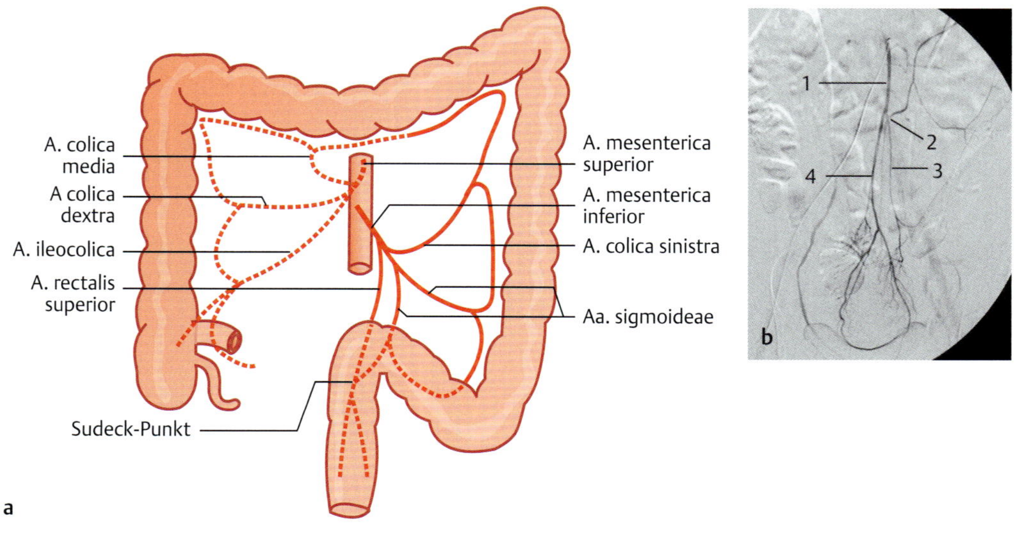

Abb. 22.2 Trifurkation des Hauptstamms der A. mesenterica inferior (~25 %).
a Schematische Darstellung.
b DSA. Nebenbefundlich Ausscheidung von Kontrastmittel über den rechten Ureter (*).
1 A. mesenterica inferior;
2 A. colica sinistra;
3 Aa. sigmoideae;
4 A. rectalis superior.

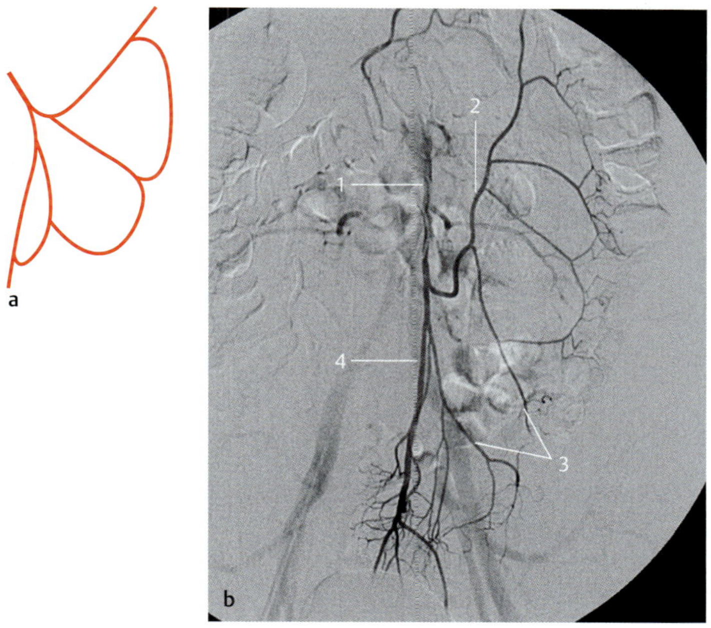

Abb. 22.3 Bifurkation des Hauptstamms der A. mesenterica inferior; beide Stämme geben Äste zum Sigma ab (~30 %).
a Schematische Darstellung.
b DSA.
1 A. mesenterica inferior;
2 A. colica sinistra;
3 Aa. sigmoideae;
4 A. rectalis superior.

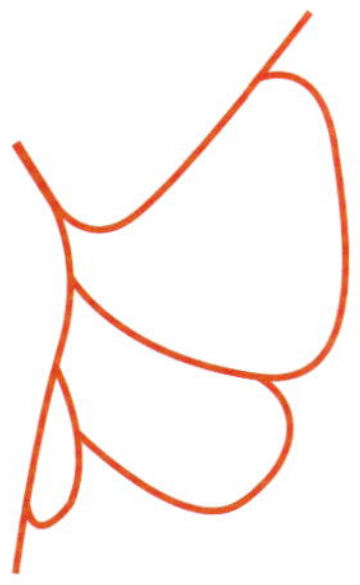

Abb. 22.4 Bifurkation des Hauptstamms der A. mesenterica inferior; die Aa. sigmoideae gehen ausschließlich von der A. rectalis superior ab (~25 %). Schematische Darstellung.

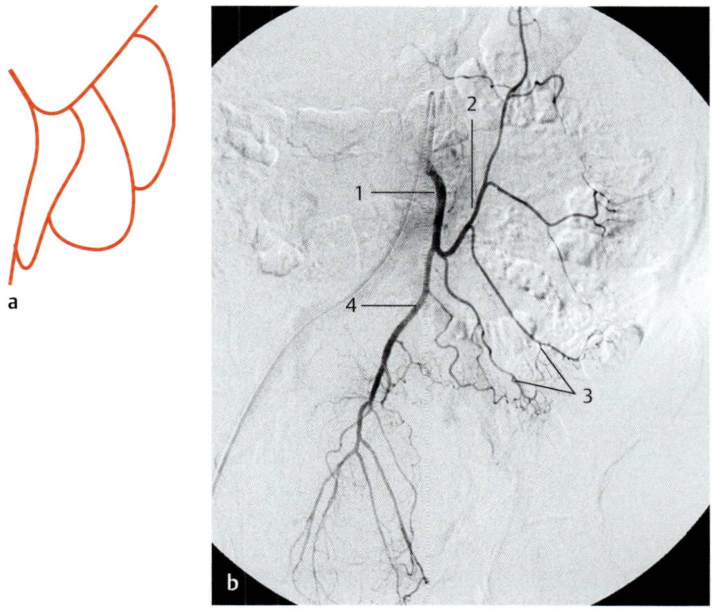

Abb. 22.5 Bifurkation des Hauptstamms der A. mesenterica inferior; die Aa. sigmoideae gehen hauptsächlich von der A. colica sinistra ab (~9 %).
a Schematische Darstellung.
b DSA.
1 A. mesenterica inferior;
2 A. colica sinistra;
3 Aa. sigmoideae;
4 A. rectalis.

22.2 A. colica media oder A. colica media accessoria aus der A. mesenterica inferior (10 %)

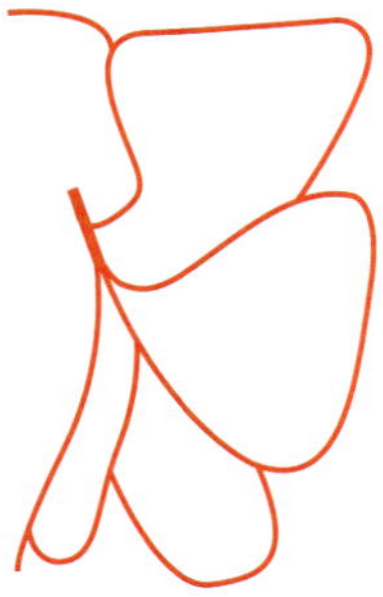

Abb. 22.6 A. colica media (accessoria) aus dem Hauptstamm der A. mesenterica inferior (5 %). Schematische Darstellung.

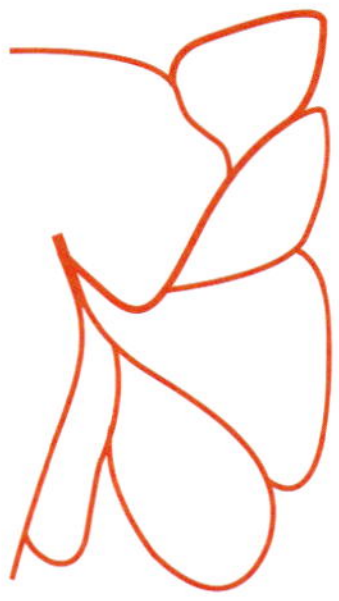

Abb. 22.7 A. colica media (accessoria) aus der A. colica sinistra (5 %). Schematische Darstellung.

22.3 Seltenere Varianten (1 %)

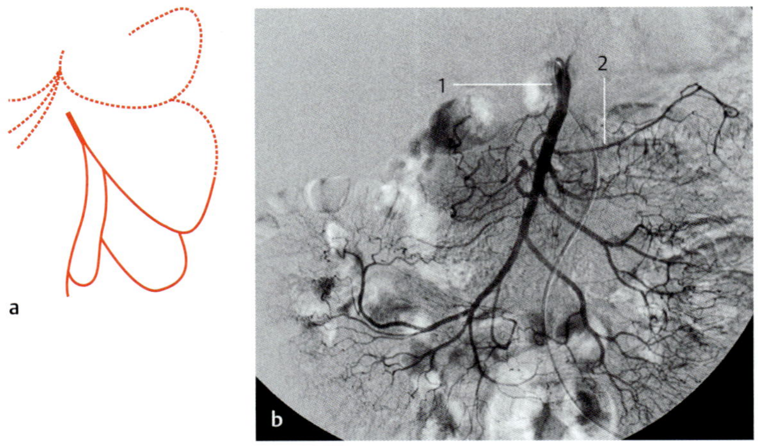

Abb. 22.8 Die A. colica sinistra ist nicht vorhanden oder stammt aus der A. mesenterica superior (1 %).
a Schematische Darstellung.
b DSA, Abgang der A. colica sinistra aus der A. mesenterica superior.
1 A. mesenterica superior;
2 A. colica sinistra.

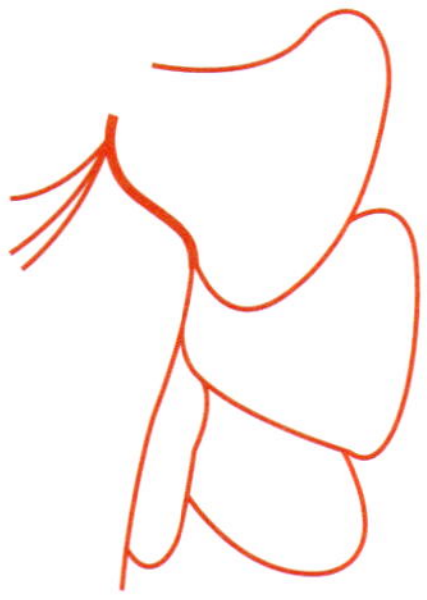

Abb. 22.9 A. mesenterica inferior aus der A. mesenterica superior abgehend (< 0,1 %). Schematische Darstellung.

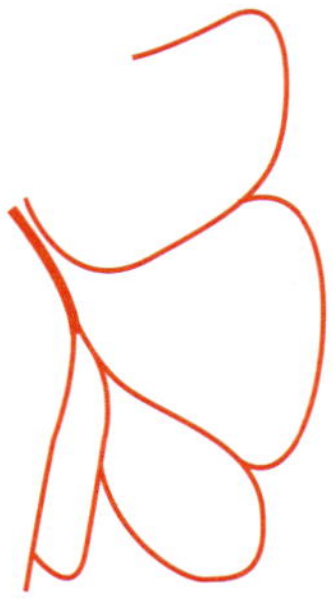

Abb. 22.10 Zwei Aa. mesentericae inferiores, wobei die A. colica sinistra direkt aus der Aorta abgeht (< 0,1 %). Schematische Darstellung.

22.4 Literatur

[1] Adachi B. Das Arteriensystem der Japaner. Vol. 2. Kyoto: Maruzen; 1928

[2] Andrianov AV, Chernyshev VN, Blinnichev NM. Surgical anatomy of the left colic artery [in Russian]. Khirurgiia (Mosk) 1983; 83 (5): 66–70

[3] Ayoub SF. Arterial supply to the human rectum. Acta Anat (Basel) 1978; 100 (3): 317–327

[4] Blagotic M, Ilic A, Radonjic V. The final bifurcation of the left colic artery. Folia Morphol (Praha) 1980; 28 (3): 275–277

[5] Elze C. Ursprung der Arteria mesenterica superior aus der A. mesenterica inferior und der A. mesenterica inferior aus der A. mesenterica superior. Wien Klin Wochenschr 1962; 74: 109–110

[6] Murono K, Kawai K, Kazama S et al. Anatomy of the inferior mesenteric artery evaluated using 3-dimensional CT angiography. Dis Colon Rectum 2015; 58 (2): 214–219

[7] Gwyn DG, Skilton JS. A rare variation of the inferior mesenteric artery in man. Anat Rec 1966; 156 (2): 235–237

[8] Hansen HH, Stelzner F. Surgical anatomy of the blood supply of the colon (author's transl) [in German]. Langenbecks Arch Chir 1975; 340 (1): 63–74

[9] Kahn P, Abrams HL. Inferior mesenteric arterial patterns; an angiographic study. Radiology 1964; 82: 429–442

[10] Laffont J, Fustec R, Goudote E, Conty CR, Fournier JP. Considérations sur les systèmes arteriels mesenteriques chez l'Africain. Comp Rend Ass Anat 1966; 132: 577–580

[11] Deiler S. Präparatorische, röntgenologische und histologische Untersuchungen der Mesenterialarterien und ihrer Äste im Gebiet des Colon transversum und des Colon descendens im höheren Alter. Verh Anat Ges 1985; 79: 167–169

[12] Mellière D. Variations in the abdominal arteries applied to radical surgery and transplantation procedures. Rev Surg 1968; 25 (5): 305–313

[13] Michels NA, Siddharth P, Kornblith PL, Parke WW. The variant blood supply of the descending colon, rectosigmoid and rectum based on 400 dissections. Its importance in regional dissections, a review of medical literature. Dis Colon Rectum 1965; 8: 251–278

[14] Roberts WH, Engen PC, Mitchell DA. When the marginal artery is not marginal. Anat Anz 1984; 155 (1–5): 269–272

[15] Robillard GL, Shapiro AL. Variational anatomy of the middle colic artery; its significance in gastric and colonic surgery. J Int Coll Surg 1947; 10 (2): 157–169

[16] Vandamme JP, Bonte J, van der Schueren G. Re-evaluation of the colic irrigation from the inferior mesenteric artery. Acta Anat (Basel) 1982; 112 (1): 18–30

[17] Bertrand MM, Delmond L, Mazars R et al. Is low tie ligation truly reproducible in colorectal cancer surgery? Anatomical study of the inferior mesenteric artery division branches. Surg Radiol Anat 2014; 36 (10): 1057–1062

[18] Widmer O. Die Rectalarterien des Menschen. Eintritt, Kaliber, Verteilungsart, Anastomosen und Versorgungsgebiete. Zeitschrift für Anatomie und Entwicklungsgeschichte 1955; 118: 398–416

[19] Diemel H, Rau G, Schmitz-Dräger HG. Riolan's collateral circulation. Its diagnostic significance for angiography in occlusive diseases of the mesenteric arteries [in German]. Fortschr Geb Rontgenstr Nuklearmed 1964; 101: 253–264

[20] Anson BJ. An Atlas of Human Anatomy. 2nd ed. Philadelphia, PA: Saunders; 1963

[21] Griffiths JD. Extramural and intramural blood-supply of colon. BMJ 1961; 1 (5 222): 323–326

[22] Sierocinski W, Kling A, Michniewicz-Nowak M. The occurrence and the course of "the marginal artery" as the anastomosis of arteries vascularizing the cecum and the colon in man. Folia Morphol (Warsz) 1981; 40 (2): 167–179

[23] Sierocinski W, Michniewicz-Nowak M. Variation of the arising and the course of arteries vascularizing the transverse colon in man. Folia Morphol (Warsz) 1981; 39 (3): 271–281

[24] Sonneland J, Anson BJ, Beaton LE. Surgical anatomy of the arterial supply to the colon from the superior mesenteric artery based upon a study of 600 specimens. Surg Gynecol Obstet 1958; 106 (4): 385–398

[25] Vandamme JP, Bonte J. Arcus paracolicus. Acta Anat (Basel) 1984; 118 (1): 50–53

23 Innere Beckenarterie (A. iliaca interna)

K. I. Ringe, S. Meyer

Die parietalen und viszeralen Arterien gehen von der A. iliaca interna in verschiedenen Variationen ab [1], [2], [3], [4], [5], [6], [7], [8], [9], [10]. Es ist schwierig, diese Varianten unter embryologischen oder praktischen Gesichtspunkten zu klassifizieren. Gemäß der embryonalen Entwicklung müsste die A. umbilicalis der Hauptstamm und die anderen Arterien sollten nur Nebenäste sein [7]. Nach der Geburt hat die A. umbilicalis keine Bedeutung mehr und in ca. 0,7 % aller Fälle fehlt sie. Diese Varianten sind nicht in den Abbildungen dargestellt. Einige Studien haben entsprechende Fälle beschrieben und mit der relevanten Literatur zusammengefasst [11], [12]. Die Reihenfolge der Abgänge oder Hauptstämme ist sehr variabel [6], [13], [14]. Komplizierter wird dieser Sachverhalt zudem durch unterschiedliche Bezeichnungen der Arterien in den verschiedenen anatomischen Nomenklaturen. Die A. iliaca interna wurde erst in der Pariser Nomenklatur von 1955 so benannt (in der Basler Nomenklatur von 1895 noch als A. hypogastrica).

23.1 Alle Äste gehen von einem Hauptstamm der A. iliaca interna ab (10 %)

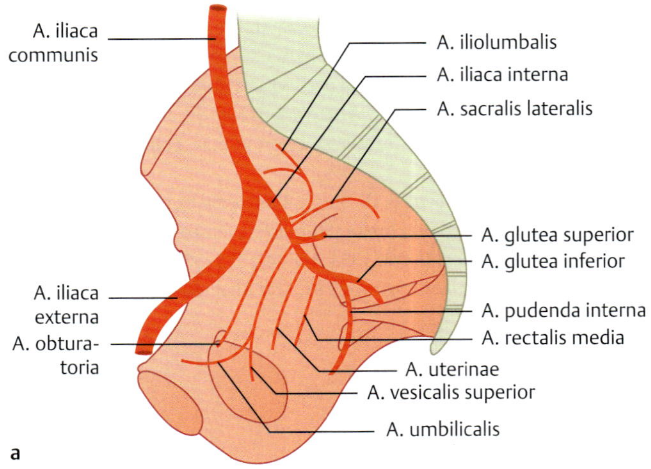

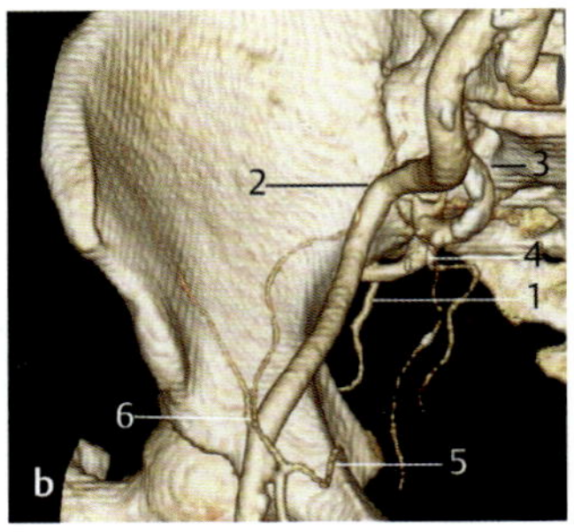

Abb. 23.1 Ein Hauptstamm der A. iliaca interna (10 %).
a Schematische Darstellung.
b 3D-VR-CT.
1 A. glutea inferior;
2 A. iliaca externa;
3 A. iliaca interna;
4 A. glutea superior;
5 A. obturatoria;
6 A. epigastrica inferior.

23.2 Die A. iliaca interna teilt sich in zwei Hauptstämme, welche die weiteren Äste abgeben (60 %)

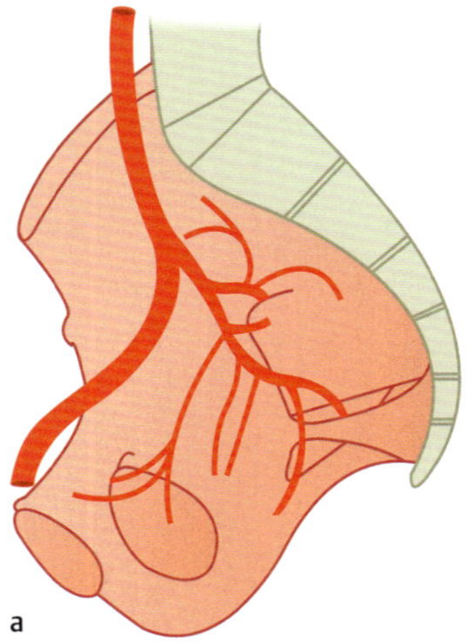

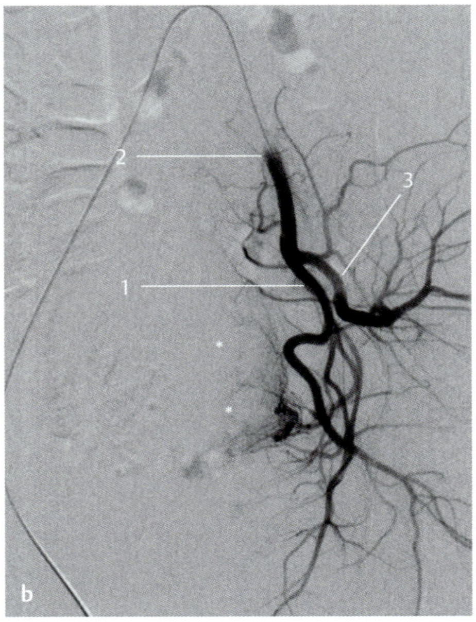

Abb. 23.2 Der posteriore Hauptstamm endet als A. glutea superior, der anteriore Hauptstamm als A. glutea inferior und A. pudenda interna (35 %).
a Schematische Darstellung.
b In der DSA teilt sich die linke A. iliaca interna in zwei Hauptstämme auf, welche die weiteren Äste abgeben. Nebenbefundlich hat die Patientin ein Uterusmyom (*), welches im weiteren Verlauf embolisiert wurde.
1 Anteriorer Hauptstamm;
2 A. iliaca interna;
3 posteriorer Hauptstamm.

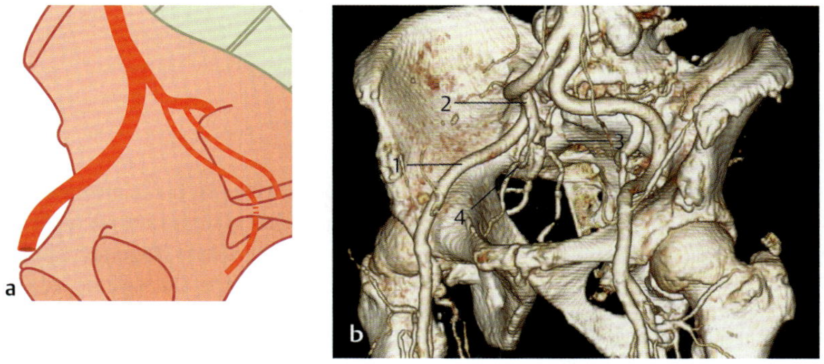

Abb. 23.3 Der anteriore Hauptstamm endet als A. pudenda interna, der posteriore Hauptstamm teilt sich in A. glutea superior und A. glutea inferior, welche das Becken durch die Foramina suprapiriforme und infrapiriforme verlassen (12 %).

a Schematische Darstellung.

b Oblique koronale 3D-VR-CT der rechten A. iliaca interna.

1 A. iliaca externa;
2 A. iliaca interna;
3 posteriorer Hauptstamm;
4 anteriorer Hauptstamm.

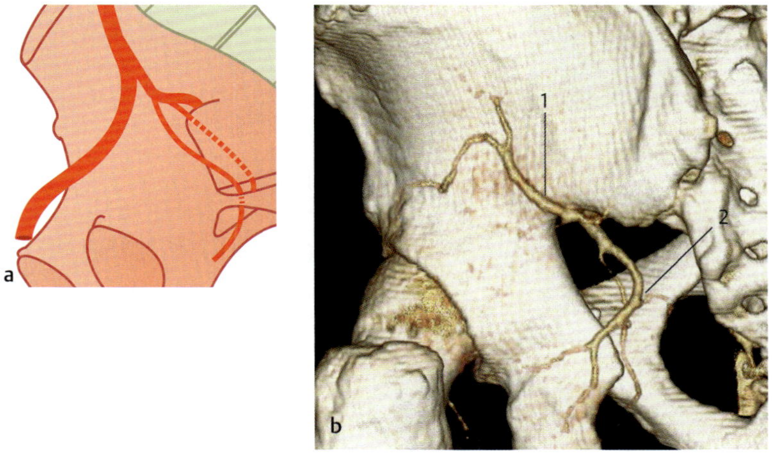

Abb. 23.4 Gleiche Situation wie in Abb. 23.3, der posteriore Hauptstamm teilt sich jedoch erst, nachdem er das Becken durch das Foramen suprapiriforme verlassen hat. Die A. glutea inferior verläuft dann dorsal des M. piriformis (12 %).

a Schematische Darstellung.

b 3D-VR-CT, posteriore Ansicht.

1 A. glutea superior;
2 A. glutea inferior.

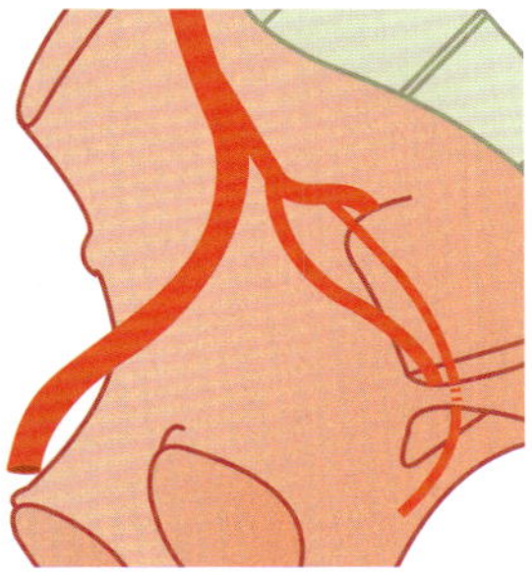

Abb. 23.5 Der anteriore Hauptstamm endet als A. glutea inferior; die Endäste des posterioren Hauptstamms sind die A. glutea superior und die A. pudenda interna (1 %). Schematische Darstellung.

23.3 Die A. iliaca interna teilt sich in drei Hauptstämme, welche alle weiteren Äste abgeben (20 %)

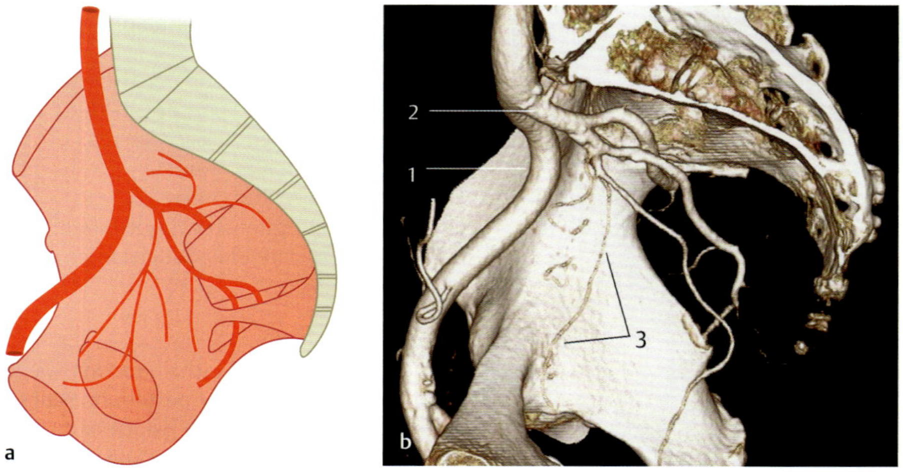

Abb. 23.6 Die A. iliaca interna teilt sich in drei Hauptstämme, welche alle weiteren Äste abgeben (20 %).
a Schematische Darstellung.
b 3D VR CT.
1 A. iliaca externa;
2 A. iliaca interna;
3 A. obturatoria.

23.4 Die A. iliaca interna teilt sich in vier oder mehr Hauptstämme, welche sich aufzweigen, um die anderen Arterien abzugeben (10 %)

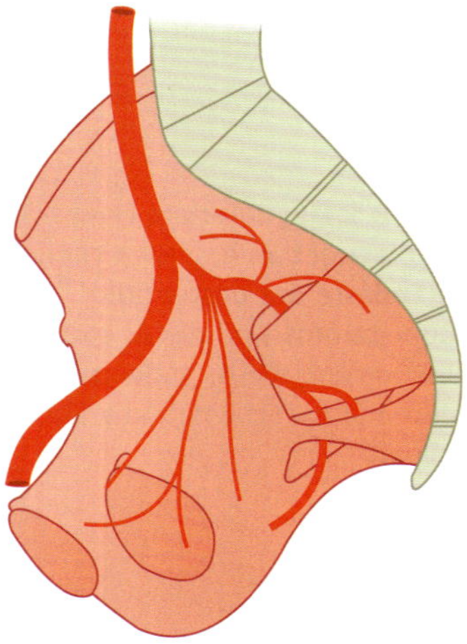

Abb. 23.7 Die A. iliaca interna teilt sich in vier oder mehr Hauptstämme, welche sich aufzweigen, um die anderen Äste abzugeben (10 %). Schematische Darstellung.

23.5 Ursprung der A. iliaca interna

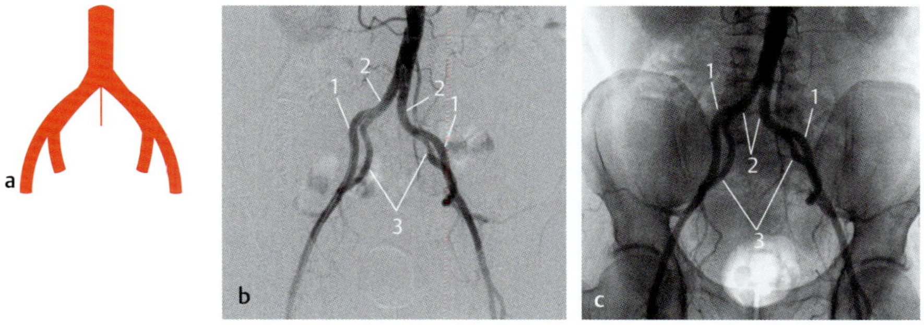

Abb. 23.8 Die A. iliaca communis teilt sich in die A. iliaca interna und A. iliaca externa auf (> 99 %). In der DSA entstammt die A. iliaca interna auf beiden Seiten der A. iliaca communis.
a Schematische Darstellung.
b Subtrahierte DSA.
c Nichtsubtrahierte DSA.
1 A. iliaca externa;
2 A. iliaca communis;
3 A. iliaca interna.

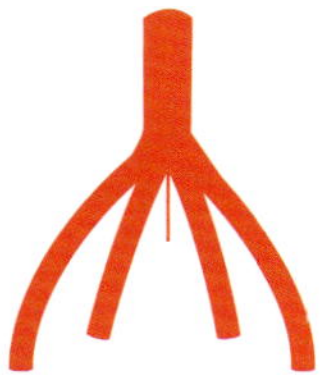

Abb. 23.9 Die A. iliaca communis fehlt oder ist sehr kurz. Die A. iliaca interna und die A. iliaca externa gehen von der Aorta ab (< 1 %). Schematische Darstellung.

23.6 Literatur

[1] Adachi B. Das Arteriensystem der Japaner. Vol 2. Kyoto: Maruzen; 1928
[2] Ashley FL, Anson BJ. The hypogastric artery in American whites and negroes. Am J Phys Anthropol 1941; 28 (4): 381–394
[3] Fischer W. Anatomisch-röntgenologische Untersuchungen über die Verteilung und Anastomosenbildung der visceralen und parietalen weiblichen Beckenarterie. Z Geburtsh Gynäk 1959; 154: 321–340
[4] Lipshutz B. A composite study of the hypogastric artery and its branches. Ann Surg 1918; 67 (5): 584–608
[5] Narverud G, Myhre HO. Congenital hypoplasia of the lower limb arteries. A report of two cases. Scand J Thorac Cardiovasc Surg 1974; 8 (1): 70–72
[6] Nitschke T, Preuss F. Die Hauptäste der A. iliaca int. bei Mensch und Haussäugetieren in vergleichend-anatomisch häufigster Reihenfolge. Anat Anz 1971; 128 (5): 439–453
[7] Roberts WH, Krishingner GL. Comparative study of human internal iliac artery based on Adachi classification. Anat Rec 1967; 158 (2): 191–196
[8] Bleich AT, Rahn DD, Wieslander CK et al. Posterior division of the internal iliac artery: anatomic variations and clinical applications. Am J Obstet Gynecol 2007; 197 (6): 658.e1–658.e5
[9] Naguib NN, Nour-Eldin NE, Hammerstingl RM et al. Three-dimensional reconstructed contrast-enhanced MR angiography for internal iliac artery branch visualization before uterine artery embolization. J Vasc Interv Radiol 2008; 19 (11): 1569–1575
[10] Albulescu D, Constantin C, Constantin C. Uterine artery emerging variants - angiographic aspects. Curr Health Sci J 2014; 40 (3): 214–216
[11] Froehlich LA, Fujikura T. Significance of a single umbilical artery. Report from the collaborative study of cerebral palsy. Am J Obstet Gynecol 1966; 94 (2): 274–279
[12] Wallraff J, Roszel A. Hochgradige Hypoplasie der Arteria iliaca communis und der Arteria umbilicalis. Anat Anz 1972; 132 (1): 101–113
[13] Barry A. The aortic arch derivatives in human adult. Anat Rec 1951; 111 (2): 221–238
[14] Chantalat E, Merigot O, Chaynes P et al. Radiological anatomical study of the origin of the uterine artery. Surg Radiol Anat 2014; 36 (10): 1093–1099

24 Arterien der weiblichen Geschlechtsorgane (Organa genitalia feminina)

T. Kröncke

Die inneren weiblichen Geschlechtsorgane werden durch die Gebärmutter- und Eierstockarterien versorgt. Der Ursprung der Eierstockarterie (A. ovarica) wird in Kap. 12 gezeigt und der der Gebärmutterarterie (A. uterina) im Kapitel über die innere Beckenarterie (A. iliaca interna, Kap. 23). Beide Arterien sind über Anastomosen verbunden, die entlang der Eileiter verlaufen. Der Eierstock (Ovarium) wird entweder durch die Eierstockarterie, durch den Eierstockast der Gebärmutterarterie (R. ovaricus) oder von beiden versorgt. Operationen am Eileiter können den Blutfluss in diesen Ästen stören. Es gibt eine Reihe systematischer Untersuchungen der Varianten in Verlauf und Größe der Anastomose zwischen der Eierstock- und Gebärmutterarterie. Mit der steigenden Anzahl der Uterusarterienembolisationen zur Behandlung von Myomen wurden die Anastomosen zwischen Eierstockarterien und Gebärmutterarterien untersucht und als Quelle für Therapieversagen und nicht zielgerichtete Fehl-Embolisationen beschrieben [1], [2], [3], [4], [5], [6], [7], [8], [9], [10], [11].

24.1 Normalfall, wie in den meisten Lehrbüchern beschrieben (> 90 %)

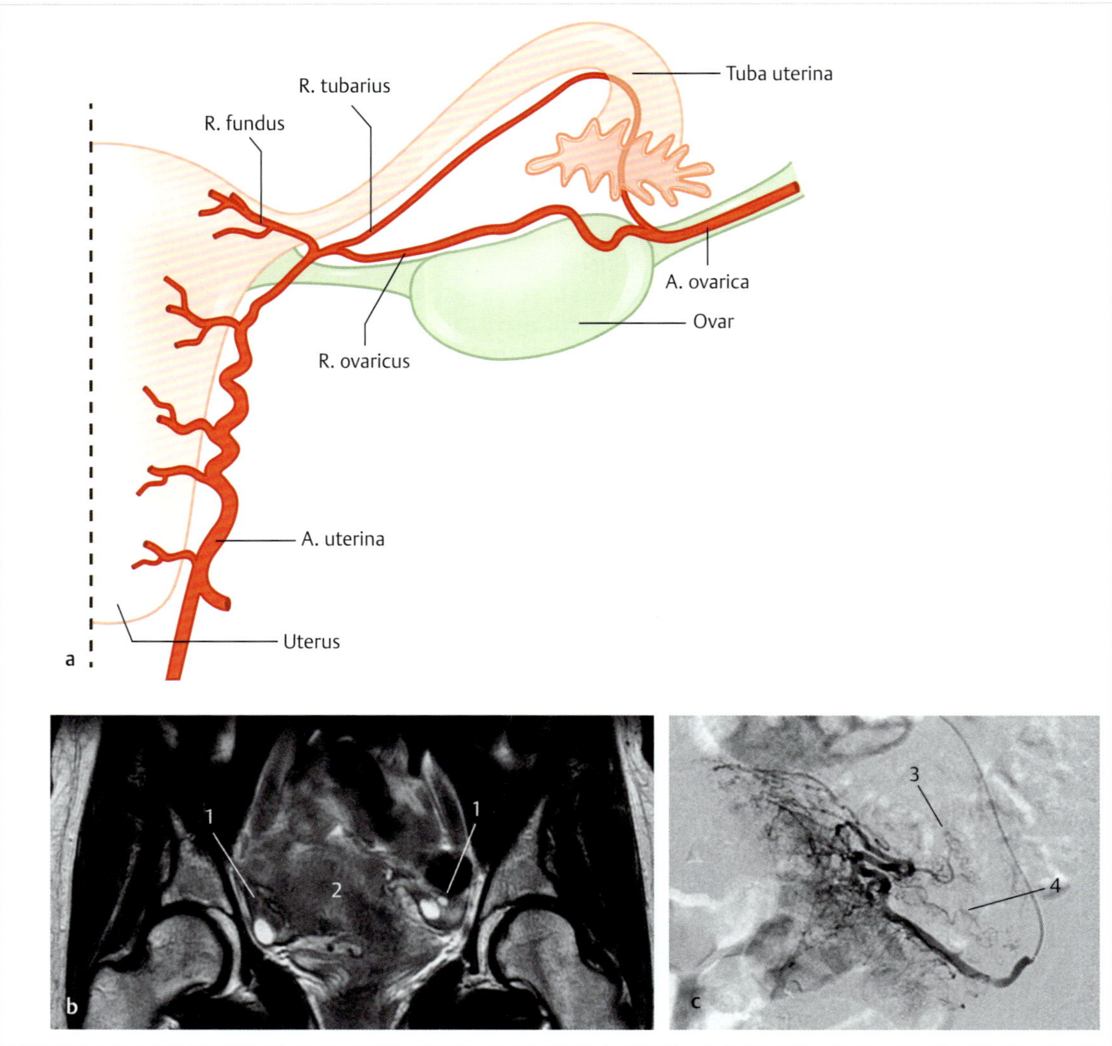

Abb. 24.1 Normalfall, wie in den meisten Lehrbüchern beschrieben (> 90 %).
a Schematische Darstellung.
b T2-gewichtete koronale MRT.
c Selektive Angiografie der linken A. uterina.
1 Eierstock;
2 Uterus.
3 R. ovaricus;
4 R. tubarius.

24.2 Blutversorgung des Fundus uteri

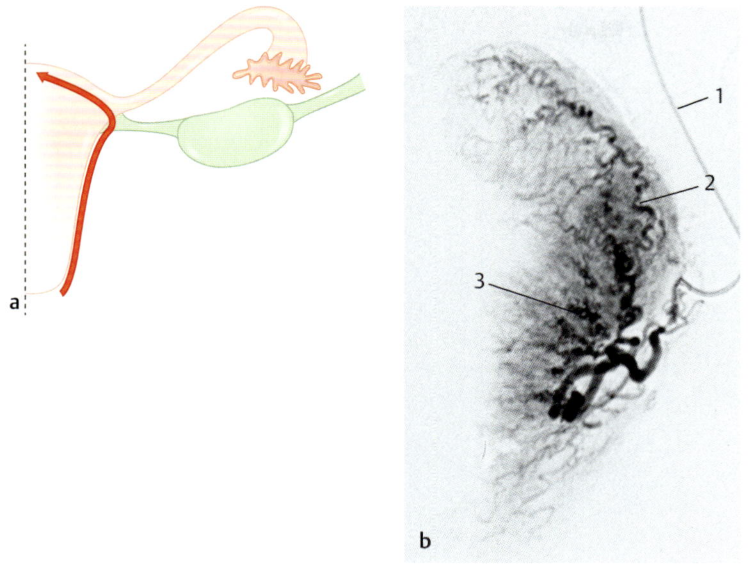

Abb. 24.2 A. uterina (90 %).
a Schematische Darstellung.
b Selektive Angiografie der A. uterina.
1 Angiografiekatheter;
2 R. fundus der A. uterina;
3 Rr. helicini der A. uterina.

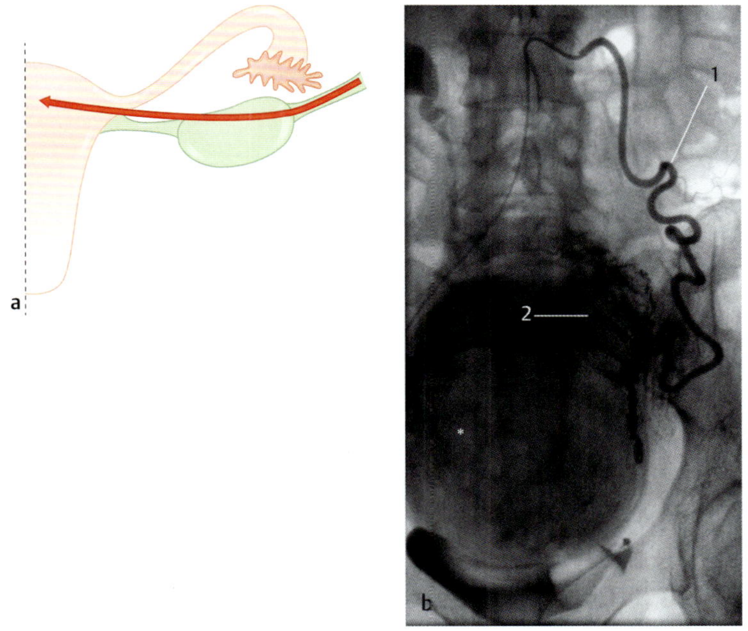

Abb. 24.3 Äste der A. ovarica (10 %).
a Schematische Darstellung.
b Selektive Angiografie der A. ovarica nach Uterusarterienembolisation.
1 A. ovarica;
2 A. ovarica endet in Rr. fundi; zentral im Bild: Kontrastmittelretention im Gebärmuttermyom (*).

24.3 Blutversorgung des Eierstocks

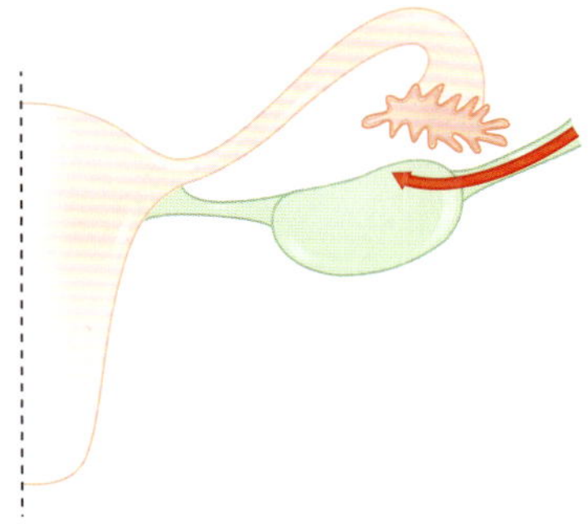

Abb. 24.4 Durch die A. ovarica (40 %). Schematische Darstellung.

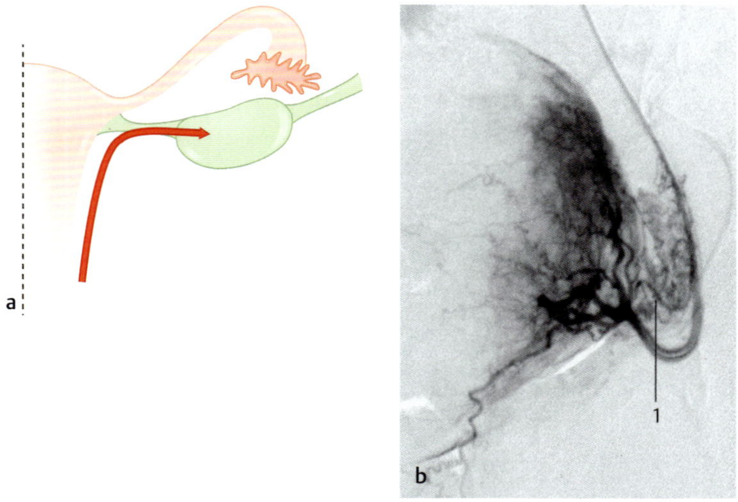

Abb. 24.5 R. ovaricus der A. uterina (4 %).
a Schematische Darstellung.
b Selektive Angiografie;
1 R. ovaricus der A. uterina.

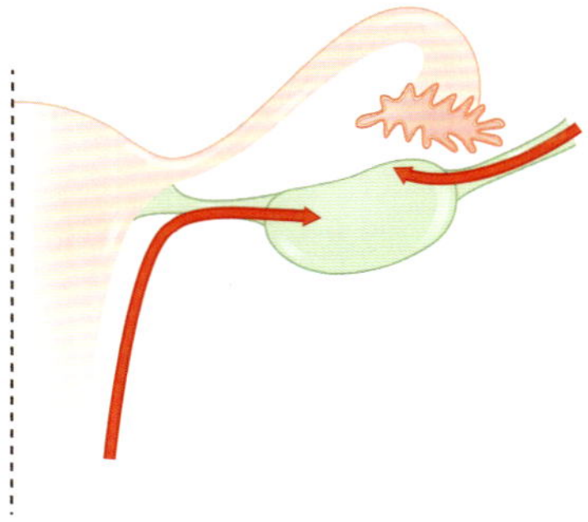

Abb. 24.6 Sowohl die A. ovarica als auch die A. uterina versorgen den Eierstock (56 %). Schematische Darstellung.

24.4 Blutversorgung des Eileiters

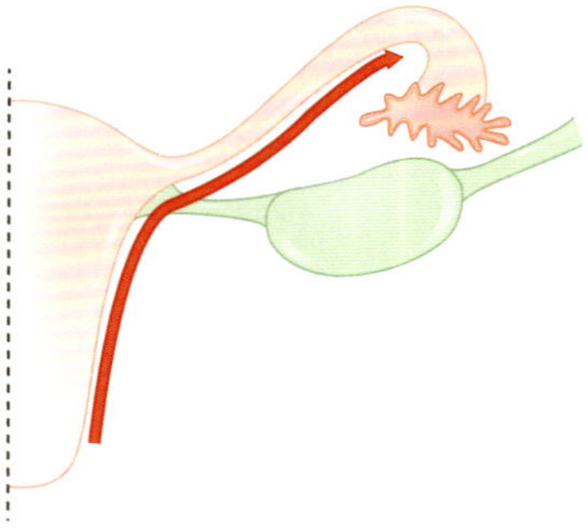

Abb. 24.7 R. tubarius der A. uterina (60 %). Schematische Darstellung.

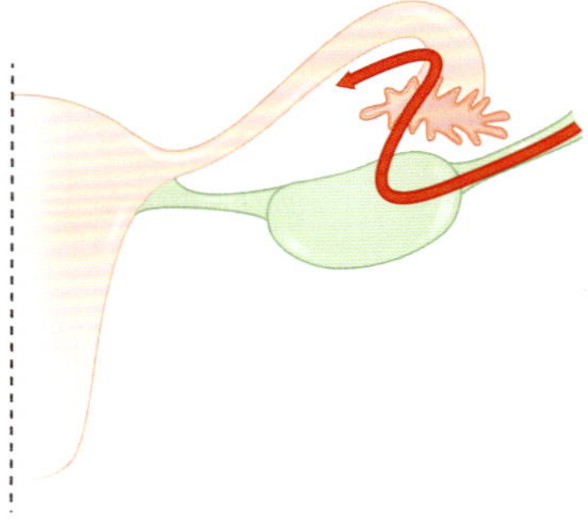

Abb. 24.8 R. tubarius der A. ovarica (30 %). Schematische Darstellung.

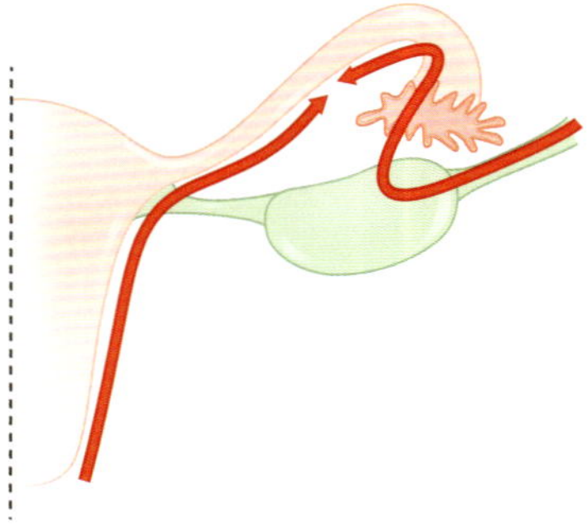

Abb. 24.9 Sowohl die A. ovarica als auch die A. uterina versorgen die Tuben/Eileiter (10 %). Schematische Darstellung.

24.5 Literatur

[1] Adachi B. Das Arteriensystem der Japaner. Vol 2. Kyoto: Maruzen; 1928

[2] Borell U, Fernstrom I. The ovarian artery: an arteriographic study in human subjects. Acta Radiol 1954; 42 (4): 253–265

[3] Fernström I. Arteriography of the uterine artery: its value in the diagnosis of uterine fibromyoma, tubal pregnancy, adnexal tumour, and placental site localization in cases of intra-uterine pregnancy. Acta Radiol Suppl 1955; 122: 1–128

[4] Karlsson S, Jonsson K. Angiography of the ovarian artery in adnexal lesions. Acta Radiol Diagn (Stockh) 1980; 21 (6): 739–746

[5] Kozik W. Arterial vasculature of ovaries in women of various ages in light of anatomic, radiologic and microangiographic examinations [in Polish]. Ann Acad Med Stetin 2000; 46: 25–34

[6] Razavi MK, Wolanske KA, Hwang GL et al. Angiographic classification of ovarian artery-to-uterine artery anastomoses: initial observations in uterine fibroid embolization. Radiology 2002; 224 (3) 707–712

[7] Gomez-Jorge J, Keyoung A, Levy EB, Spies JB. Uterine artery anatomy relevant to uterine leiomyomata embolization. Cardiovasc Intervent Radiol 2003; 26 (6): 522–527

[8] Salazar GM, Gregory Walker T, Conway RF et al. Embolization of angiographically visible type I and II utero-ovarian anastomoses during uterine artery embolization for fibroid tumors: impact on symptom recurrence and permanent amenorrhea. J Vasc Interv Radiol 2013; 24 (9): 1347–1352

[9] Ouyang Z, Liu P, Yu Y et al. Role of ovarian artery-to-uterine artery anastomoses in uterine artery embolization: initial anatomic and radiologic studies. Surg Radiol Anat 2012; 34 (8): 737–741

[10] Pelage JP, Walker WJ, Le Dref O, Rymer R. Ovarian artery: angiographic appearance, embolization and relevance to uterine fibroid embolization. Cardiovasc Intervent Radiol 2003; 26 (3): 227–233

[11] Kröncke TJ. When to consider ovarian artery embolization in UAE. In: Reidy J, Hacking N, McLucas B, eds. Radiological Interventions in Obstetrics and Gynaecology. 1st ed. Heidelberg: Springer; 2014: 85–92

25 Hüftlocharterie (A. obturatoria)

K. I. Ringe

Die Anzahl an Variationen der A. obturatoria interna nimmt erheblich zu, wenn die unterschiedlichen Aufzweigungsmuster der A. iliaca interna berücksichtigt werden [1], [2], [3], [4], [5], [6], [7]. Der Übersichtlichkeit halber ist die häufigste Variante, die Aufzweigung der A. iliaca interna in zwei Stämme (Kap. 23), Grundlage für die folgenden Abbildungen. Die prozentualen Angaben der Varianten sind Mittelwerte. Akzessorische Aa. obturatoriae sind nicht skizziert. Kleine akzessorische Äste oder verschiedene Ursprünge mit Stammbildung sind häufig. In diesen Fällen können Arterien den N. obturatorius überkreuzen [7], was im Rahmen pelviner Lymphadenektomien von klinischer Relevanz sein kann. Die A. obturatoria versorgt die inneren Beckenmuskeln (M. obturatorius internus, M. psoas) und hat einen Ramus pubicus zur Symphyse, welcher mit dem Obturatorast der A. epigastrica inferior anastomosiert. In ▶ Abb. 25.8 ist die Anastomose sehr kräftig ausgebildet, und in ▶ Abb. 25.7 speist nur die A. epigastrica inferior die A. obturatoria. Eine kräftige Verbindung zwischen der A. epigastrica inferior und der A. obturatoria wurde früher auch als „Corona mortis" bezeichnet. Verletzungen dieser Arterie im Rahmen von Herniotomien sind möglich und gingen mit erheblichen, teils schwer zu stillenden und früher nicht selten fatalen Blutverlusten einher. Wenn diese Verbindung bei Patienten mit Beckenfrakturen unerkannt bleibt, kann dies unbehandelte arterielle Blutungen nach sich ziehen [8]. Nach Passage des Canalis obturatorius teilt sich die A. obturatoria in einen anterioren Ast zur Adduktorenmuskulatur und einen posterioren Ast zum Hüftgelenk [9].

25.1 Ursprung aus der A. iliaca interna (75 %)

Ein kleiner Ramus-acetabularis-Ast läuft durch das Lig. capitis femoris zum Femurkopf. Normalerweise reicht die Blutversorgung des Femurkopfes über diesen Ast im Fall einer Epiphysiolyse nicht aus. Ethnische Unterschiede wurden in Verbindung mit dem Ursprung der A. obturatoria aus der A. iliaca externa nachgewiesen. Die Angaben in diesem Kapitel beziehen sich auf Studien aus Nordamerika und Europa. Hingegen ist in Japan diese Variante nur halb so oft nachweisbar [1]. Es wird davon ausgegangen, dass diese Variante beim weiblichen Geschlecht häufiger vorkommt. Die A. obturatoria kann auch aus der A. femoralis abgehen. In diesem Fall verläuft sie duch die Lacuna vasorum zurück ins kleine Becken [10]. Anastomosen zwischen der A. obturatoria und der A. epigastrica inferior sowie anderen Beinarterien können bedeutsam sein, wenn ein atherosklerotischer Verschluss der A. iliaca externa vorliegt.

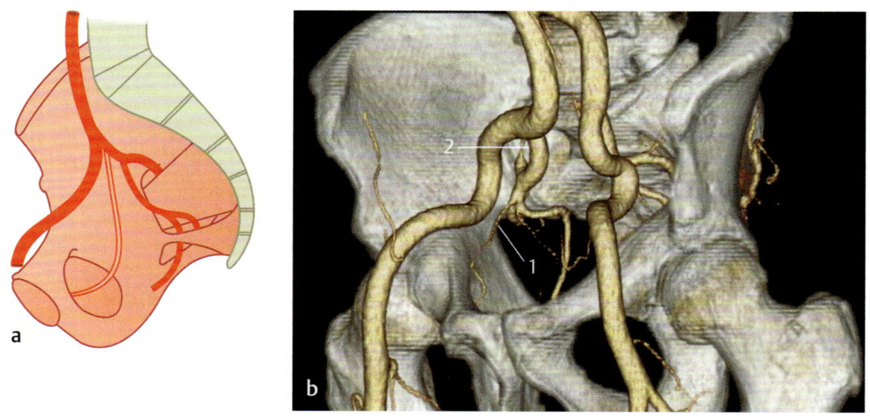

Abb. 25.1 Abgang der A. obturatoria vom Hauptstamm der A. iliaca interna (15 %).
a Schematische Darstellung.
b Oblique koronale 3D-VR-CT. Der Abgang der A. obturatoria aus dem Stamm der A. iliaca interna rechts ist zu erkennen.
1 A. obturatoria;
2 A. iliaca interna.

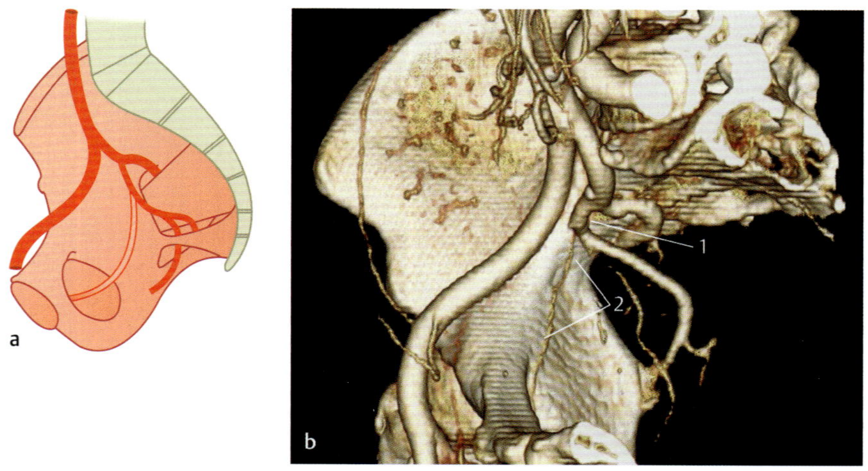

Abb. 25.2 Abgang der A. obturatoria vom anterioren Stamm der A. iliaca interna (25 %).
a Schematische Darstellung.
b Oblique koronale 3D-VR-CT. Der Abgang der A. obturatoria aus dem anterioren Stamm der A. iliaca interna rechts ist zu erkennen.
1 Anteriorer Stamm;
2 A. obturatoria.

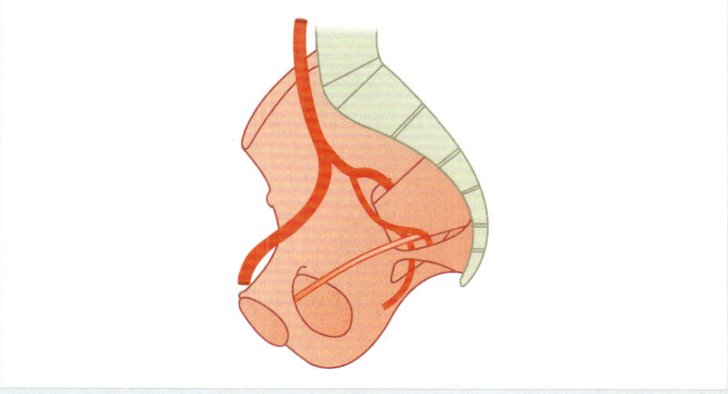

Abb. 25.3 Abgang der A. obturatoria aus der A. glutea inferior (10 %). Schematische Darstellung.

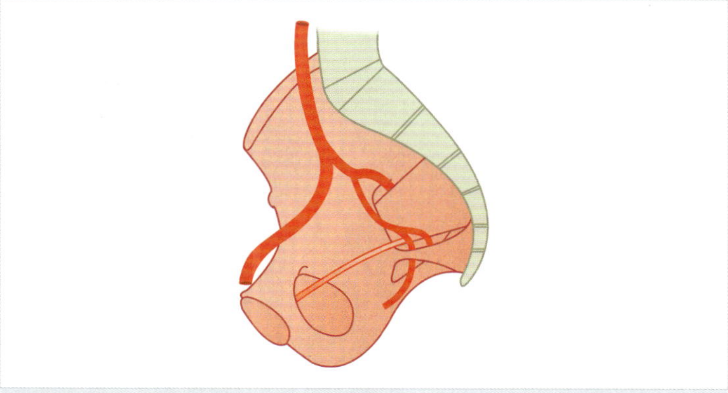

Abb. 25.4 Abgang der A. obturatoria aus der A. pudenda interna (5 %). Schematische Darstellung.

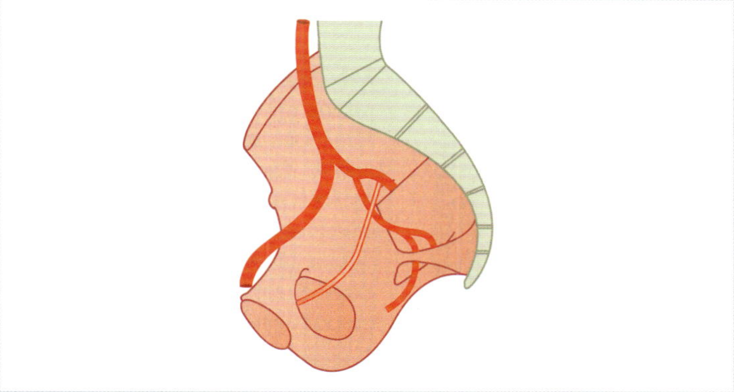

Abb. 25.5 Abgang der A. obturatoria aus dem posterioren Stamm der A. glutea superior (20 %). Schematische Darstellung.

25.2 Ursprung aus der A. iliaca externa (25 %)

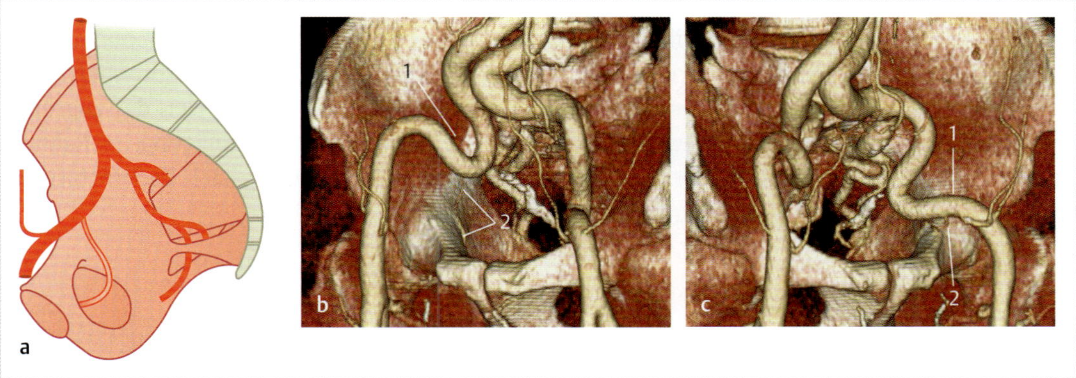

Abb. 25.6 Abgang der A. obturatoria direkt aus der A. iliaca externa (2 %).
a Schematische Darstellung.
b Oblique koronale 3D-VR-CT der rechten A. obturatoria, welche aus der A. iliaca externa abgeht.
c Oblique koronale 3D-VR-CT der linken A. obturatoria, welche aus der A. iliaca externa abgeht.
1 A. iliaca externa;
2 A. obturatoria.

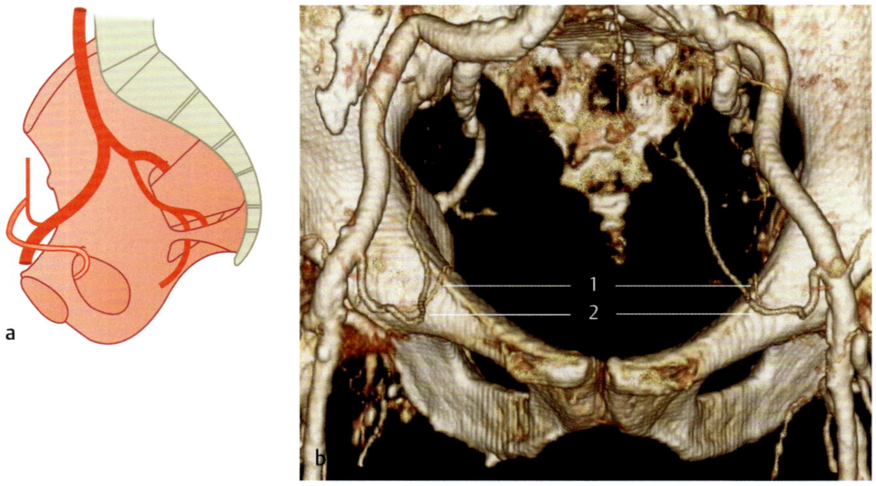

Abb. 25.7 Die A. obturatoria ist ein Ast der A. epigastrica inferior (22 %).
a Schematische Darstellung.
b Oblique koronale 3D-VR-CT. Auf beiden Seiten ist der Abgang der A. obturatoria aus der A. epigastrica inferior zu erkennen.
1 A. obturatoria;
2 A. epigastrica inferior.

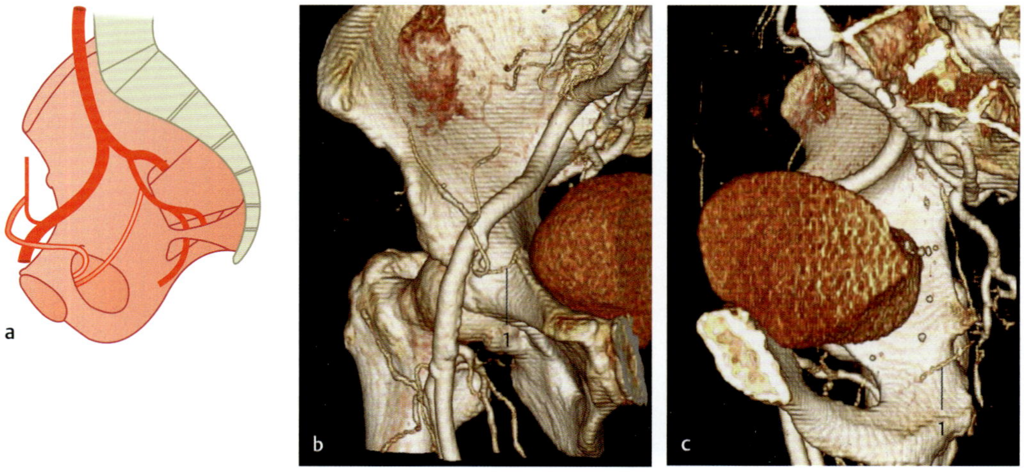

Abb. 25.8 Ursprung der A. obturatoria mit etwa gleich großen Abgängen aus der A. iliaca externa und A. iliaca interna oder deren Ästen (1 %). In der CT ist zu erkennen, das die rechte A. obturatoria aus Ästen der A. iliaca externa und A. iliaca interna gespeist wird.
a Schematische Darstellung.
b 3D-VR-CT, koronale Ansicht.
c 3D-VR-CT, sagittale Ansicht.
1 A. obturatoria.

25.3 Akzessorische A. pudenda interna

Die A. obturatoria gibt normalerweise kleinste Äste in das Gebiet der A. pudenda interna ab. In etwa 5 % der Fälle übernehmen diese Äste partiell die Blutversorgung der A. pudenda interna und enden als A. dorsalis penis oder A. profunda penis bzw. clitoridis [1]. So ein Ast wird dann als A. pudenda accessoria bezeichnet. In weiteren 5 % geht die akzessorische A. pudenda direkt aus der A. iliaca interna oder dem proximalen Anteil der A. pudenda interna ab [1], [11], [12]. Die Häufigkeit einer akzessorischen A. pudenda wird mit 4–70 % angegeben, abhängig von der zugrunde liegenden Art der Identifizierung. Eine Beteiligung im Rahmen der erektilen Dysfunktion und Kontinenz nach Beckenchirurgie wird diskutiert [13].

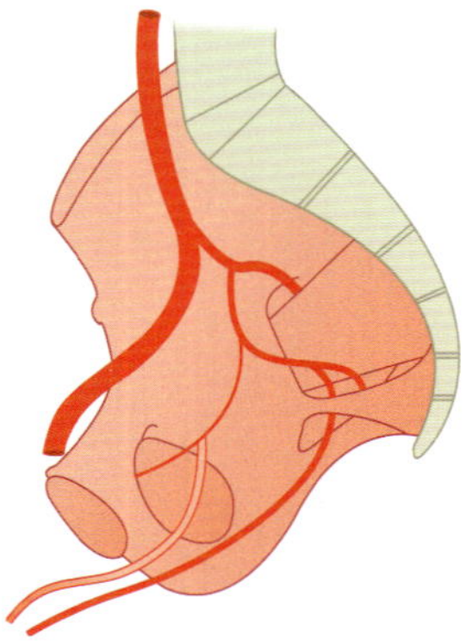

Abb. 25.9 Akzessorische A. pudenda interna (5 %). Schematische Darstellung.

25.4 Literatur

[1] Adachi B. Das Arteriensystem der Japaner. Vol 2. Kyoto: Maruzen; 1928

[2] Ashley FL, Anson BJ. The hypogastric artery in American whites and negroes. Am J Phys Anthropol 1941; 28 (4): 381–394

[3] Pick JW, Anson BJ, Ashley FL. The origin of the obturator artery. A study of 640 body halves. Am J Anat 1942; 70 (2): 317–343

[4] Roberts WH, Krishingner GL. Comparative study of human internal iliac artery based on Adachi classification. Anat Rec 1967; 158 (2): 191–196

[5] Pai MM, Krishnamurthy A, Prabhu LV et al. Variability in the origin of the obturator artery. Clinics (Sao Paulo) 2009; 64 (9): 897–901

[6] Sanudo JR, Mirapeix R, Rodriguez-Niedenführ M et al. Obturator artery revisited. Int Urogynecol J 2011; 22 (10): 1313–1318

[7] Won HS, Kim JH, Lee UY et al. Topographical relationships between the obturator nerve, artery, and vein in the lateral pelvic wall. Int Urogynecol J 2015; 27 (2): 213–218

[8] Requarth JA, Miller PR. Aberrant obturator artery is a common arterial variant that may be a source of unidentified hemorrhage in pelvic fracture patients. J Trauma 2011; 70 (2): 366–372

[9] Itokazu M, Takahashi K, Matsunaga T et al. A study of the arterial supply of the human acetabulum using a corrosion casting method. Clin Anat 1997; 10 (2): 77–81

[10] Lanz T, Wachsmuth W. Praktische Anatomie, Arm. 2nd ed. Berlin: Springer; 1959

[11] Tramier D, Argême M, Huguet JF, Juhan C. Radiological anatomy of the internal pudendal artery (a. pudenda interna) in the male. Anat Clin 1981; 3: 195–200

[12] Allan R, Garcia NA, Montenegro JM, Álvarez-Alberó JN. Prevalence of accessory pudendal artery. Clin Anat 2012; 25 (8): 983–985

[13] Secin FP, Karanikolas N, Touijer AK et al. Anatomy of accessory pudendal arteries in laparoscopic radical prostatectomy. J Urol 2005; 174 (2): 523–526

Teil III

Untere Extremität

III

26 Entwicklung der Beinarterien (Aa. membri inferioris)

T. Rodt, M. Lee

Die Arterien der unteren Extremität entstammen der fünften Lumbalarterie (Kap. 8), die die Nabelarterie des Embryo bildet. Im Embryonalstadium mit einer Scheitel-Steiß-Länge von 10 mm können bereits mehrere Seitenäste identifiziert werden: die A. iliaca externa, A. ischiadica, A. glutea superior und A. pudenda interna. Die A. ischiadica verläuft durch den Plexus ischiadicus und bildet vorübergehend die Hauptarterie der unteren Extremität. Sie bleibt bei den meisten Wirbeltieren erhalten.

Im Gegensatz dazu ist bei Säugetieren die A. femoralis als Fortsetzung der A. iliaca externa das arterielle Hauptgefäß der unteren Extremität. Bereits früh bilden sich Anastomosen zwischen der posterioren A. ischiadica und der anterioren A. femoralis. Sobald der Hauptzustrom zur A. poplitea aus der A. femoralis kommt, bildet sich die A. ischiadica zurück. Andere Teile dieses Netzwerks aus Anastomosen sind die Vorläufer der A. profunda femoris. Der Anfangsteil der A. ischiadica überdauert als A. glutea inferior mit einem kleinen Ast zur Versorgung des N. ischiadicus [1], [2], [3], [4].

Ein weiterer Ast der A. femoralis ist die A. saphena, die die V. saphena magna und den N. saphenus begleitet. Diese Arterie gewinnt distal Verbindung zu den Arterien des Fußes, die Verbindungen zur A. ischiadica verschwinden mit der Zeit. Am Ende dieses Nebeneinanders von Wachstum und Atrophie bleiben die A. descendens genus und die A. tibialis posterior als einzige Residuen der A. saphena. Die A. tibialis anterior ist ein neuer Ast, wohingegen die A. fibularis (peronea) ein Residuum der A. ischiadica ist. Dieses komplizierte embryologische Entwicklungsmuster der Arterien der unteren Extremität erklärt die große Anzahl an Anomalien [1], [2], [3], [5], [6].

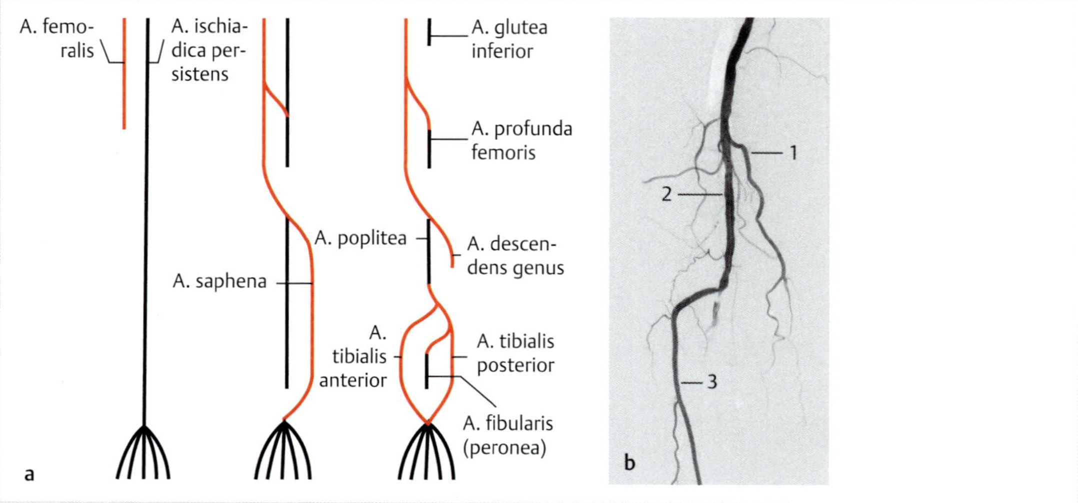

Abb. 26.1 Entwicklung der Arterien der unteren Extremität.
a Die Schemata zeigen die Entwicklung der Arterien der unteren Extremität wie oben beschrieben.
b Die DSA zeigt die A. descendens genus, ein Residuum der A. saphena, die A. poplitea und A. tibialis anterior. Der Truncus tibiofibularis ist verschlossen.
1 A descendens genus;
2 A. poplitea;
3 A. tibialis anterior.

26.1 A. ischiadica persistens

Obwohl es sich um eine seltene Anomalie handelt, wurden in letzter Zeit mehrere Berichte von Fällen einer A. ischiadica persistens und eine erhöhte Inzidenz der Aneurysmabildung publiziert [3], [7], [8], [9], [10], [11], [12], [13], [14], [15], [16]. Die A. ischiadica persistens verlässt als Ast der A. iliaca interna das Becken durch den infrapiriformen Teil des Foramen ischiadicum majus, verläuft parallel zum N. ischiadicus und endet als A. poplitea. In diesen Fällen ist die A. femoralis schmächtig und versorgt nur das Gebiet der A. profunda femoris.

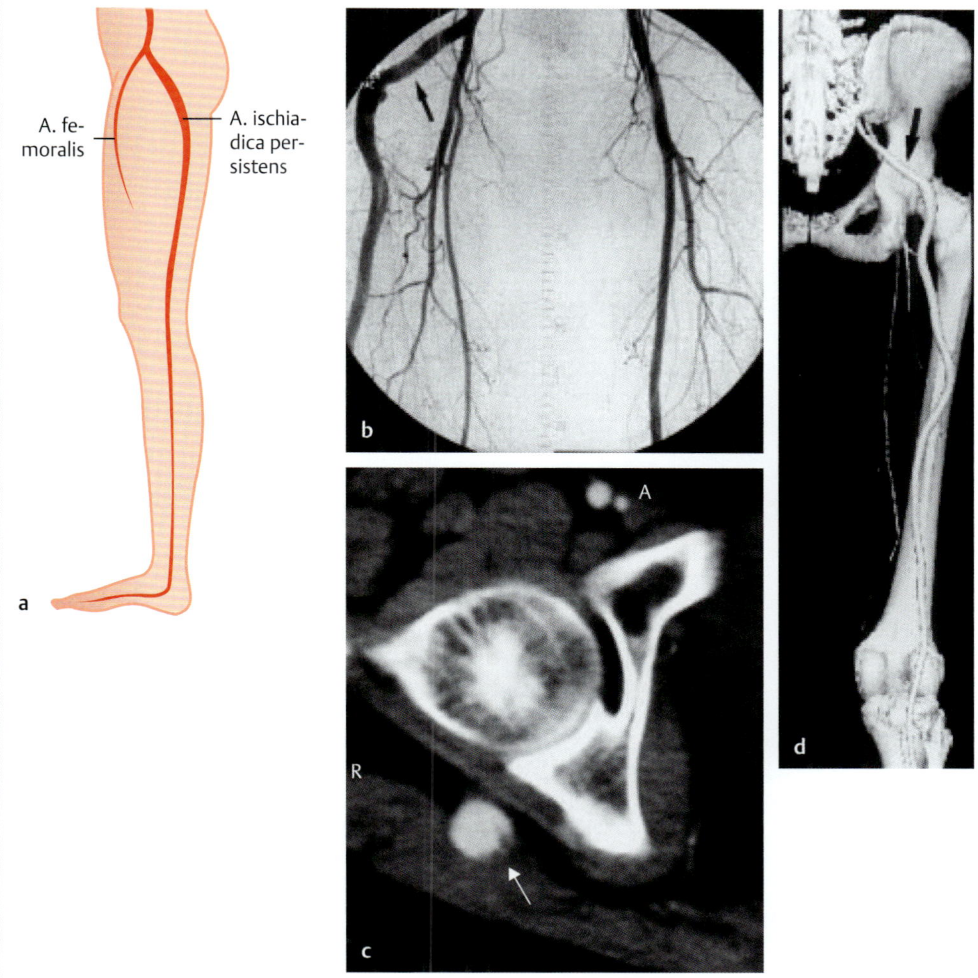

Abb. 26.2 A. ischiadica persistens (sehr selten). (Abbildungen reproduziert aus [17])

a Schematische Darstellung.
b DSA, aneurysmatische A. ischiadica persistens (Pfeil).
c Axiales CT, aneurysmatische A. ischiadica persistens (Pfeil).
d Posteriores 3D-VR-CT, aneurysmatische A. ischiadica persistens (Pfeil).

26.2 A. saphena persistens

Diese Arterie findet sich regelmäßig bei vielen Affen, aber überraschend selten beim Menschen. Es handelt sich um eine oberflächliche Arterie, die mit der V. saphena magna verläuft [18].

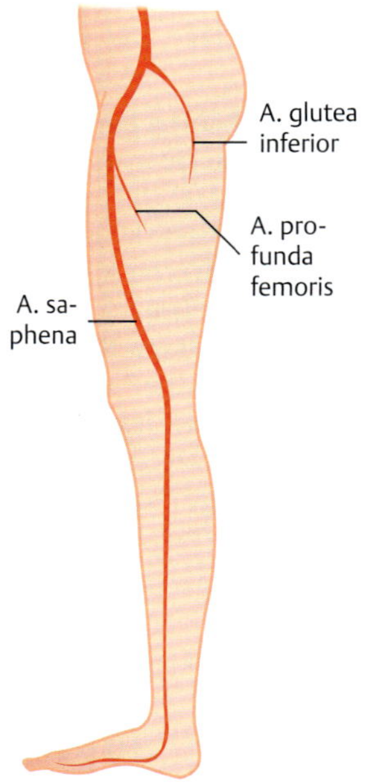

Abb. 26.3 A. saphena persistens (sehr selten). Schematische Darstellung.

26.3 Literatur

[1] Adachi B. Das Arteriensystem der Japaner. Vol 2. Kyoto: Maruzen; 1928

[2] Greebe J. Congenital anomalies of the iliofemoral artery. J Cardiovasc Surg (Torino) 1977; 18 (3): 317–323

[3] Pillet J, Cronier P, Mercier P, Chevalier JM. The ischiopopliteal arterial trunk. A report of two cases. Anatomia Clinica 1982; 3 (4): 329–331

[4] Starck D. Embryologie: ein Lehrbuch auf allgemein biologischer Grundlage. 3 rd ed. Stuttgart: Thieme; 1987

[5] Keen JA. A study of the arterial variations in the limbs, with special reference to symmetry of vascular patterns. Am J Anat 1961; 108: 245–261

[6] Malchiodi L, Ruberti U. Osservazioni anatomo-radiologiche sulle anomalie congenite delle arterie dell'arto inferiore (dall' analisi di 650 arteriografie femorali). Minerva Cardio (Turin) 1957; 5: 297–299

[7] Bower EB, Smullens SN, Parke WW. Clinical aspects of persistent sciatic artery: report of two cases and review of the literature. Surgery 1977; 81 (5): 588–595

[8] Yang S, Ranum K, Malone M, Nazzal M. Bilateral persistent sciatic artery with aneurysm formation and review of the literature. Ann Vasc Surg 2014; 28 (1): 264.e1–264.e7

[9] Donovan DL, Sharp WV. Persistent sciatic artery: two case reports with emphasis on embryologic development. Surgery 1984; 95 (3): 363–366

[10] Finerty JC. Persistent ischiatic artery. Anat Rec 1947; 98 (4): 587–595

[11] Mayschak DT, Flye MW. Treatment of the persistent sciatic artery. Ann Surg 1984; 199 (1): 69–74

[12] McLellan GL, Morettin LB. Persistent sciatic artery: clinical, surgical, and angiographic aspects. Arch Surg 1982; 117 (6): 817–822

[13] Pirker E, Schmidberger H. Die Arteria ischiadica. Eine seltene Gefäßvariante. Fortschr Geb Rontgenstr Nuklearmed 1972; 116 (3): 434–437

[14] Williams LR, Flanigan DP, O'Connor RJ, Schuler JJ. Persistent sciatic artery. Clinical aspects and operative management. Am J Surg 1983; 145 (5): 687–693

[15] Youngson GG, Taylor B, Rankin R, Heimbecker RO. Persistent sciatic artery: a case report. Can J Surg 1980; 23 (5): 466–467

[16] Pappot TWS, Schuttevaer HM, Visser MJ. Bypass graft failure resulting from misidentification of the aberrant anatomy of a persistent sciatic artery. Ann Vasc Surg 2015; 29 (8): 1663.e1–1663.e4

[17] Zähringer M, Heindel W, Gawenda M et al. Akuter thromboembolischer Verschluss der A. poplitea und Trifurkation aus einer als Anlageanomalie erhaltenen A. ischiadica. RoFo, Fortschr Geb Rontgenstr Nuklearmed 1999; 171: 79–81

[18] Aasar YH. The saphenous artery. J Anat 1938; 73 (Pt 1): 194–194

27 Tiefe Oberschenkelarterie (A. profunda femoris)

T. Rodt, M. Lee

Verschiedene Verzweigungsmuster der A. femoralis in die A. femoralis superficialis und die A. profunda femoris existieren [1], [2], [3], [4], [5], [6], [7], [8], [9], [10], [11], [12], [13], [14].

27.1 Ursprung und Verzweigungsmuster

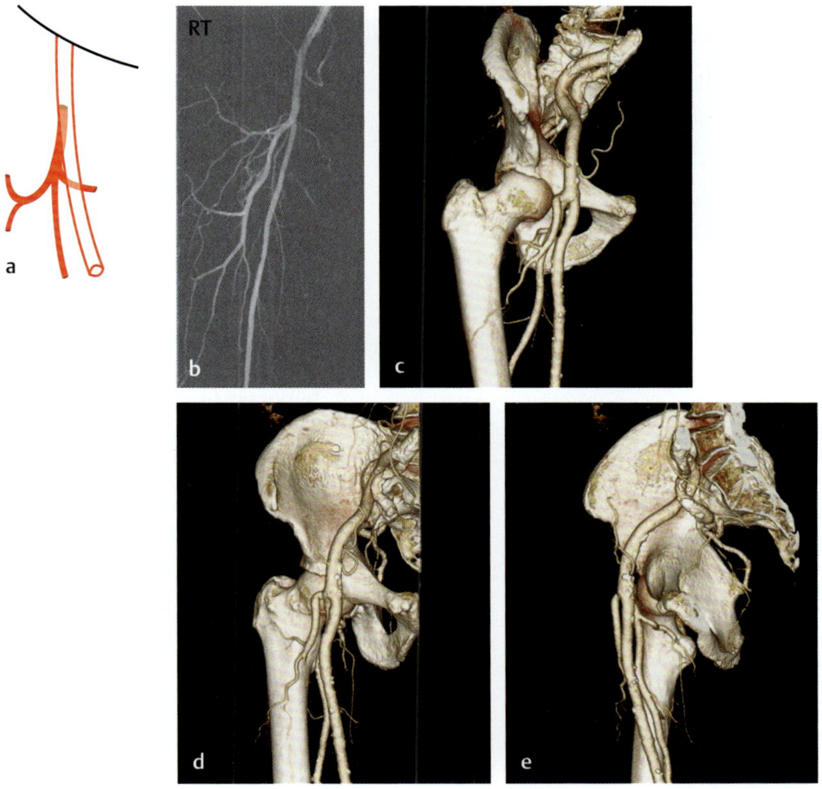

Abb. 27.1 Die A. profunda femoris, die mediale und die laterale A. circumflexa femoris entspringen mit einem gemeinsamen Stamm (58 %).
a Schematische Darstellung.
b Posteroanteriore (PA) DSA.
c 3D-VR-CT-Bild in rechts anterior obliquer (RAO) Ansicht.
d 3D-VR-CT-Bild in anteroposteriorer (AP) Ansicht.
e 3D-VR-CT-Bild in links anterior obliquer (LAO) Ansicht.

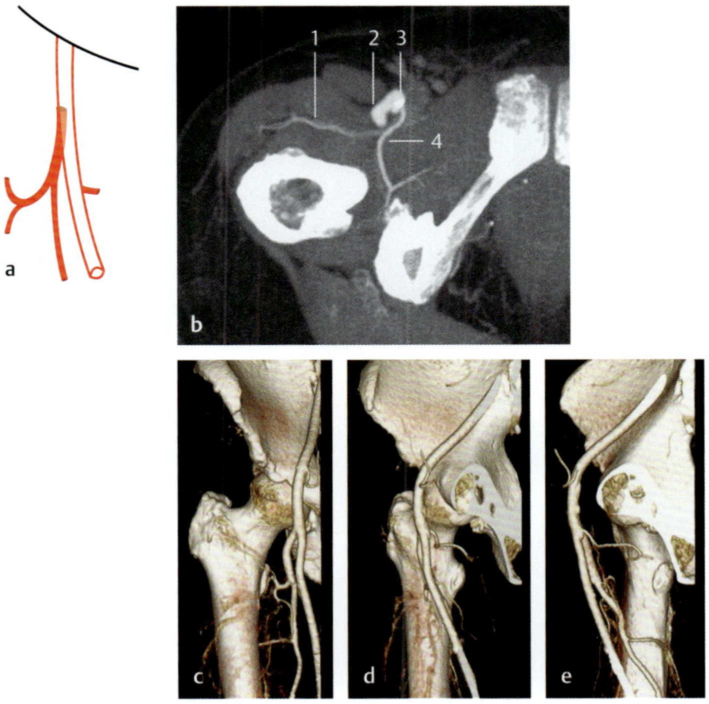

Abb. 27.2 Die A. circumflexa femoris medialis ist ein direkter Ast der A. femoralis (18 %).
a Schematische Darstellung.
b Axiale MIP-CT.
c 3D-VR-CT in AP-Ansicht.
d 3D-VR-CT in LAO-Ansicht.
e 3D-VR-CT in links lateraler Ansicht.
1 A. circumflexa femoris lateralis;
2 A. profunda femoris;
3 A. femoralis;
4 A. circumflexa femoris medialis.

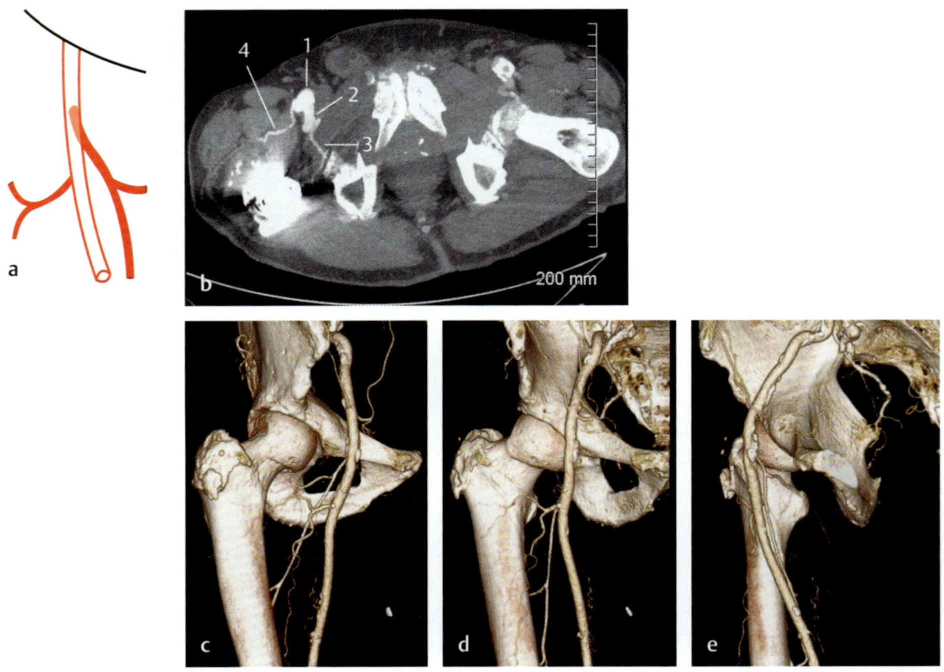

Abb. 27.3 Die A. circumflexa femoris lateralis ist ein direkter Ast der A. femoralis (15 %).
a Schematische Darstellung.
b Axiale MIP-CT.
c 3D-VR-CT in RAO-Ansicht.
d 3D-VR-CT in AP-Ansicht.
e 3D-VR-CT in LAO-Ansicht.
1 A. femoralis;
2 A. profunda femoris;
3 A. circumflexa femoris medialis;
4 A. circumflexa femoris lateralis.

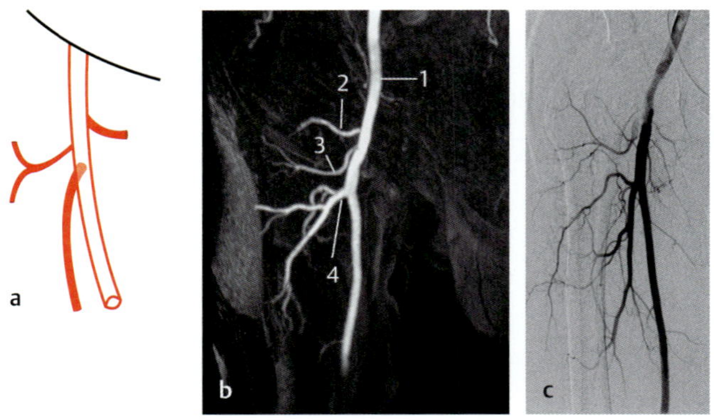

Abb. 27.4 Beide Aa. circumflexae femoris entspringen direkt aus der A. femoralis (4 %).
a Schematische Darstellung.
b Koronale MIP-MRT.
c DSA in PA-Ansicht.
1 A. femoralis;
2 A. circumflexa femoris medialis;
3 A. circumflexa femoris lateralis;
4 A. profunda femoris.

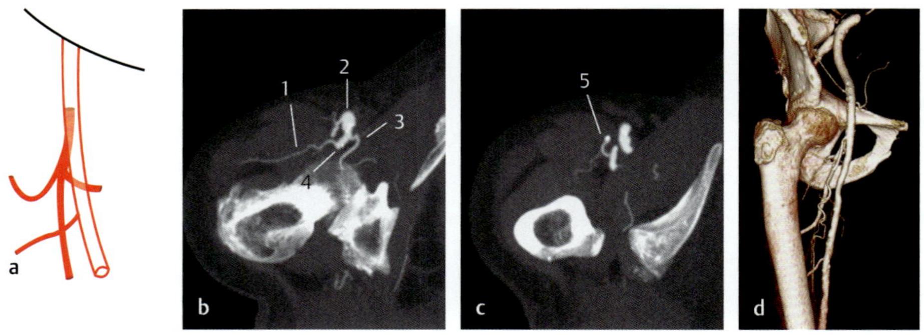

Abb. 27.5 Gleich Abb. 27.1 oder Abb. 27.2, aber ein großer Ast der A. circumflexa femoris lateralis entpringt aus der A. femoralis (3 %).
a Schematische Darstellung.
b Axiale MIP-CT.
c Axiale MIP-CT.
d 3D-VR-CT in RAO-Ansicht.
1 A. circumflexa femoris lateralis;
2 A. femoralis;
3 A. circumflexa femoris medialis;
4 A. profunda femoris.
5 Akzessorischer Ast der A. circumflexa femoris lateralis.

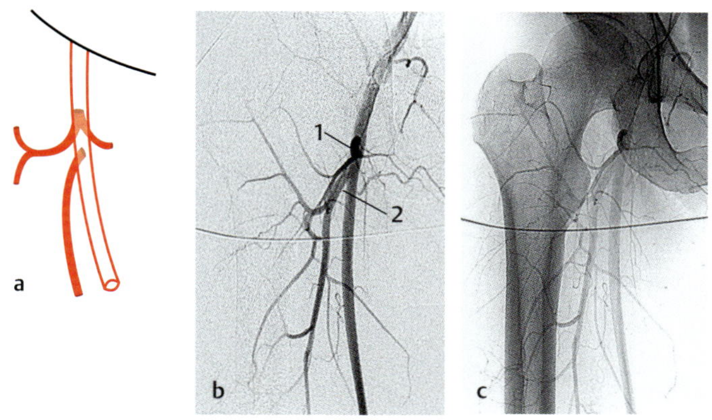

Abb. 27.6 Beide Aa. circumflexae femoris haben einen gemeinsamen Stamm unabhängig von der A. profunda femoris (1 %).
a Schematische Darstellung.
b DSA in PA-Ansicht.
c Angiografie in PA-Ansicht.
1 Gemeinsamer Stamm der Aa. circumflexae femoris;
2 A. profunda femoris.

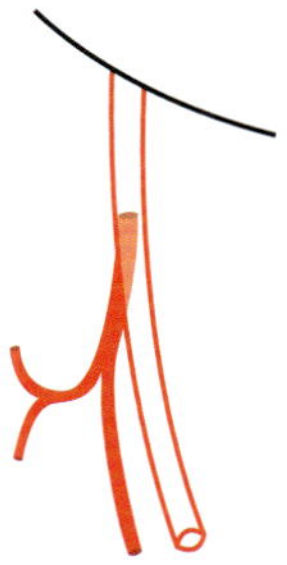

Abb. 27.7 Fehlen der A. circumflexa femoris medialis; die Region wird durch die A. obturatoria versorgt (< 1 %). Schematische Darstellung.

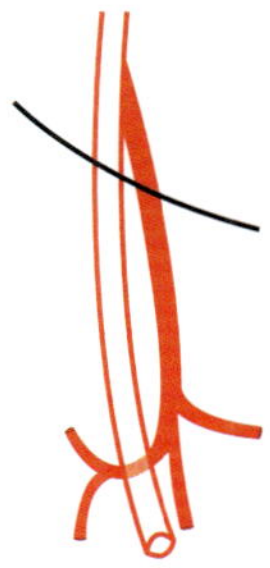

Abb. 27.8 Die A. profunda femoris ist ein Ast der A. iliaca externa, ggf. zusammen mit der A. epigastrica inferior (< 1 %). Schematische Darstellung.

27.2 Verlauf

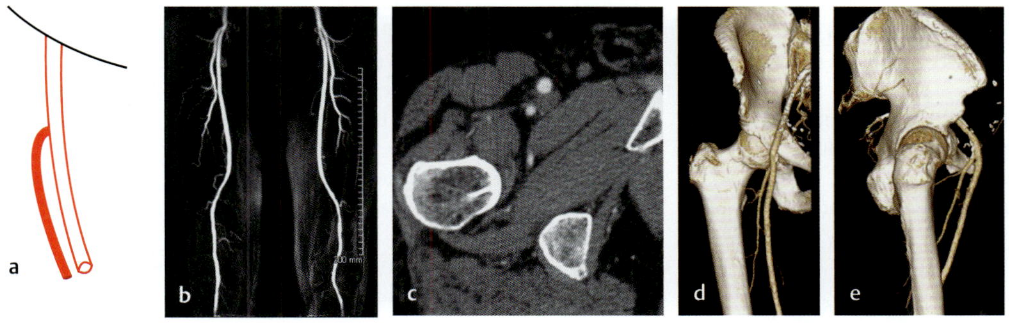

Abb. 27.9 Der Stamm der A. profunda femoris verläuft lateral oder posterolateral der A. femoralis (superficialis) (48 %).
a Schematische Darstellung.
b Koronale MIP-MRT.
c Axiales CT.
d CT in AP-Ansicht.
e Rechts laterale 3D-VR-CT.

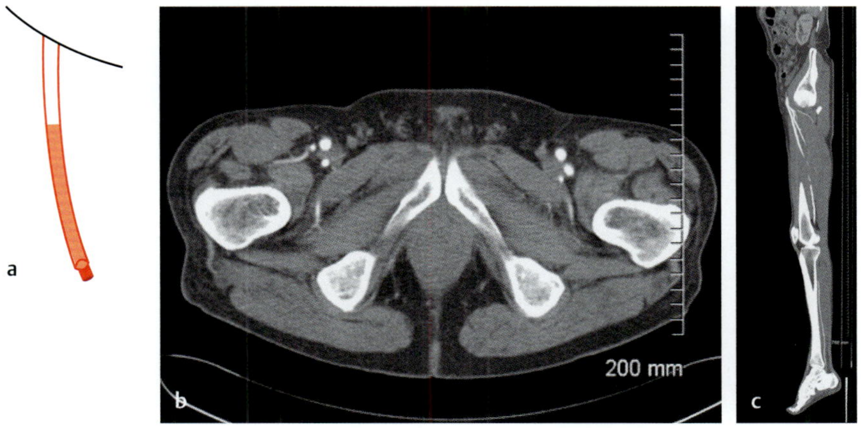

Abb. 27.10 Der Stamm der A. profunda femoris verläuft posterior der A. femoralis (superficialis) (40 %).
a Schematische Darstellung.
b Axiale CT. Der in **Abb. 27.10 a** beschriebene Verlauf ist rechts abgebildet, der in **Abb. 27.9 a** beschriebene links.
c Sagittale MIP-CT.

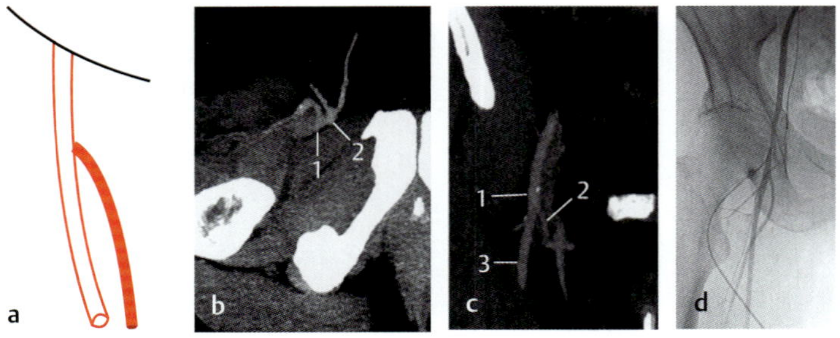

Abb. 27.11 Der Stamm der A. profunda femoris verläuft medial oder posteromedial der A. femoralis (superficialis) (10 %).
a Schematische Darstellung.
b Axiale MIP-CT.
c Koronale MIP-CT.
d Angiografie in PA-Ansicht.
1 A. femoralis (communis);
2 A. profunda femoris;
3 A. femoralis (superficialis).

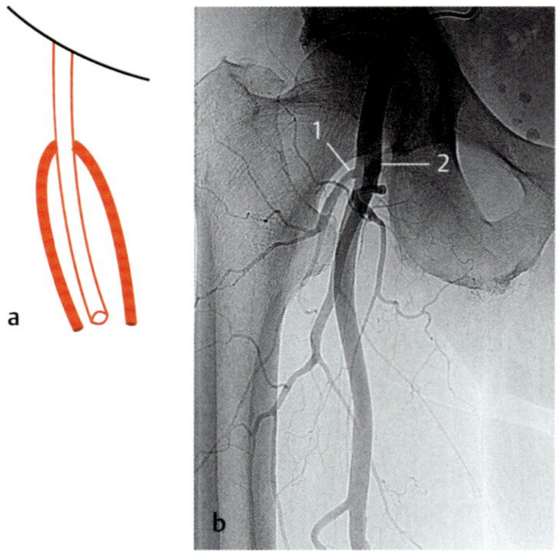

Abb. 27.12 Große Äste der A. profunda femoris medial und lateral der A. femoralis abgehend (2 %).
a Schematische Darstellung.
b Angiografie in PA-Ansicht.
1 A. profunda femoris 1;
2 A. profunda femoris 2.

27.3 Literatur

[1] Adachi B. Das Arteriensystem der Japaner. Vol 2. Kyoto: Maruzen; 1928

[2] De Beer PM. The profunda femoris and circumflex femoral arteries in the South African Bantu-speaking Negro. S Afr J Med Sci 1965; 30 (1): 1–10

[3] Bloda E, Sierociński W, Kling A. Variation of the arteria profunda femoris in man. Folia Morphol (Warsz) 1982; 41 (1): 123–131

[4] Chang SC, Chen EY, Sung WL. Observations on the deep and circumflex femoral arteries in Chinese. Acta Anat Sinica (Chieh P'ou Hsueh Pao) 1965; 8: 282–292

[5] Greebe J. Congenital anomalies of the iliofemoral artery. J Cardiovasc Surg (Torino) 1977; 18 (3): 317–323

[6] Gremigni D. Sulla origine di alcuni rami collaterali dell'arteria femorale. Z Anat Entwickl-Gesch 1968; 127 (1): 42–54

[7] Krasemann PH. Doppelte Arteria femoralis. Fortschr Geb Rontgenstr Nuklearmed 1972; 117 (2): 220–222

[8] Malchiodi L, Ruberti U. Osservazioni anatomo-radiologiche sulle anomalie congenite delle arterie dell'arto inferiore (dall' analisi di 650 arteriografie femorali). Minerva Cardio-Angiol (Turin) 1957; 5: 297–299

[9] Müller JHA. Doppelung der Arteria femoralis. Fortschr Geb Rontgenstr Nuklearmed 1967; 106 (1): 152–153

[10] Penteado CV. Anatomosurgical study of the superficial and deep circumflex iliac arteries. Anat Clin 1983; 5 (2): 125–127

[11] Pillet J, Enon B, Cronier P, Mercier P, Moreau P, Chevalier JM. Role of the mesenteric arteries in the arterial blood supply to the lower limbs. Anatomia Clinica 1982; 4 (4): 307–314

[12] Puerta CV, Puente JR. Variaciones en la distribucion de la arteria femoral profunda. Estudio de 105 preparaciones quirurgicas. Ann Anat 1982; 31: 133–138

[13] Massoud TF, Fletcher EW. Anatomical variants of the profunda femoris artery: an angiographic study. Surg Radiol Anat 1997; 19 (2): 99–103

[14] Goel S, Arora J, Mehta V, Sharma M, Suri RK, Rath G. Unusual disposition of lateral circumflex femoral artery: anatomical description and clinical implications. World J Clin Cases 2015; 3 (1): 85–88

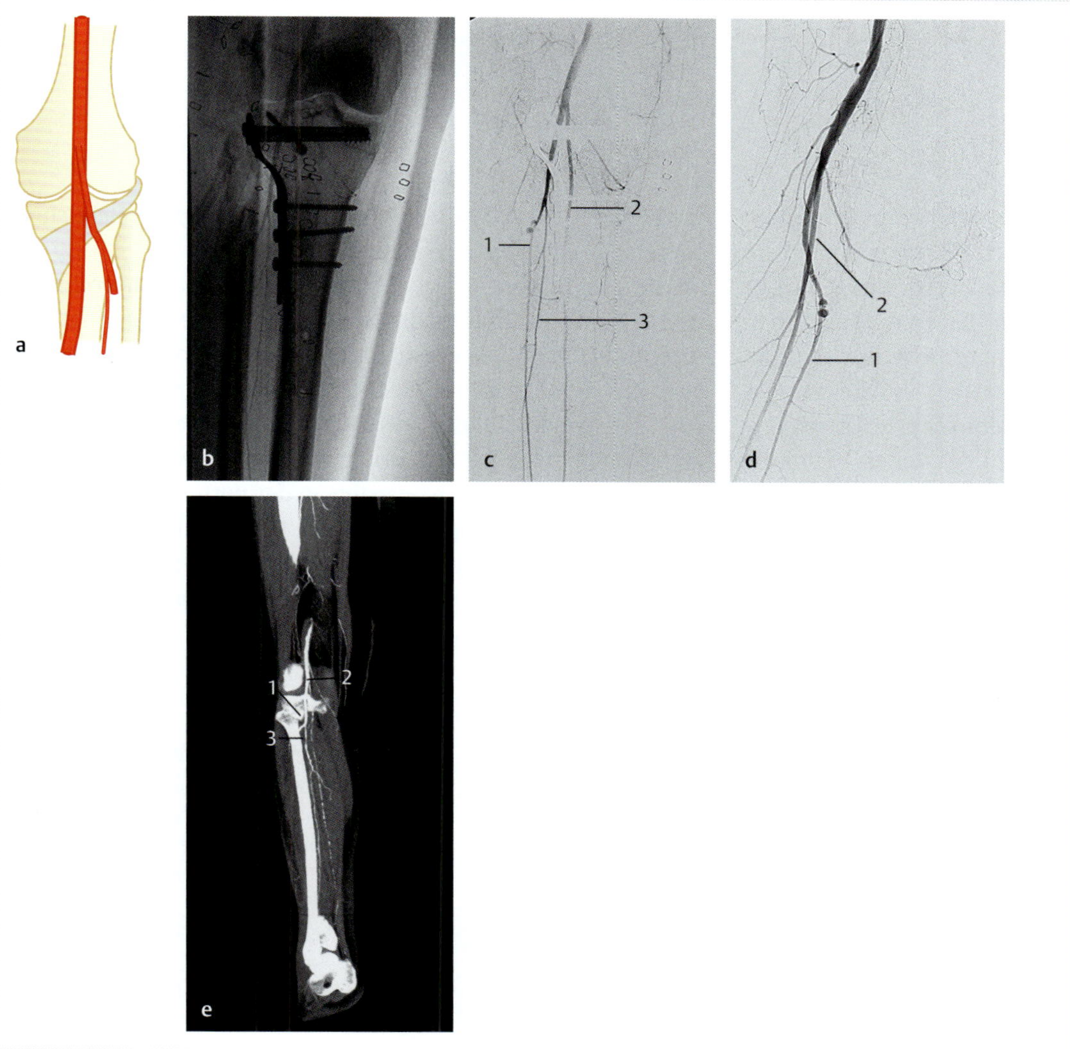

Abb. 28.7 Kombination mit gemeinsamem Stamm der A. tibialis anterior und der A. fibularis (peronea) (1 %).
a Schematische Darstellung.
b Posteroanteriore Angiografie.
c Posteroanteriore DSA.
d Laterale DSA.
e Koronale MIP-CTA.
1 A. tibialis anterior;
2 A. tibialis posterior;
3 A. fibularis (peronea).

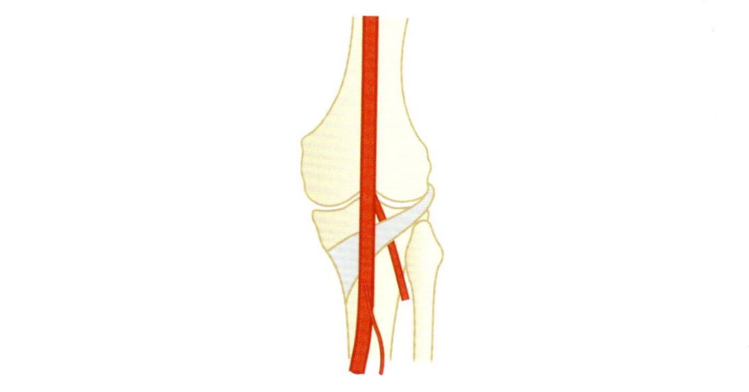

Abb. 28.8 Die A. tibialis anterior verläuft ventral des M. popliteus (1 %). Schematische Darstellung.

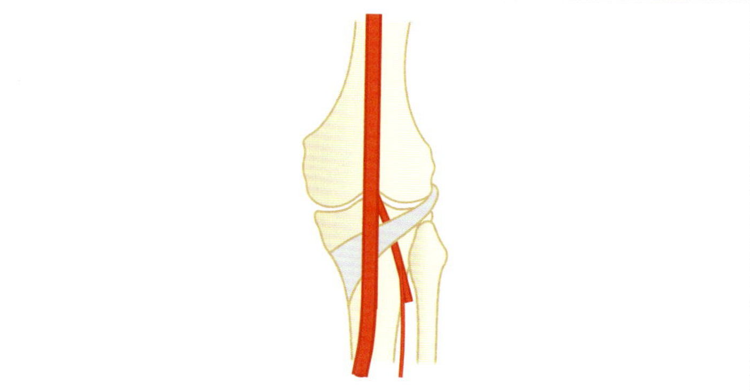

Abb. 28.9 Gemeinsamer Stamm von „A. interossea“ und A. tibialis anterior (< 0,1 %). Schematische Darstellung.

28.3 Literatur

[1] Mentha C. Malposition et sténose extrinsèque de la artère poplitée par la compression musculo-tendineuse du jumeau interne. J Chir (Paris) 1966; 91 (4): 489–500

[2] Müller JHA. Doppelung der Arteria femoralis. Fortschr Geb Rontgenstr Nuklearmed 1967; 106 (1): 152–153

[3] Ozgur Z, Ucerler H, Aktan Ikiz ZA. Branching patterns of the popliteal artery and its clinical importance. Surg Radiol Anat 2009; 31 (5): 357–362

[4] Tindall AJ, Shetty AA, James KD, Middleton A, Fernando KW. Prevalence and surgical significance of a high-origin anterior tibial artery. J Orthop Surg (Hong Kong) 2006; 14 (1): 13–16

[5] Senior HD. Abnormal branching of the human popliteal artery. Am J Anat 1929; 44 (1): 111–120

[6] Kil SW, Jung GS. Anatomical variations of the popliteal artery and its tibial branches: analysis in 1242 extremities. Cardiovasc Intervent Radiol 2009; 32 (2): 233–240

[7] Day CP, Orme R. Popliteal artery branching patterns – an angiographic study. Clin Radiol 2006; 61 (8): 696–699

29 Unterschenkelarterien (Aa. tibiales et A. fibularis [peronea])

T. Rodt, M. Lee

Die A. fibularis (peronea) ist die am Unterschenkel am regelmäßigsten nachweisbare Arterie. Teile der Arterie entstammen dem ältesten Achsengefäß im Rahmen der Gefäßentwicklung des Unterschenkels (Kap. 26). Die Variationen der Unterschenkelarterien können am besten erklärt werden, wenn man die A. fibularis (peronea) als Hauptarterie und die tibialen Arterien als Äste betrachtet. Wenn eine tibiale Arterie fehlt oder sehr schmächtig ist, versorgt die A. fibularis (peronea) diesen Teil des Fußes. Wenn die A. tibialis anterior fehlt, geht der R. perforans der A. fibularis (peronea) in die A. dorsalis pedis über. Wenn die A. tibialis posterior fehlt, bildet die A. fibularis (peronea) die plantaren Arterien. Die A. fibularis (peronea) hat daher in etwa 12 % aller Fälle einen wesentlichen Anteil an der Blutversorgung des Fußes. Normalerweise endet die A. fibularis (peronea) allerdings im Bereich des oberen Sprunggelenks [1], [2], [3], [4].

Eine interessante Variabilität wurde für die A. nutricia (nutriens) tibiae beschrieben. In etwa 50 % der Fälle entspringt diese Arterie aus dem Truncus tibiofibularis posterior, aber sie kann auch aus der A. poplitea, der A. tibialis anterior oder posterior, oder – in seltenen Fällen – aus der A. fibularis (peronea) entspringen [5]. Abhängig vom Ursprung der A. nutricia findet sich das Foramen nutricium am häufigsten an der posteromedialen Oberfläche des oberen Diaphysendrittels. Die Lokalisation des Foramen nutricium ist bedeutend für Stressfrakturen, orthopädische Operationen und aus gerichtsmedizinischen Gründen [6].

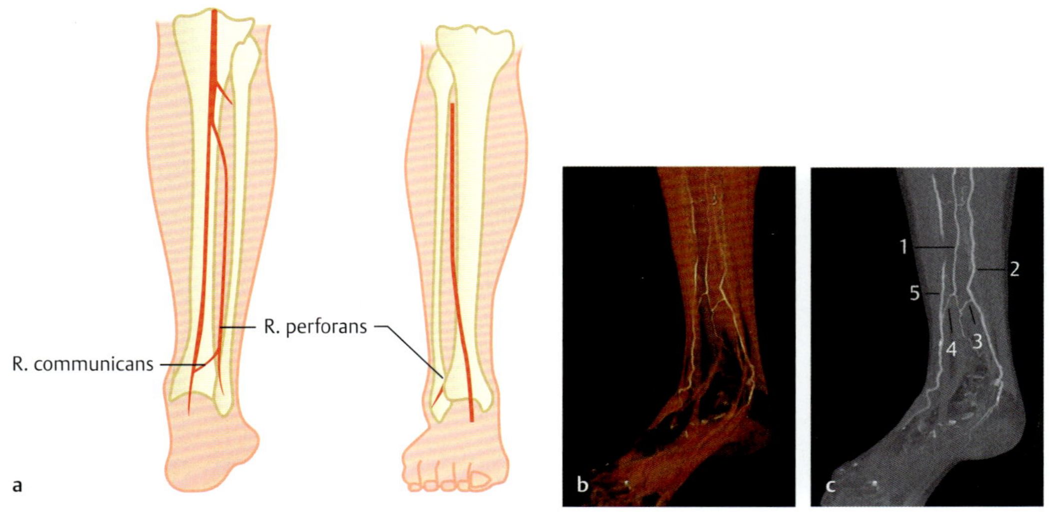

Abb. 29.1 Normalfall, wie in den meisten Lehrbüchern beschrieben. Die A. fibularis (peronea) gibt einen R. communicans zur A. tibialis posterior und einen R. perforans zur A. tibialis anterior ab (88 %).
a Schematische Darstellung.
b Anteromediale 3D-VR-CT.
c Anteromediale MIP-CTA, Knochen entfernt.
1 A. fibularis;
2 A. tibialis posterior;
3 kommunizierender fibularer Ast;
4 perforierender fibularer Ast;
5 A. tibialis anterior.

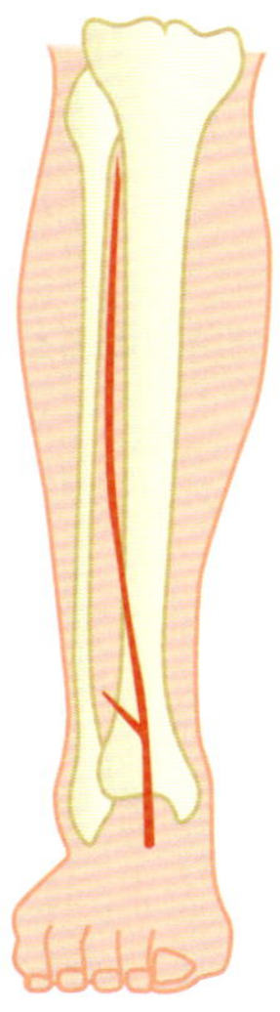

Abb. 29.2 Die A. dorsalis pedis entspringt aus zwei gleichstarken Abgängen der A. fibularis (peronea) und der A. tibialis anterior (1 %). Schematische Darstellung.

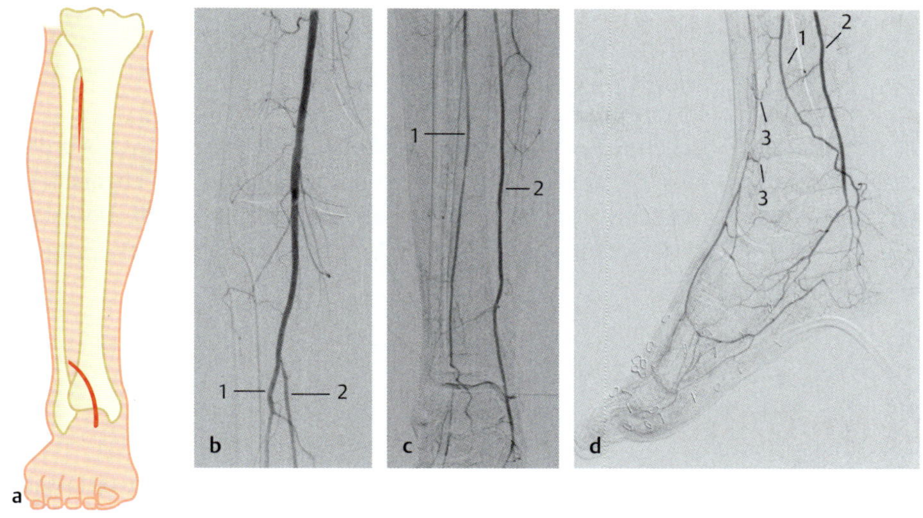

Abb. 29.3 Die A. dorsalis pedis entspringt aus dem perforierenden Ast der A. fibularis (peronea); die A. tibialis anterior fehlt oder endet am Unterschenkel (6 %).
a Schematische Darstellung.
b Posteroanteriore DSA.
c Posteroanteriore DSA.
d Laterale DSA.
1 A. fibularis;
2 A. tibialis posterior;
3 perforierender Ast der A. fibularis (peronea).

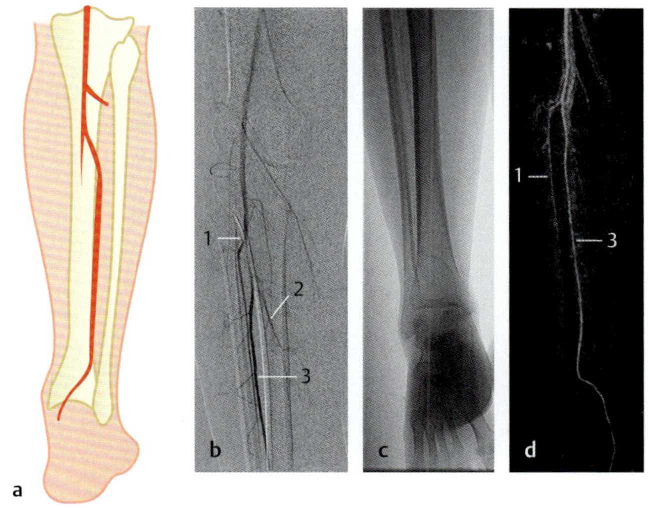

Abb. 29.4 Die A. tibialis posterior fehlt oder endet am Unterschenkel; die plantaren Arterien entstammen der A. fibularis (peronea) (5 %).
a Schematische Darstellung.
b Posteroanteriore DSA.
c Posteroanteriore Angiografie.
d Anteriore MIP-CTA, Knochen entfernt.
1 A. tibialis anterior;
2 A. tibialis posterior;
3 A. fibularis (peronea).

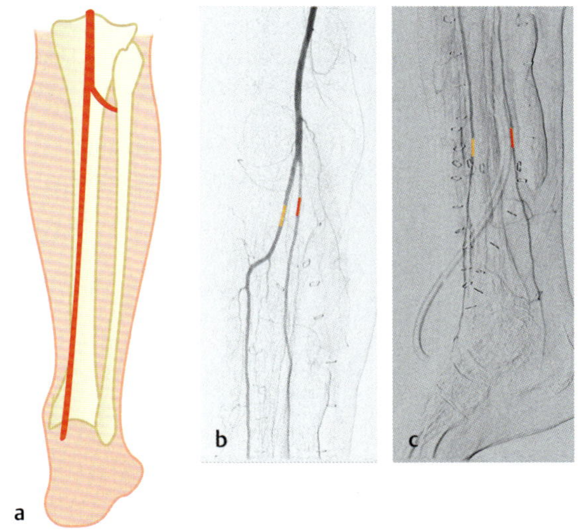

Abb. 29.5 Die A. fibularis (peronea) fehlt (< 0,1 %). Rote Linien: A. tibialis posterior; orange Linien: A. tibialis anterior.
a Schematische Darstellung.
b Posteroanteriore DSA.
c Laterale DSA.

29.1 Literatur

[1] Adachi B. Das Arteriensystem der Japaner. Vol. 2. Kyoto: Maruzen; 1928

[2] Malchiodi L, Ruberti U. Osservazioni anatomo-radiologiche sulle anomalie congenite delle arterie dell'arto inferiore (dall' analisi di 650 arteriografie femorali). Minerva Cardio-Angiol (Turin) 1957; 5: 297–299

[3] Pierson HH. Seven arterial anomalies of the human leg and foot. Anat Rec 1925; 30 (2): 139–145

[4] Longo B, Sorotos M, Nicolotti M, Santanelli di Pompeo F. Retrospective analysis of incidence of peroneal artery hypoplasia in 101 free fibula transfers and new classification of popliteal branch anomalies. Injury 2014; 45 (2): 394–398

[5] Hallock GG, Anous MM, Sheridan BC. The surgical anatomy of the principal nutrient vessel of the tibia. Plast Reconstr Surg 1993; 92 (1): 49–54

[6] Kizilkanat E, Boyan N, Ozsahin ET, Soames R, Oguz O. Location, number and clinical significance of nutrient foramina in human long bones. Ann Anat 2007; 189 (1): 87–95

30 Fußrückenarterie (A. dorsalis pedis)

T. Rodt, M. Lee

Die A. tibialis anterior geht in die A. dorsalis pedis über, die sich in die A. tarsalis lateralis und die Aa. tarsales mediales verzweigt und als A. arcuata endet. Diese gibt die Aa. metatarsales dorsales ab, die sich in die Aa. digitales dorsales fortsetzen. Im ersten interossären Zwischenraum besteht eine starke Verbindung zwischen der A. plantaris profunda und dem Arcus plantaris profundus. Die anderen Aa. metatarsales dorsales weisen ebenfalls Verbindungen mit den Aa. metatarsales plantares auf. Deren perforierenden Äste können die Aa. metatarsales dorsales ersetzen.

30.1 Ursprung der Arterien am Fußrücken

Die verschiedenen Kombinationsmöglichkeiten eines mehr dorsalen (D) oder plantaren (P) Ursprungs der Arterien des Fußrückens werden gezeigt. Der Übersichtlichkeit wegen werden nicht alle Kombinationen dargestellt, aber die ausgelassenen Varianten machen nur etwa 3–4 % aller Fälle aus [1], [2], [3], [4], [5].

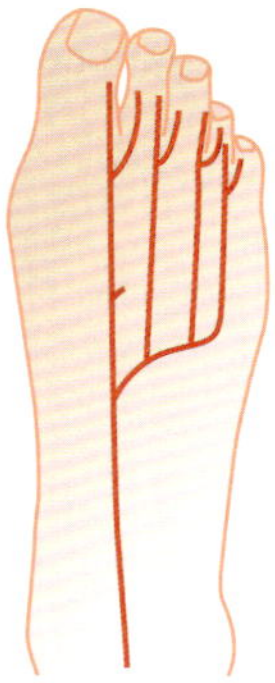

Abb. 30.1 DDDD „normal" (20 %). Schematische Darstellung.

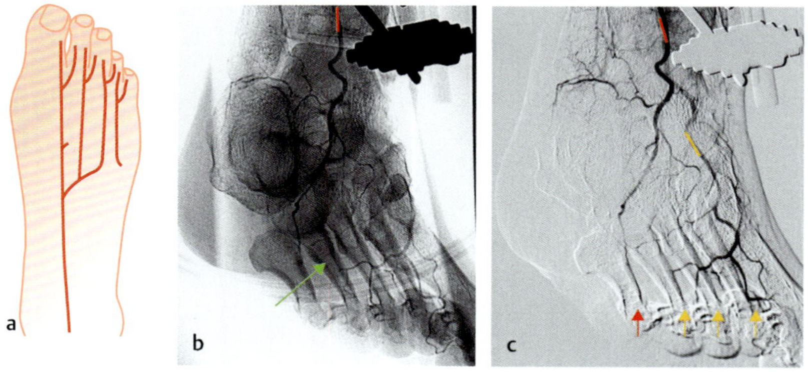

Abb. 30.2 DDDP (6 %). Dorsale Versorgung durch die A. tibialis anterior (gelbe Markierung), plantare Versorgung (roter Pfeil) durch die A. tibialis posterior (rote Linien) und kommunizierender Ast (grüner Pfeil).
a Schematische Darstellung.
b Lateral oblique Angiografie.
c DSA.

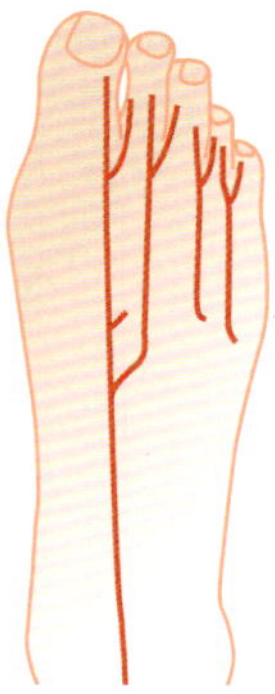

Abb. 30.3 DDPP (5 %). Schematische Darstellung.

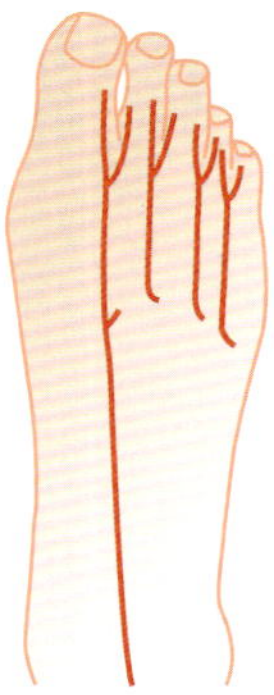

Abb. 30.4 DPPP (40 %). Schematische Darstellung.

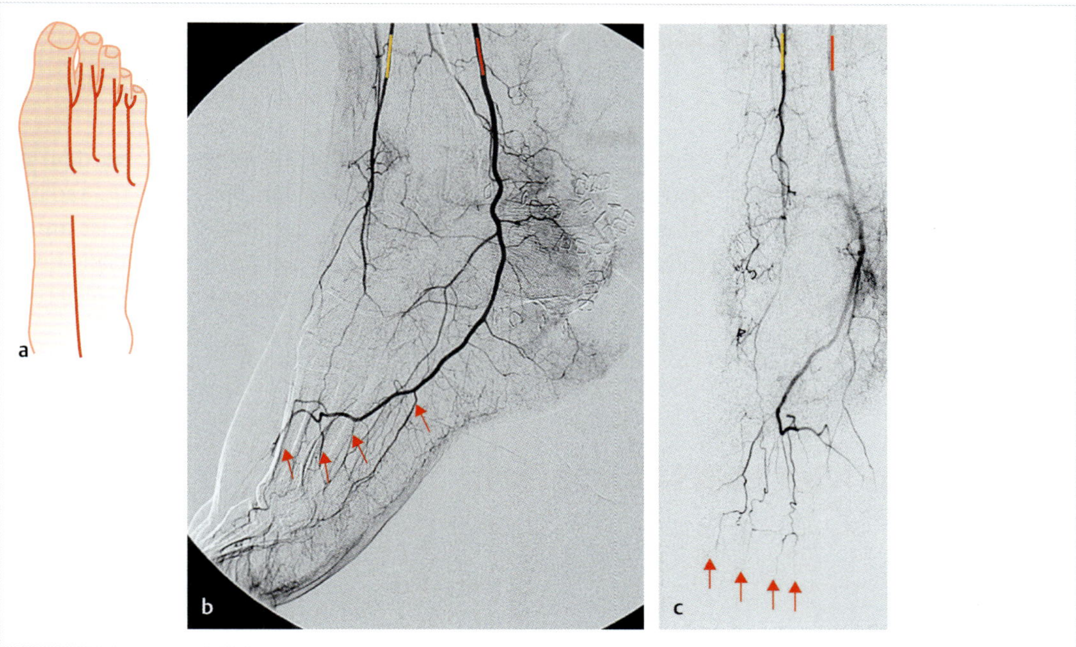

Abb. 30.5 PPPP (10 %). Dorsale Versorgung durch die A. tibialis anterior (gelbe Linien), plantare Versorgung (rote Pfeile) durch die A. tibialis posterior (rote Linien).
a Schematische Darstellung.
b Laterale DSA.
c Plantodorsale DSA.

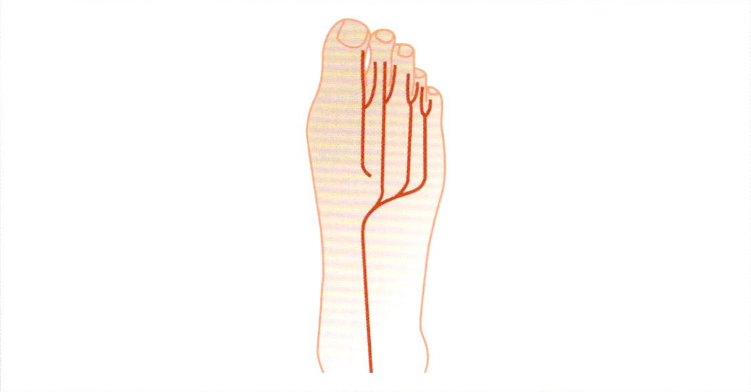

Abb. 30.6 PDDD (5 %). Schematische Darstellung.

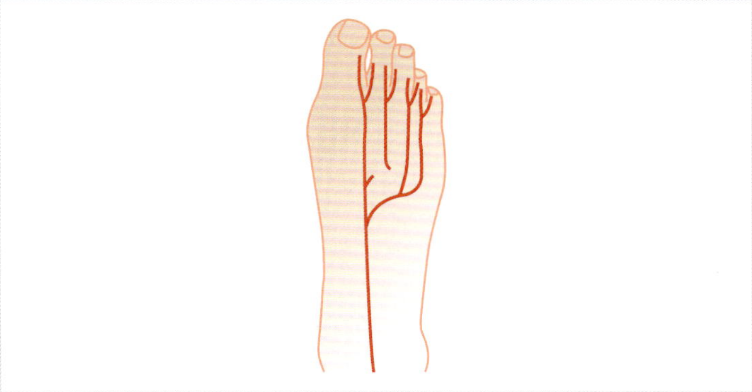

Abb. 30.7 DPDD (4 %). Schematische Darstellung.

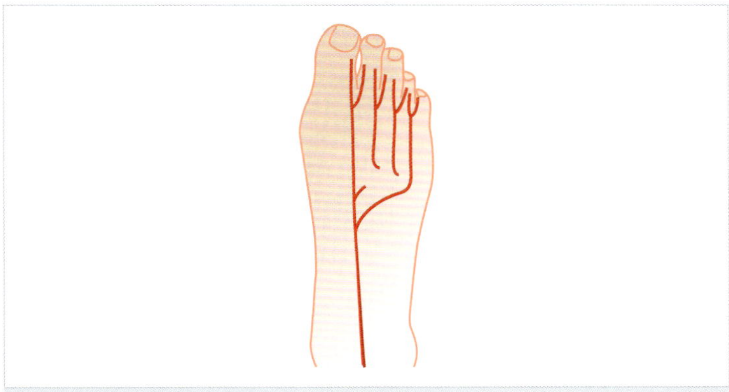

Abb. 30.8 DPPD (3 %). Schematische Darstellung.

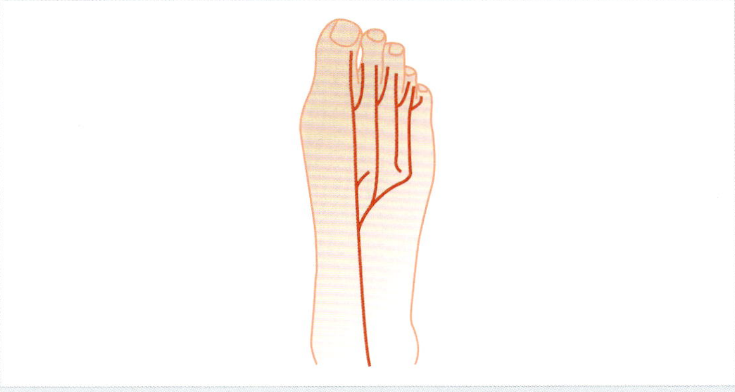

Abb. 30.9 DDPD (2 %). Schematische Darstellung.

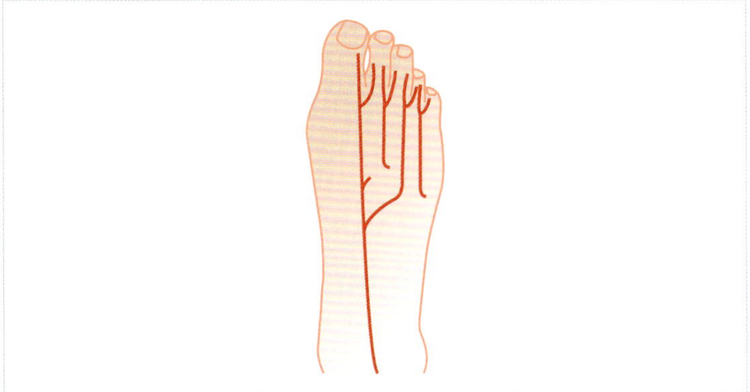

Abb. 30.10 DPDP (2 %). Schematische Darstellung.

30.2 Literatur

[1] Adachi B. Das Arteriensystem der Japaner. Vol 2. Kyoto: Maruzen; 1928
[2] Edwards EA. Anatomy of the small arteries of the foot and toes. Acta Anat (Basel) 1960; 41: 81–96
[3] Huber JF. The arterial network supplying the dorsum of the foot. Anat Rec 1941; 80 (3): 373–391
[4] Pierson HH. Seven arterial anomalies of the human leg and foot. Anat Rec 1925; 30 (2): 139–145
[5] Hou Z, Zou J, Wang Z, Zhong S. Anatomical classification of the first dorsal metatarsal artery and its clinical application. Plast Reconstr Surg 2013; 132 (6): 1028e–1039e

31 Tiefer Fußsohlenbogen (Arcus plantaris profundus)

T. Rodt, M. Lee

Der Arcus plantaris profundus wird durch die A. plantaris lateralis und den R. profundus der A. plantaris medialis gebildet. In nur 1 % aller Fälle (▶ Abb. 31.8) existiert keine Verbindung zwischen diesen beiden Arterien. Normalerweise ist die Anastomosenstelle wesentlich dünner als die zuführenden Gefäße, sodass die Versorgungsgebiete der plantaren (P) und dorsalen (D) Arterien meist recht gut abgegrenzt werden können. Der tiefe Fußsohlenbogen ist vergleichbar dem tiefen Hohlhandbogen, bei dem die Hauptversorgung ebenfalls von der dorsalen Seite (A. radialis) kommt. Ein oberflächlicher Bogen, wie an der Hand, ist an der Fußsohle selten: Ein kräftiger Arcus plantaris superficialis findet sich in etwa 2 % und kleinere Anastomosen in etwa 25 % [1], [2], [3], [4].

31.1 Ursprung der plantaren Metatarsalarterien

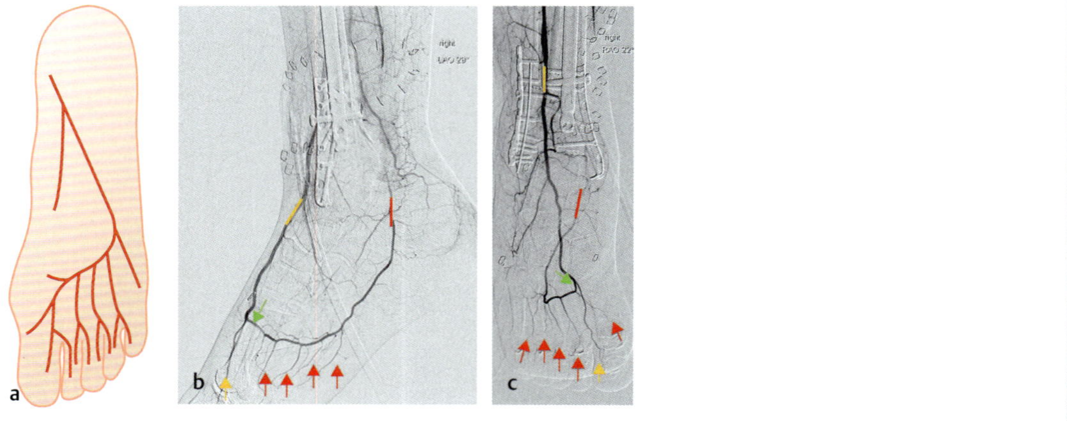

Abb. 31.1 Alle vier Aa. metatarsales plantares und Aa. digitales plantares communes entstammen der A. plantaris lateralis (7 %). Versorgung durch die A. tibialis anterior via A. dorsalis pedis (gelbe Markierung), plantare Versorgung (rote Pfeile) durch die A. tibialis posterior (rote Linien) und den kommunizierenden Ast (grüner Pfeil).
a Schematische Darstellung.
b Laterale DSA.
c Plantodorsale DSA.

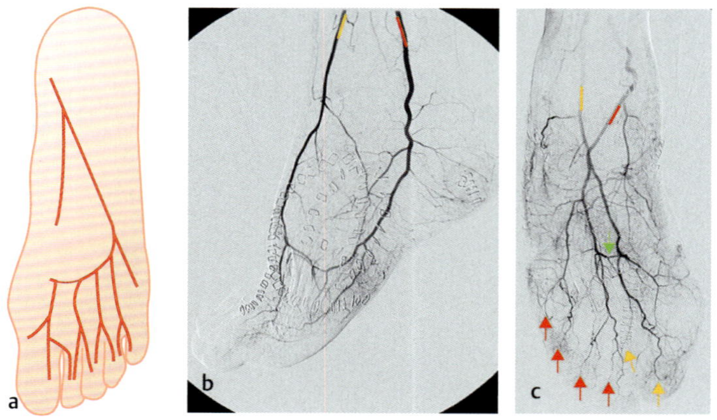

Abb. 31.2 Die erste A. metatarsalis plantaris entspringt aus dem tiefen plantaren Bogen (6 %). Versorgung durch die A. tibialis anterior via A. dorsalis pedis (gelbe Markierung), plantare Versorgung durch die A. tibialis posterior (rote Markierung) und den kommunizierenden Ast (grüner Pfeil).
a Schematische Darstellung.
b Laterale DSA.
c Plantodorsale DSA.

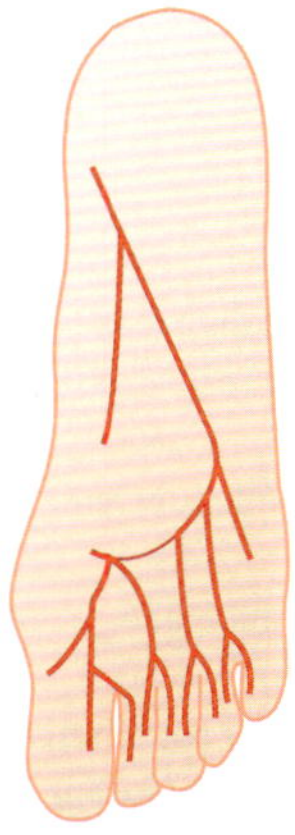

Abb. 31.3 Die erste und zweite A. metatarsalis plantaris entspringen aus dem tiefen plantaren Bogen (13 %). Schematische Darstellung.

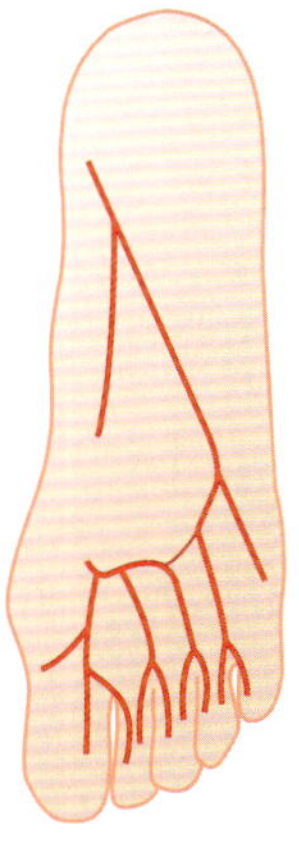

Abb. 31.4 Die Aa. metatarsales plantares I-III entspringen aus dem tiefen plantaren Bogen (19 %). Schematische Darstellung.

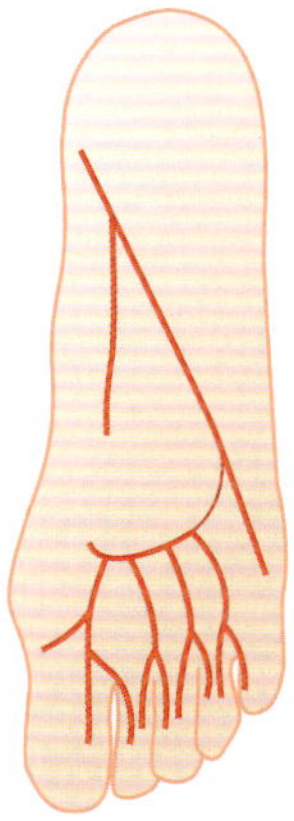

Abb. 31.5 Alle vier Arteriae metatarsales plantares entspringen aus dem tiefen plantaren Bogen (27 %). Schematische Darstellung.

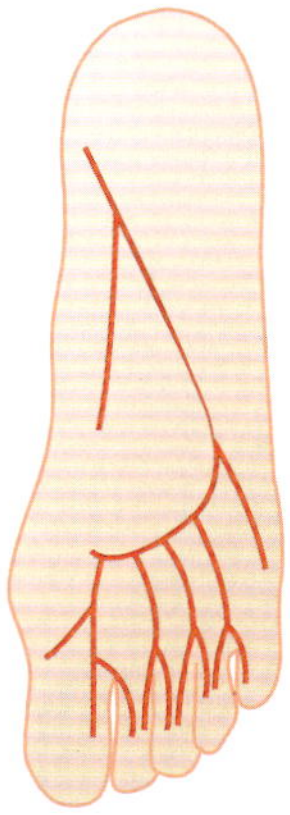

Abb. 31.6 Der tiefe plantare Ast versorgt auch den fibularen (lateralen) Fußrand (26 %). Schematische Darstellung.

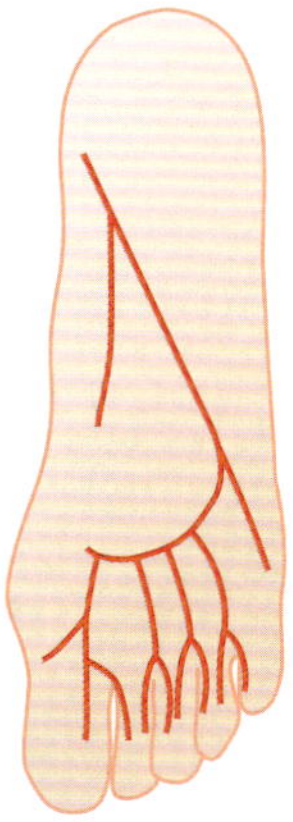

Abb. 31.7 In allen Abschnitten gleich starker tiefer plantarer Bogen ohne offensichtliche Grenze zwischen den Versorgungsgebieten der A. plantaris lateralis und des R. profundus der A. plantaris medialis (1 %). Schematische Darstellung.

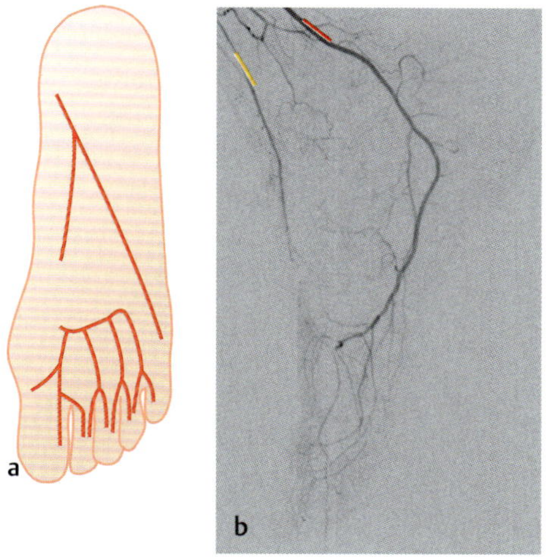

Abb. 31.8 Der tiefe plantare Bogen ist nicht geschlossen (1 %).
a Schematische Darstellung.
b Laterale DSA. Versorung durch die A. tibialis anterior via A. dorsalis pedis (gelbe Markierung) und plantare Versorgung durch die A. tibialis posterior (rote Markierung). Kein kommunizierender Ast ist abgrenzbar; in diesem Fall entspringen alle Aa. metatarsales plantares aus der A. plantaris lateralis.

31.2 Literatur

[1] Adachi B. Das Arteriensystem der Japaner. Vol 2. Kyoto: Maruzen; 1928

[2] Hamada N, Ikuta Y, Ikeda A. Arteriographic study of the arterial supply of the foot in one hundred cadaver feet. Acta Anat (Basel) 1994; 151 (3): 198–206

[3] Edwards EA. Anatomy of the small arteries of the foot and toes. Acta Anat (Basel) 1960; 41: 81–96

[4] Pierson HH. Seven arterial anomalies of the human leg and foot. Anat Rec 1925; 30 (2): 139–145

Teil IV

Obere Extremität

IV

32 Achselarterie (A. axillaris)

B. Meyer, L. Sonnow

Die A. axillaris weist eine Vielzahl unterschiedlicher Varianten auf. Ethnische Unterschiede scheinen eine Rolle zu spielen, wichtiger jedoch sind die Variationen der Bezeichnungen des Stamms. Die angegebenen Häufigkeiten sind als grobe Schätzung zu verstehen. Die Variationen in ▶ Abb. 32.2 haben eine Häufigkeit von etwa 50 % und sind nummerisch somit geringer als die Summe der dargestellten Subtypen der ▶ Abb. 32.2, ▶ Abb. 32.3, ▶ Abb. 32.4 und ▶ Abb. 32.5, da diese Subtypen in verschiedenen Kombinationen auftreten können (▶ Abb. 32.6). Genauere Daten sind nicht verfügbar [1], [2], [3], [4], [5], [6], [7], [8], [9], [10], [11], [12], [13], [14], [15].

32.1 Normalfall, wie in den meisten Lehrbüchern beschrieben (< 10 %)

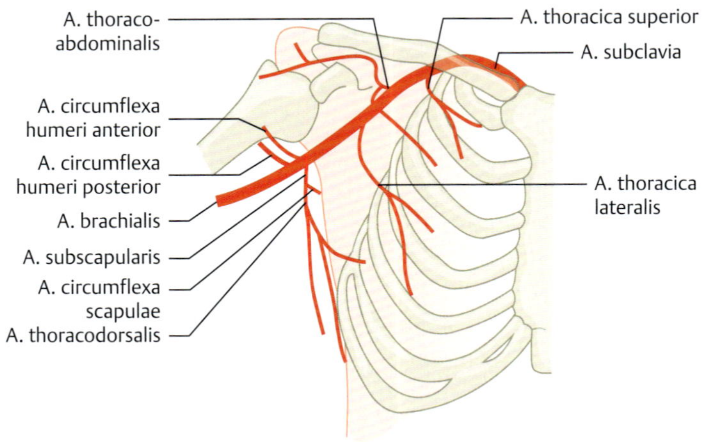

Abb. 32.1 Normalfall, wie in den meisten Lehrbüchern beschrieben (< 10 %). Schematische Darstellung.

32.2 Abgang einzelner Äste aus einem gemeinsamen Stamm (50 %)

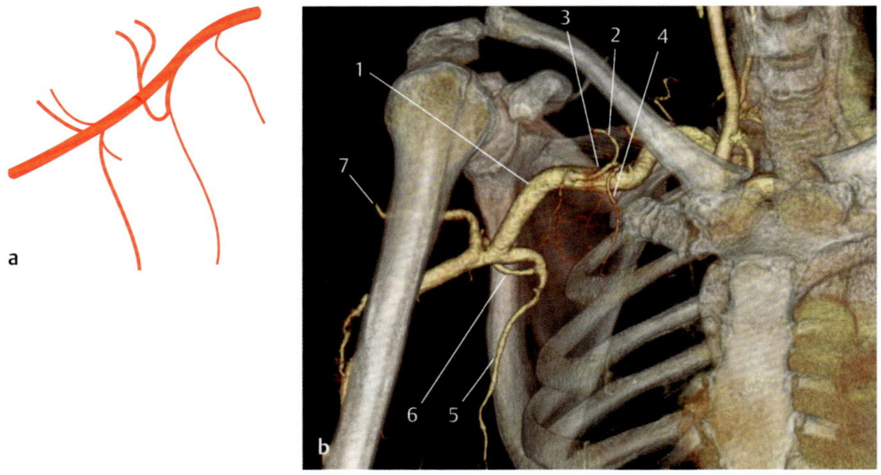

Abb. 32.2 Die A. thoracica lateralis bildet einen gemeinsamen Stamm mit der A. thoracoacromialis (~ 10 %).
a Schematische Darstellung.
b VR-CTA.
1 A. axillaris;
2 A. thoracoacromialis;
3 gemeinsamer Stamm;
4 A. thoracica lateralis;
5 A. thoracodorsalis;
6 A. circumflexa scapulae;
7 A. circumflexa humeri posterior.

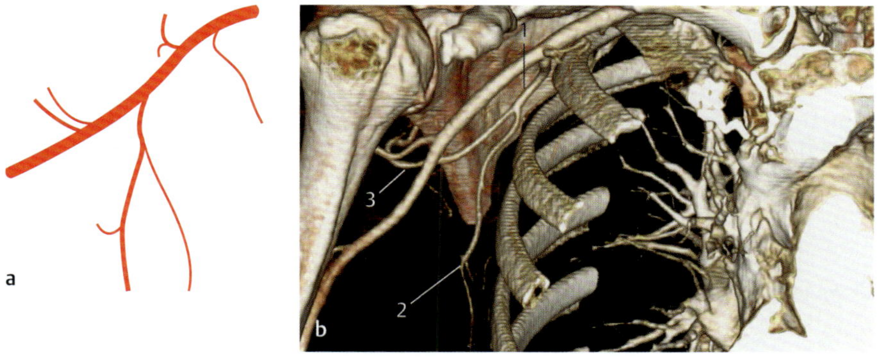

Abb. 32.3 Die A. thoracica lateralis entspringt aus der A. subscapularis (~10 %).
a Schematische Darstellung.
b VR-CTA.
1 A. subscapularis;
2 A. thoracica lateralis;
3 A. circumflexa scapulae.

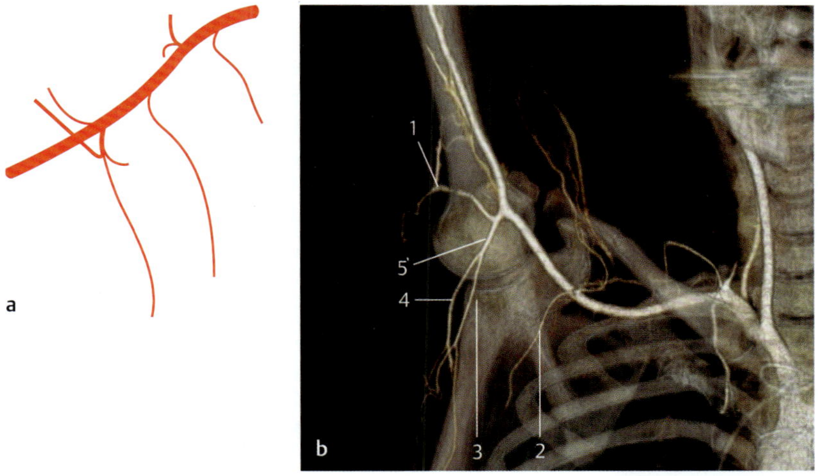

Abb. 32.4 Die A. subscapularis bildet einen gemeinsamen Stamm mit der A. circumflexa humeri posterior (~20 %).
a Schematische Darstellung.
b VR-CTA.
1 A. circumflexa humeri posterior;
2 A. thoracica lateralis;
3 A. thoracodorsalis;
4 A. circumflexa scapulae;
5 A. subscapularis.

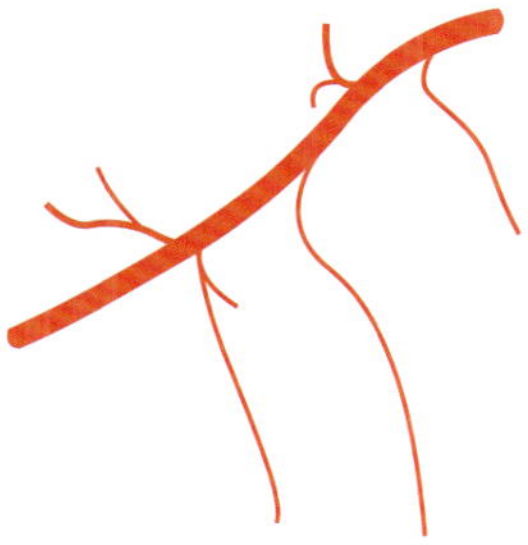

Abb. 32.5 Aa. circumflexa humeri anterior und posterior bilden einen Stamm (20 %). Schematische Darstellung.

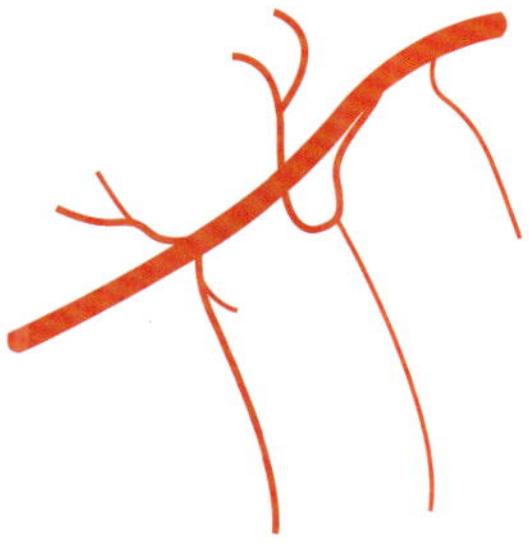

Abb. 32.6 Kombination der Typen aus Abb. 32.2, Abb. 32.3, Abb. 32.4 und Abb. 32.5. Zum Beispiel Kombination aus Abb. 32.2 und Abb. 32.5. Schematische Darstellung.

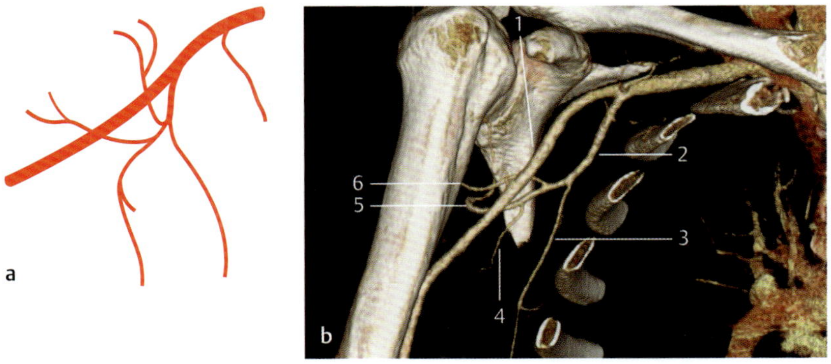

Abb. 32.7 Die Mehrheit der Äste entspringt als gemeinsamer Stamm aus der A. axillaris (2 %).
a Schematische Darstellung.
b VR-CTA.
1 A. axillaris;
2 gemeinsamer Stamm;
3 A. thoracica lateralis;
4 A. thoracodorsalis;
5 A. circumflexa scapulae;
6 A. circumflexa humeri posterior.

32.3 Hoher Abgang der Armarterien (22 %)

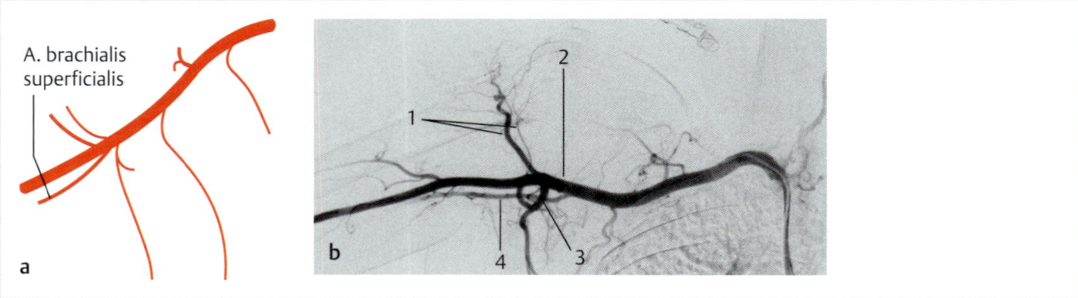

Abb. 32.8 Abgang einer oberflächlichen A. brachialis aus der A. axillaris (4 %).
a Schematische Darstellung.
b DSA.
1 Aa. circumflexae humeri;
2 A. axillaris;
3 A. subscapularis;
4 A. brachialis superficialis.

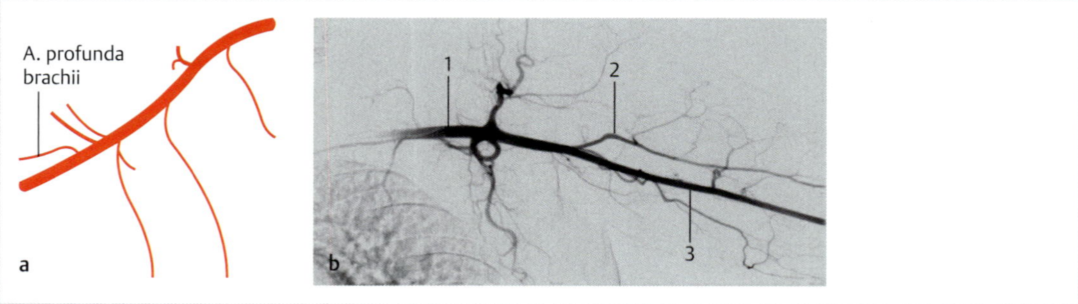

Abb. 32.9 Abgang der A. profunda brachii aus der A. axillaris (13 %).
a Schematische Darstellung.
b DSA.
1 A. axillaris;
2 A. profunda brachii;
3 A. brachialis.

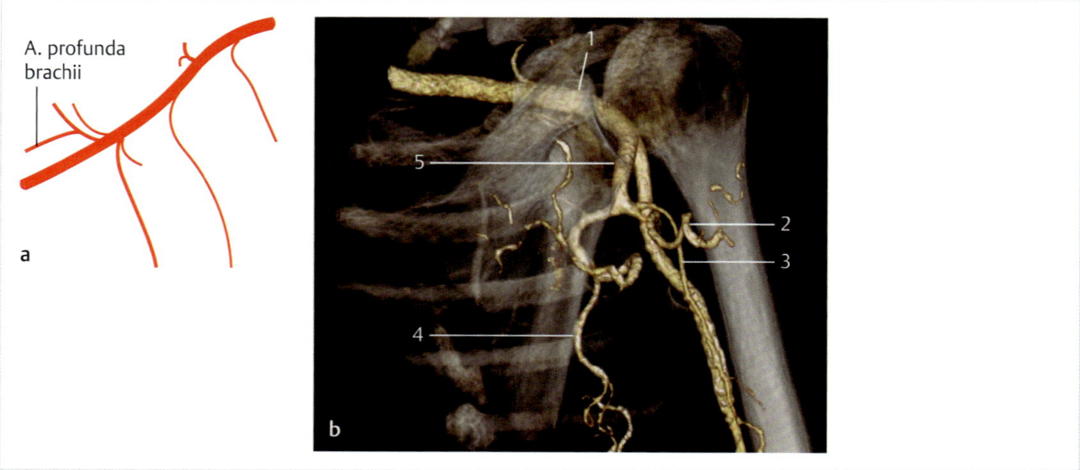

Abb. 32.10 Die A. profunda brachii entspringt als Ast der A. circumflexa humeri posterior (5 %).
a Schematische Darstellung.
b VR-CTA.
1 A. axillaris;
2 A. circumflexa humeri posterior;
3 A. profunda brachii;
4 A. thoracodorsalis;
5 gemeinsamer Stamm.

32.4 Andere Variationen (21 %)

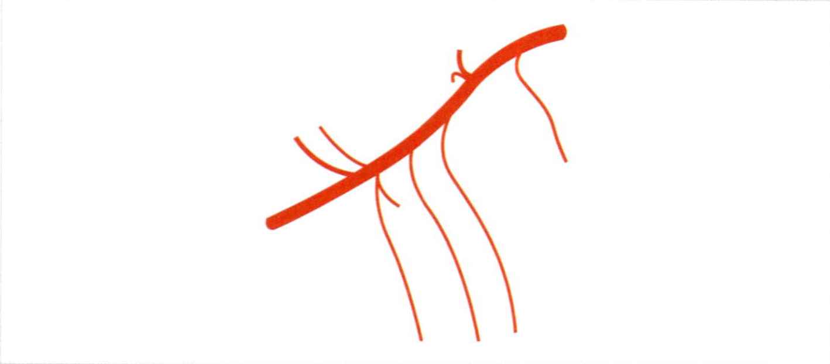

Abb. 32.11 Zusätzliche Äste der Thoraxwand (6 %). Zum Beispiel eine zusätzliche A. thoracodorsalis [16]. Schematische Darstellung.

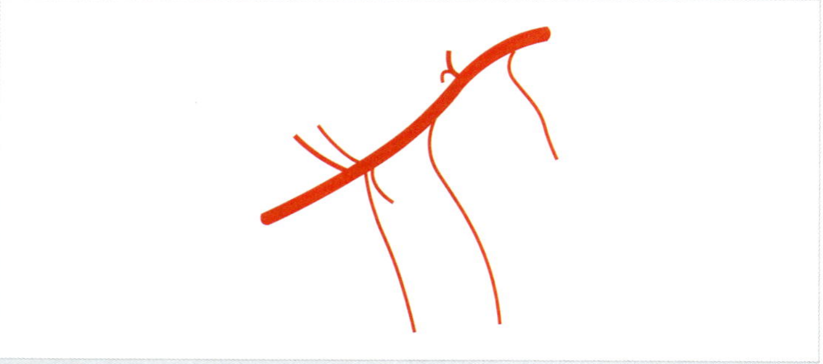

Abb. 32.12 Die A. circumflexa scapulae und die A. thoracodorsalis entspringen separat aus der A. axillaris (4 %). Schematische Darstellung.

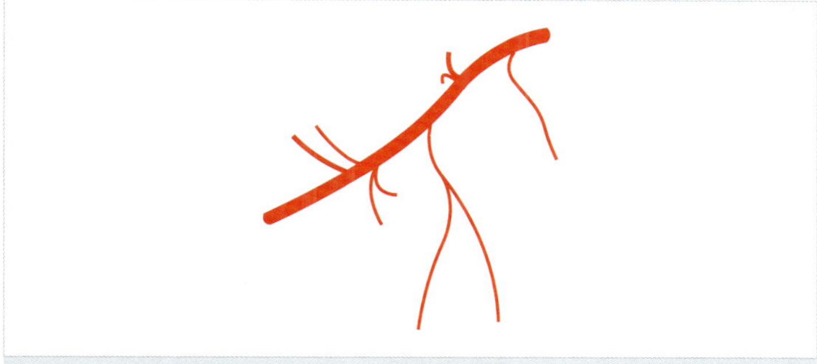

Abb. 32.13 Kräftige A. thoracica lateralis und zarte A. thoracodorsalis (3 %). Schematische Darstellung.

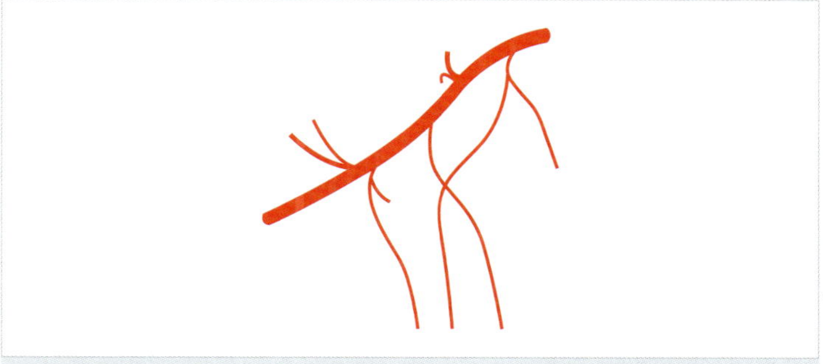

Abb. 32.14 Die A. thoracica superior weist einen langen absteigenden Ast auf (1 %). Schematische Darstellung.

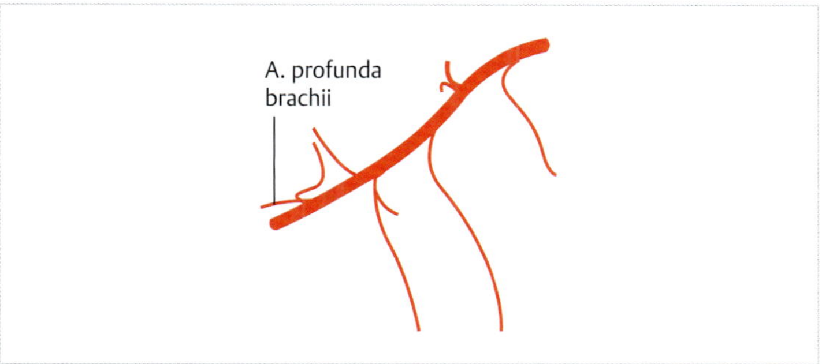

Abb. 32.15 Abgang der A. circumflexa humeri posterior aus der A. brachialis oder der A. profunda brachii (7 %). Schematische Darstellung.

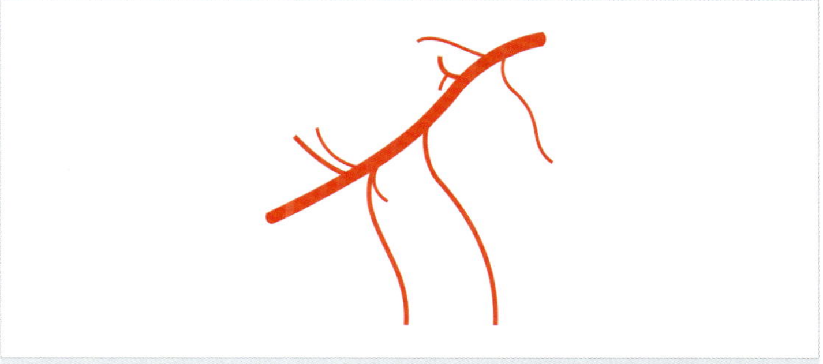

Abb. 32.16 Die A. suprascapularis ist ein Ast der A. axillaris anstatt des Truncus thyrocervicalis (< 1 %). Schematische Darstellung.

32.5 Literatur

[1] Adachi B. Das Arteriensystem der Japaner. Vol. 2. Kyoto: Maruzen; 1928

[2] Charles CM, Penn L, Holden HF et al. The origin of the deep brachial artery in American white and in American negro males. Anat Rec 1931; 50 (3): 299–302

[3] Coulouma P, Bastien R. Résultats de cent quatre observations sur la disposition des branches de l'axillaire. Bull Assoc Anat (Nancy) 1934; 29: 193–199

[4] Huelke DF. Variation in the origins of the branches of the axillary artery. Anat Rec 1959; 135: 33–41

[5] Keen JA. A study of the arterial variations in the limbs, with special reference to symmetry of vascular patterns. Am J Anat 1961; 108: 245–261

[6] Miller RA. Observations upon the arrangement of the axillary artery and brachial plexus. Am J Anat 1939; 64 (1): 143–163

[7] Mojab K, Ghosh BC, Moss GS. Bilateral subclavian and axillary artery anomaly. Am Surg 1976; 42 (8): 585–588

[8] Skopakoff C. Über die Variabilität der Abzweigung der Hauptäste der Aa. axillaris et brachialis. Anat Anz 1959; 107: 294–304

[9] Trotter M, Henderson JL, Gass H et al. The origins of branches of the axillary artery in whites and in American negroes. Anat Rec 1930; 46 (2): 133–137

[10] Wachtler F. Eline seltene Varietät im Gefäss-Nervenbündel der Axilla. Anat Anz 1978; 143 (5): 450–455

[11] Venieratos D, Lolis ED. Abnormal ramification of the axillary artery: sub-scapular common trunk [in French]. Morphologie 2001; 85 (270): 23–24

[12] Saeed M, Rufai AA, Elsayed SE, Sadiq MS. Variations in the subclavian-axillary arterial system. Saudi Med J 2002; 23 (2): 206–212

[13] Hattori Y, Doi K, Sakamoto S, Satbhai N. Anatomic variations in branching patterns of the axillary artery: a multidetector-row computed tomography angiography study. J Reconstr Microsurg 2013; 29 (8): 531–536

[14] Loukas M, du Plessis M, Owens DG et al. The lateral thoracic artery revisited. Surg Radiol Anat 2014; 36 (6): 543–549

[15] Xhakaza NK, Satyapal KS. Origin of the subscapular artery in the South African Black population. Folia Morphol (Warsz) 2014; 73 (4): 486–491

[16] Natsis K, Totlis T, Tsikaras P, Skandalakis P. Bilateral accessory thoracodorsal artery. Ann Anat 2006; 188 (5): 447–449

33 Entwicklung der Armarterien (Aa. membri superioris)

B. Meyer, L. Sonnow

Die Arterien des Arms, insbesondere die des Unterarms, welche sich wie die Arterien des Beines entwickeln, durchlaufen im Rahmen ihrer embryonalen Entwicklung zahlreiche Neuanordnungen (▶ Abb. 33.1). Die Axillararterie des Armes ist die Fortsetzung der sechsten zervikalen Segmentarterie (Kap. 2). Diese Arterie hat verschiedene Bezeichnungen: Sie beginnt als A. subclavia, setzt sich fort als A. axillaris und wird im weiteren Verlauf, nachdem sie die hintere Achselfalte durchlaufen hat, als A. brachialis bezeichnet.

Im Unterarm stellt die A. interossea die ursprüngliche Fortsetzung dar, die zunächst die Arterien der Finger versorgt. In der weiteren Entwicklung wird die Medianarterie, welche mit dem N. medianus verläuft, das führende Gefäß. Bei niederen Säugetieren versorgt die Medianarterie die Fingerarterien, bei Nicht-Säugetieren persistiert sogar die A. interossea als hauptversorgendes Gefäß. Nur bei Primaten kommt es zur endgültigen Anordnung.

Beim menschlichen Embryonen mit einer Scheitel-Steiß-Länge von etwa 18 mm bildet die A. ulnaris als Ast der A. brachialis den oberflächlichen palmaren Bogen, welcher die Arterien der Finger versorgt. Beim Embryo mit einer Scheitel-Steiß-Länge von 21 mm erweitern sich die oberflächlichen Gefäße, in der Axillarregion beginnend. Diese oberflächliche Brachialarterie verläuft nach lateral, endet auf dem Handrücken und verbindet sich mit dem palmaren Bogen; die mediane Arterie entwickelt sich zurück (23 mm Scheitel-Steiß-Länge des Embryos). Eine Anastomose zwischen der oberflächlichen Brachialarterie und der Brachialarterie bildet sich kräftig aus, während sich der proximale Teil der oberflächlichen Brachialarterie normalerweise zurückbildet. Übrig bleibt die A. radialis.

Dieser komplexe Entwicklungsprozess erklärt die zahlreich vorkommenden Varianten. Durch die Ausbildung zusätzlicher Anastomosen zu weiteren oberflächlichen Arterien des Unterarms (A. superficialis antebrachii) wird die Variantenvielfalt weiter gesteigert. In ▶ Abb. 33.2 sind grundsätzliche Kombinationsmöglichkeiten dargestellt, die verschiedenen Typen werden in Kap. 34 und Kap. 35 aufgeführt [1], [2], [3], [4], [5], [6].

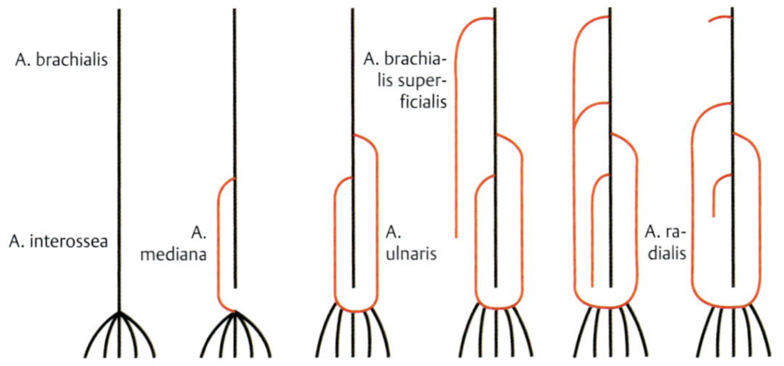

Abb. 33.1 Grobe Darstellung der Entwicklung der Arterien der oberen Extremität. Das ursprüngliche Gefäßsystem ist in Schwarz abgebildet; Arterien späterer Entwicklungsstadien sind rot dargestellt.

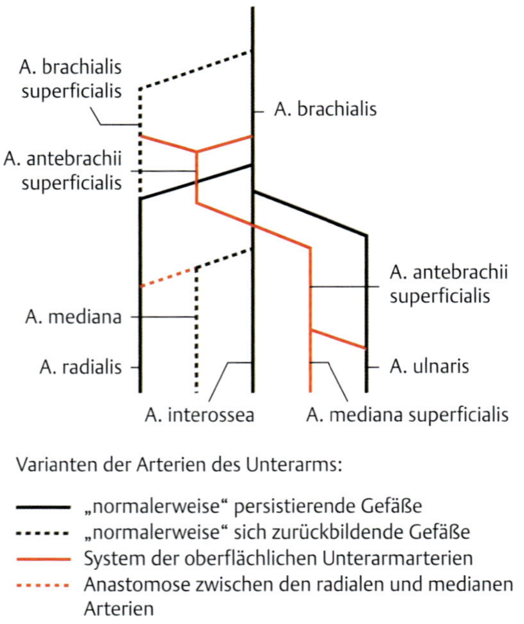

Abb. 33.2 Varianten der Arterien des Unterarms. Schematische Darstellung. Die kontinuierliche schwarze Linie repräsentiert die normalerweise persistierenden Gefäße; die gestrichelten schwarzen Linien stellen die sich normalerweise zurückbildenden Gefäße dar; die kontinuierliche rote Linie repräsentiert das System der oberflächlichen Unterarmarterien; die gestrichelte rote Linie visualisiert eine Anastomose zwischen den radialen und medianen Arterien.

34.2 Alleinige A. brachialis superficialis (9 %)

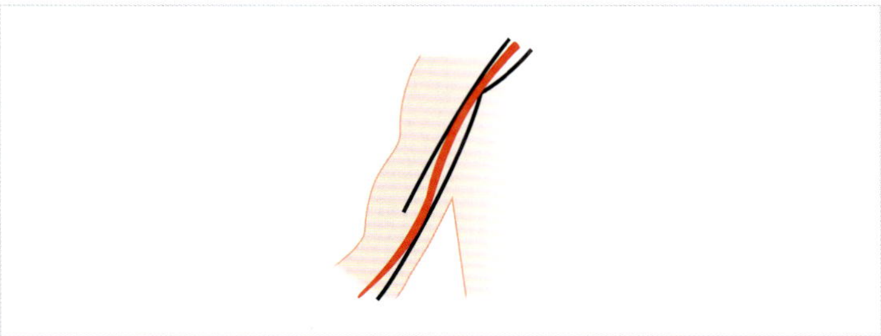

Abb. 34.3 Kräftige Arterie vor den beiden Wurzeln des N. medianus (2 %). Schematische Darstellung.

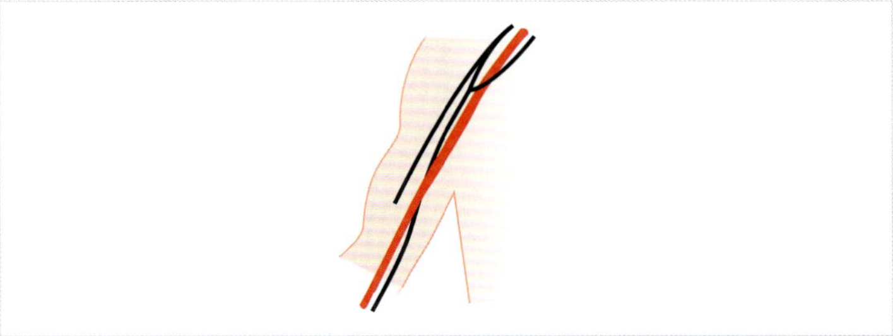

Abb. 34.4 Kräftige Arterie hinter den beiden Wurzeln den N. medianus, aber unterhalb kreuzend auf Höhe des Oberarms (5 %). Schematische Darstellung.

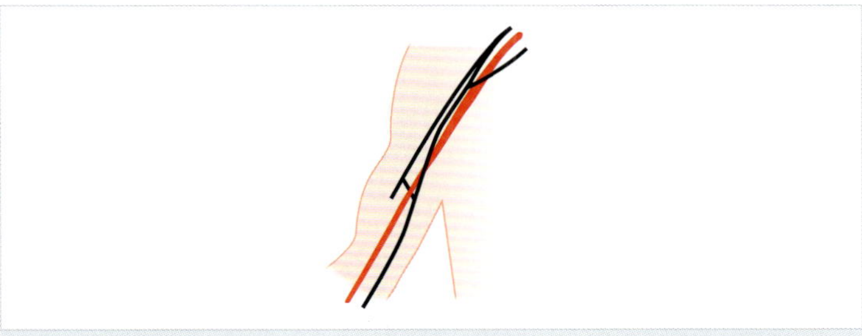

Abb. 34.5 Die Arterie kreuzt unterhalb des N. medianus auf der Hinterseite, verläuft jedoch über den Verbindungsast zwischen dem N. musculocutaneus und dem N. medianus (1 %). Schematische Darstellung.

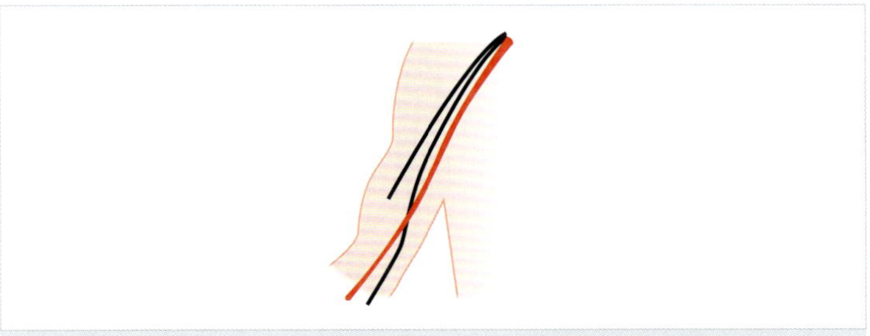

Abb. 34.6 Medianusgabel fehlt; die Arterie überkreuzt den N. medianus (1 %). Schematische Darstellung.

34.3 Zwei Hauptarterienstämme (13 %)

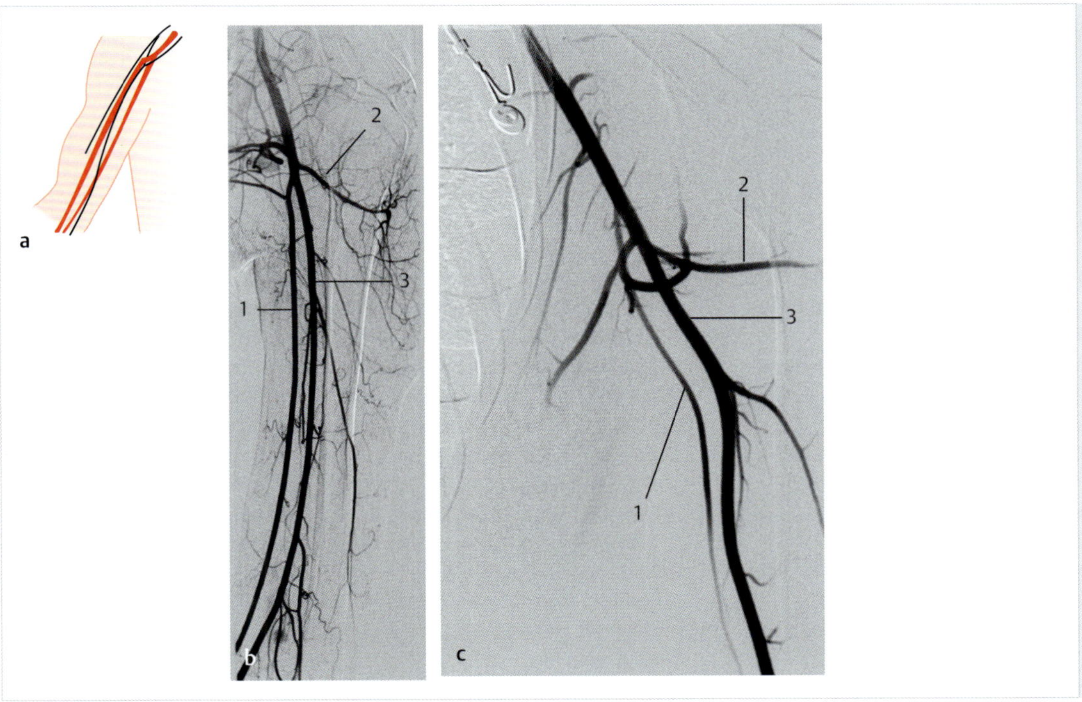

Abb. 34.7 Die A. axillaris teilt sich in zwei Stämme, einer läuft hinter dem anderen vor den Wurzeln des N. medianus (4 %).
a Schematische Darstellung.
b DSA, Patient 1.
c DSA, Patient 2.
1 A. brachialis superficialis;
2 A. circumflexa humeri posterior;
3 A. brachialis.

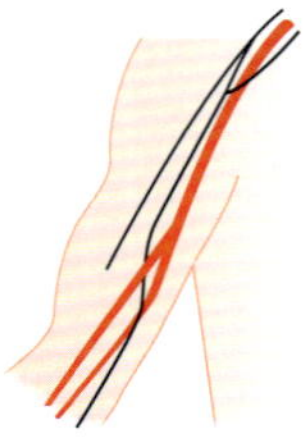
a

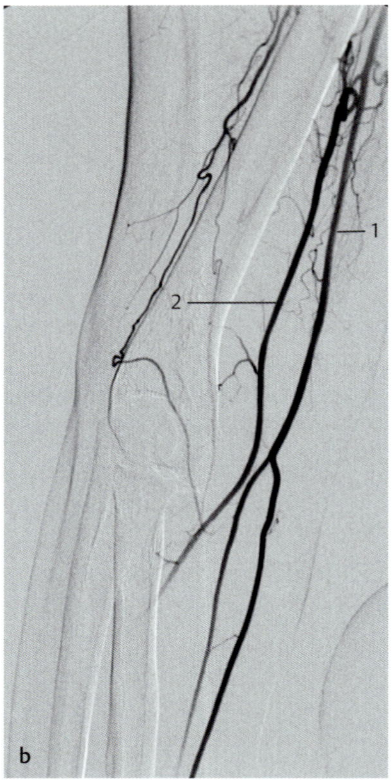

Abb. 34.8 Die Brachialarterie teilt sich in zwei Stämme, eine Arterie verläuft vor dem N. medianus (8 %).
a Schematische Darstellung.
b DSA.
1 A. brachialis;
2 A. brachialis superficialis.

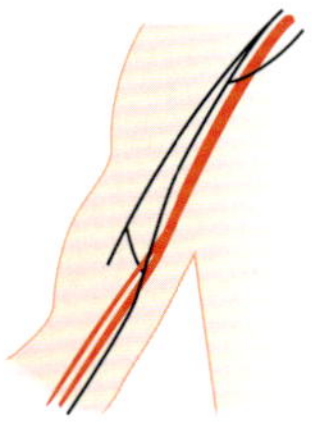

Abb. 34.9 Die Brachialarterie teilt sich in 2 Stämme, eine Arterie überkreuzt den Verbindungsast zwischen dem N. medianus und dem N. musculocutaneus (< 1 %). Schematische Darstellung.

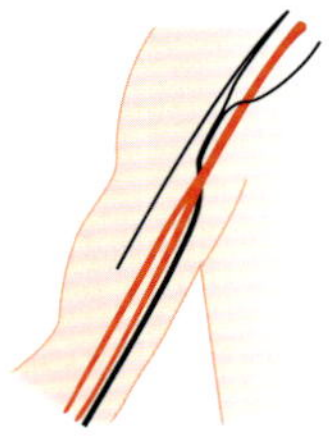

Abb. 34.10 Hohe Teilung einer oberflächlichen Brachialarterie (beide Äste verlaufen oberflächlich) (1 %). Schematische Darstellung.

34.4 Literatur

[1] Adachi B. Das Arteriensystem der Japaner. Vol. 2. Kyoto: Maruzen; 1928

[2] Kadanoff D, Balkansky G. Zwei Fälle mit seltenen Varietäten der Arterien der oberen Extremität. Anat Anz 1966; 118 (4): 289–296

[3] Loetzke HH, Kleinau W. Gleichzeitiges Vorkommen der Aa. brachialis superficialis, radialis und antebrachial dors. superfic. sowie deren Aufzweigungen. Anat Anz 1968; 122 (2): 137–141

[4] McCormack LJ, Cauldwell EW, Anson BJ. Brachial and antebrachial arterial patterns; a study of 750 extremities. Surg Gynecol Obstet 1953; 96 (1): 43–54

[5] Pabst R, Lippert H. Beiderseitiges Vorkommen von A. brachialis superficialis, A. ulnaris superficialis und A. mediana. Anat Anz 1968; 123 (2): 223–226

[6] Schwyzer AG, de Garis CF. Three diverse patterns of the arteria brachialis superficialis in man. Anat Rec 1935; 63 (4): 405–416

[7] Skopakoff C. Über die Variabilität der Ab-und Verzweigung der A. brachialis superficialis. Anat Anz 1959; 106 (17–20): 356–368

[8] Skopakoff C. Über die Variabilität der Abzweigung der Hauptäste der Aa. axillaris et brachialis. Anat Anz 1959; 107: 284–304

[9] Wankoff W. Die Frage der Typenbestimmung der A. brachialis superficialis im Lichte einer neuen Varietät, die beim menschlichen Fötus beobachtet wurde. Anat Anz 1961; 110: 265–269

[10] Konarik M, Knize J, Baca V, Kachlik D. Superficial brachioradial artery (radial artery originating from the axillary artery): a case-report and its embryological background. Folia Morphol (Warsz) 2009; 68 (3): 174–178

[11] Uglietta JP, Kadir S. Arteriographic study of variant arterial anatomy of the upper extremities. Cardiovasc Intervent Radiol 1989; 12 (3): 145–148

[12] Chakravarthi KK, Ks S, Venumadhav N, Sharma A, Kumar N. Anatomical variations of brachial artery - its morphology, embryogenesis and clinical implications. J Clin Diagn Res 2014; 8 (12): AC 17–AC 20

[13] Singla RK, Sharma R, Sharma R, Sharma T. Superficial brachial artery with its high division. JNMA J Nepal Med Assoc 2012; 52 (187): 138–141

[14] Hazlett JW. The superficial ulnar artery with reference to accidental intra-arterial injection. Can Med Assoc J 1949; 61 (3): 289–293

[15] Pilz E. Zwischenfälle bei intraarteriellen Injektionen. Med Klin 1965; 60 (50): 2018–2021

[16] Kusztal M, Weyde W, Letachowicz K, Golebiowski T, Letachowicz W. Anatomical vascular variations and practical implications for access creation on the upper limb. J Vasc Access 2014; 15 (Suppl 7): 70–75

35 Unterarmarterien (A. radialis et A. ulnaris)

B. Meyer, L. Sonnow

In ▶ Abb. 35.1 werden alle Fälle zusammengefasst, in welchen die Arterien des Unterarms einem normalen, wie in den meisten Lehrbüchern beschriebenen Verlauf folgen, ohne den Abgangsort der entsprechenden Arterien zu berücksichtigen.

▶ Abb. 35.2, ▶ Abb. 35.3, ▶ Abb. 35.4 und ▶ Abb. 35.5 stellen die embryologische Basis für die wichtigeren Variationen dar. Der Abgang einer parallel zur Brachialarterie verlaufenden Ulnararterie als Ast der oberflächlichen Brachialarterie (S. 159) wurde bisher noch nicht beschrieben. Die oberflächlichen Arterien des Unterarms sind üblicherweise Äste einer oberflächlichen Brachialarterie, welche parallel zur Brachialarterie verläuft (Kap. 34.3). Nur gelegentlich sind die oberflächlichen Arterien des Unterarms Äste der Brachialarterie [1], [2], [3], [4], [5], [6], [7], [8], [9].

35.1 Das normale arterielle Muster des Unterarms (A. radialis, A. ulnaris und A. interossea communis) (84 %)

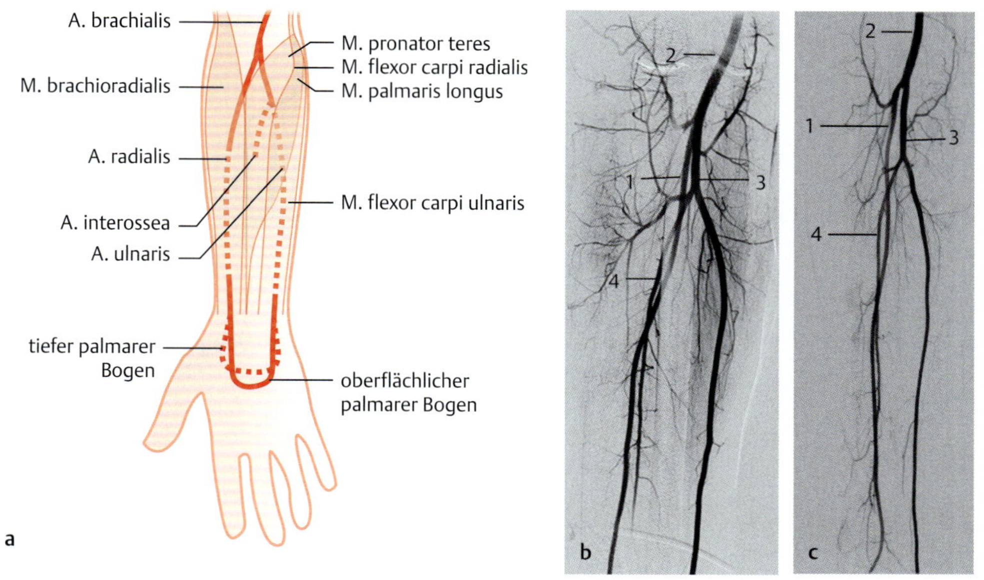

Abb. 35.1 Normalfall der Arterien des Unterarms, wie in den meisten Lehrbüchern beschrieben.
a Schematische Darstellung.
b DSA des Unterarms, Patient 1.
c DSA des Unterarms, Patient 2.
1 A. radialis;
2 A. brachialis;
3 A. ulnaris;
4 A. interossea.

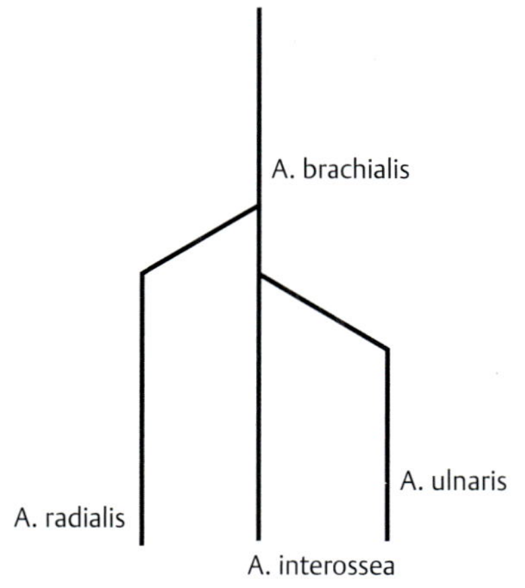

Abb. 35.2 Alle Arterien des Unterarms entspringen aus der A. brachialis (70 %). Siehe auch Kap. 34.1. Schematische Darstellung.

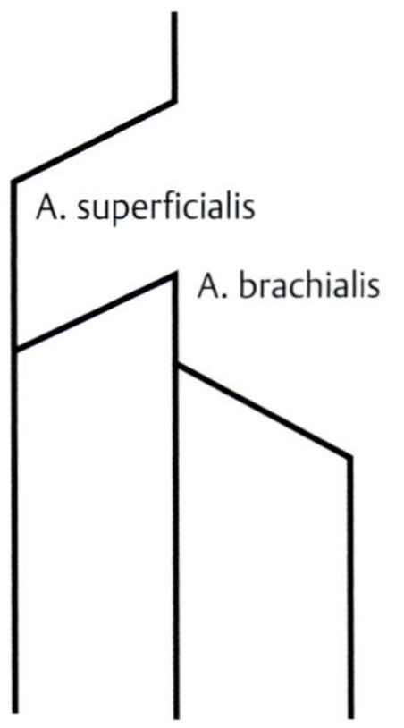

Abb. 35.3 Alle Arterien des Unterarms entspringen aus der oberflächlichen Brachialarterie (6 %). Schematische Darstellung.

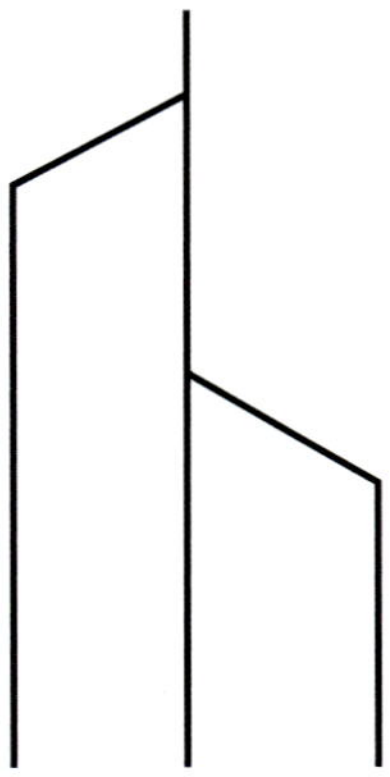

Abb. 35.4 Die A. radialis entspringt aus der oberflächlichen Brachialarterie, die A. ulnaris sowie die A. interossea aus der Brachialarterie (5 %). Schematische Darstellung.

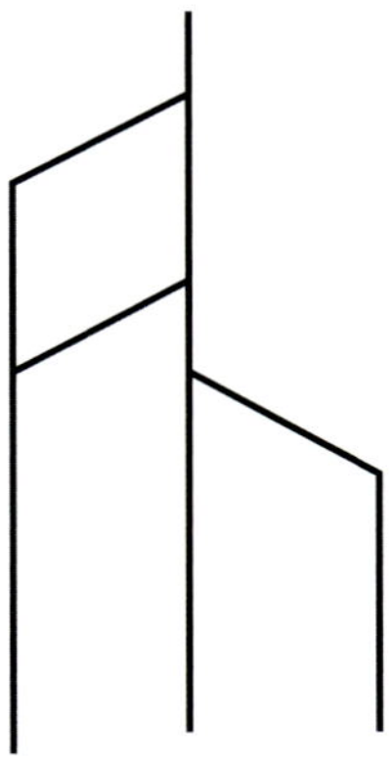

Abb. 35.5 Wie in Abb. 35.4, aber mit großer Anastomose zwischen der Brachial- und Radialarterie in der Ellenbeugenregion (3 %). Schematische Darstellung.

35.2 Oberflächliche Arterien des Unterarms (8 %)

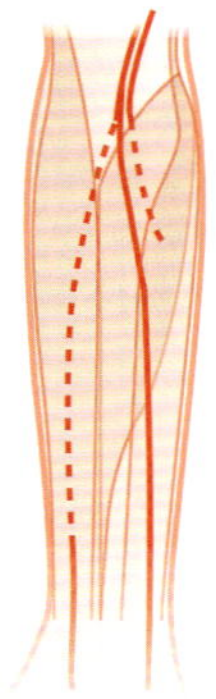

Abb. 35.6 Oberflächliche ulnare Arterien ersetzen die A. ulnaris (3 %). Schematische Darstellung.

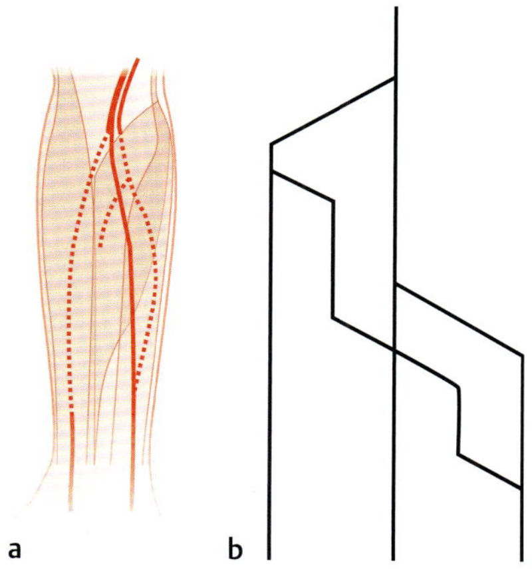

Abb. 35.7 Oberflächliche Ulnararterie anastomosiert mit der A. ulnaris (< 1 %).
a Schematische Darstellung.
b Skizze des grundsätzlichen Verlaufs der Arterien.

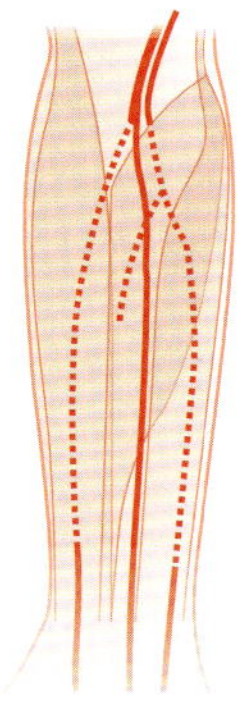

Abb. 35.8 Oberflächliche Medianarterie (2 %). Schematische Darstellung.

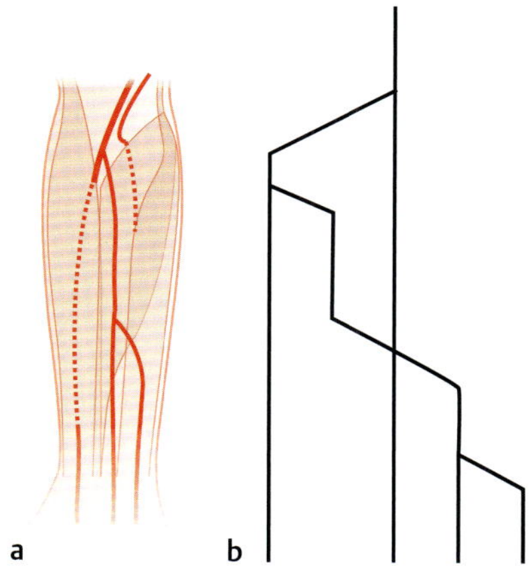

Abb. 35.9 Oberflächliche Medioulnararterie (< 1 %).
a Schematisch.
b Skizze des grundsätzlichen Verlaufs der Arterien.

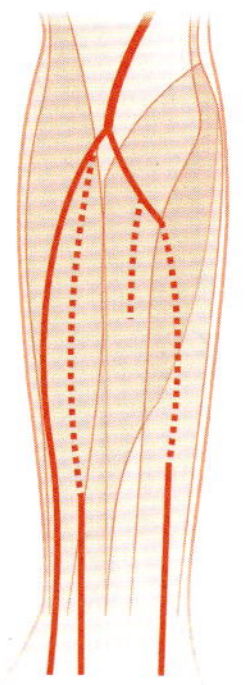

Abb. 35.10 Oberflächliche Radialarterie zusätzlich zur normalen A. radialis (1 %). Schematische Darstellung.

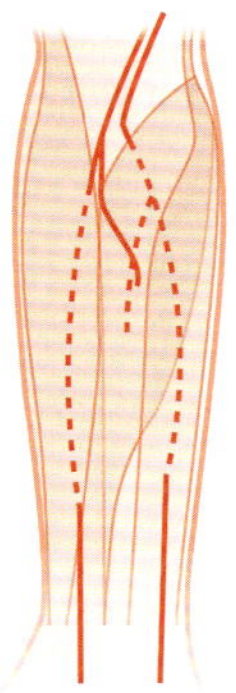

Abb. 35.11 Oberflächliche, im proximalen Bereich des Unterarms endende Unterarmarterie (1 %). Schematische Darstellung.

35.3 A. mediana (8 %)

Die A. mediana entsteht in der frühen Embryonalentwicklung, bildet sich aber bereits im zweiten Monat zurück (Kap. 33). Diese Rückbildung kann wesentlich später verlaufen und zu einer partiellen Obliteration im Erwachsenenalter führen. Normalerweise verläuft die A. mediana parallel zum N. medianus, es sind jedoch auch oberflächliche mediane Arterien beschrieben (▶ Abb. 34.5, ▶ Abb. 34.6), welche die Unterarmflexoren schräg verlaufend überqueren und den N. medianus weiter distal erreichen [1], [5].

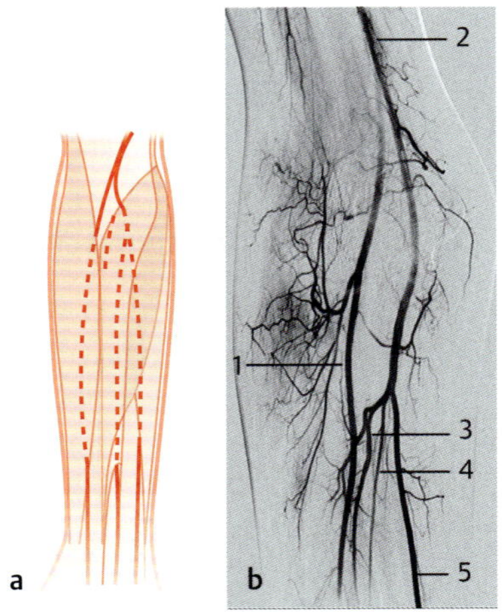

Abb. 35.12 A. mediana.
a Schematische Darstellung.
b DSA des Unterarms, persistierende A. mediana mit gemeinsamem Ursprung der A. mediana und der A. interossa.
1 A. radialis;
2 A. brachialis;
3 A. interossea;
4 A. mediana;
5 A. ulnaris.

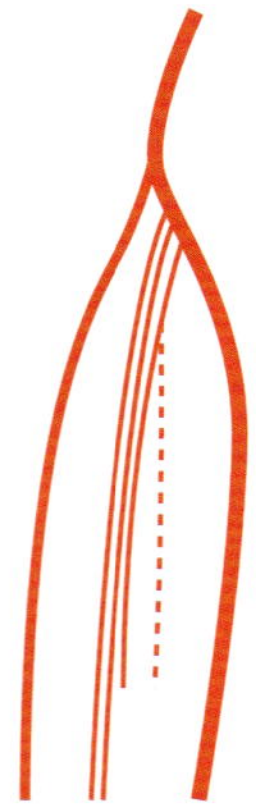

Abb. 35.13 Abgang aus der A. ulnaris proximal von oder gemeinsam mit der A. interossea communis (2 %). Schematische Darstellung.

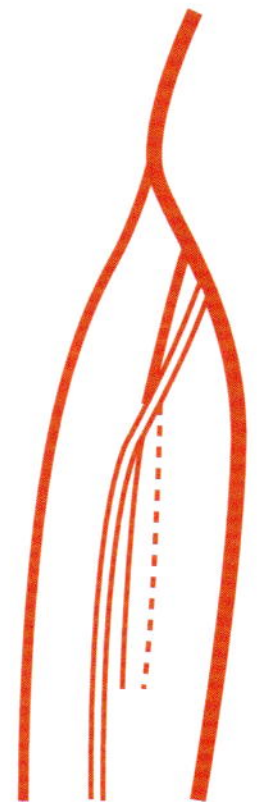

Abb. 35.14 Abgang aus der A. ulnaris distal der A. interossea communis (3 %). Schematische Darstellung.

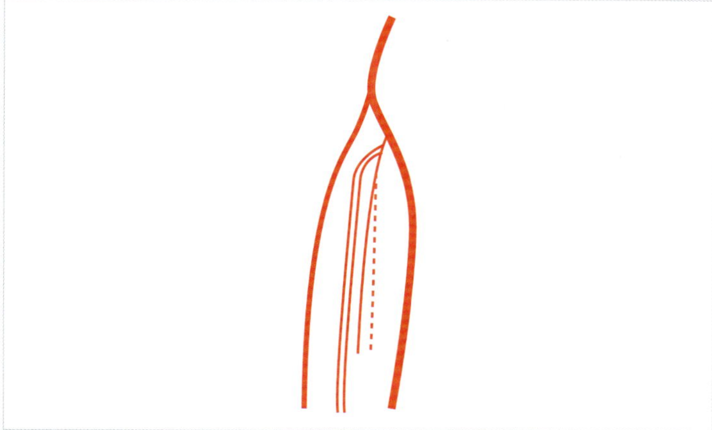

Abb. 35.15 Abgang aus der A. interossea communis (2 %). Schematische Darstellung.

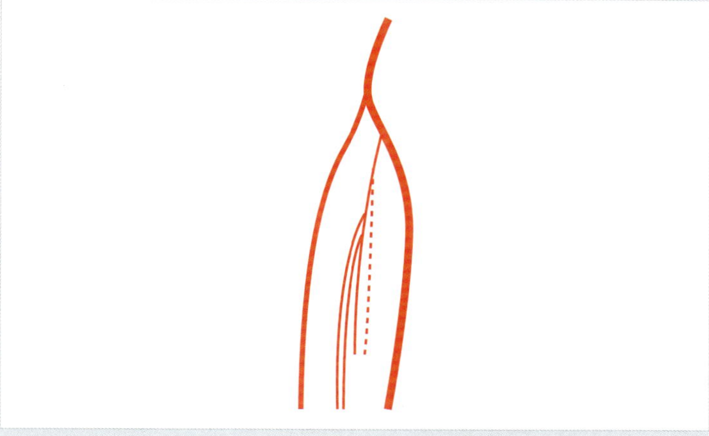

Abb. 35.16 Abgang aus der A. interossea anterior (1 %). Schematische Darstellung.

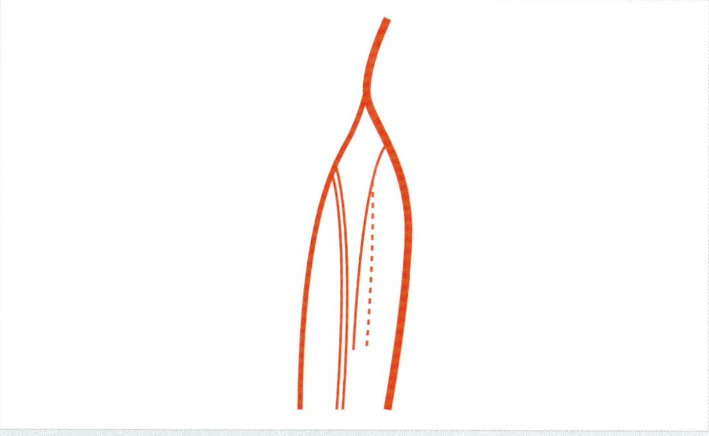

Abb. 35.17 Abgang aus der A. radialis (0,1 %). Schematische Darstellung.

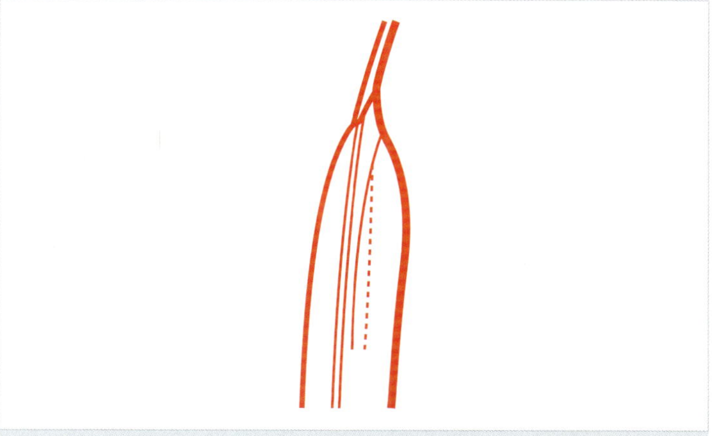

Abb. 35.18 Abgang aus einer Anastomose zwischen der A. radialis und A. brachialis (0,1 %). Schematische Darstellung.

35.4 Literatur

[1] Adachi B. Das Arteriensystem der Japaner. Vol. 2. Kyoto: Maruzen; 1928

[2] Kadanoff D, Balkansky G. Zwei Fälle mit seltenen Varietäten der Arterien der oberen Extremität. Anat Anz 1966; 118 (4): 289–296

[3] Loetzke HH, Kleinau W. Gleichzeitiges Vorkommen der Aa. brachialis superficialis, radialis und antebrachial dors. superfic. sowie deren Aufzweigungen. Anat Anz 1968; 122 (2): 137–141

[4] McCormack LJ, Cauldwell EW, Anson BJ. Brachial and antebrachial arterial patterns; a study of 750 extremities. Surg Gynecol Obstet 1953; 96 (1): 43–54

[5] Pabst R, Lippert H. Beiderseitiges Vorkommen von A. brachialis superficialis, A. ulnaris superficialis und A. mediana. Anat Anz 1968; 123 (2): 223–226

[6] Turner RS. The angle of origin of the ulnar artery. Anat Rec 1959; 134: 761–767

[7] Weathersby HT. Unusual variation of the ulnar artery. Anat Rec 1956; 124 (2): 245–248

[8] Singla RK, Kaur N, Dhiraj GS. Prevalence of the persistent median artery. J Clin Diagn Res 2012; 6 (9): 1454–1457

[9] Gonzalez-Compta X. Origin of the radial artery from the axillary artery and associated hand vascular anomalies. J Hand Surg Am 1991; 16 (2): 293–296

36 Oberflächlicher Hohlhandbogen (Arcus palmaris superficialis)

B. Meyer, L. Sonnow

Die Unterscheidung der in ▶ Abb. 36.1 und ▶ Abb. 36.2 dargestellten Typen des oberflächlichen Hohlhandbogens ist oftmals schwierig. Die Anastomose kann im Durchmesser variieren, so dass der relative Beitrag zur Handversorgung schwierig abzuschätzen ist. Die Zahl der beobachteten Anomalien ist sogar noch höher als in den Abbildungen dargestellt, da alle vier Aa. digitales palmares communes nicht vom oberflächlichen palmaren Bogen entspringen (Kap. 37).

Häufig fehlt die erste A. digitalis palmaris communis, welche normalerweise die Ulnarseite des Daumens und die Radialseite des Zeigefingers versorgt. In solchen Fällen ist die A. princeps pollicis die einzige versorgende Arterie der Region. Aufgrund der häufigen Abwesenheit der ersten A. digitalis palmaris communis wird die nächste Arterie gelegentlich als solche bezeichnet. Dies wird in unseren Abbildungen als II dargestellt, da es sich um das Spatium interosseum metacarpi II handelt.

In diesen Abbildungen wurde nicht berücksichtigt, ob die versorgende mediane Arterie einen normalen oder einen oberflächlichen Verlauf im Unterarm aufwies [1], [2], [3], [4], [5], [6], [7], [8], [9], [10], [11], [12], [13], [14], [15], [16].

36.1 Geschlossener Bogen (42 %)

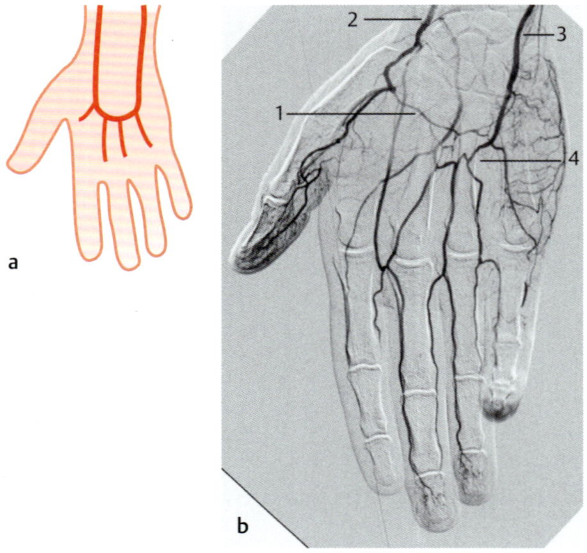

Abb. 36.1 Normalfall, wie in den meisten Lehrbüchern beschrieben (radioulnarer Typ) (35 %).
a Schematische Darstellung.
b DSA.
1 Arcus palmaris profundus (tiefer Hohlhandbogen);
2 A. radialis;
3 A. ulnaris;
4 Arcus palmaris superficialis (oberflächlicher Hohlhandbogen).

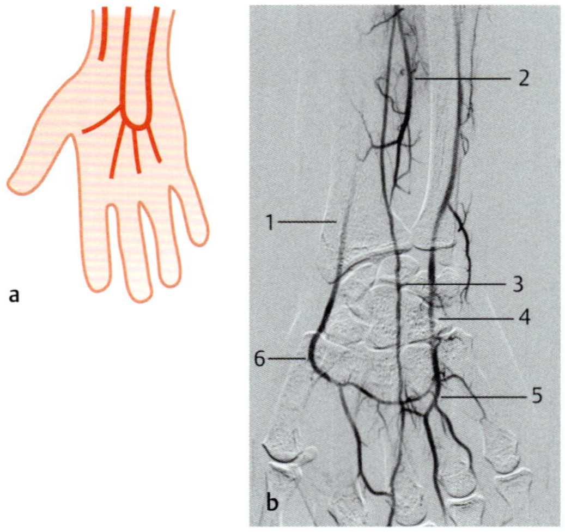

Abb. 36.2 Medianoulnarer Typ (4 %).
a Schematische Darstellung.
b DSA.
1 A. radialis;
2 A. interossea;
3 A. mediana;
4 A. ulnaris;
5 Arcus palmaris superficialis;
6 Arcus palmaris profundus.

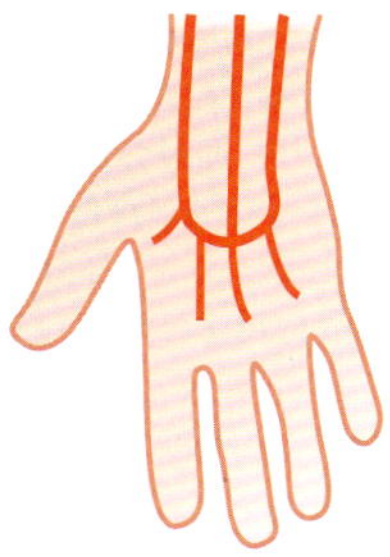

Abb. 36.3 Radiomedianoulnarer Typ (1 %). Schematische Darstellung.

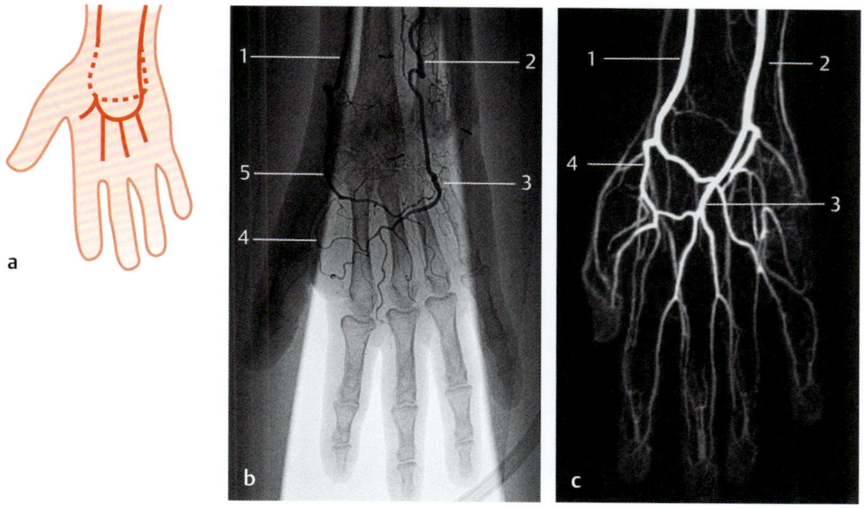

Abb. 36.4 Profundoulnarer Typ (Ast der A. radialis vom Handrücken oder aus dem tiefen palmaren Bogen) (2 %).
a Schematische Darstellung.
b Unsubtrahierte DSA (Ast des tiefen palmaren Bogens).
c Kontrastverstärkte MR-Angiografie, MIP.
1 A. radialis;
2 A. ulnaris;
3 Arcus palmaris superficialis;
4 Ast des tiefen palmaren Bogens;
5 inkompletter tiefer palmarer Bogen.

36.2 Inkompletter Hohlhandbogen (58 %)

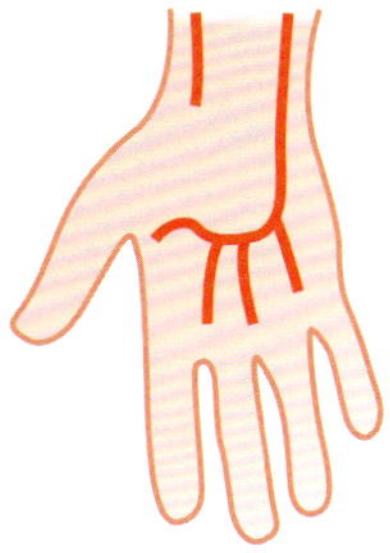

Abb. 36.5 Alle vier Aa. digitales palmares communes entspringen aus der A. ulnaris (37 %). Schematische Darstellung.

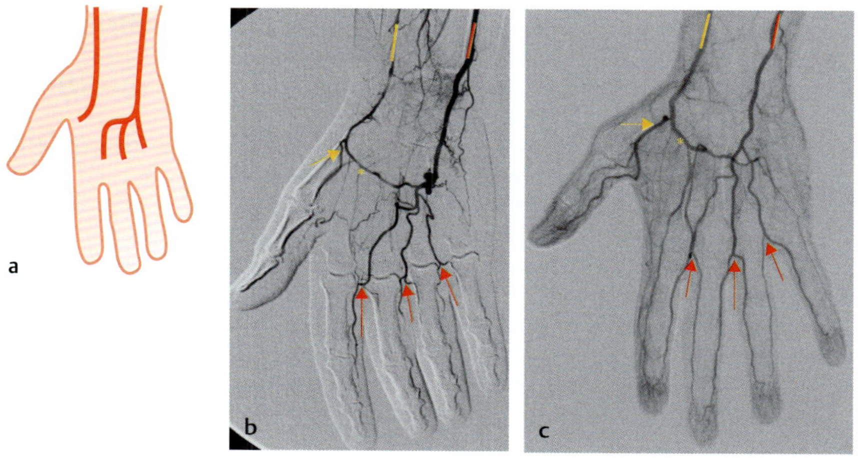

Abb. 36.6 Die A. digitalis palmaris communis I entspringt aus der A. radialis, die anderen aus der A. ulnaris (13 %). A. radialis (gelbe Linie); tiefer Hohlhandbogen (gelbes Sternchen); A. digitalis palmaris communis I von der A. radialis ausgehend (gelbe Pfeile); A. ulnaris (rote Linie); Digitalarterien von der A. ulnaris ausgehend (rote Pfeile).
a Schematische Darstellung.
b DSA, Patient 1.
c DSA, Patient 2. Angiogramm nach intraarterieller Vasodilatation.

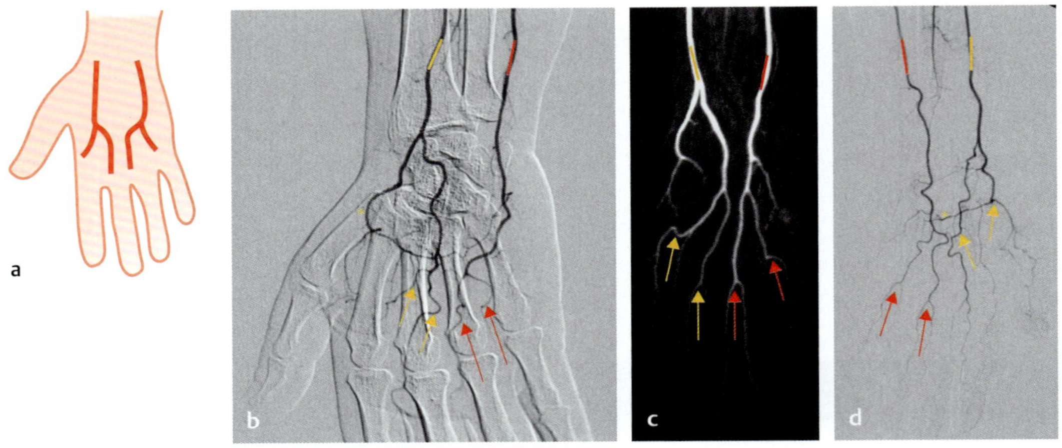

Abb. 36.7 Die ersten beiden Aa. digitales palmares communes entspringen aus der A. radialis, die anderen beiden der A. ulnaris (3 %). A. radialis (gelbe Linie); tiefer Hohlhandbogen (gelbes Sternchen); A. digitalis palmaris communis I von der A. radialis ausgehend (gelbe Pfeile); A. ulnaris (rote Linie); Digitalarterien von der A. ulnaris ausgehend (rote Pfeile).
a Schematische Darstellung.
b Patient 1: DSA.
c Patient 2: kontrastverstärkte MR-Angiografie, MIP.
d Patient 3: DSA.

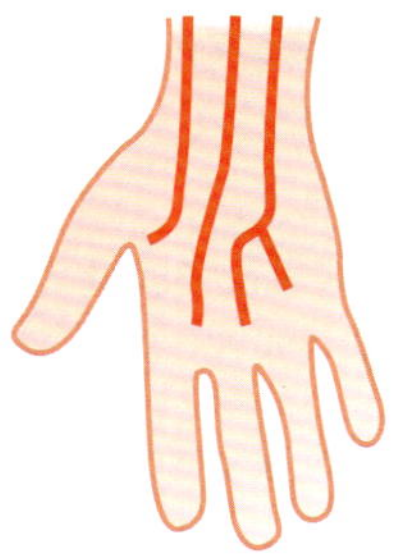

Abb. 36.8 Die A. mediana setzt sich als zweite A. digitalis palmaris communis fort (1 %). Schematische Darstellung.

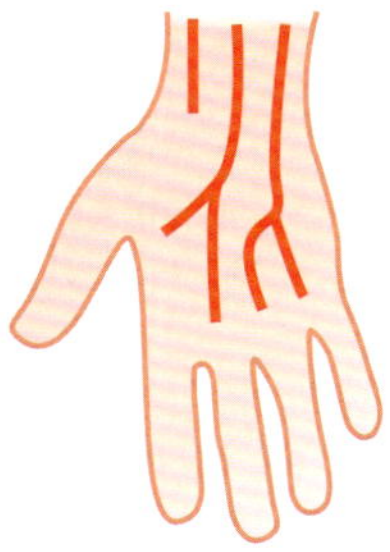

Abb. 36.9 Die ersten beiden Aa. digitales palmares communes sind Äste der A. mediana, die anderen Äste der A. ulnaris (4 %). Schematische Darstellung.

36.3 Literatur

[1] Adachi B. Das Arteriensystem der Japaner. Vol 2. Kyoto: Maruzen; 1928

[2] Al-Turk M, Metcalf WK. A study of the superficial palmar arteries using the Doppler Ultrasonic Flowmeter. J Anat 1984; 138 (Pt 1): 27–32

[3] Coleman SS, Anson BJ. Arterial patterns in the hand based upon a study of 650 specimens. Surg Gynecol Obstet 1961; 113: 409–424

[4] Dimtza A. Die Arteriographie der Hand. Radiol Clin 1956; 25 (5): 305–320

[5] Doscher W, Viswanathan B, Stein T, Margolis IB. Hemodynamic assessment of the circulation in 200 normal hands. Ann Surg 1983; 198 (6): 776–779

[6] Edwards EA. Organization of the small arteries of the hand and digits. Am J Surg 1960; 99: 837–846

[7] Kamienski RW, Barnes RW. Critique of the Allen test for continuity of the palmar arch assessed by doppler ultrasound. Surg Gynecol Obstet 1976; 142 (6): 861–864

[8] Lanz T, Wachsmuth W. Praktische Anatomie, Arm. 2nd ed. Berlin: Springer; 1959

[9] Libersa C, Francke JP, Mauppin JM et al. The arterial supply to the palm of the hand (arteriae palmae manus). Anat Clin 1982; 4 (1): 33–45

[10] Little JM, Zylstra PL, West J, May J. Circulatory patterns in the normal hand. Br J Surg 1973;60(8):652–655

[11] Mozersky DJ, Buckley CJ, Hagood CO Jr et al. Ultrasonic evaluation of the palmar circulation. A useful adjunct to radial artery cannulation. Am J Surg 1973; 126 (6): 810–812

[12] Pabst R, Lippert H. Bilateral occurrence of a. brachialis superficialis, a. ulnaris superficialis and a. mediana [in German]. Anat Anz 1968; 123 (2): 223–226

[13] Varró J, Horváth L, Varga G. Anatomy of the hand arteries based on angiographic studies [author's transl; in Hungarian]. Magy Traumatol Orthop Helyreallito Seb 1978; 21 (2): 127–134

[14] Ruengsakulrach P, Brooks M, Hare DL et al. Preoperative assessment of hand circulation by means of Doppler ultrasonography and the modified Allen test. J Thorac Cardiovasc Surg 2001; 121 (3): 526–531

[15] Joshi SB, Vatsalaswamy P, Bahetee BH. Variation in formation of superficial palmar arches with clinical implications. J Clin Diagn Res 2014; 8 (4): AC06–AC09

[16] Tasom A, Sinthubua A, Sananpanich K, Mahakkanukrauh P. Cadaveric study of superficial palmar arch variations in northern Thai population by using epoxy resin injection technique. J Med Assoc Thai 2014; 97 (12): 1352–1357

37 Tiefer Hohlhandbogen (Arcus palmaris profundus et Aa. digitales palmares)

B. Meyer, L. Sonnow

37.1 Tiefer Hohlhandbogen

In etwa zwei Drittel aller Fälle weist die A. ulnaris zwei tiefe palmare Äste auf. Der weiter proximal gelegene Ast verläuft zur Hypothenarmuskulatur und kommt selten mit dem tiefen palmaren Bogen in Kontakt (▶ Abb. 37.2). Die zusätzliche Versorgung des tiefen palmaren Bogens durch die A. interossea ist gelegentlich von praktischer Bedeutung: Wenn die Aa. radialis und ulnaris distal des Beginns der A. interossea communis verschlossen sind, kann die Hand weiterhin, wie in einigen Fallberichten beschrieben, suffizient durch die A. interossea anterior versorgt werden (▶ Abb. 37.3). Da beide Hohlhandbogen dasselbe Gebiet versorgen, ist es bei kräftiger Ausprägung eines Bogens offensichtlich, dass der andere klein ist [1], [2], [3], [4], [5], [6], [7], [8], [9], [10].

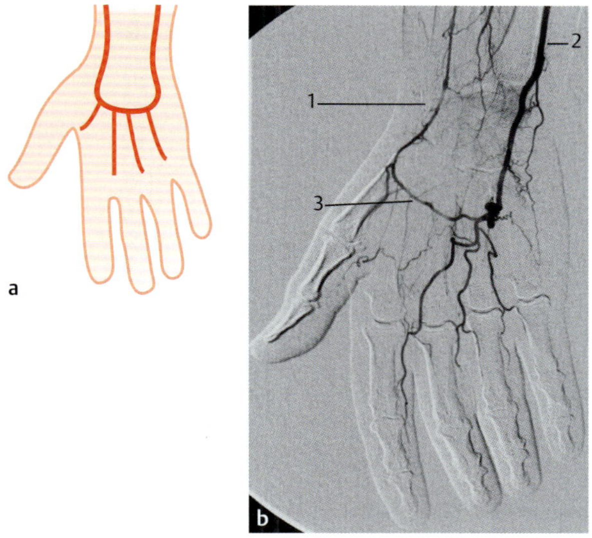

Abb. 37.1 Die A. ulnaris hat einen tiefen palmaren Ast zum Bogen (79 %).
a Schematische Darstellung.
b DSA.
1 A. radialis;
2 A. ulnaris;
3 tiefer palmarer Bogen.

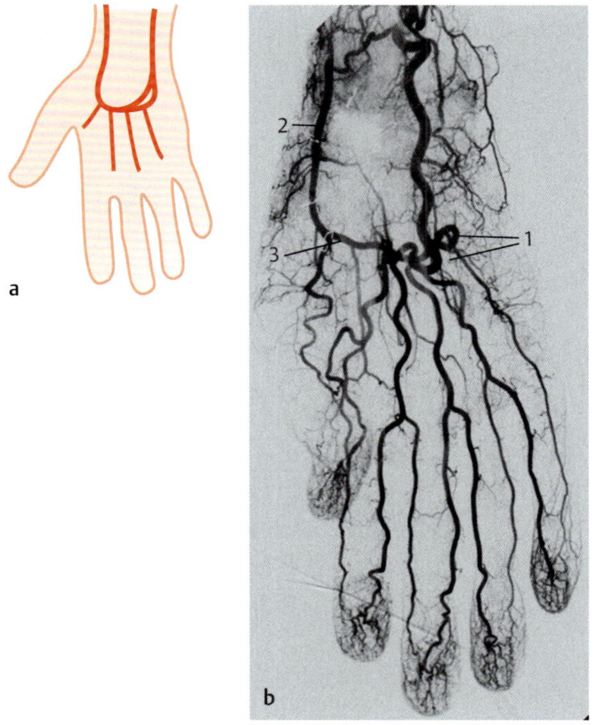

Abb. 37.2 Die A. ulnaris hat zwei tiefe palmare Äste (13 %).
a Schematische Darstellung.
b DSA.
1 A. ulnaris mit zwei tiefen Ästen;
2 A. radialis;
3 tiefer palmarer Bogen.

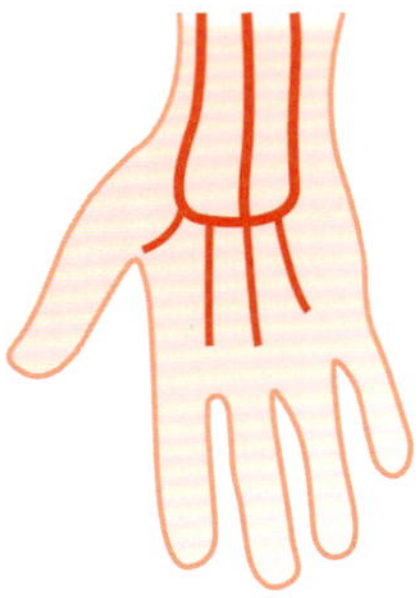

Abb. 37.3 **Die A. interossea anterior versorgt ebenfalls den tiefen Bogen (5 %).** Schematische Darstellung.

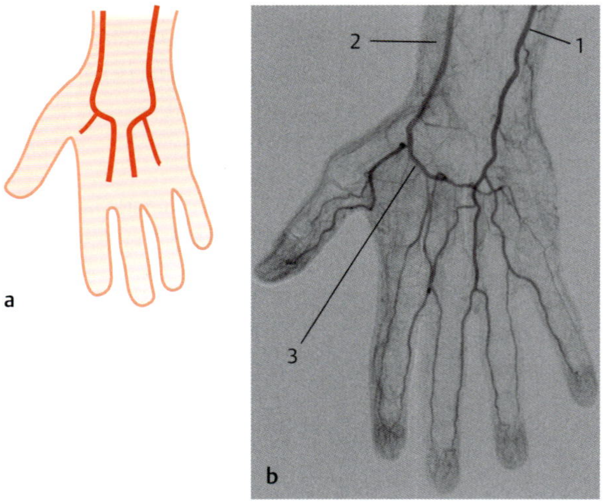

Abb. 37.4 **Der tiefe palmare Bogen ist unvollständig ausgebildet (3 %).**
a Schematische Darstellung.
b DSA nach Vasodilatation.
1 A. ulnaris;
2 A. radialis;
3 unvollständiger palmarer Bogen.

37.2 Fingerarterien (Aa. digitales)

Gemäß der üblichen Beschreibung in Lehrbüchern vereinigen sich die Aa. metacarpales palmares aus dem tiefen Hohlhandbogen mit den Aa. digitales palmares communes des oberflächlichen Hohlhandbogens. Somit tragen beide Bögen zur Blutversorgung der Finger bei. Dies ist für etwa 30 % aller Fälle zutreffend, in weiteren 10 % bilden die Aa. metacarpales palmares Anastomosen mit den Aa. digitales palmares propriae. In den anderen 60 % gibt es keine Anastomose [1], [6], [11], [12]. Viele weitere Kombinationen sind möglich. Einzelne Aa. digitales palmares communes können fehlen, manche Metakarpalarterien sind nicht immer angelegt. Die erste Metakarpalarterie ist für gewöhnlich kräftig angelegt und wird als A. princeps pollicis bezeichnet. Sie weist in der Regel einen Ast zum Zeigefinger auf.

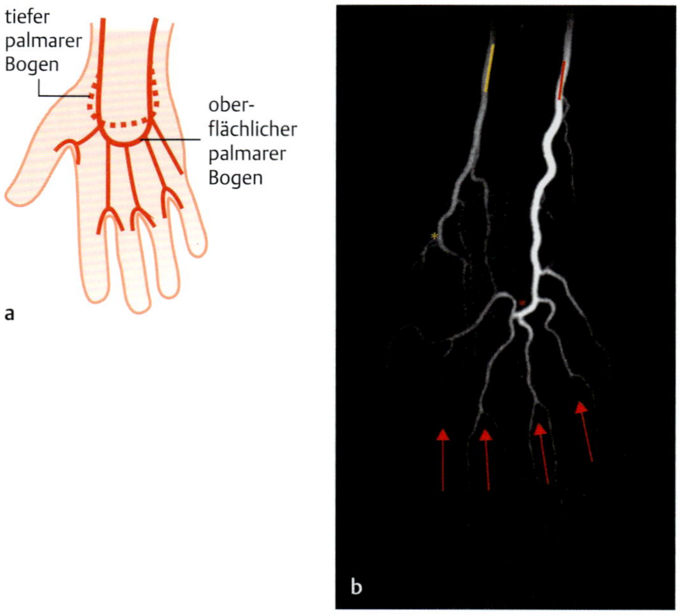

Abb. 37.5 **Vier Aa. digitales palmares communes entspringen aus dem oberflächlichen Hohlhandbogen (77 %).**
a Schematische Darstellung.
b Kontrastverstärkte MRA, MIP. A. radialis (gelbe Linie); tiefer palmarer Bogen (gelbes Sternchen); A. ulnaris (rote Linie); oberflächlicher Hohlhandbogen (rotes Sternchen); Aa. digitales palmares communes (rote Pfeile).

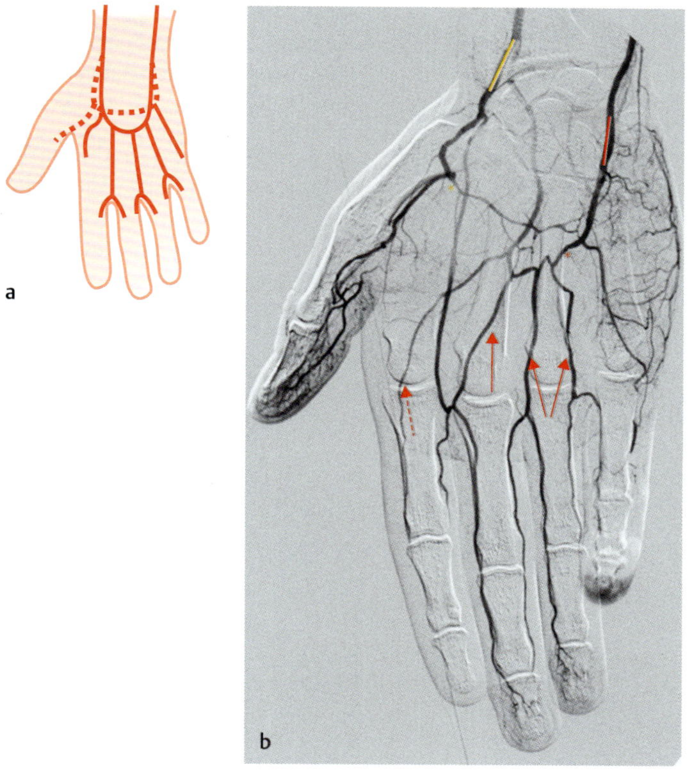

Abb. 37.6 Drei Aa. digitales palmares communes und eine A. digitalis palmaris propria des Daumens oder des Zeigefingers entspringen dem oberflächlichen palmaren Bogen (10 %).
a Schematische Darstellung.
b DSA. A. radialis (gelbe Linie); tiefer palmarer Bogen (gelbes Sternchen); A. ulnaris (rote Linie); oberflächlicher palmarer Bogen (rotes Sternchen); A. digitalis palmaris propria (gestrichelter roter Pfeil); Aa. digitales palmares communes (rote Pfeile).

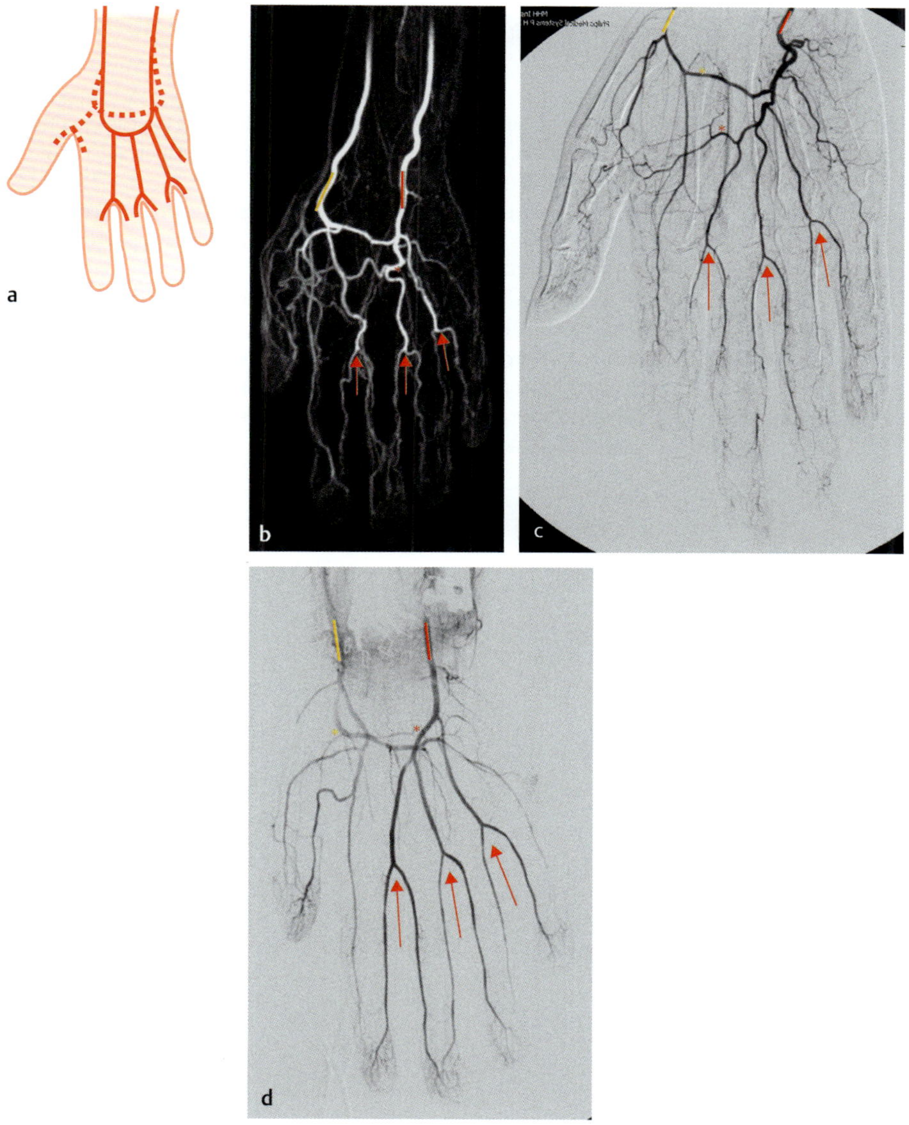

Abb. 37.7 Nur drei Aa. digitales palmares communes entspringen dem oberflächlichen palmaren Bogen (11 %).
a Schematische Darstellung.
b Patient 1: kontrastverstärkte MRA, MIP.
c Patient 2: DSA.
d Patient 3: DSA. A. radialis (gelbe Linie); A. ulnaris (rote Linie); oberflächlicher palmarer Bogen (rotes Sternchen); Aa. digitales palmares communes (rote Pfeile); tiefer palmarer Bogen (gelbes Sternchen).

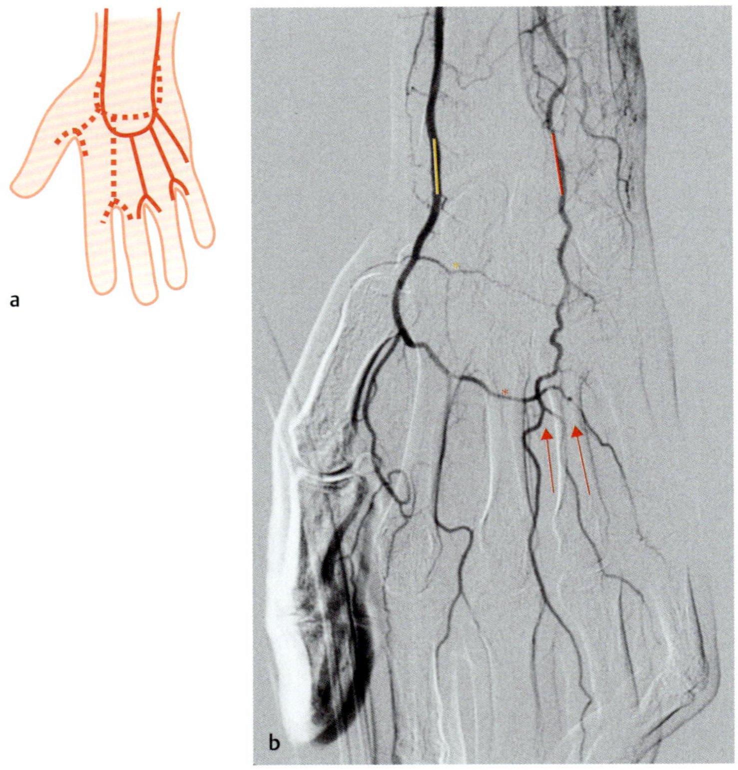

Abb. 37.8 Nur zwei Aa. digitales palmares communes entspringen dem oberflächlichen palmaren Bogen (2 %).
a Schematische Darstellung.
b DSA. A. radialis (gelbe Linie); A. ulnaris (rote Linie); oberflächlicher palmarer Bogen (rotes Sternchen); Aa. digitales palmares communes (rote Pfeile); tiefer palmarer Bogen (gelbes Sternchen).

37.3 Literatur

[1] Adachi B. Das Arteriensystem der Japaner. Vol. 2. Kyoto: Maruzen; 1928

[2] Coleman SS, Anson BJ. Arterial patterns in the hand based upon a study of 650 specimens. Surg Gynecol Obstet 1961; 113: 409–424

[3] Wallach SG. Cannulation injury of the radial artery: diagnosis and treatment algorithm. Am J Crit Care 2004; 13 (4): 315–319

[4] Dimtza A. Die Arteriographie der Hand. Radiol Clin 1956; 25 (5): 305–320

[5] Doscher W, Viswanathan B, Stein T, Margolis IB. Hemodynamic assessment of the circulation in 200 normal hands. Ann Surg 1983; 198 (6): 776–779

[6] Libersa C, Francke JP, Mauppin JM et al. The arterial supply to the palm of the hand (arteriae palmae manus). Anat Clin 1982; 4: 33–45

[7] Little JM, Zylstra PL, West J, May J. Circulatory patterns in the normal hand. Br J Surg 1973; 60 (8): 652–655

[8] Mozersky DJ, Buckley CJ, Hagood CO Jr et al. Ultrasonic evaluation of the palmar circulation. A useful adjunct to radial artery cannulation. Am J Surg 1973; 126 (6): 810–812

[9] Varró J, Horváth L, Varga G. Anatomy of the hand arteries based on angiographic studies [in Hungarian]. Magy Traumatol Orthop Helyreallito Seb 1978; 21 (2): 127–134

[10] Mezzogiorno A, Passiatore C, Mezzogiorno V. Anatomic variations of the deep palmar arteries in man. Acta Anat (Basel) 1994; 149 (3): 221–224

[11] Al-Turk M, Metcalf WK. A study of the superficial palmar arteries using the Doppler Ultrasonic Flowmeter. J Anat 1984; 138 (Pt 1): 27–32

[12] Edwards EA. Organization of the small arteries of the hand and digits. Am J Surg 1960; 99: 837–846

38 Arterien des Handrückens

B. Meyer, L. Sonnow

38.1 Arteriennetz des Handrückens (Rete carpale dorsale)

Das Arteriennetz des Handrückens ist nicht so bedeutend wie die Hohlhandbögen und angiografisch nur eingeschränkt darstellbar. Die Dorsalseite der Finger wird durch die perforierenden Äste der Palmararterien (proximale Anteile der Finger) und durch Äste der Aa. digitales palmares propriae (mittlere und distale Segmente der Finger) versorgt. Der Verlauf der Arterien am Finger erfolgt analog zum Verlauf der Nerven. In den meisten Fällen sind die Ae. interosseae posterior und anterior an der Blutzufuhr der Dorsalseite der Hand beteiligt. Die A. interossea anterior sendet einen Ast durch die Membrana interossea antebrachii zum Rücken des Unterarms, wo sie sich mit der A. interossea posterior vereint [1], [2], [3], [4], [5].

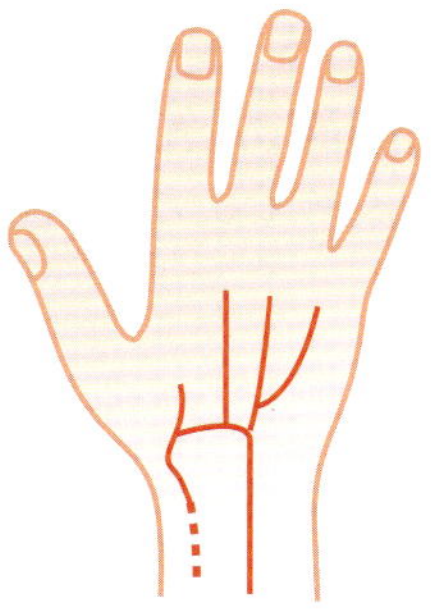

Abb. 38.1 Radiointerosserär Typ (50 %). Schematische Darstellung.

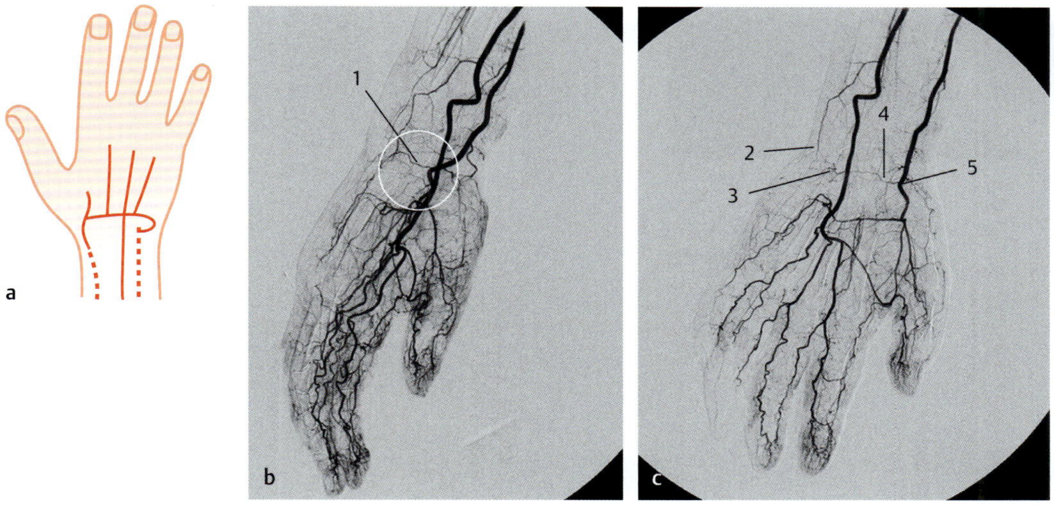

Abb. 38.2 Radiointerosseoulnarer Typ (30 %).
a Schematische Darstellung.
b Laterale DSA.
c Frontale DSA.
1 Dorsales Arteriennetz;
2 ulnarer Zufluss;
3 interossärer Zufluss;
4 dorsales Arteriennetz;
5 radialer Zufluss.

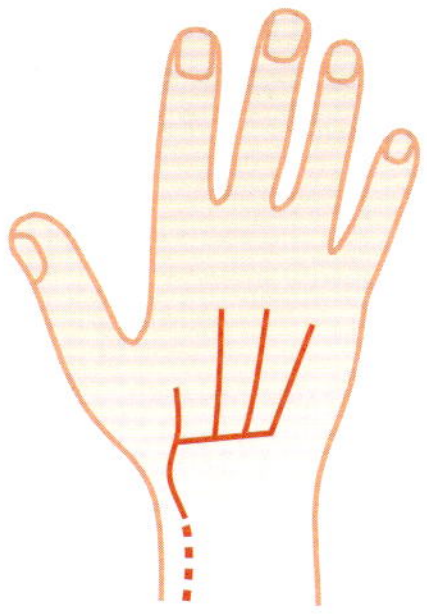

Abb. 38.3 Radialer Typ (8 %). Schematische Darstellung.

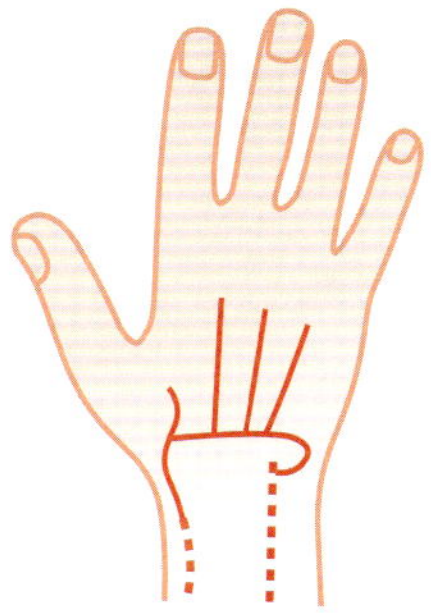

Abb. 38.4 Radioulnarer Typ (5 %). Schematische Darstellung.

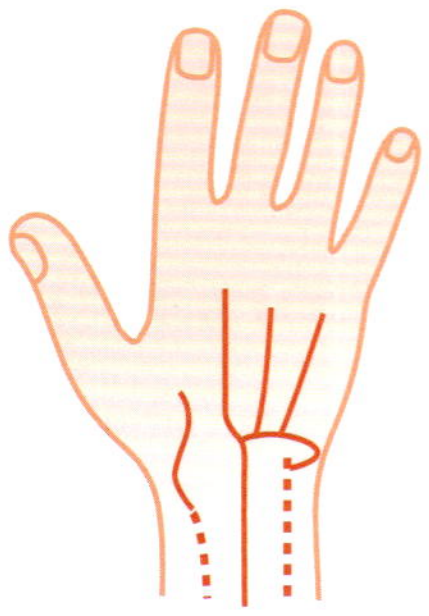

Abb. 38.5 Interosseoulnarer Typ (3 %). Schematische Darstellung.

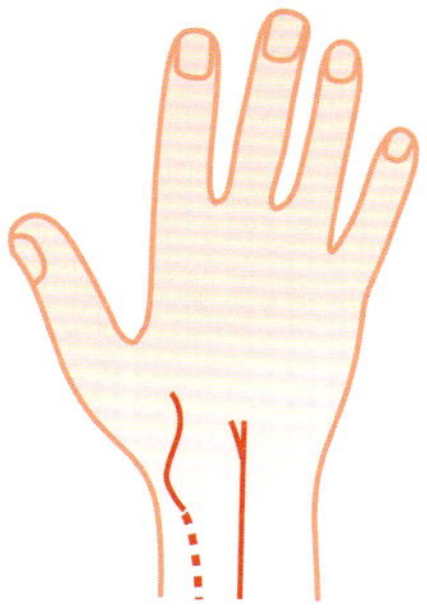

Abb. 38.6 Kein arterielles Netz auf der Dorsalseite (4 %). Schematische Darstellung.

38.2 A. radialis

Die dargestellten Möglichkeiten für den Verlauf der A. radialis können abhängig von der Position des langen radialen Handstreckers im Verhältnis zur Sehne weiter untergliedert werden. Bei der in ▶ Abb. 38.7 dargestellten Variante verläuft die A. radialis fast immer radialseitig, in den Varianten aus ▶ Abb. 38.9 und ▶ Abb. 38.10 fast immer ulnarseitig.

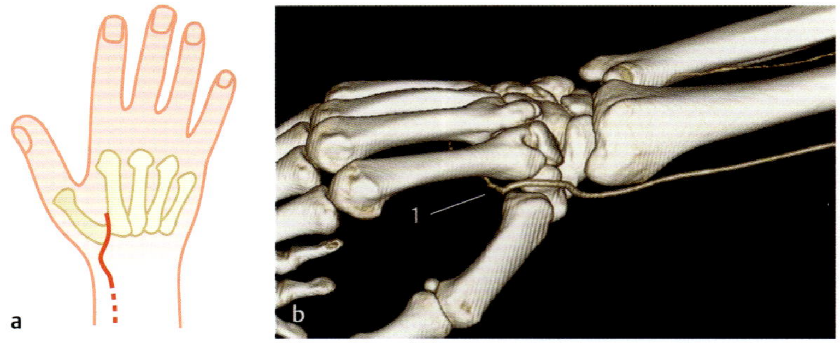

Abb. 38.7 Der Hauptstamm durchsetzt das Spatium interosseum metacarpi I (96 %).
a Schematische Darstellung.
b VR-CTA.
1 A. radialis.

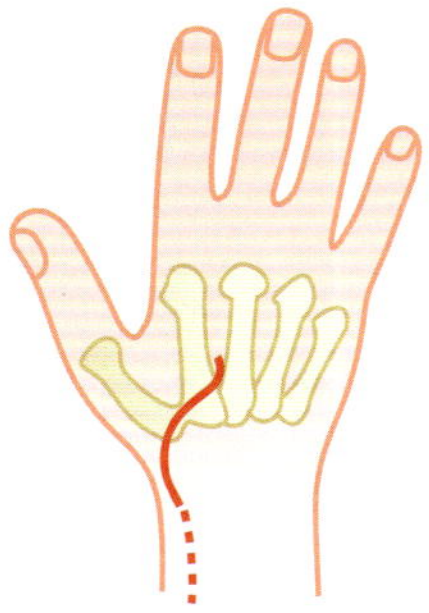

Abb. 38.8 Der Hauptstamm tritt durch das Spatium interosseum metacarpi II (1 %). Schematische Darstellung.

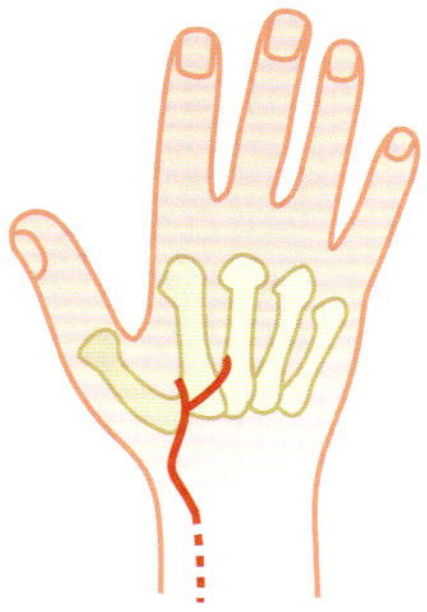

Abb. 38.9 Der Hauptstamm teilt sich, die Äste verlaufen wie in Abb. 38.7 und 38.8 (2 %). Schematische Darstellung.

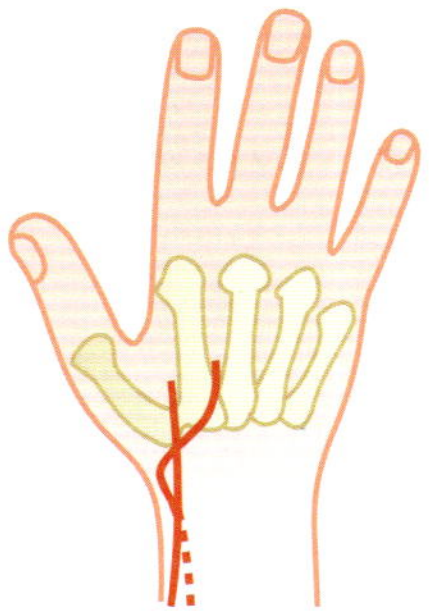

Abb. 38.10 Oberflächliche A. radialis; die normale A. radialis tritt durch das Spatium interosseum metacarpi II (1 %). Schematische Darstellung.

38.3 Literatur

[1] Adachi B. Das Arteriensystem der Japaner. Vol 2. Kyoto: Maruzen; 1928

[2] Coleman SS, Anson BJ. Arterial patterns in the hand based upon a study of 650 specimens. Surg Gynecol Obstet 1961; 113: 409–424

[3] Dimtza A. Die Arteriographie der Hand. Radiol Clin 1956; 25 (5): 305–320

[4] Doscher W, Viswanathan B, Stein T, Margolis IB. Hemodynamic assessment of the circulation in 200 normal hands. Ann Surg 1983; 198 (6): 776–779

[5] Varró J, Horváth L, Varga G. Anatomy of the hand arteries based on angiographic studies [in Hungarian]. Magy Traumatol Orthop Helyreallito Seb 1978; 21 (2): 127–134

Teil V

Kopf und Rückenmark

V

39 Unterschlüsselbeinarterie (A. subclavia)

F. Goetz, A. Giesemann

In diesem Kapitel werden einige sehr seltene Varianten von Gefäßaufteilungen nicht berücksichtigt. Ein getrennter Abgang der A. thyroidea inferior, der A. suprascapularis und der A. transversa (cervicis) colli wird in etwa 5 % aller Fälle beobachtet. Eine ähnliche Häufigkeit wurde für den getrennten Abgang der A. cervicalis profunda und der A. intercostalis suprema, welche die wichtigsten Äste des Truncus costocervicalis darstellen, beschrieben [1], [2], [3], [4], [5], [6], [7], [8].

39.1 Varianten der Äste der distalen A. subclavia (85 %)

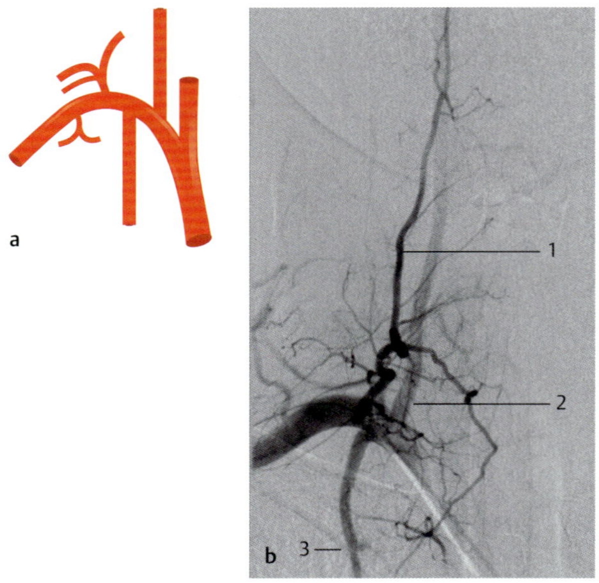

Abb. 39.1 Normale Verzweigung, wie sie meist in Lehrbüchern abgebildet wird (30 %). Der Truncus thyrocervicalis wird von der A. thyroidea inferior, der A. suprascapularis und der A. transversa colli (cervicis) gebildet.

a Schematische Darstellung.

b DSA der rechten A. subclavia in a.–p.-Projektion.
1 A. cervicalis ascendens;
2 A. vertebralis;
3 A. thoracica interna.

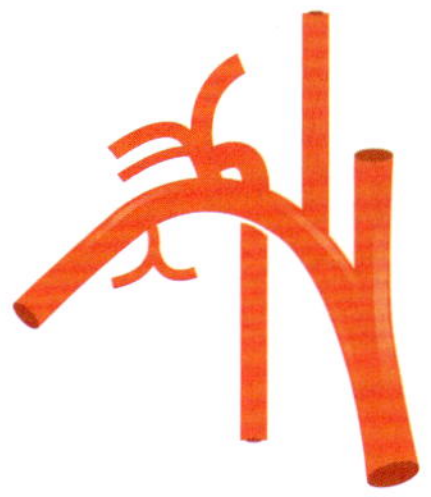

Abb. 39.2 Die A. thoracica interna entspringt aus dem Truncus thyrocervicalis (10 %). Schematische Darstellung.

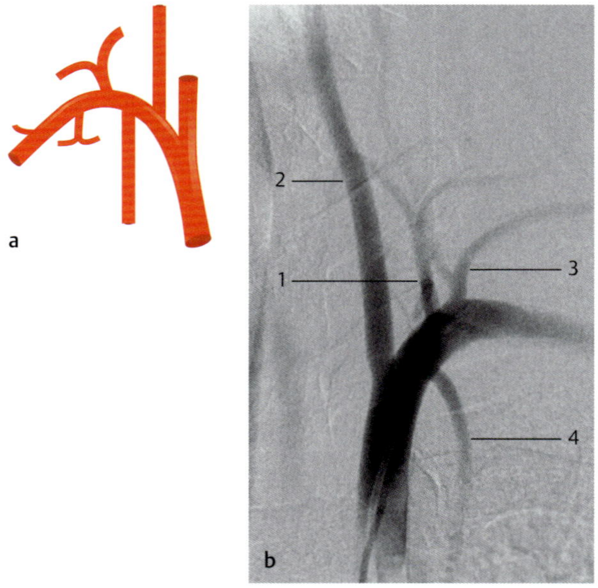

Abb. 39.3 Nur die A. thyroidea inferior und die A. suprascapularis bilden einen gemeinsamen Stamm (30 %).

a Schematische Darstellung.

b DSA der linken A. subclavia in a.–p.-Projektion.
1 Truncus thyrocervicalis;
2 A vertebralis;
3 Truncus costocervicalis;
4 A. thoracica interna.

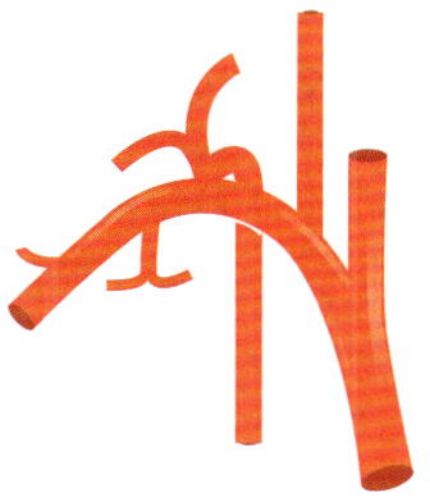

Abb. 39.4 Gemeinsamer Stamm von A. thyroidea inferior, A. suprascapularis und A. thoracica interna (8 %). Schematische Darstellung.

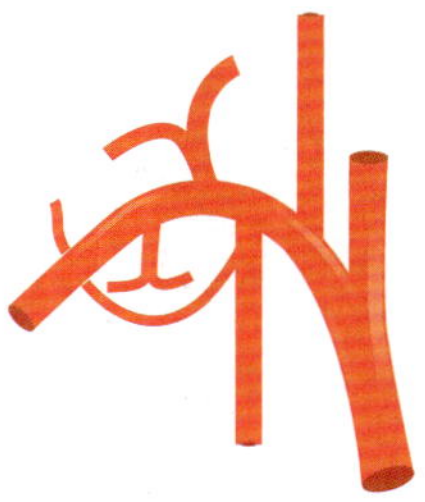

Abb. 39.5 Zwei Stämme: A. thyroidea inferior gemeinsam mit A. suprascapularis und A. transversa colli (cervicis) gemeinsam mit A. thoracica interna (1 %). Schematische Darstellung.

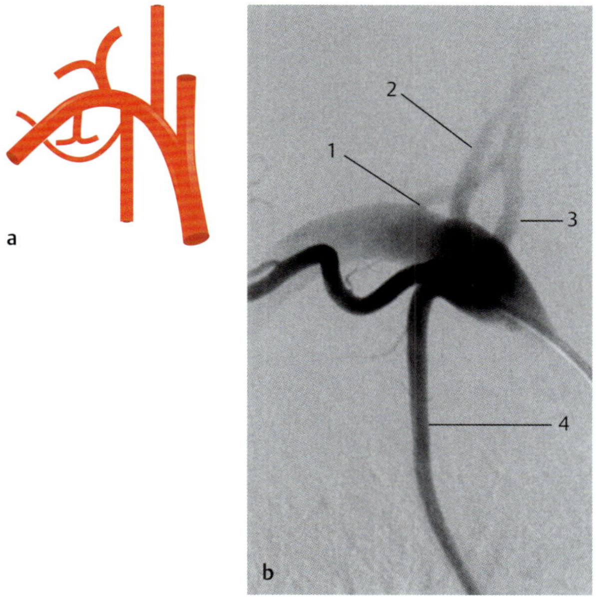

Abb. 39.6 Zwei Stämme: A. thyroidea inferior gemeinsam mit A. transversa colli (cervicis) und A. suprascapularis gemeinsam mit A. thoracica interna (4 %).

a Schematische Darstellung.

b DSA der rechten A. subclavia in a.–p.-Projektion.

1 A. cervicalis ascendens;
2 A. thyroidea inferior;
3 A. vertebralis;
4 A. thoracica interna.

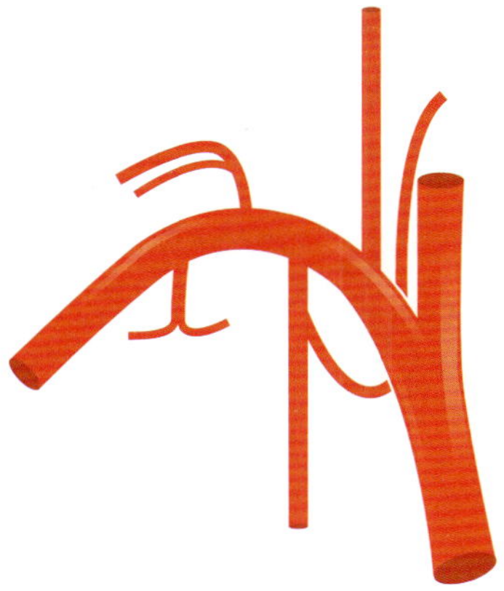

Abb. 39.7 Zwei Stämme: A. thyroidea inferior gemeinsam mit A. thoracica interna und A. suprascapularis gemeinsam mit A. transversa colli (cervicis) (1 %). Schematische Darstellung.

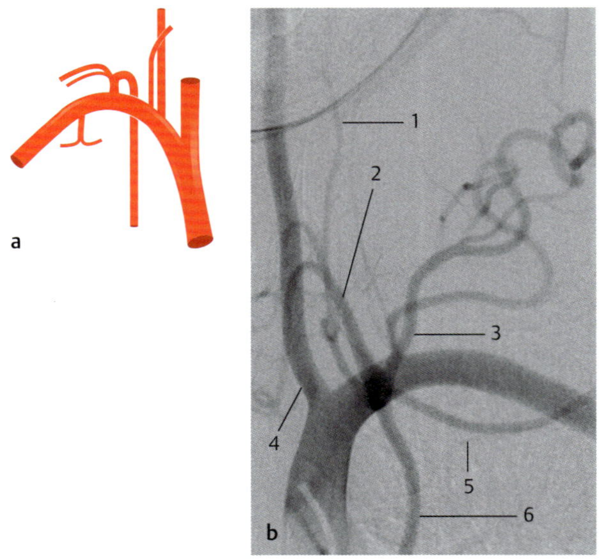

Abb. 39.8 Gemeinsamer Stamm von A. suprascapularis, A. transversa colli (cervicis) und A. thoracica interna (1 %).
a Schematische Darstellung.
b DSA der linken A. subclavia in a.–p.-Projektion.
1 A. cervicalis ascendens;
2 A. thyroidea inferior;
3 A. suprascapularis;
4 A. vertebralis;
5 A. transversa colli (cervicis);
6 A. thoracica interna.

39.2 Varianten mit Beteiligung der A. vertebralis und/oder des Truncus costocervicalis (10 %)

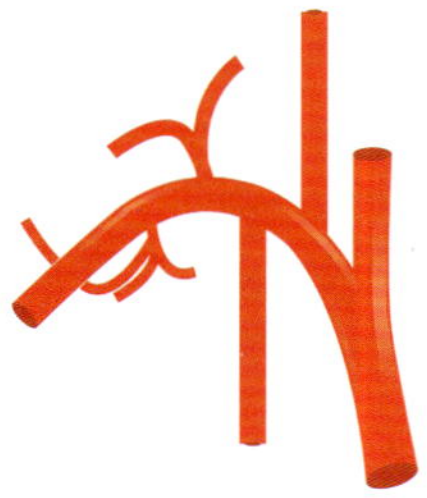

Abb. 39.9 Truncus costocervicalis gemeinsam mit A. transversa colli (cervicis) (5 %). Schematische Darstellung.

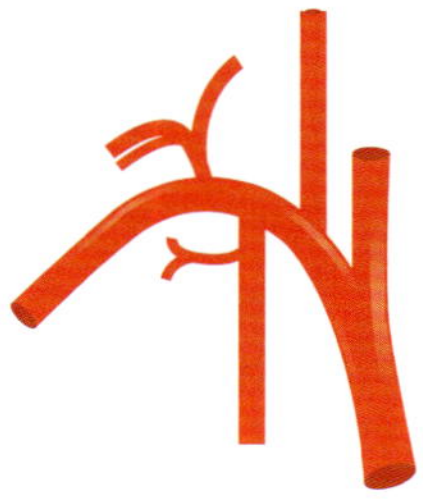

Abb. 39.10 Truncus costocervicalis gemeinsam mit A. thoracica interna (1 %). Schematische Darstellung.

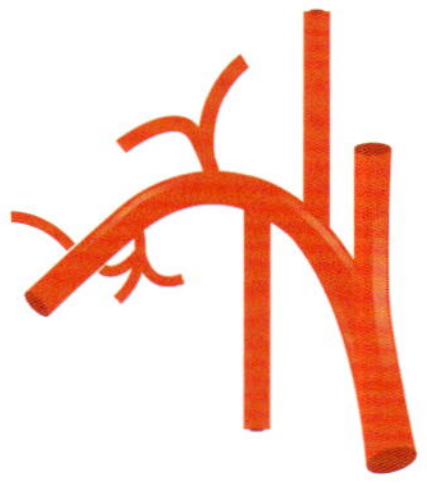

Abb. 39.11 Truncus costocervicalis gemeinsam mit A. suprascapularis (1 %). Schematische Darstellung.

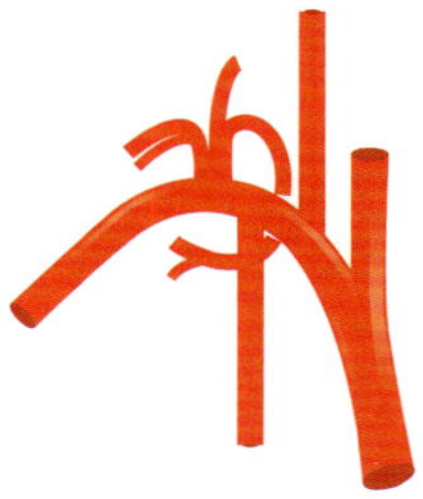

Abb. 39.12 Truncus costocervicalis gemeinsam mit A. thyroidea inferior (1 %). Schematische Darstellung.

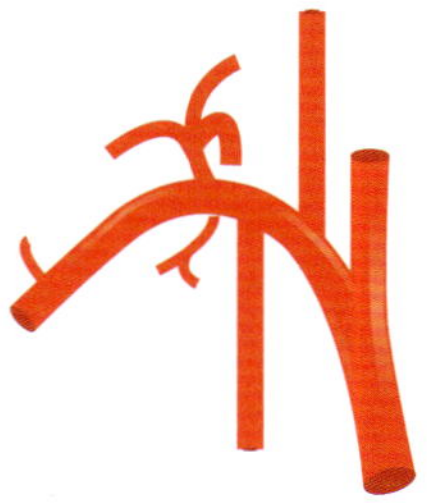

Abb. 39.13 Truncus costocervicalis gemeinsam mit A. thyroidea inferior und A. suprascapularis (1 %). Schematische Darstellung.

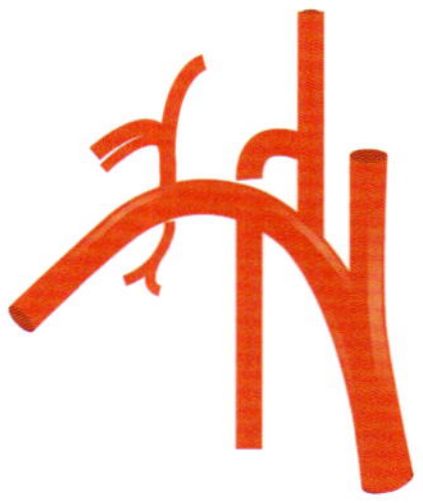

Abb. 39.14 Truncus costocervicalis gemeinsam mit A. vertebralis (< 1 %). Schematische Darstellung.

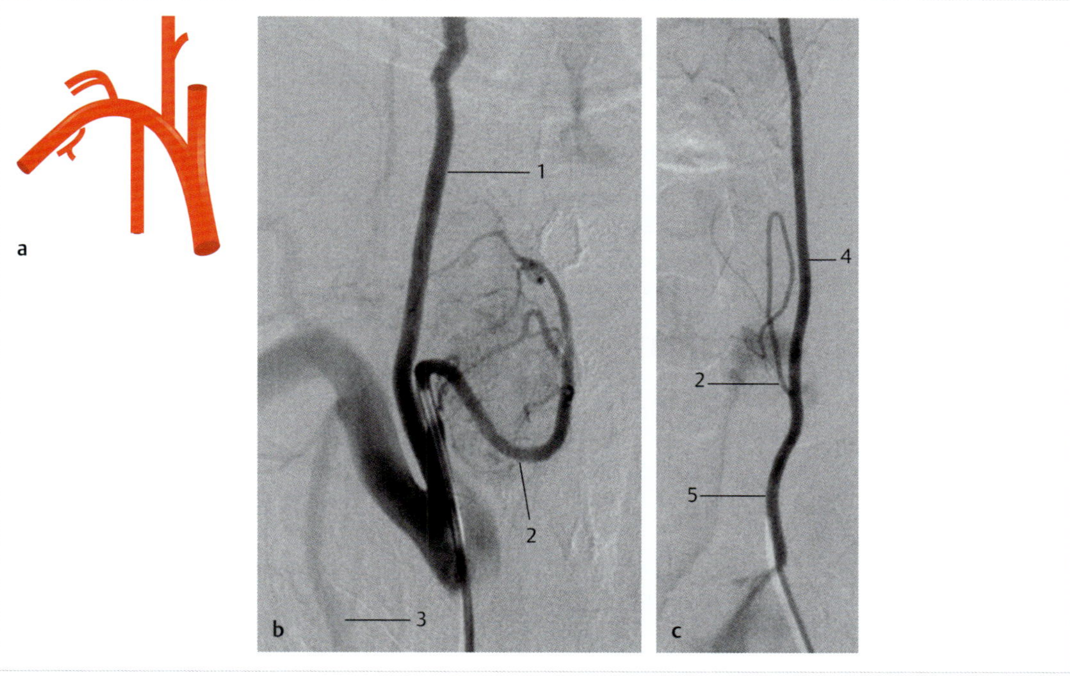

Abb. 39.15 A. vertebralis gemeinsam mit A. thyroidea inferior (< 1 %).
a Schematische Darstellung.
b DSA der rechten A. thyroidea inferior in a.–p.-Projektion mit Kontrastmittelreflux in die rechte A. vertebralis und A. subclavia.
c DSA in a.–p.-Projektion: Die linke A. vertebralis entspringt aus dem Aortenbogen (vergleiche ▶ Abb. 41.5).
1 A. vertebralis;
2 A. thyroidea inferior;
3 A. thoracica interna;
4 Halsteil der linken A. vertebralis;
5 Ursprung der linken A. vertebralis aus dem Aortenbogen.

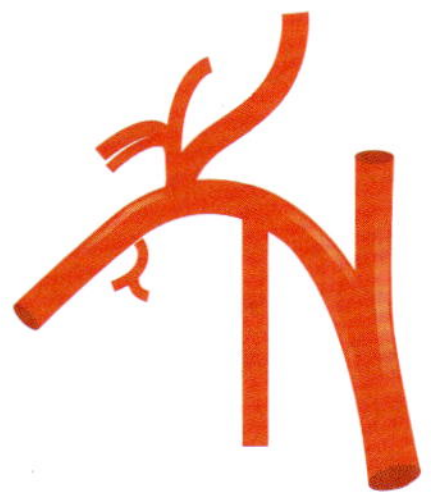

Abb. 39.16 A. vertebralis gemeinsam mit Truncus thyrocervicalis (< 1 %). Schematische Darstellung.

39.3 Literatur

[1] Bosniak MA. An analysis of some anatomic-roentgenological aspects of brachiocephalic vessels. Am J Roentgenol Radium Ther Nucl Med 1964; 91: 1222–1231

[2] Daseler EH, Anson BJ. Surgical anatomy of the subclavian artery and its branches. Surg Gynecol Obstet 1959; 108 (2): 149–174

[3] Adachi B. Das Arteriensystem der Japaner. Vol. 2. Kyoto: Maruzen; 1928

[4] Faller A. Statistische Untersuchungen über Ursprung und Kaliber der Arteria transversa colli beim Menschen. Untersuchung an 134 Halshälften. Arch Kreisl Forsch 1952; 18 (5): 161–167

[5] Kägi J. Beitrag zur Topographie der Arteria transversa colli. Eine Untersuchung an 134 Halshälften. Anat Anz 1959; 107: 168–186

[6] Nathan H, Rubinstein Z, Bogart B. Accessory internal thoracic artery. Anat Clin 1982; 3: 333–337

[7] Mojab K, Ghosh BC, Moss GS. Bilateral subclavian and axillary artery anomaly. Am Surg 1976; 42 (8): 585–588

[8] Klinkhamer AC. Aberrant right subclavian artery. Clinical and roentgenologic aspects. Am J Roentgenol Radium Ther Nucl Med 1966; 97 (2): 438–446

40 Untere Schilddrüsenarterie (A. thyroidea inferior)

F. Goetz, A. Giesemann

Die Blutversorgung der Schilddrüse hat große klinische Bedeutung. Darüber hinaus gibt es zahlreiche anatomische Varianten der A. thyroidea inferior, A. thyroidea superior (▶ Abb. 42.2, ▶ Abb. 42.3, ▶ Abb. 42.4, ▶ Abb. 42.5, ▶ Abb. 42.6, ▶ Abb. 42.7, ▶ Abb. 42.8, ▶ Abb. 42.9) und der A. thyroidea ima (▶ Abb. 2.22) [1], [2], [3], [4], [5], [6], [7], [8], [9], [10].

40.1 Ursprung aus der A. subclavia medial des M. scalenus anterior (95 %)

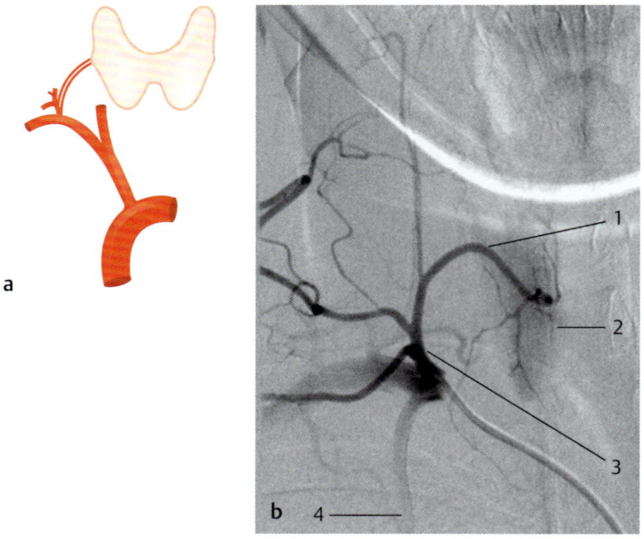

Abb. 40.1 Aus dem Truncus thyrocervicalis (Normalfall, wie in den meisten Lehrbüchern beschrieben) (85 %).
a Schematische Darstellung.
b DSA, Kontrastmittelinjektion in den Truncus thyrocervicalis. Das Kontrastmittel führt zu einer Darstellung des Schilddrüsenparenchyms. Die A. thoracica interna und der Truncus costocervicalis werden nur flau kontrastiert sichtbar.
1 A. thyroidea inferior;
2 Blush des Schilddrüsenparenchyms;
3 Truncus thyrocervicalis;
4 A. thoracica interna.

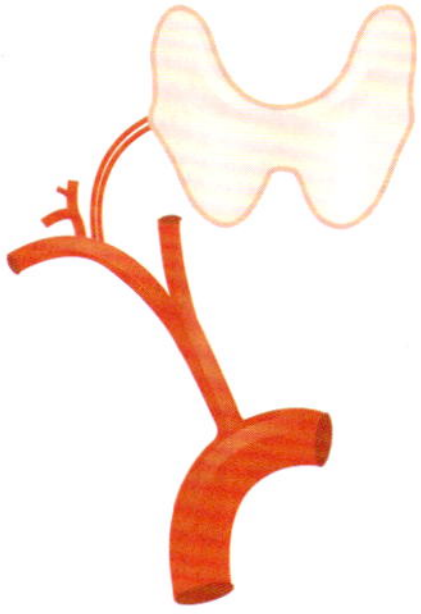

Abb. 40.2 Direkt aus der A. subclavia (8 %). Schematische Darstellung.

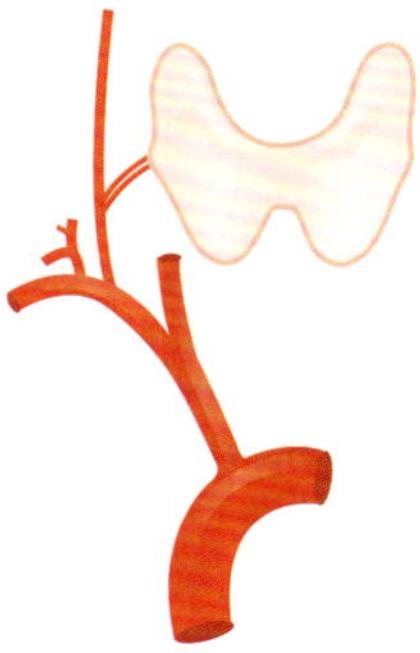

Abb. 40.3 Gemeinsamer Stamm mit der A. vertebralis (1 %). Schematische Darstellung.

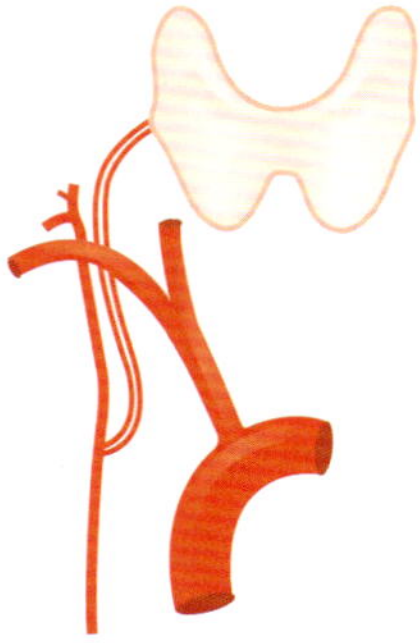

Abb. 40.4 Gemeinsamer Stamm mit der A. thoracica interna (1 %). Schematische Darstellung.

40.2 Ursprung aus der A. subclavia dorsal oder lateral des M. scalenus anterior (1 %)

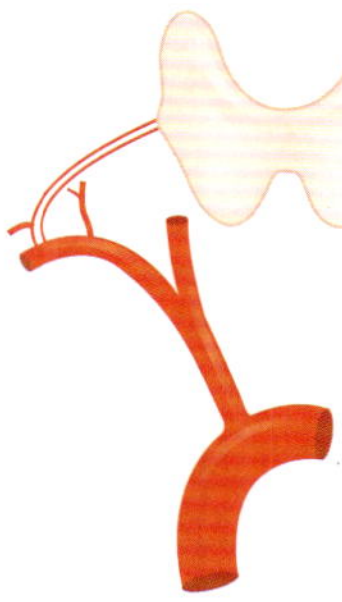

Abb. 40.5 Gemeinsamer Ursprung mit der A. suprascapularis oder dem Truncus costocervicalis (< 1 %). Schematische Darstellung.

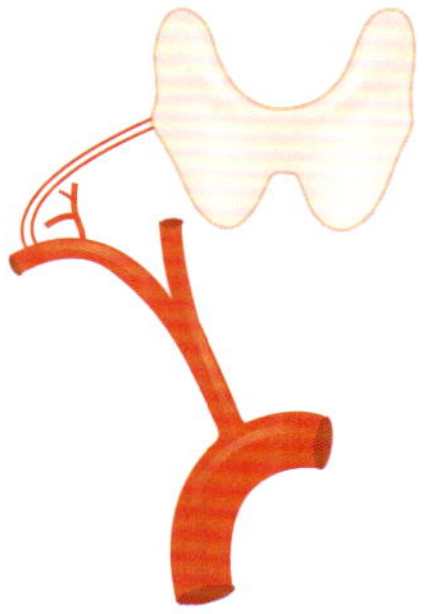

Abb. 40.6 Direkt aus der A. subclavia (0,1 %). Schematische Darstellung.

40.3 Ursprung aus der A. carotis communis (1 %)

Die meisten Fälle treten auf der rechten Seite auf. Die A. thyroidea inferior kann auch aus der Karotisbifurkation oder dem Truncus brachiocephalicus entspringen.

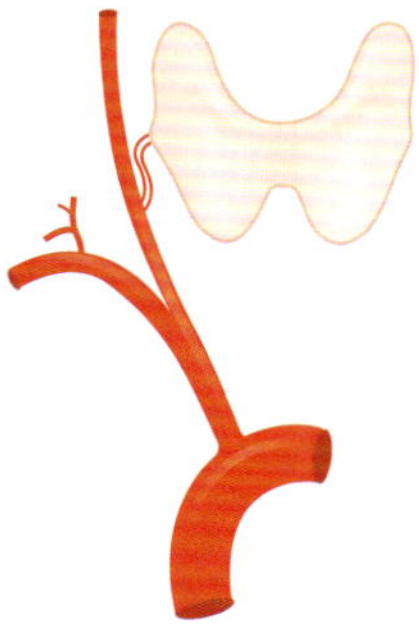

Abb. 40.7 Ursprung aus der A. carotis communis (1 %). Schematische Darstellung.

40.4 Fehlen (Aplasie) der A. thyroidea inferior (3 %)

Bei dieser Variante wird das Gebiet der A. thyroidea inferior von der A. thyroidea superior und/oder der A. thyroidea ima versorgt.

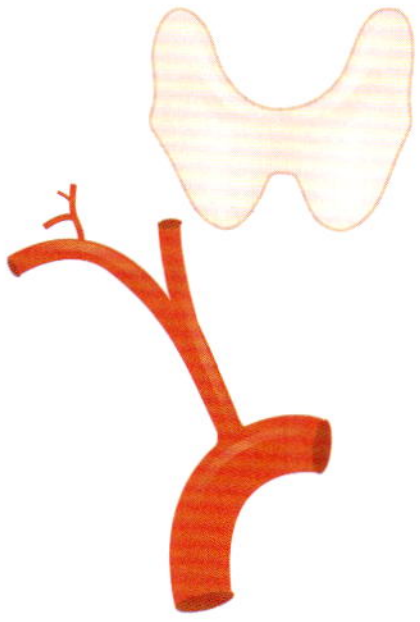

Abb. 40.8 Aplasie der A. thyroidea inferior (3 %). Schematische Darstellung.

40.5 Topografische Beziehung zum N. laryngeus recurrens

Der N. laryngeus recurrens kann anterior der A. thyroidea inferior liegen, zwischen den Ästen der A. thyroidea inferior oder dorsal der A. thyroidea inferior verlaufen, oder aber fehlen [1], [2], [9], [11].

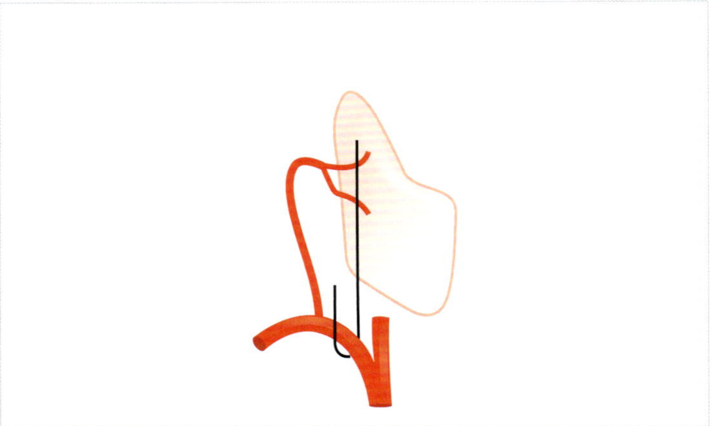

Abb. 40.9 N. laryngeus recurrens liegt anterior der A. thyroidea inferior (30 %). Schematische Darstellung.

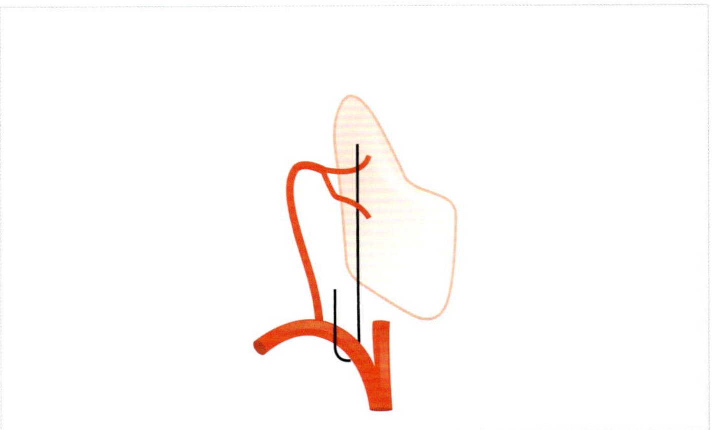

Abb. 40.10 Der N. laryngeus recurrens verläuft zwischen den Ästen der A. thyroidea inferior (45 %). Schematische Darstellung.

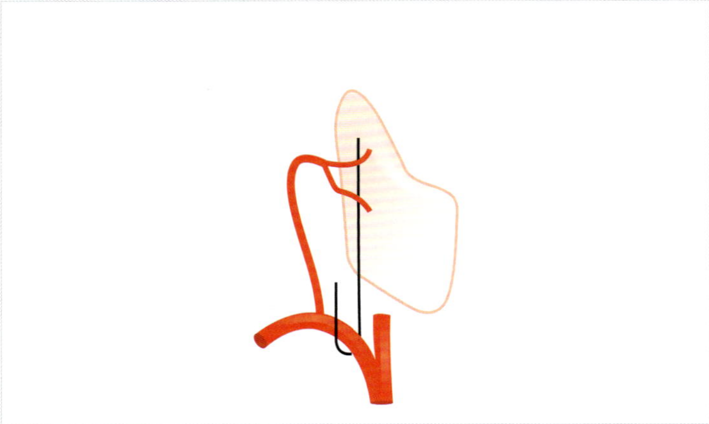

Abb. 40.11 Der N. laryngeus recurrens verläuft dorsal der A. thyroidea inferior (24 %). Schematische Darstellung.

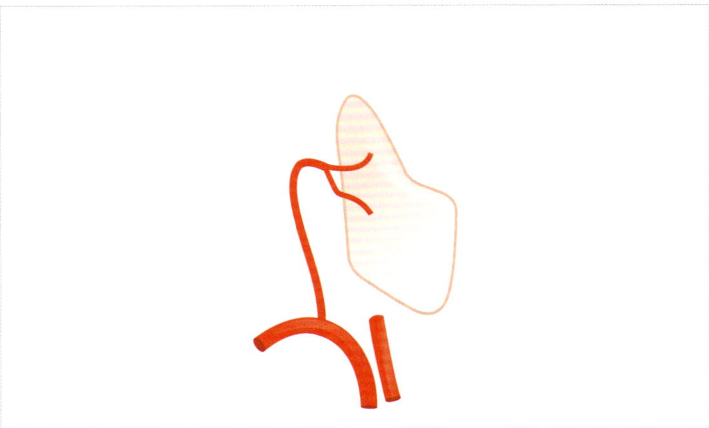

Abb. 40.12 Der N. laryngeus recurrens fehlt (1 %). Seine Aufgaben werden von direkten Ästen des N. vagus übernommen (bei A. lusoria, ▸ Abb. 2.22).

40.6 Literatur

[1] Adachi B. Das Arteriensystem der Japaner. Vol. 2. Kyoto: Maruzen; 1928

[2] Blondeau P. Rapports chirurgicaux du nerf récurrent et de l'artère thyroïdienne inférieure (d'après 250 dissections chirurgicales. J Chir (Paris) 1971; 102 (5): 397–414

[3] Faller A. Statistische Untersuchungen über Ursprung und Kaliber der Arteria transversa colli beim Menschen. Untersuchung an 134 Halshälften. Arch Kreisl Forsch 1952; 18 (5): 161–167

[4] Fujimoto Y, Suwa F, Kimura K. A case of the left superior thyroid artery arising from the left common carotid artery and the A. thyroidea ima. Okajimas Folia Anat Jpn 1974; 51 (5): 219–230

[5] Hellerer O, Schmidt GP, Aigner R. Die A. thyroidea ima - eine chirurgisch bedeutsame Variation. Chir Prax 1978; 24: 413–417

[6] Nizankowski C. Seltener Fall eines gemeinsamen Stammes der Schilddrüsenzungengesichtsschlagader beim Menschen (Truncus thyrolin-guofacialis). Anat Anz 1972; 132 (5): 530–534

[7] Schmidt H, Beyer L. Das Angiogramm der Schilddrüse. (2. Mitteilung). Fortschr Röntgenstr 1968; 108: 376–381

[8] Smith SD, Benton RS. A rare origin of the superior thyroid artery. Acta Anat (Basel) 1978; 101 (1): 91–93

[9] Sylla S, Papasian P, Dintimille H, Argenson C. Repérage du nerf récurrent et de l'artère thyroïdienne inférieure d'après 68 dissections chez l'Africain à Dakar. Bull Soc Med Afr Noire Lang Fr 1976; 21 (1): 30–39

[10] Sylla S, Papasian PP, Johnson E, Argenson C. Le tronc thyro-bicervi-co-scapulaire. Classification d'après 120 dissections chez l'Africain à Dakar. Bull Soc Med Afr Noire Lang Fr 1978; 23 (1): 7–13

[11] Ozgüner G, Sulak O. Arterial supply to the thyroid gland and the relationship between the recurrent laryngeal nerve and the inferior thyroid artery in human fetal cadavers. Clin Anat 2014; 27 (8): 1185–1192

41 Wirbelarterie (A. vertebralis)

F. Goetz, A. Giesemann

41.1 Ursprung

Die Gesamtzahl der Varianten auf der rechten und der linken Seite ist nahezu gleich, allerdings bestehen erhebliche Seitenunterschiede bezüglich der einzelnen Varianten. Links entspringt die A. vertebralis eher rmedial, rechts eher lateral aus der A. subclavia [1], [2], [3], [4], [5], [6], [7], [8], [9].

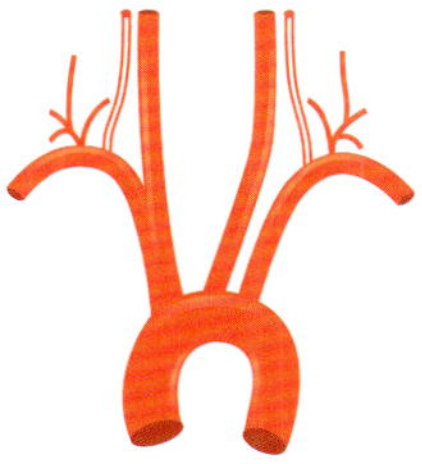

Abb. 41.1 Ursprung aus der A. subclavia auf dem Scheitel des Bogens nahe dem Truncus thyrocervicalis (rechts 90 %; links 90 %). Schematische Darstellung.

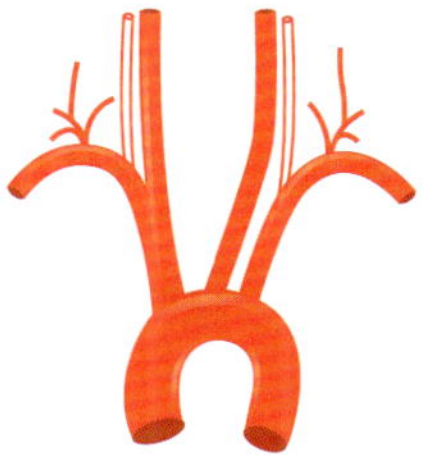

Abb. 41.2 Ursprung aus der A. subclavia weiter medial, mehr als 2 cm vom Truncus thyrocervicalis entfernt; rechts häufig an der Teilungsstelle des Truncus brachiocephalicus (rechts 4 %; links 3 %). Schematische Darstellung.

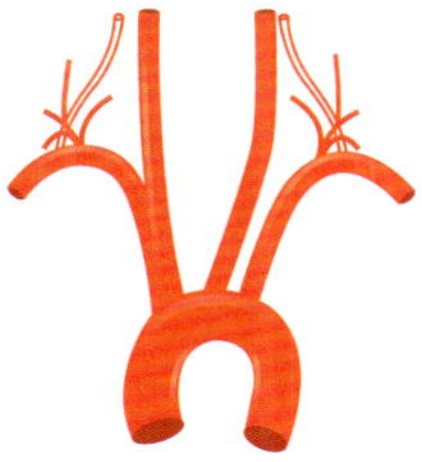

Abb. 41.3 Ursprung aus der A. subclavia lateral des Truncus thyrocervicalis (rechts 4 %; links < 0,1 %). Schematische Darstellung.

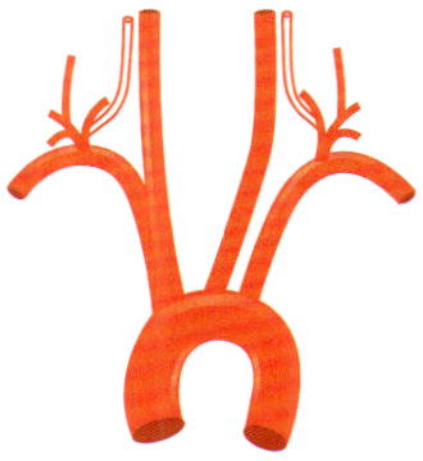

Abb. 41.4 Gemeinsamer Ursprung mit dem Truncus thyrocervicalis (rechts < 1 %; links < 2 %). Schematische Darstellung.

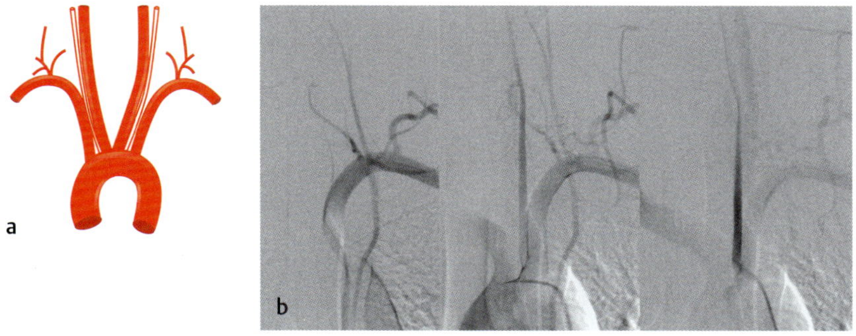

Abb. 41.5 Ursprung aus dem Aortenbogen (rechts < 0,1 %; links < 4 %). In ► Abb. 2.12, ► Abb. 2.13, ► Abb. 2.14, ► Abb. 2.15, ► Abb. 2.16, ► Abb. 2.17, ► Abb. 2.18 und ► Abb. 2.19 sind die unterschiedlichen Subtypen dargestellt.

- **a** Schematische Darstellung.
- **b** DSA der linken A. subclavia in a.–p.-Projektion. Zunächst liegt der Katheter in der linken A. subclavia. Beim 2. Bild ist er in die Aorta disloziert. Schließlich wird die linke A. vertebralis, die direkt aus dem Aortenbogen entspringt, kontrastiert.

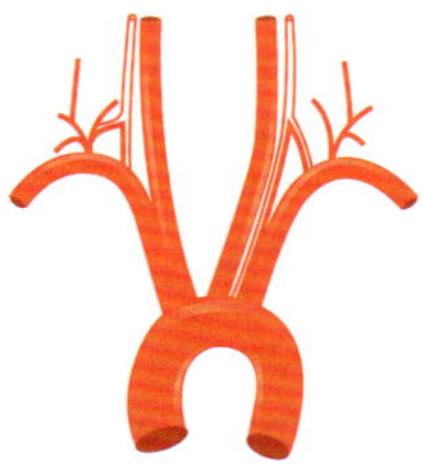

Abb. 41.6 Zwei Wurzeln, aus dem Aortenbogen und der A. subclavia oder zusätzliche Vertebralarterien, ggf. auch aus dem Truncus thyrocervicalis (rechts < 1 %; links 1 %). Schematische Darstellung.

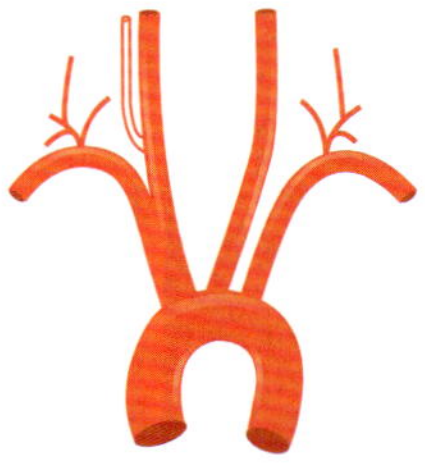

Abb. 41.7 Ursprung aus der A. carotis communis (rechts < 1 %; links 0 %). Schematische Darstellung.

41.2 Eintritt in die Halswirbelsäule

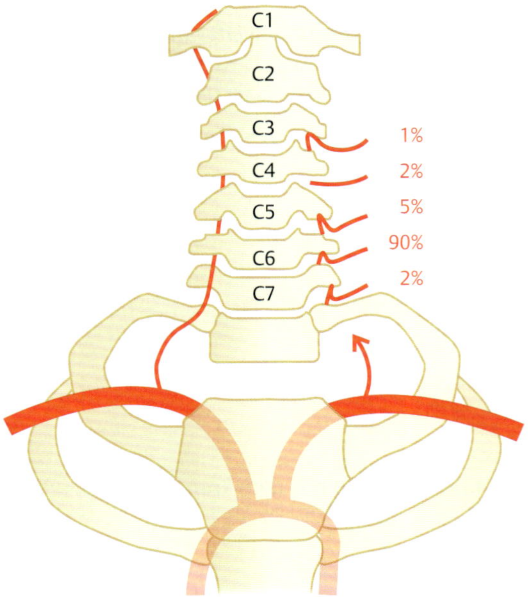

Abb. 41.8 Eintritt in die Halswirbelsäule. Schematische Darstellung. Es ist das am weitesten kaudal gelegene Foramen transversarium, durch welches die A. vertebralis zieht, angegeben. Auf der linken Seite findet sich der Eintritt der A. vertebralis in insgesamt 10 % (und damit häufiger als in den Lehrbüchern vermerkt) nicht bei C 6 [4], [5].

41.3 Literatur

[1] Huber G, Piepgras U. Ursprung der linken Arteria vertebralis aus der linken Arteria carotis externa. Fortschr Röntgenstr 1976; 125 (7): 63–66

[2] Daseler EH, Anson BJ. Surgical anatomy of the subclavian artery and its branches. Surg Gynecol Obstet 1959; 108 (2): 149–174

[3] Francke JP, Di Marino V, Pannier M et al. The vertebral arteries (arteria vertebralis): The V3 atlanto-axoidial and V4 intracranial segments-collaterals. Anat Clin 1981; 2: 229–242

[4] Argenson C, Francke JP, Sylla S, Dintimille H, Papasian S, di Marino V. The vertebral arteries (segments V1 and V2). Anat Clin 1980; 2: 29–41

[5] Adachi B. Das Arteriensystem der Japaner. Vol 2. Kyoto: Maruzen; 1928

[6] Palmer J. Anomalous origin of the left vertebral artery and its significance in selective femoro-cerebral catheterisation. Australas Radiol 1976; 20 (3): 225–228

[7] Palmer FJ. Origin of the right vertebral artery from the right common carotid artery: angiographic demonstration of three cases. Br J Radiol 1977; 50 (591): 185–187

[8] Sartor K, Freckmann N, Böker DK. Related anomalies of origin of left vertebral and left inferior thyroid arteries: report of three cases. Neuroradiology 1980; 19 (1): 27–30

[9] Schmidt H, Pfingst E. Zur Doppelung der Arteria vertebralis. Fortschr Geb Rontgenstr Nuklearmed 1973; 118 (6): 636–640

42 Äußere Karotis (A. carotis externa)

F. Goetz, A. Giesemann

42.1 Bifurkation der A. carotis communis

Die Teilung der A. carotis communis wurde oft in räumlichen Bezug zum Kehlkopf gesetzt. Da die Höhe des Larynx altersabhängig ist, ergibt sich daraus eine vom Lebensalter abhängige unterschiedliche Höhenangabe für die Teilungsstelle der A. carotis communis. Daher ist es verlässlicher und altersunabhängig, die Höhe der Karotisbifurkation auf die Halswirbel zu beziehen. Zwischen rechter und linker Seite sind Unterschiede von bis zu einem Wirbelkörper beschrieben. Bogenartige Teilungen werden bei hoher und spitze Winkel bei kaudal gelegener Bifurkation häufiger gefunden [1], [2], [3].

Die Literaturangaben beziehen sich auf die A. carotis im Allgemeinen [2], [4], [5], [6], [7], [8], [9], [10] (siehe auch ▶ Abb. 2.3, ▶ Abb. 2.4, ▶ Abb. 2.5, ▶ Abb. 2.6, ▶ Abb. 2.7, ▶ Abb. 2.8, ▶ Abb. 2.9, ▶ Abb. 2.10, ▶ Abb. 2.11, ▶ Abb. 2.12, ▶ Abb. 2.13, ▶ Abb. 2.14, ▶ Abb. 2.15, ▶ Abb. 2.16, ▶ Abb. 2.17, ▶ Abb. 2.18, ▶ Abb. 2.19, ▶ Abb. 2.20, ▶ Abb. 2.21, ▶ Abb. 2.22, ▶ Abb. 2.23, ▶ Abb. 2.24, ▶ Abb. 2.25, ▶ Abb. 2.26, ▶ Abb. 2.27, ▶ Abb. 2.28) und auf die Äste und Gefäßstämme der A. carotis externa. Viele Artikel beschäftigen sich mit mehr als einem Ast [1], [2], [11], [12], [13].

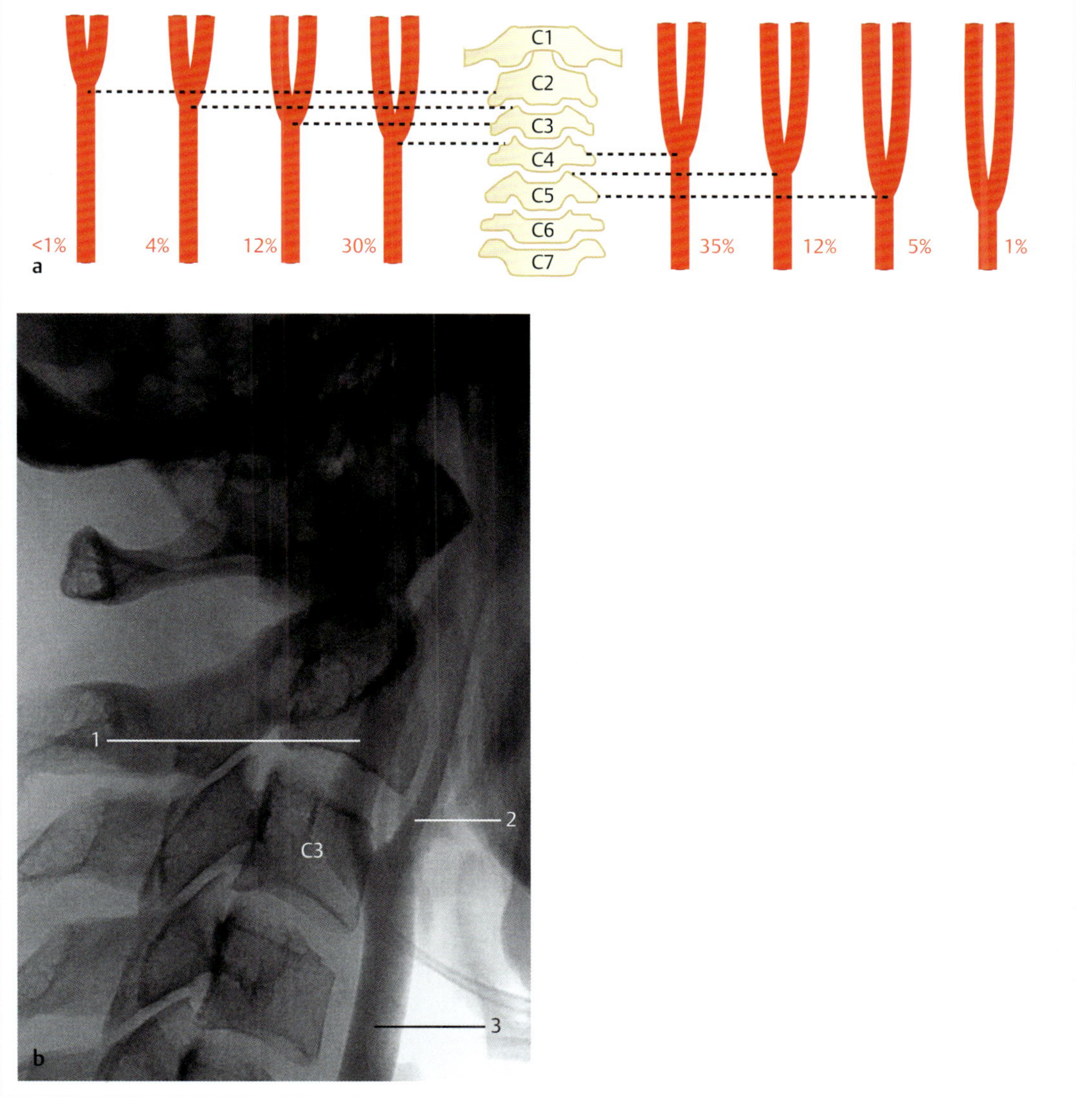

Abb. 42.1 Bifurkation der A. carotis communis.
a Schematische Darstellung.
b DSA, unsubtrahiertes Seitbild, Kontrastmittelinjektion in die A. carotis communis (die Bifurkation liegt in Höhe C 3).
1 A. carotis interna;
2 A. carotis externa;
3 A. carotis communis.

42.2 A. thyroidea superior, A. lingualis, A. facialis

42.2.1 Getrennter Ursprung (80 %)

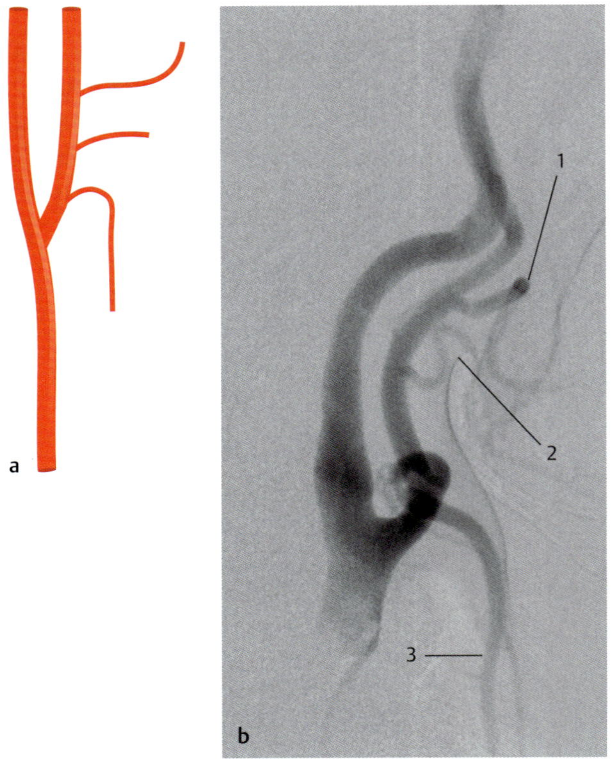

Abb. 42.2 Alle drei Arterien entspringen direkt aus der A. carotis externa (50 %).
a Schematische Darstellung.
b DSA, Seitbild, Kontrastmittelinjektion in die A. carotis communis.
1 A. facialis;
2 A. lingualis;
3 A. thyroidea superior.

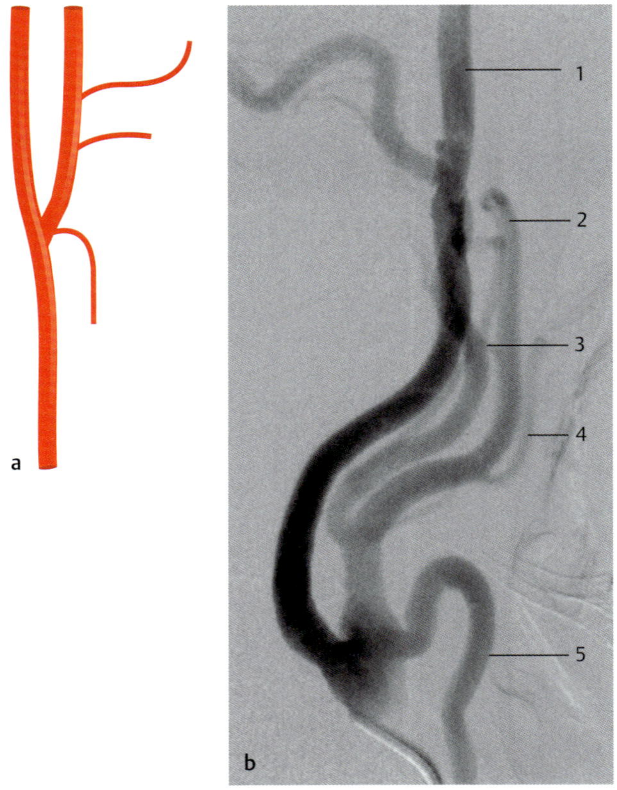

Abb. 42.3 Die A. thyroidea superior entspringt aus der Bifurkation der A. carotis communis (20 %). Diese Variante kommt links häufiger vor als rechts.
a Schematische Darstellung.
b DSA, Seitbild, Kontrastmittelinjektion in die A. carotis communis; man beachte, dass die A. thyroidea superior und die A. occipitalis erweitert sind.
1 A. carotis interna;
2 A. maxillaris;
3 A. occipitalis;
4 A. facialis;
5 A. thyroidea superior.

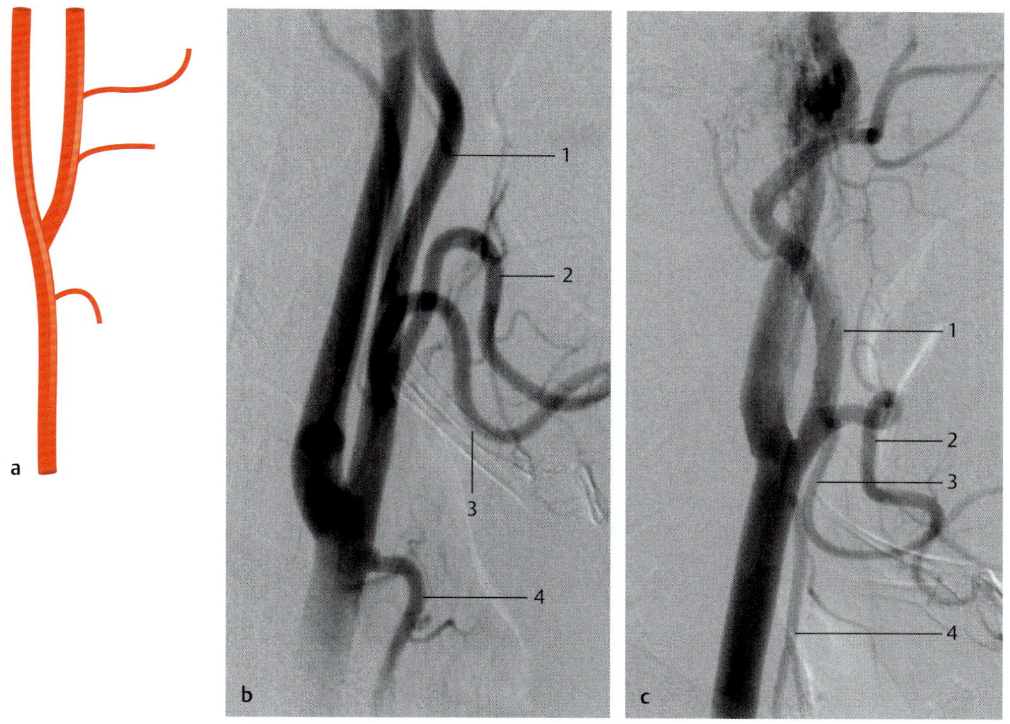

Abb. 42.4 Die A. thyroidea superior entspringt aus der A. carotis communis (10 %). Diese Variante kommt wesentlich häufiger links als rechts und bei Frauen vor.

- **a** Schematische Darstellung.
- **b** DSA, Seitbild, Kontrastmittelinjektion in die A. carotis communis links (**b**) und DSA, Seitbild, Kontrastmittelinjektion in die A. carotis communis: Ursprung der A. thyroidea superior aus der A. carotis communis und des Truncus linguofacialis aus der Bifurkation (**c**).

1 A. maxillari;
2 A. facialis;
3 A. lingualis;
4 A. thyroidea superior.

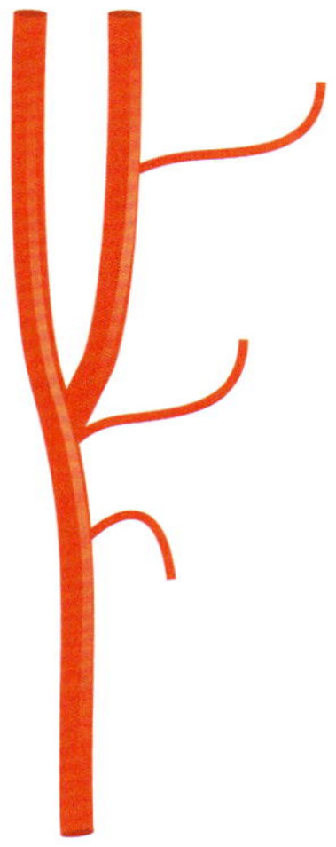

Abb. 42.5 A. thyroidea superior und A. lingualis entspringen aus der A. carotis communis (< 1 %). Schematische Darstellung.

42.2.2 Gemeinsame Gefäßstämme (20 %)

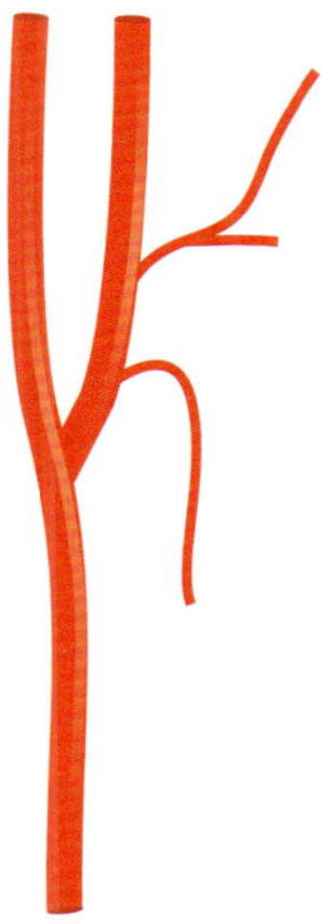

Abb. 42.6 Truncus linguofacialis (entspringt immer aus der A. carotis externa) (18 %). Die A. thyroidea superior kann von der A. carotis communis abgehen. Schematische Darstellung.

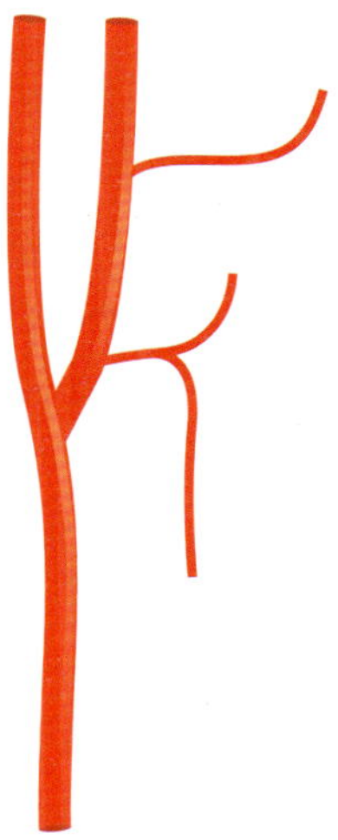

Abb. 42.7 Truncus thyrolingualis aus der A. carotis externa (2 %). Schematische Darstellung.

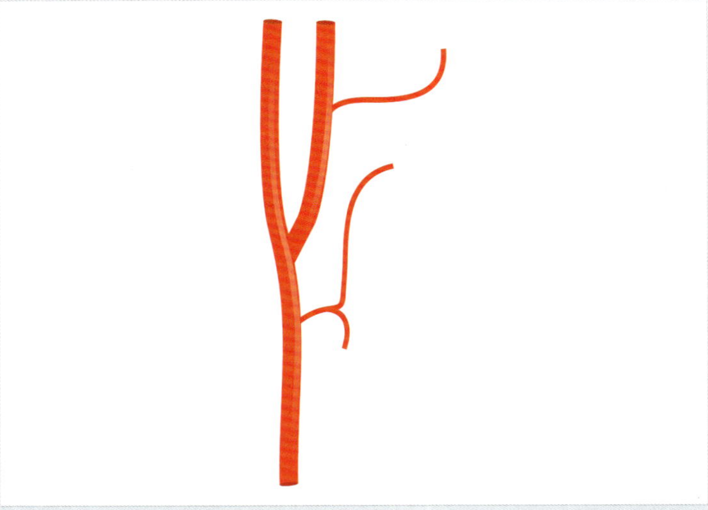

Abb. 42.8 Truncus thyrolingualis aus der A. carotis communis (< 0,1 %). Schematische Darstellung.

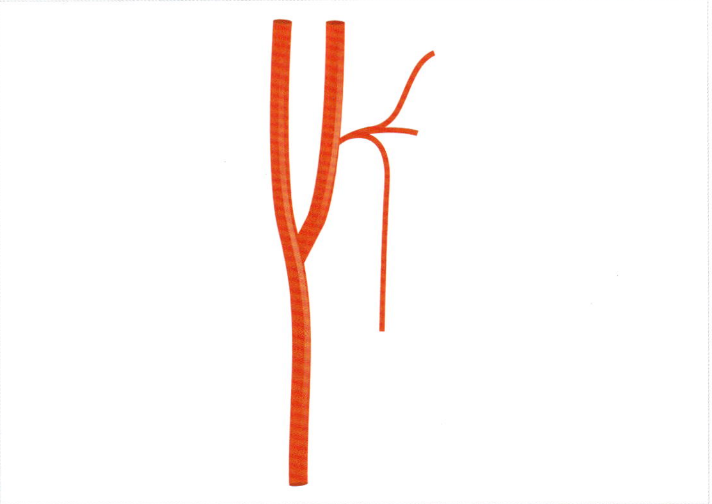

Abb. 42.9 Truncus thyrolinguofacialis (entspringt immer aus der A. carotis externa) (< 1 %). Schematische Darstellung.

42.3 Obere Kehlkopfarterie (A. laryngea superior)

42.3.1 Ursprung

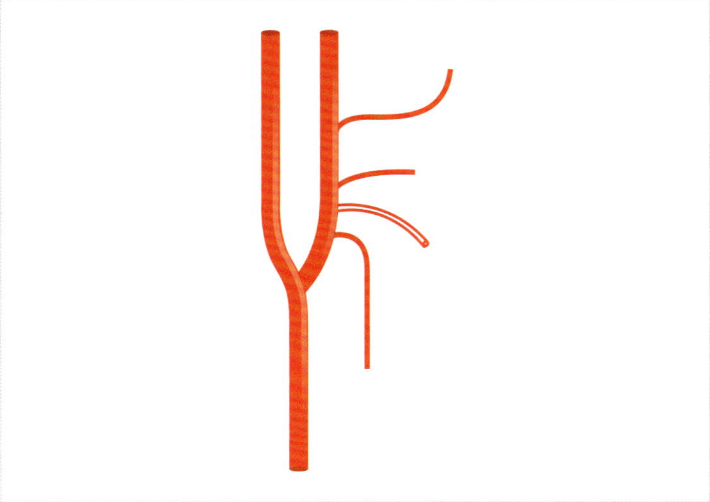

Abb. 42.10 Aus der A. carotis externa (10 %). Schematische Darstellung.

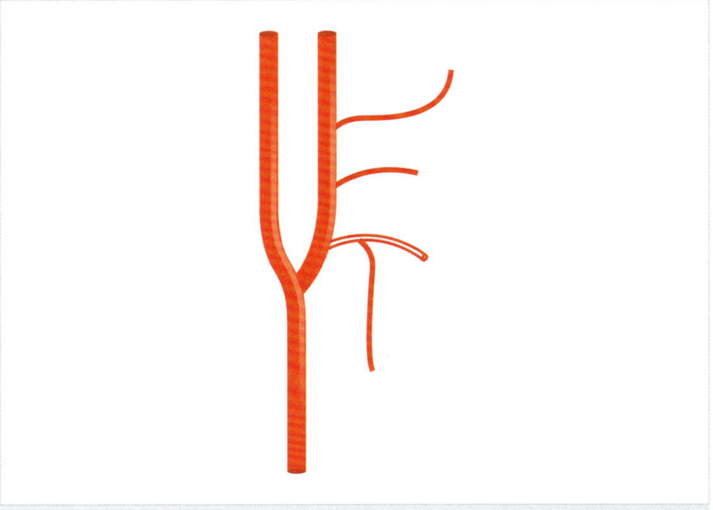

Abb. 42.11 Aus der A. thyroidea superior (88 %). Schematische Darstellung.

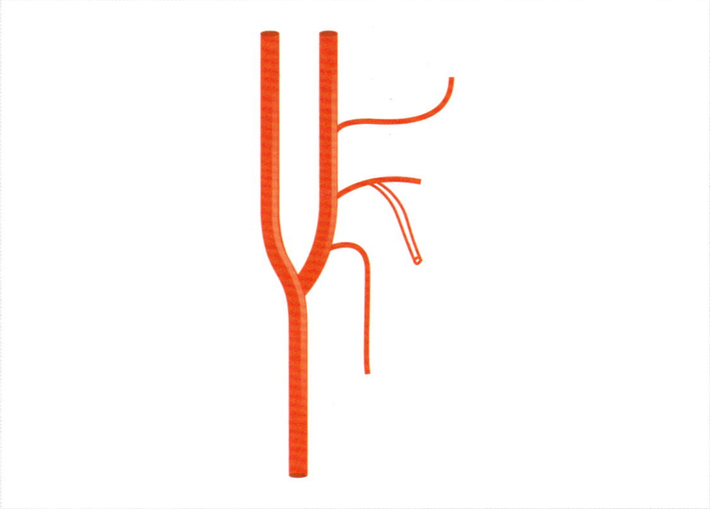

Abb. 42.12 Aus der A. lingualis (1 %). Schematische Darstellung.

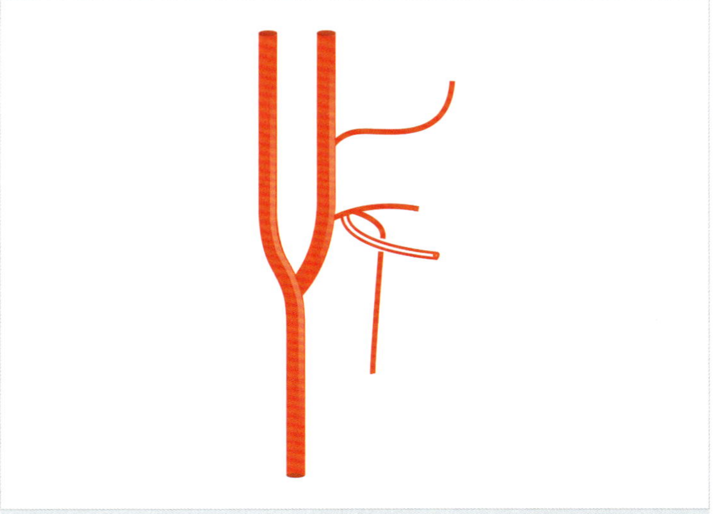

Abb. 42.13 Aus dem Truncus thyrolingualis oder thyrolinguofacialis (1 %). Schematische Darstellung.

42.3.2 Verlauf

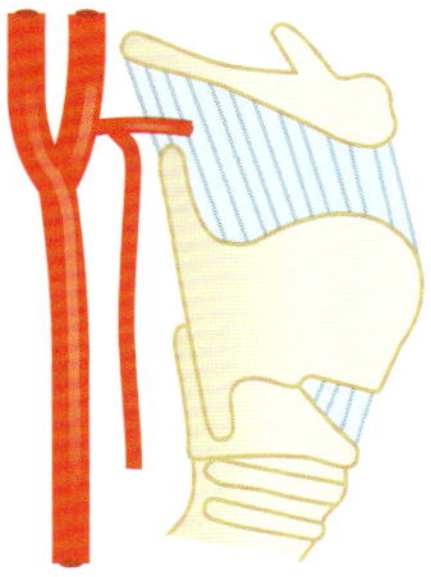

Abb. 42.14 Durch die Membrana thyrohyoidea (75 %). Schematische Darstellung.

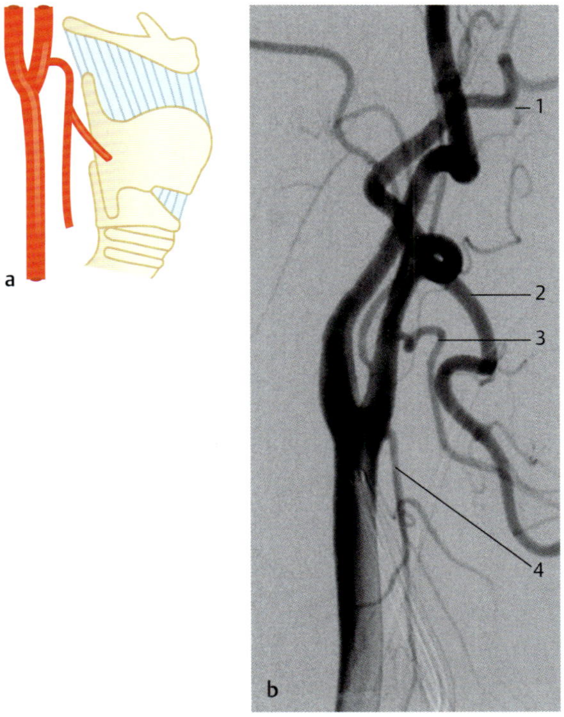

Abb. 42.15 Durch das Foramen thyroideum (20 %).
a Schematische Darstellung.
b DSA, Seitbild, Kontrastmittelinjektion in die A. carotis communis.
1 A. maxillaris;
2 A. facialis;
3 A. lingualis;
4 A. thyroidea superior mit A. laryngea superior.

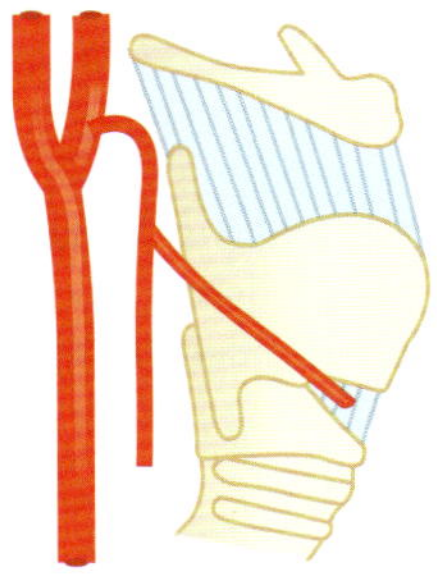

Abb. 42.16 Zwischen Schild- und Ringknorpel in den Kehlkopf (5 %). Schematische Darstellung.

42.4 A. occipitalis und A. auricularis posterior

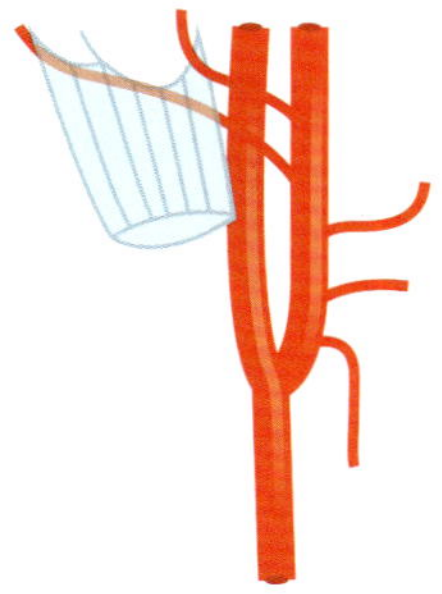

Abb. 42.17 A. occipitalis und A. auricularis posterior entspringen getrennt aus der A. carotis externa (85 %). Schematische Darstellung.

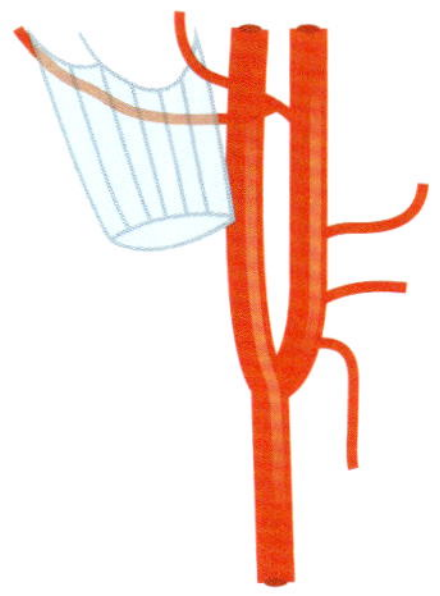

Abb. 42.18 Truncus occipitoauricularis (14 %). Schematische Darstellung.

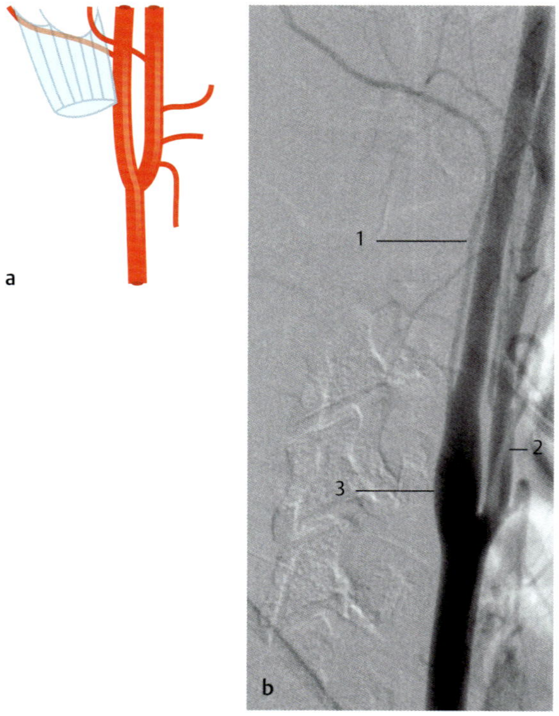

Abb. 42.19 Die A. occipitalis entspringt aus der A. carotis interna (< 0,1 %).
a Schematische Darstellung.
b DSA, Seitbild, Kontrastmittelinjektion in die rechte A. carotis communis.
1 A. occipitalis;
2 A. carotis externa;
3 Bulbus der A. carotis interna.

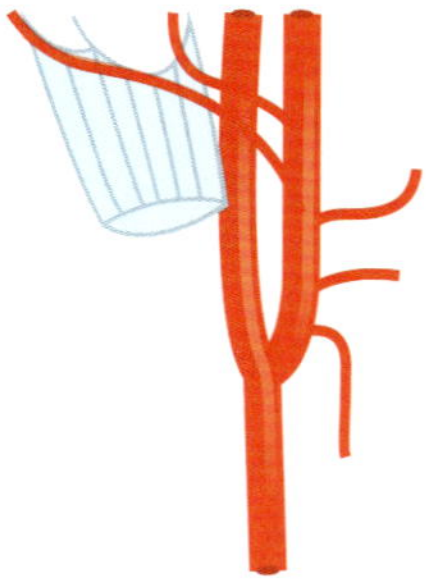

Abb. 42.20 Oberflächlicher Verlauf der A. occipitalis auf dem M. sternocleidomastoideus (1 %). Schematische Darstellung.

42.5 A. pharyngea ascendens

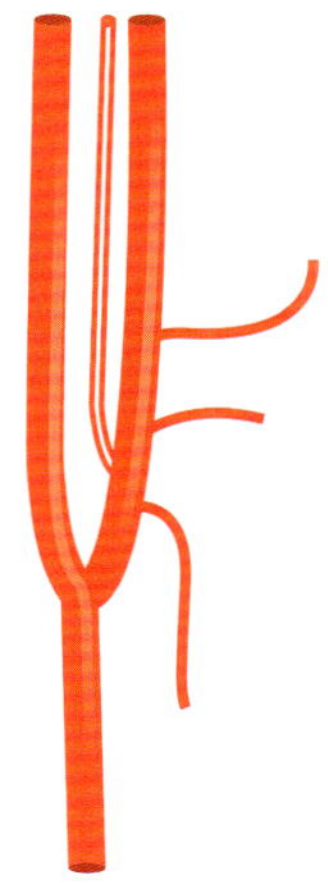

Abb. 42.21 Direkter Abgang aus der A. carotis externa (70 %). Schematische Darstellung.

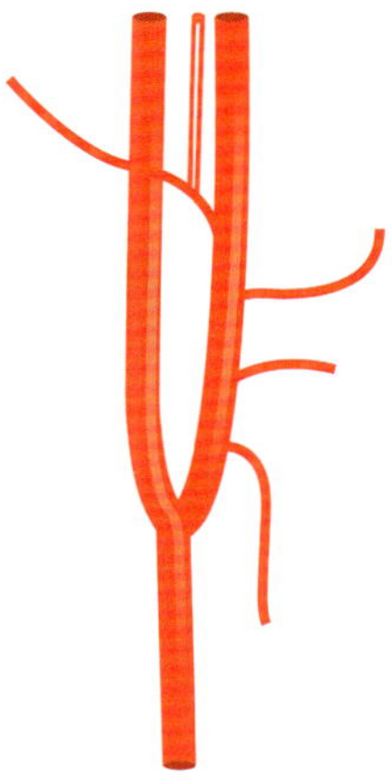

Abb. 42.22 Abgang aus der A. occipitalis (20 %). Schematische Darstellung.

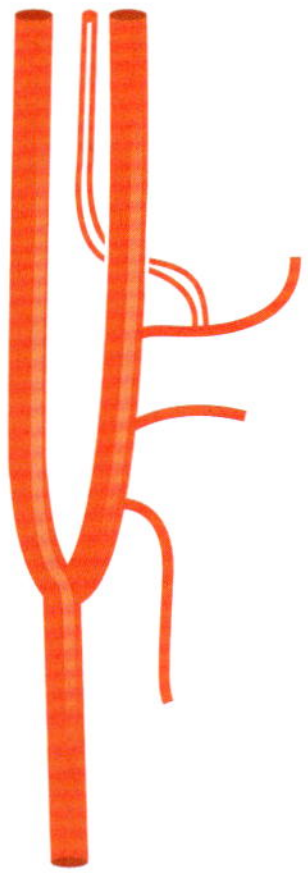

Abb. 42.23 Abgang aus der A. facialis (2 %). Schematische Darstellung.

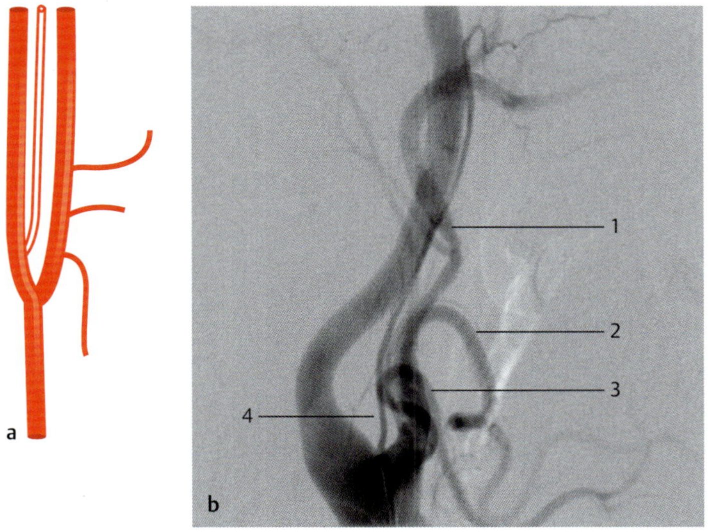

Abb. 42.24 Abgang aus der A. carotis interna (8 %).
a Schematische Darstellung.
b DSA, Seitbild, Kontrastmittelinjektion in die A. carotis communis.
1 A. maxillaris;
2 A. facialis;
3 A. lingualis;
4 A. pharyngea ascendens.

42.6 A. palatina ascendens

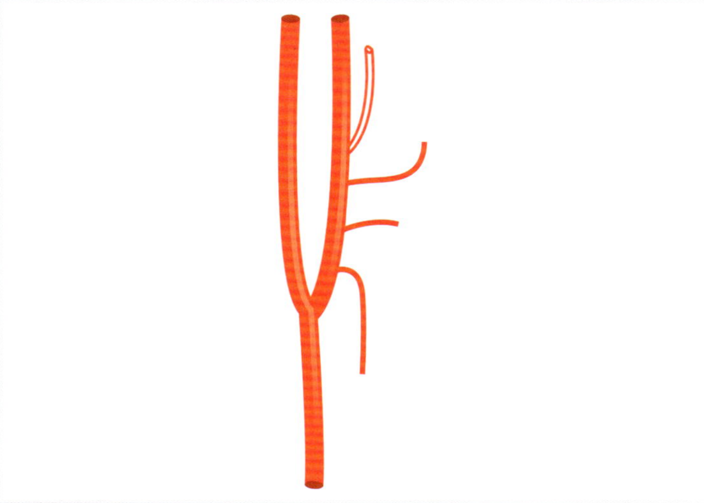

Abb. 42.25 Direkter Abgang aus der A. carotis externa (20 %). Schematische Darstellung.

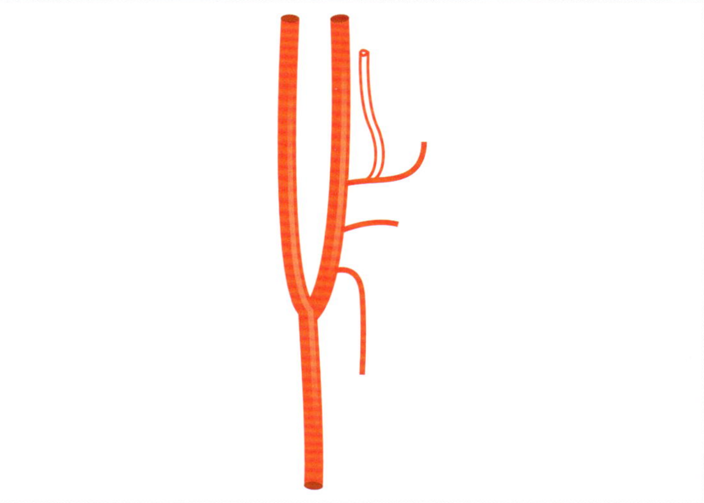

Abb. 42.26 Abgang aus der A. facialis (70 %). Schematische Darstellung.

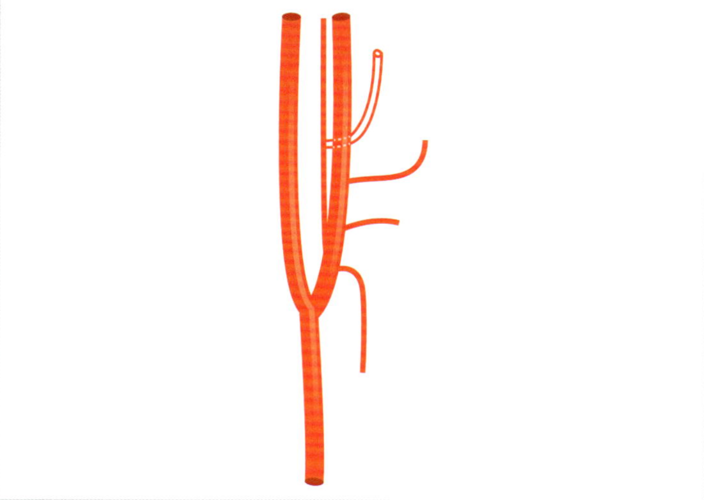

Abb. 42.27 Abgang aus der A. pharyngea ascendens (8 %). Schematische Darstellung.

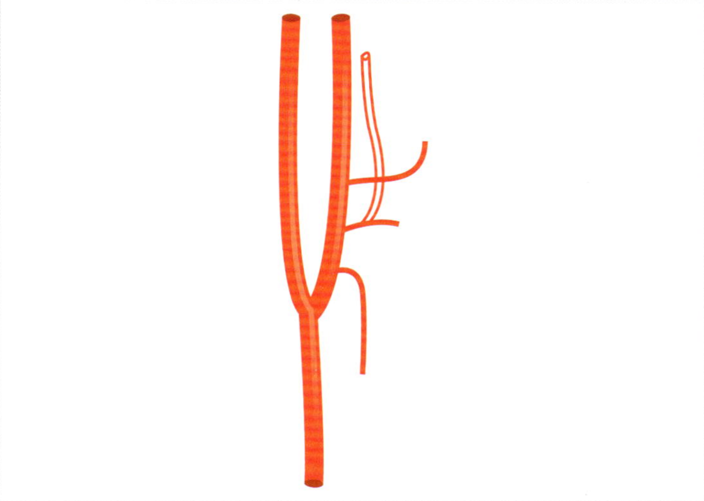

Abb. 42.28 Abgang aus der A. lingualis (1 %). Schematische Darstellung.

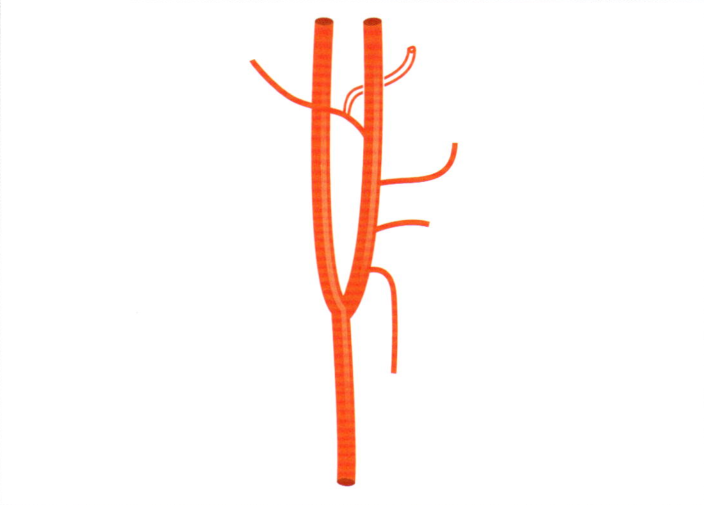

Abb. 42.29 Abgang aus der A. occipitalis (1 %). Schematische Darstellung.

42.7 Literatur

[1] Poisel S, Golth D. Zur Variabilität der großen Arterien im Trigonum caroticum. Wien Med Wschr 1974; 124: 229–232

[2] Adachi B. Das Arteriensystem der Japaner. Vol 2. Kyoto: Maruzen; 1928

[3] Shah AC, Srivastava HC. Bifurcation of the common carotid artery. Indian J Surg 1965; 27: 662–664

[4] Czerwiński F. Variability of the course of external carotid artery and its rami in man in the light of anatomical and radiological studies. Folia Morphol (Warsz) 1981; 40 (4): 449–453

[5] Bryan RN, Drewyer RG, Gee W. Separate origins of the left internal and external carotid arteries from the aorta. AJR Am J Roentgenol 1978; 130 (2): 362–365

[6] Francke JP, Macke A, Clarisse J et al. The internal carotid arteries. Anatomia Clinica 1982; 3 (3): 243–261

[7] Sabiston DC Jr, Neill CA, Taussig HB. The direction of blood flow in anomalous left coronary artery arising from the pulmonary artery. Circulation 1960; 22: 591–597

[8] Schoenmackers J, Scheunemann H. Angiographische Untersuchungen der A. carotis externa. Dtsch Zahn-, Mund-u. Kieferheilk 1956; 23: 346–360

[9] Liberthson RR, Dinsmore RE, Fallon JT. Aberrant coronary artery origin from the aorta. Report of 18 patients, review of literature and delineation of natural history and management. Circulation 1979; 59 (4): 748–754

[10] Vitek JJ, Reaves P. Thoracic bifurcation of the common carotid artery. Neuroradiology 1973; 5 (3): 133–139

[11] Hochstetter A. Eine einzigartig abnorme Anordnung der Arterien des Gesichtes. Anat Anz 1963; 113: 221–223

[12] Hacein-Bey L, Daniels DL, Ulmer JL, et al. The ascending pharyngeal artery: branches, anastomoses, and clinical significance. AJNR Am J Neuroradiol 2002; 23(7): 1246–1256

[13] Lang J, Heilek E. Anatomisch-klinische Befunde zur A. pharyngea ascendens. Anat Anz 1984; 156 (3): 177–207

43 Oberkieferarterie (A. maxillaris)

F. Goetz, A. Giesemann

Der Verlauf der A. maxillaris wird häufig in Bezug auf den M. pterygoideus lateralis und die Äste des N. mandibularis beschrieben. Neben den hier gezeigten Varianten sind sowohl die Teilung der A. maxillaris als auch das Durchbohren des M. pterygoideus lateralis seltene Beobachtungen [1], [2], [3], [4], [5], [6], [7], [8], [9], [10], [11], [12], [13]. Äste der A. maxillaris können bei verschiedenartigen pathologischen Veränderungen betroffen sein. Gefäßvarianten und extra-/intrakranielle Anastomosen bedürfen besonderer Beachtung bei der Planung interventioneller Therapie (Embolisation) [14].

43.1 Verlauf lateral des M. pterygoideus lateralis (66 %)

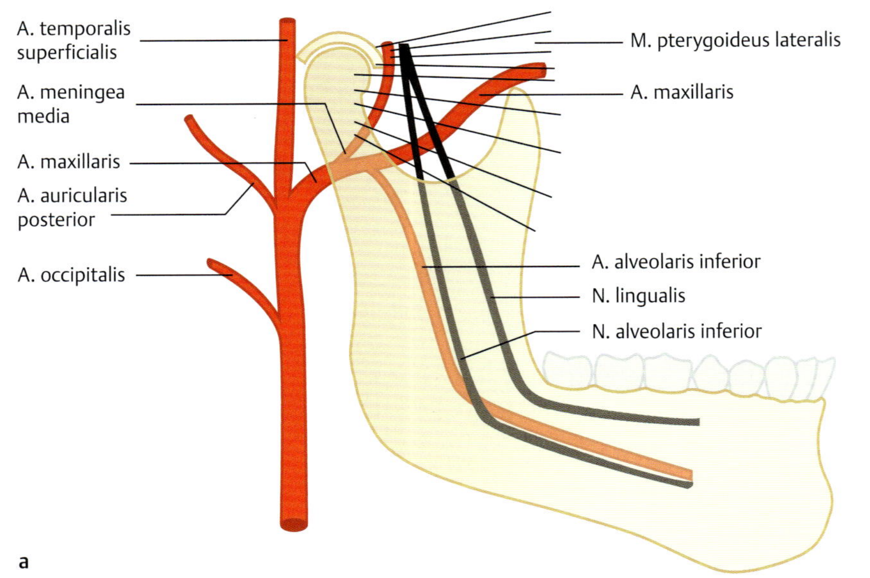

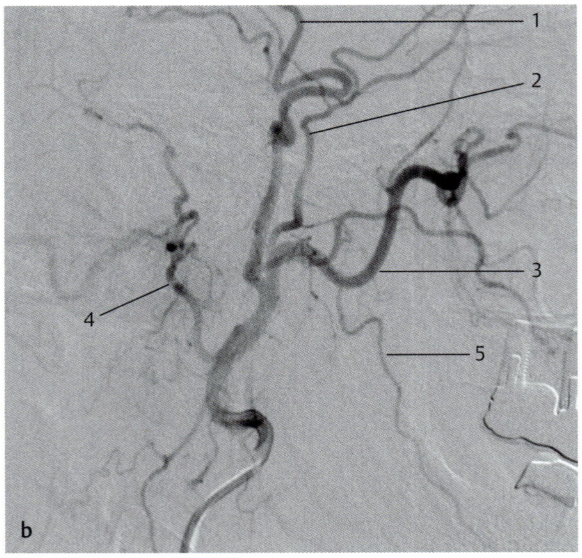

Abb. 43.1 Die A. meningea media entspringt proximal der A. alveolaris inferior (60 %).
a Schematische Darstellung.
b DSA, Seitbild, Kontrastmittelinjektion in die A. carotis externa.
1 A. temporalis superficialis;
2 A. meningea media;
3 A. maxillaris;
4 A. auricularis posterior;
5 A. alveolaris inferior.

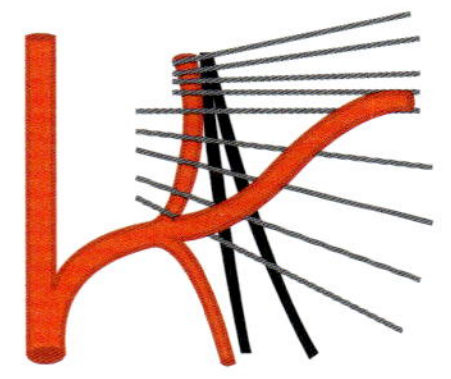

Abb. 43.2 Die A. meningea media entspringt gegenüber der A. alveolaris inferior (3 %). Schematische Darstellung.

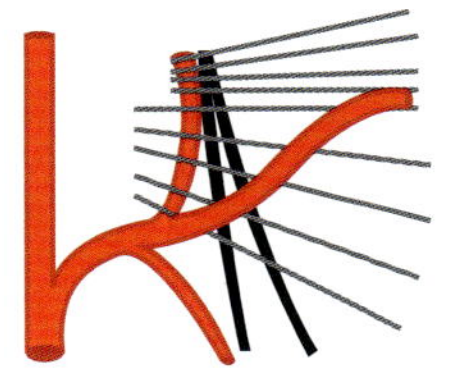

Abb. 43.3 Die A. meningea media entspringt distal der A. alveolaris inferior (3 %). Schematische Darstellung.

43.2 Verlauf medial des M. pterygoideus lateralis und lateral der Hauptäste des N. mandibularis (21 %)

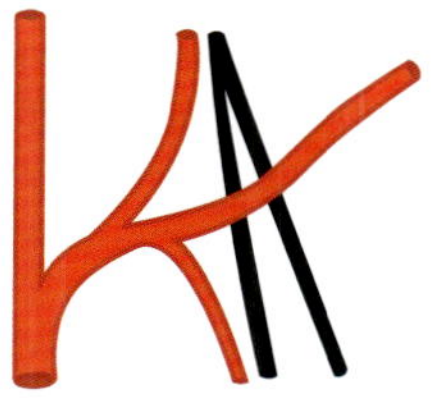

Abb. 43.4 Die A. meningea media entspringt proximal der A. alveolaris inferior (2 %). Schematische Darstellung.

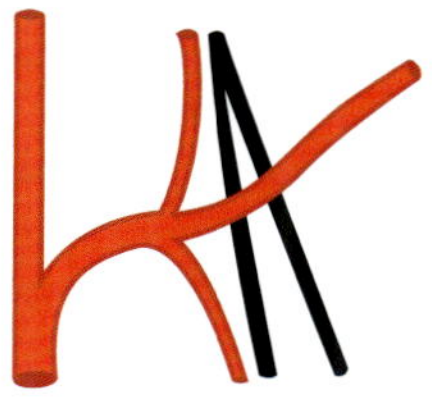

Abb. 43.5 Die A. meningea media entspringt gegenüber der A. alveolaris inferior (1 %). Schematische Darstellung.

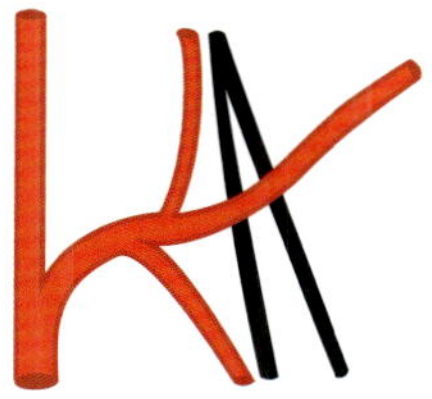

Abb. 43.6 Die A. meningea media entspringt distal der A. alveolaris inferior (18 %). Schematische Darstellung.

43.3 Verlauf medial des M. pterygoideus lateralis und medial oder zwischen den Hauptästen des N. mandibularis (13 %)

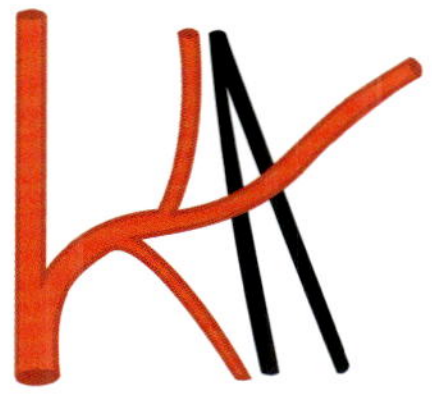

Abb. 43.7 Die A. maxillaris liegt medial des N. lingualis und des N. alveolaris inferior (die A. meningea media entspringt stets distal der A. alveolaris inferior) (6 %). Schematische Darstellung.

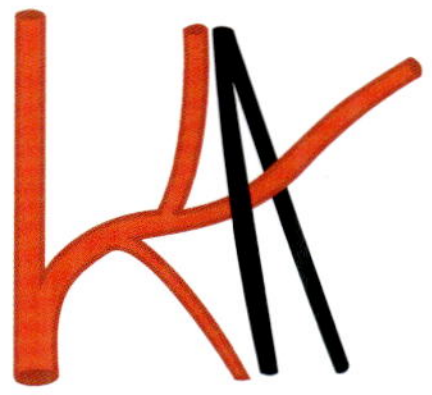

Abb. 43.8 Die A. maxillaris verläuft zwischen N. lingualis und N. alveolaris inferior (3 %). Schematische Darstellung.

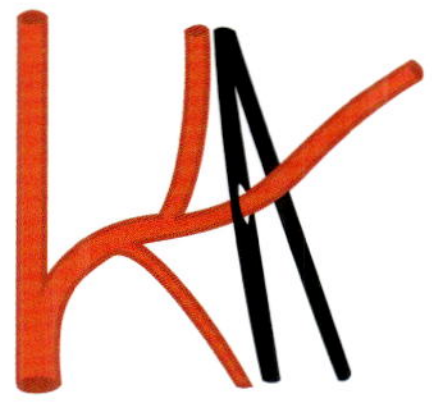

Abb. 43.9 Die A. maxillais verläuft durch eine Fenestration des N. alveolaris inferior (4 %). Schematische Darstellung.

43.4 Literatur

[1] Adachi B. Das Arteriensystem der Japaner. Vol 2. Kyoto: Maruzen; 1928

[2] Berthelot JL, Hureau J. Clinical anatomical study of the macroscopic anastomoses of the ophthalmic artery in the periorbital region. Anat Clin 1982; 3 (3): 271–278

[3] Biermann H. Die chirurgische Bedeutung der Lagevariationen der Arteria maxillaris. Anat Anz 1943; 94: 289–309

[4] Baumel JJ, Beard DY. The accessory meningeal artery of man. J Anat 1961; 95: 386–402

[5] Brucher J. Origin of the ophthalmic artery from the middle meningeal artery. Radiology 1969; 93 (1): 51–52

[6] Križan Z. Beiträge zur deskriptiven und topographischen Anatomie der A. maxillaris. Acta Anat (Basel) 1960; 41: 319–333

[7] Križan Z. Über die fraglichen Korrelationen und über die Entwicklung einiger Typen der A. maxillaris. Acta Anat (Basel) 1960; 42: 71–87

[8] Lasker GW, Opdyke DL, Miller H. The position of the internal maxillary artery and its questionable relation to the cephalic index. Anat Rec 1951; 109 (1): 119–126

[9] Lurje A. On the topographical anatomy of the internal maxillary artery. Acta Anat (Basel) 1946–1947; 2 (3–4): 219–231

[10] Navarro JAC, Filho JL, Zorzetto NL. Anatomy of the maxillary artery into the pterygomaxillopalatine fossa. Anat Anz 1982; 152 (5): 413–433

[11] McLennan JE, Rosenbaum AE, Haughton VM. Internal carotid origins of the middle meningeal artery. The ophthalmic-middle meningeal and stapedial-middle meningeal arteries. Neuroradiology 1974; 7 (5): 265–275

[12] Aland RC, Shaw V. Divided maxillary artery in relation to the lateral pterygoid muscle. Anat Sci Int 2016; 91 (2): 207–210

[13] Maeda S, Aizawa Y, Kumaki K, Kageyama I. Variations in the course of the maxillary artery in Japanese adults. Anat Sci Int 2012; 87 (4): 187–194

[14] Tanoue S, Kiyosue H, Mori H et al. Maxillary artery: functional and imaging anatomy for safe and effective transcatheter treatment. Radiographics 2013; 33 (7): e209–e224

44 Entwicklung der Kopfarterien

F. Goetz, A. Giesemann

Die Arterien des Kopfes gehen aus den Kiemenbogenarterien (I–IV) hervor, deren frühe Entwicklung in Kap. 2 beschrieben ist. Die zervikalen Segmentarterien (▶ Abb. 44.1, C 1–C 6) bilden eine Reihe von intersegmentalen Anastomosen, die später zur A. vertebralis werden (▶ Abb. 44.3; zervikale und zerebrale Aa. vertebrales). Die korrespondierenden „Segmentarterien" des Kopfes (▶ Abb. 44.1; A. proatlantica, A. trigemina primitiva, A. otica und A. hypoglossica) verbinden die Endstrecke der A. carotis interna und den zerebralen Teil der A. vertebralis; letzterer krümmt sich nach posterior und kaudal. Der zervikale und der zerebrale Abschnitt der Vertebralarterien bilden rechts und links ein kontinuierliches Gefäß, und die Segmentarterien bilden sich zurück (▶ Abb. 44.2, ▶ Abb. 44.3). Zwischen der A. trigemina primitiva und der A. hypoglossica verschmelzen die zunächst paarigen Vertebralarterien zur A. basilaris.

In einem frühen Entwicklungsstadium wird ein großer Teil des Gesichtsschädels von einem Ast der zweiten Kiemenbogenarterie, der A. stapedia, versorgt (▶ Abb. 44.2). Namengebend für diese Arterie ist der Steigbügel (Stapes) des Mittelohrs, der sich um diese Arterie entwickelt. Die drei Hauptäste der A. stapedia schließen sich den drei Ästen des N. trigeminus und der A. supraorbitalis, A. infraorbitalis und A. mandibularis an. Später (▶ Abb. 44.3) bilden sich zwei Anastomosen, eine zwischen der A. meningea media bzw. der A. maxillaris aus der A. carotis externa und die andere zwischen der A. ophthalmica und der A. supraorbitalis. Die A. maxillaris versorgt nach Atrophie der A. stapedia fast deren gesamtes Stromgebiet. Lediglich die A. supraorbitalis bleibt mit der A. ophthalmica verbunden. Die Anomalien der A. maxillaris (S. 194) lassen sich aus dieser embryonalen Entwicklung ableiten. Die ursprüngliche Anastomose zwischen der A. stapedia und der A. carotis externa liegt medial des N. mandibularis. Lateral des M. ptergyoideus lateralis bildet sich regelhaft eine zweite Anastomose, die erste Anastomose verschwindet dann [1], [2], [3], [4], [5], [6], [7], [8], [9], [10], [11], [12].

44.1 Persistenz der A. stapedia (< 0,1 %)

Die Persistenz der A. stapedia ist eine seltene Anomalie. Diese Arterie entspringt aus dem Halsteil der A. carotis interna, tritt medial des Processus styloideus in die Schädelbasis ein, verläuft in einem eigenen knöchernen Kanal zum Mittelohr, zieht durch den Steigbügel, erreicht die mittlere Schädelgrube frontal des Kanals des N. petrosus major und endet als A. meningea media (▶ Abb. 44.2) [13], [14], [15], [16], [17], [18], [19].

In der Schnittbilddiagnostik weisen folgende Befunde auf eine persistierende A. stapedia hin: (1) eine lineare Struktur kreuzt das Mittelohr in Höhe des Promontorium; (2) Erweiterung des mastoidalen Fazialiskanals oder ein weiterer Kanal parallel zu diesem; (3) Fehlen des Foramen spinosum [726].

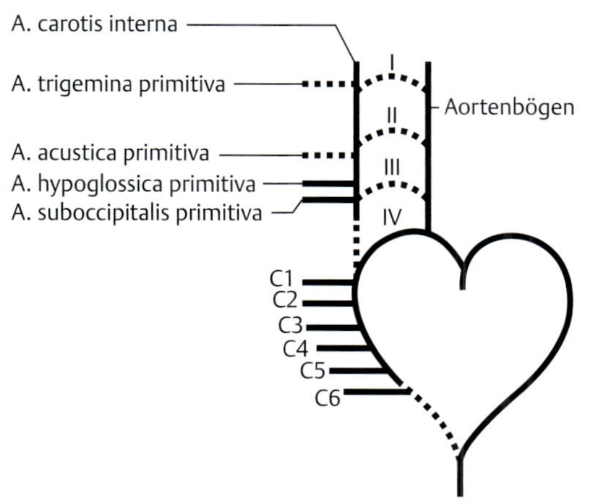

Abb. 44.1 Frühe Entwicklung der Arterien des Kopfes. Sie entstehem etwa in der 4. Entwicklungswoche aus den Kiemenbogenarterien I–IV. Die Vertebralarterien entstehen aus longitudinalen Anastomosen der Segmentarterien C 1–C 6.

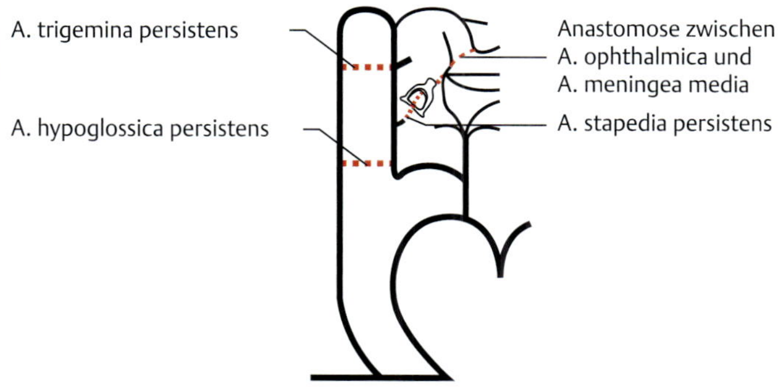

Abb. 44.2 Persistierende A. trigemina primitiva und A. hypoglossica. Etwa in der 5. Entwicklungswoche bildet die A. stapedia Anastomosen zur A. ophthalmica und A. meningea media.

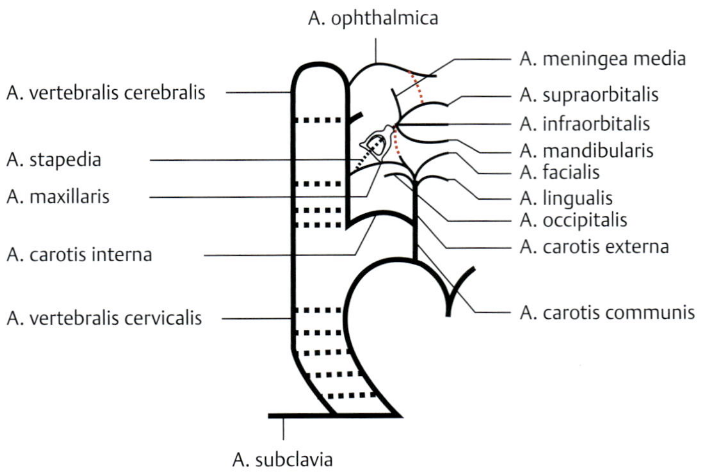

Abb. 44.3 Etwas später sind weitere Anastomosen (gepunktete rote Linien) nachweisbar.

44.2 Anastomosen zwischen A. carotis interna und A. basilaris

44.2.1 A. trigemina (primitiva) persistens (< 0,1 %)

Die A. trigemina persistens zweigt von der Pars cavernosa der A. carotis interna ab, zieht häufig durch das Dorsum sellae und erreicht den rostralen Abschnitt der A. basilaris. Sie hat eine Länge von 2–3 cm (▶ Abb. 44.4). Diese Anomalie lässt sich invasiv mittels DSA und nichtinvasiv mit CTA und MRA nachweisen [11], [21], [22], [23], [24], [25], [26], [27], [28], [29], [30], [31].

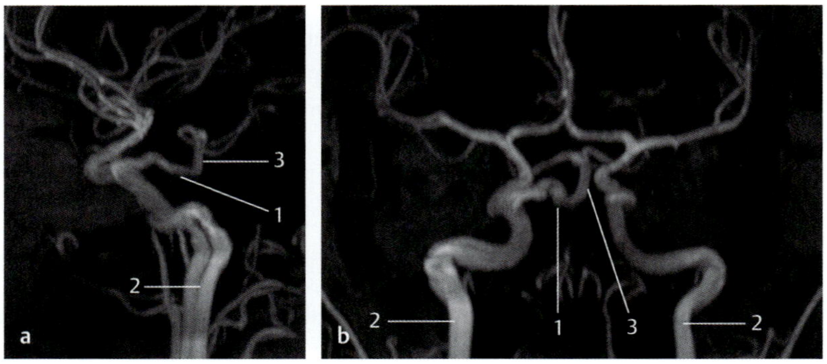

Abb. 44.4 A. trigemina persistens (< 0,1 %).
1 A. trigemina persistens;
2 A. carotis interna;
3 A. basilaris.
a 3D time-of-flight MRA, laterale MIP.
b 3D time-of-flight MRA, frontale MIP.
1 A. trigemina persistens;
2 A. carotis interna;
3 A. basilaris.

44.2.2 A. hypoglossica persistens (sehr selten)

Die Persistenz der A. hypoglossica ist wesentlich seltener als die der A. trigemina primitiva beschrieben. Dieses Gefäß entspringt aus dem Halsteil der A. carotis interna, tritt durch den Canalis nervi hypoglossi in den Schädel ein und endet in der kaudalen A. basilaris anstatt der A. vertebralis [28], [32], [33], [34], [35], [36], [37], [38], [39], [40].

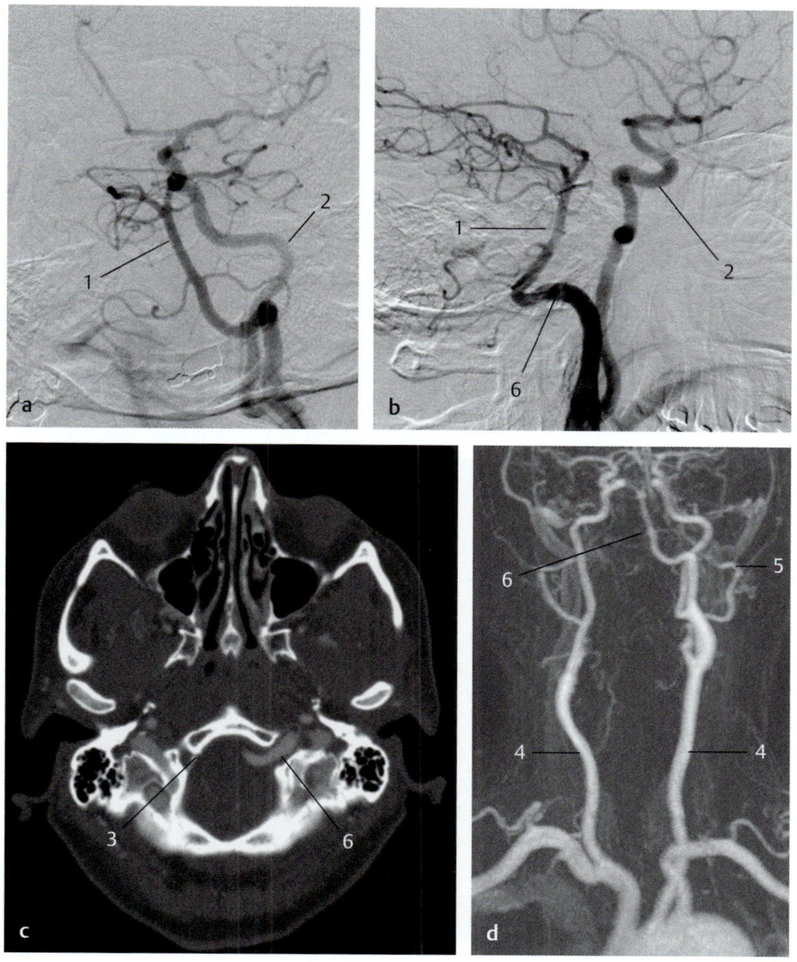

Abb. 44.5 A. hypoglossica persistens.
a DSA, schräg.
b DSA, schräg seitlich.
c CTA in Höhe des Foramen nervi hypoglossi.
d Kontrastverstärkte MRA.
1 A. basilaris;
2 A. carotis interna;
3 Foramen nervi hypoglossi rechts;
4 A. carotis communis;
5 A. occipitalis;
6 A. hypoglossica persistens.

44.2.3 A. proatlantica (sehr selten)

Der Verlauf dieser Arterie ist ähnlich dem der A. hypoglossica. Allerdings zieht sie zwischen Atlas und Hinterhauptsbein durch das Foramen magnum nach intrakraniell. Daher wird dieses Gefäß auch als A. suboccipitalis primitiva bezeichnet [32], [41], [42], [43], [44], [45].

44.3 Literatur

[1] Brucher J. Origin of the ophthalmic artery from the middle meningeal artery. Radiology 1969; 93 (1): 51–52

[2] Jackson IJ, Garza-Mercado R. Persistent carotidbasilar artery anastomosis: occasionally a possible cause of tic douloureux. Angiology 1960; 11: 103–107

[3] Keller HL. Varianten der Arteria carotis interna, der Arteria meningea media und der Arteria ophthalmica im Karotisangiogramm. Fortschr Röntgenstr 1961; 95 (10): 472–482

[4] Lasjaunias P, Moret J, Manelfe C et al. Arterial anomalies at the base of the skull. Neuroradiology 1977;13(5): 267–272

[5] Lasjaunias P, Théron J, Moret J. The occipital artery. Anatomy—normal arteriographic aspects—embryological significance. Neuroradiology 1978; 15 (1): 31–37

[6] Marano GD, Horton JA, Gabriele OF. Persistent embryologic vascular loop of the internal carotid, middle meningeal, and ophthalmic arteries. Radiology 1981; 141 (2): 409–410

[7] Molsen HP, Winkelmann H. Persistenz embryonaler Kiemenbogenar-terien in Verbindung mit weiteren Gefäßanomalien – Übersicht über 14 zerebrale Primitivarterien. Radiol Diagn (Berl) 1980; 21 (5): 597–603

[8] Moffat DB, Morris ED. Abnormal origin of the basilar artery from the cervical part of the internal carotid and its embryological significance. Anat Rec 1956; 125 (4): 701–711

[9] Seeger JF, Hemmer JF. Persistent basilar/middle meningeal artery anastomosis. Radiology 1976; 118 (2): 367–370

[10] Torre EDL, Netsky MG. Study of persistent primitive maxillary artery in human fetus: some homologies of cranial arteries in man and dog. Am J Anat 1960; 106 (3): 185–195

[11] Menshawi K, Mohr JP, Gutierrez J. A functional perspective on the embryology and anatomy of the cerebral blood supply. J Stroke 2015; 17 (2): 144–158

[12] Okahara M, Kiyosue H, Mori H et al. Anatomic variations of the cerebral arteries and their embryology: a pictorial review. Eur Radiol 2002; 12 (10): 2548–2561

[13] Adachi B. Das Arteriensystem der Japaner. Vol 2. Kyoto: Maruzen; 1928

[14] Guinto FC Jr, Garrabrant EC, Radcliffe WB. Radiology of the persistent stapedial artery. Radiology 1972; 105 (2): 365–369

[15] Kelemen G. Arteria stapedia, in bilateral persistence. AMA Arch Otolaryngol 1958; 67 (6): 668–677

[16] McLennan JE, Rosenbaum AE, Haughton VM. Internal carotid origins of the middle meningeal artery. The ophthalmic-middle meningeal and stapedial-middle meningeal arteries. Neuroradiology 1974; 7 (5): 265–275

[17] Reynolds AF Jr, Stovring J, Turner PT. Persistent otic artery. Surg Neurol 1980; 13 (2): 115–117

[18] Steffen TN. Vascular anomalites of the middle ear. Laryngoscope 1968; 78 (2): 171–197

[19] Hitier M, Zhang M, Labrousse M et al. Persistent stapedial arteries in human: from phylogeny to surgical consequences. Surg Radiol Anat 2013; 35 (10): 883–891

[20] Thiers FA, Sakai O, Poe DS, Curtin HD. Persistent stapedial artery: CT findings. AJNR Am J Neuroradiol 2000; 21 (8): 1551–1554

[21] Fields WS. The significance of persistent trigeminal artery. Carotid-basilar anastomosis. Radiology 1968; 91 (6): 1095–1101

[22] Hinck VC, Gordy PD. Persistent primitive trigeminal artery. One type of persistent carotid-basilar anastomosis. Radiology 1964; 83: 41–45

[23] Huber P. Die A. trigemina primitiva: Betrachtungen zur klinischen Bedeutung der carotido-basilären Anastomose. Dtsch Z Nervenheilkd 1961; 181: 612–633

[24] Lahl R, Pellicioni R, Ruser I, Lutter B. Zur klinischen Bedeutung der karotido-basilären Anastomose unter besonderer Berücksichtigung der A. primitiva trigemina. Psychiatr Neurol Med Psychol (Leipz) 1982; 34 (8): 469–480

[25] Moore TS, Morris JL. Aortic arch vessel anomalies associated with persistent trigeminal artery. AJR Am J Roentgenol 1979; 133 (2): 309–311

[26] Saltzman GF. Patent primitive trigeminal artery studied by cerebral angiography. Acta Radiol 1959; 51 (5): 329–336

[27] Samra K, Scoville WB, Yaghmai M. Anastomosis of carotid and basilar arteries. Persistent primitive trigeminal artery and hypoglossal artery: report of two cases. J Neurosurg 1969; 30 (5): 622–625

[28] Stern J, Correll JW, Bryan N. Persistent hypoglossal artery and persistent trigeminal artery presenting with posterior fossa transient i schemic attacks. Report of two cases. J Neurosurg 1978; 49 (4): 614–619

[29] Wise BL, Palubinskas AJ. Persistent trigeminal artery (carotid-basilar anastomosis). J Neurosurg 1964; 21: 199–206

[30] Uchino A, Saito N, Okada Y et al. Persistent trigeminal artery and its variants on MR angiography. Surg Radiol Anat 2012; 34 (3): 271–276

[31] Arráez-Aybar LA, Fuentes-Redondo T, Millan JM. Persistent trigeminal artery: a cross-sectional study based on over 3 years conventional angiography, CT angiography and MR angiography images. Surg Radiol Anat 2016; 38 (4): 445–453

[32] Anderson RA, Sondheimer FK. Rare carotid-vertebrobasilar anastomoses with notes on the differentiation between proatlantal and hypoglossal arteries. Neuroradiology 1976; 11 (3): 113–118

[33] Bohmfalk GL, Story JL. Aneurysms of the persistent hypoglossal artery. Neurosurgery 1977; 1 (3): 291–296

[34] Bruetman ME, Fields WS. Persistent hypoglossal artery. Arteria hypoglossica primitiva. Arch Neurol 1963; 8: 369–372

[35] Carbonin C, Benedetti A, Curri D, Rubini L. A case of persistent hypoglossal artery. Neurochirurgia (Stuttg) 1976; 19 (5): 231–236

[36] Fields WS. Persistent hypoglossal artery in association with advanced atherosclerosis. Neurosurg Rev 1980; 3 (1): 37–41

[37] Handa J, Kikuchi H, Handa H. Persistierende karotido-basiläre Anastomose: Die A. primitiva hypoglossica. Fortschr Roentgenstr 1967; 107 (9): 421–422

[38] Scott HS. Carotid basilar anastomosis – persistent hypoglossal artery. Br J Radiol 1963; 36: 847–849

[39] Wiedner F, Schreyer H. Seltene Anomalien zerebraler Gefäße (einseitige Aplasie der A. carotis interna, Persistenz der A. hypoglossica). Fortschr Röntgenstr 1976; 124 (3): 245–249

[40] Uchino A, Saito N, Okada Y, et al. Persistent hypoglossal artery and its variants diagnosed by CT and MR angiography. Neuroradiology 2013; 55 (1): 17–23

[41] Bloch S, Danziger J. Proatlantal intersegmental artery. Neuroradiology 1974; 7 (1): 5–8

[42] Palmer FJ, Philips RL. Persistent proatlantal artery arising from the common carotid bifurcation. Australas Radiol 1978; 22 (3): 226–228

[43] Tsukamoto S, Hori Y, Utsumi S et al. Proatlantal intersegmental artery with absence of bilateral vertebral arteries. Case report. J Neurosurg 1981; 54 (1): 122–124

[44] Pinstein ML, Gerald B. Anomalous communication of the external carotid and vertebral arteries. Persistence of the proatlantal artery. Radiology 1976; 118 (3): 626

[45] Rao TS, Sethi PK. Persistent proatlantal artery with carotid-vertebral anastomosis. Case report. J Neurosurg 1975; 43 (4): 499–501

45 Augenhöhlenarterie (A. ophthalmica)

F. Goetz, A. Giesemann

Die Anastomose von A. ophthalmica und A. meningea media besitzt große praktische Bedeutung, weil sie eine Verbindung zwischen Ästen der A. carotis interna und externa darstellt. Die Häufigkeit des Ursprungs der A. meningea media aus der A. ophthalmica scheint in manchen Populationen häufiger zu sein; so findet sich an Schädeln aus Papua Neuguinea in 10 % kein Foramen spinosum [1], [2], [3], [4].

45.1 Verbindungen zwischen A. ophthalmica und A. meningea media

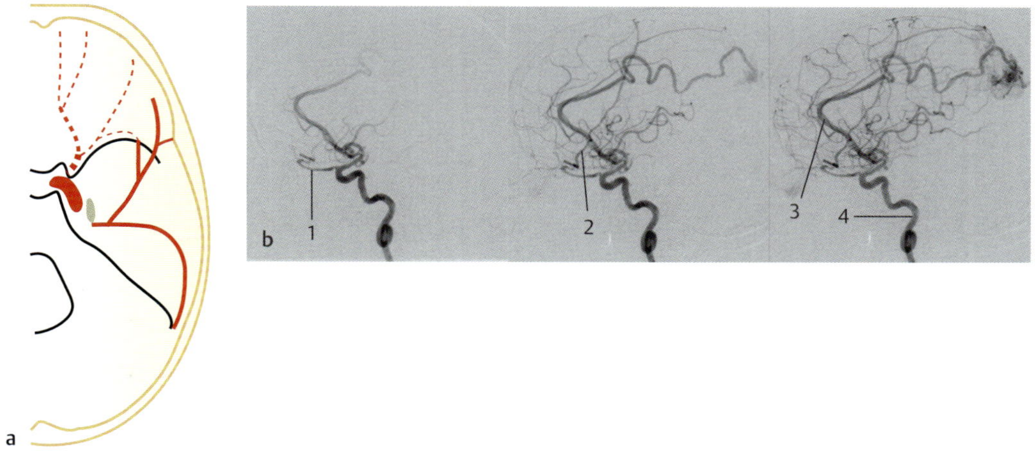

Abb. 45.1 Normalfall, wie in den meisten Lehrbüchern beschrieben. Es besteht nur eine unbedeutende Anastomose zwischen der A. ophthalmica und der A. meningea media (96 %).

a Schematische Darstellung.

b DSA, seitlich, 3. Bild nach Kontrastmittelinjektion in die A. carotis interna. Die A. meningea media entspringt aus der A. ophthalmica; die Untersuchung erfolgte bei okzipitaler AVM.

1 A. ophthalmica;
2 A. meningea media;
3 A. cerebri anterior;
4 A. carotis interna.

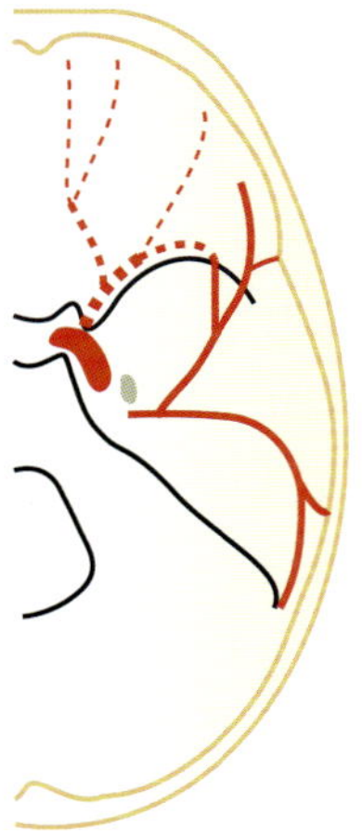

Abb. 45.2 Starke Anstomose. Die Anastomose zwischen A. ophthalmica und A. meningea media wird aus annähernd gleich kräftigen Gefäßen gespreist (< 1 %).

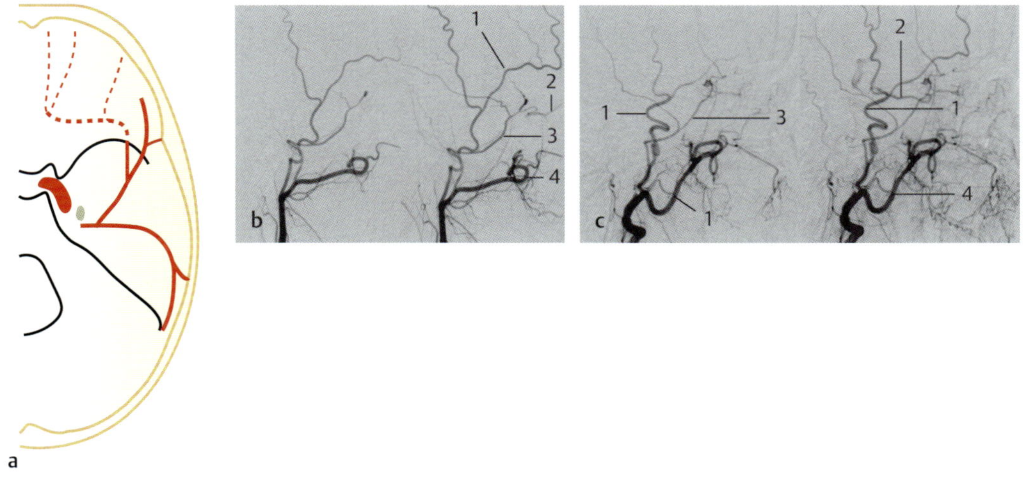

Abb. 45.3 Die A. ophthalmica ist ein Ast der A. meningea media (< 0,1 %).

a Schematische Darstellung.

b, c DSA, seitlich, nach Kontrastmittelinjektion in die distale A. carotis externa. Die A. ophthalmica wird zögerlich durch zarte Anastomosen retrograd aus der A. carotis externa, insbesondere der A. meningea media kontrastiert.

1 A. temporalis superficialis;
2 A. ophthalmica;
3 A. meningea media;
4 A. maxillaris.

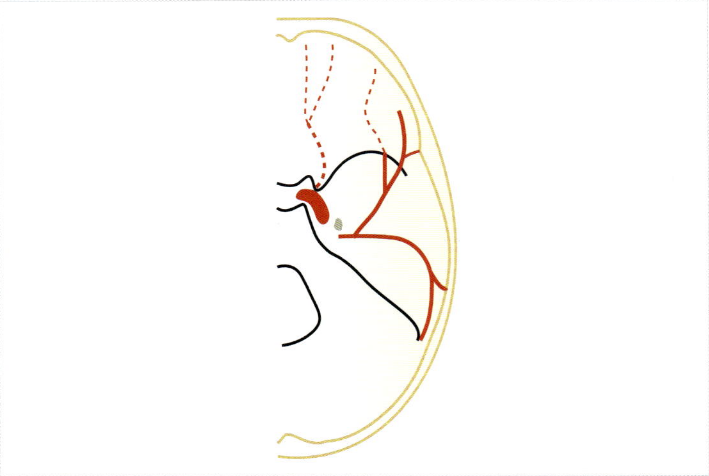

Abb. 45.4 Die A. lacrimalis ist ein Ast der A. meningea media (1 %). Schematische Darstellung.

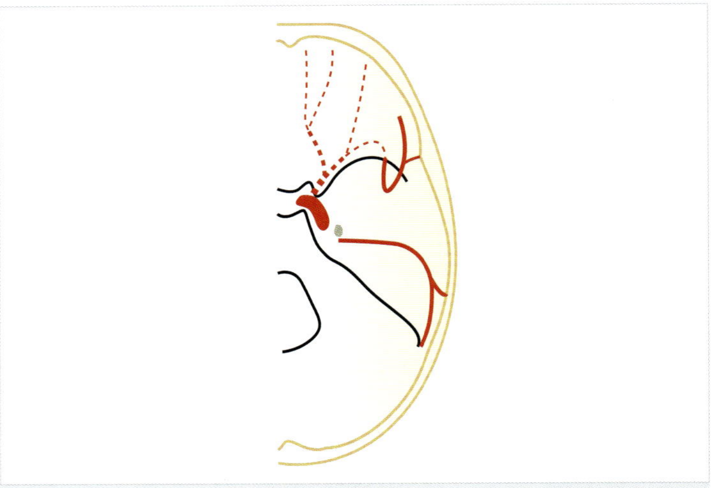

Abb. 45.5 Der anteriore Ast der A. meningea media entspringt aus der A. ophthalmica (1 %). Schematische Darstellung.

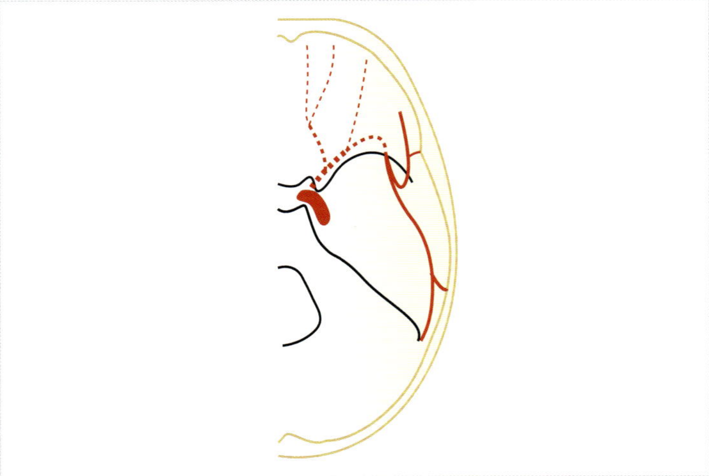

Abb. 45.6 Die A. meningea media entspringt aus der A. ophthalmica; das Foramen spinosum fehlt (1 %). Schematische Darstellung.

45.2 Lagebeziehungen zwischen A. ophthalmica und N. opticus

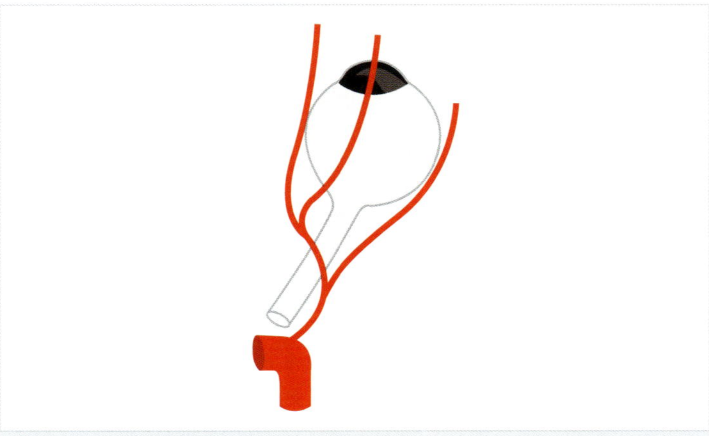

Abb. 45.7 Die A. ophthalmica überkreuzt den N. opticus (90 %). Schematische Darstellung.

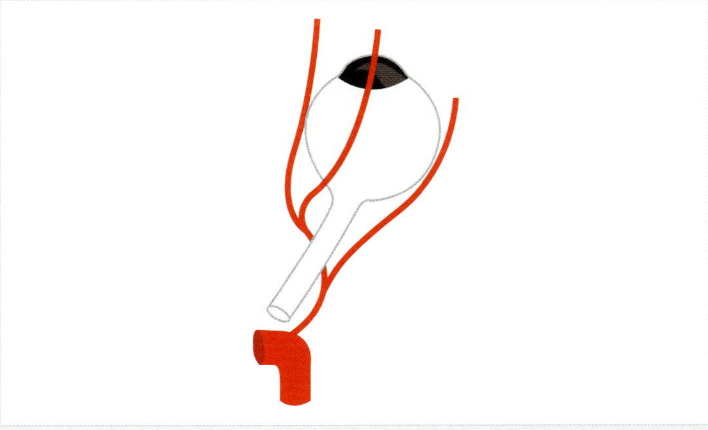

Abb. 45.8 Die A. ophthalmica unterkreuzt den N. opticus (10 %). Schematische Darstellung.

45.3 Literatur

[1] Adachi B. Das Arteriensystem der Japaner. Vol 2. Kyoto: Maruzen; 1928

[2] Berthelot JL, Hureau J. Clinical anatomical study of the macroscopic anastomoses of the ophthalmic artery in the periorbital region. Anat Clin 1982; 3 (3): 271–278

[3] Brucher J. Origin of the ophthalmic artery from the middle meningeal artery. Radiology 1969; 93 (1): 51–52

[4] Keller HL. Varianten der Arteria carotis interna, der Arteria meningea media und der Arteria ophthalmica im Karotisangiogramm. Fortschr Röntgenstr 1961; 95 (10): 472–482

46 Arterienring des Gehirns (Circulus arteriosus cerebri)

F. Goetz, A. Giesemann

Es wurden zahlreiche Varianten der Arterien an der Schädelbasis beschrieben: Wir erwähnen Statistiken von Varianten der A. carotis interna [8], [9], [10], [11], [12], [13], des Arterienrings [14], [15], [16], [17], [18], [19], [20], [21], [22], [23], [24], [25], [26], der A. cerebri media [27], [28], [29], [30] und weiterer Äste [31], [32]. Aus didaktischen Gründen werden die Varianten des vorderen [19], [33], [34], [35], [36] und hinteren Abschnitts des Circulus arteriosus [19], [37], [38], [39] und der A. basilaris [40] getrennt beschrieben. Die Kombination der dargestellten Varianten führt zu einer nahezu unübersehbaren Vielzahl von verschiedenen individuellen Bildern. Die Häufigkeitsangaben stellen einen Mittelwert aus anatomischen und neuroradiologischen Untersuchungen dar. Gefäßabschnitte, die für den Kollateralfluss unbedeutend sind, werden als „hypoplastisch“ oder „fehlend“ (z. B. ▶ Abb. 46.13) beschrieben.

Varianten der Hirnarterien sind bei Aneurysmen und zerebralen Durchblutungsstörungen bedeutsam und müssen bei der Planung neurochirurgischer oder neurointerventioneller Eingriffe beachtet werden [7].

46.1 Vorderer Teil des Circulus arteriosus cerebri

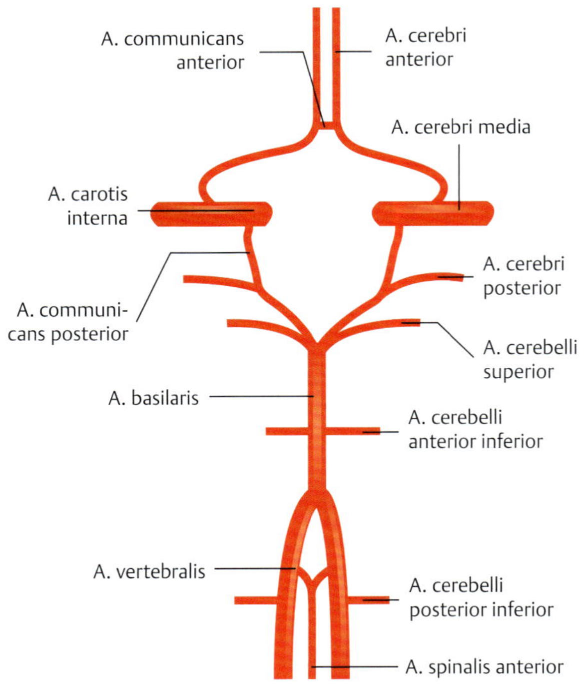

Abb. 46.1 Circulus arteriosus cerebri (früher auch Willis-Gefäßkranz genannt). Schematisch mit Kennzeichnung der Arterien.

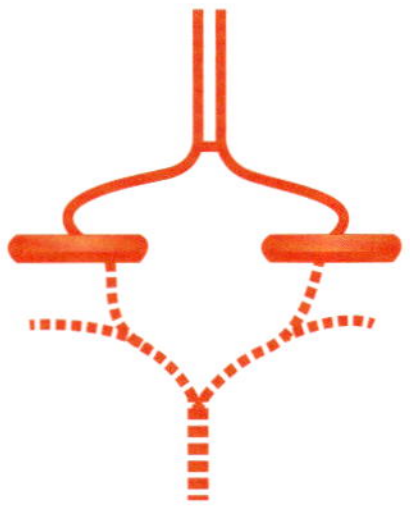

Abb. 46.2 Normalfall, wie in den meisten Lehrbüchern beschrieben (60 %). Schematische Darstellung.

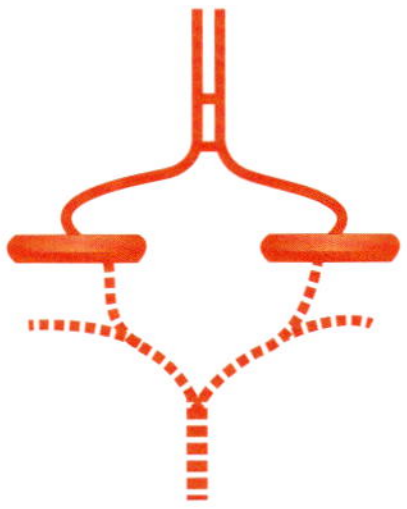

Abb. 46.3 Doppelung der A. communicans anterior (10 %). Schematische Darstellung.

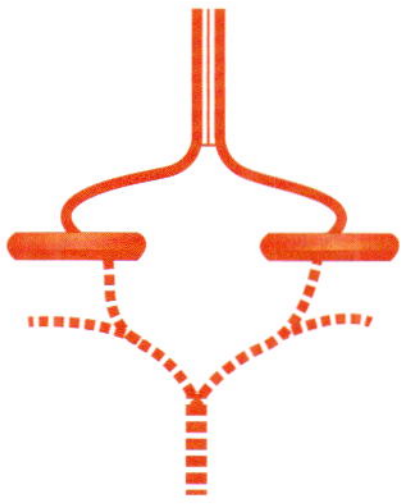

Abb. 46.4 **Die A. callosa mediana entspringt aus der A. communicans anterior (10 %).** Schematische Darstellung.

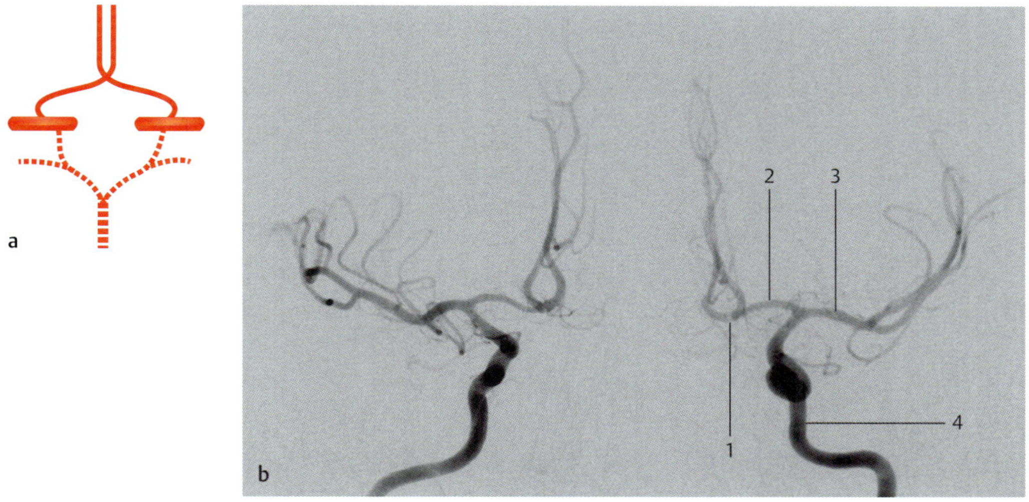

Abb. 46.5 Statt einer A. communicans anterior ist eine Anastomose zwischen den beiden A2-Segmenten der A. cerebri anterior vorhanden (3 %).

a Schematische Darstellung.

b DSA, p.–a.-Projektion der rechten und linken A. carotis interna.
1 A. communicans anterior;
2 A. cerebri anterior;
3 A. cerebri media;
4 A. carotis interna.

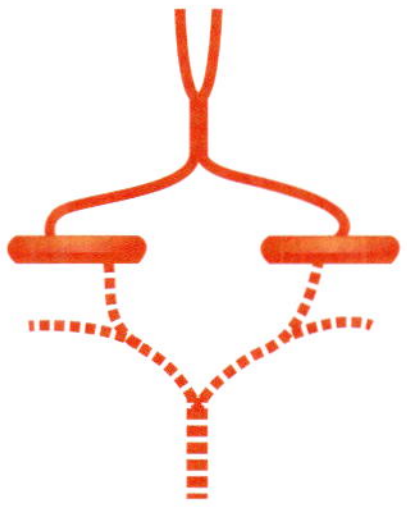

Abb. 46.6 Beide A2-Segmente der A. cerebri anterior bilden abschnittsweise einen gemeinsamen Stamm (5 %). Schematische Darstellung.

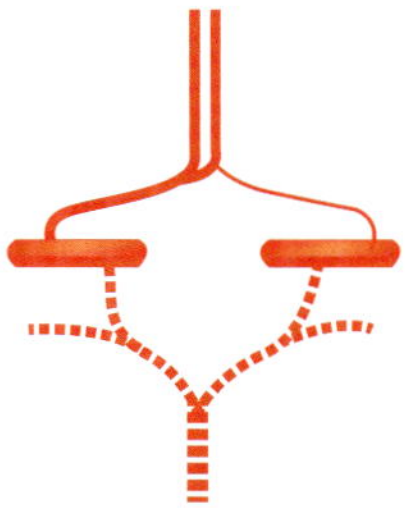

Abb. 46.7 Beide A2-Segmente der A. cerebri anterior entspringen mit einem gemeinsamen Stamm aus einer A. carotis interna (10 %). Schematische Darstellung.

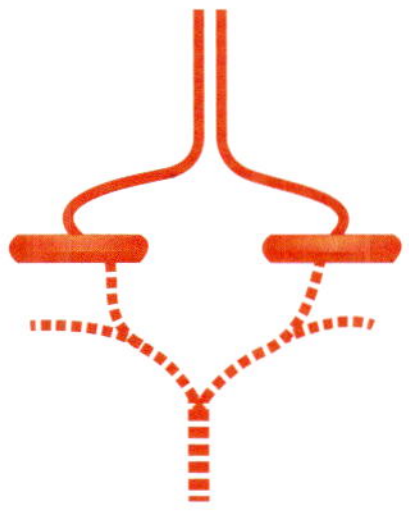

Abb. 46.8 Aplasie der A. communicans anterior: keine Verbindung der beiden Aa. cerebri anteriores (1 %). Schematische Darstellung.

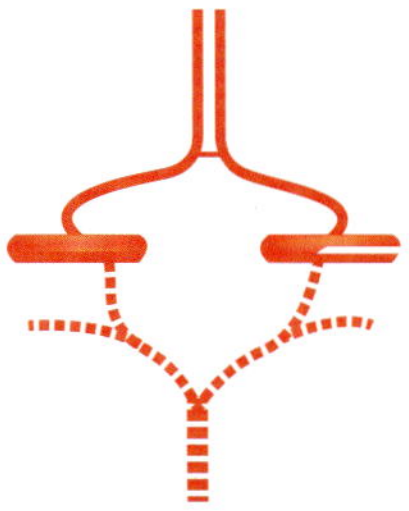

Abb. 46.9 Doppelung der A. cerebri media (1 %). Schematische Darstellung.

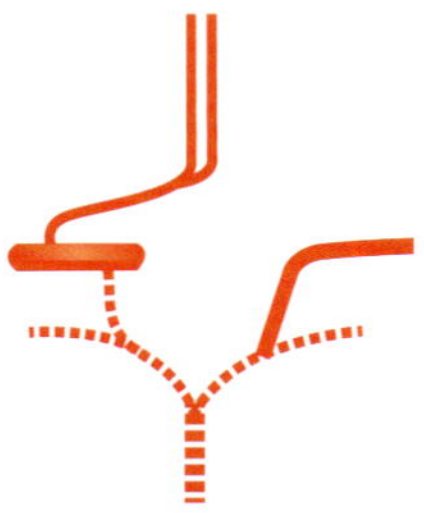

Abb. 46.10 Aplasie der A. carotis interna. Die A. cerebri media entspringt (via A. cerebri posterior und A. communicans posterior) aus der A. basilaris (0,1 %).

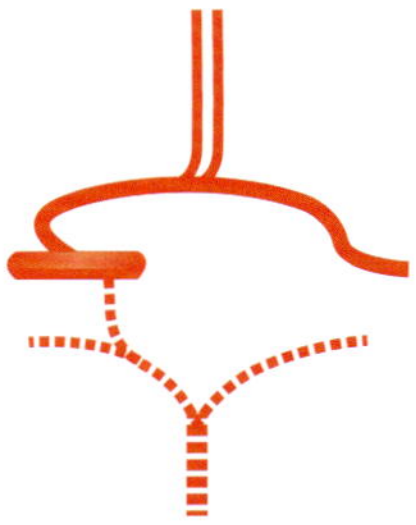

Abb. 46.11 Aplasie der A. carotis interna. Die A. cerebri media entspringt (via A. cerebri anterior und A. communicans anterior) aus der kontralateralen A. carotis interna (0,1 %).

46.2 Hinterer Teil des Circulus arteriosus cerebri

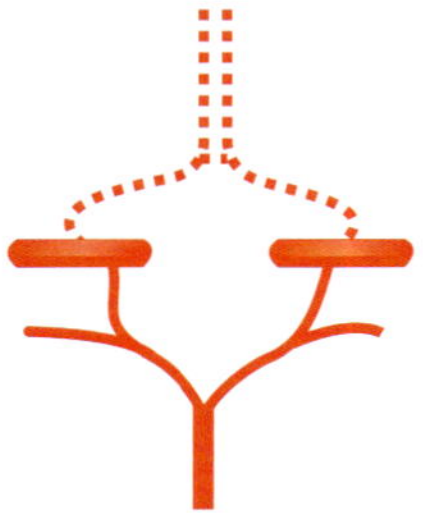

Abb. 46.12 Normalfall, wie in den meisten Lehrbüchern beschrieben (55 %). Schematische Darstellung.

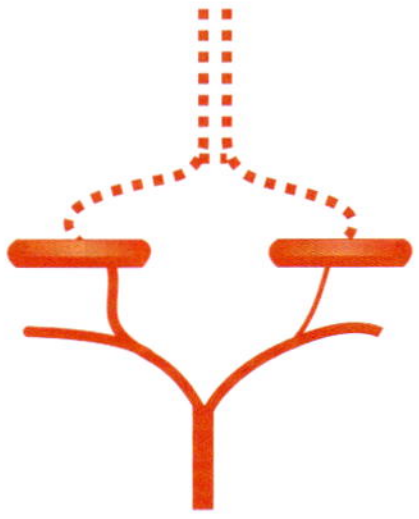

Abb. 46.13 Die A. communicans posterior ist auf einer Seite sehr zart oder nicht nachweisbar (10 %). Schematische Darstellung.

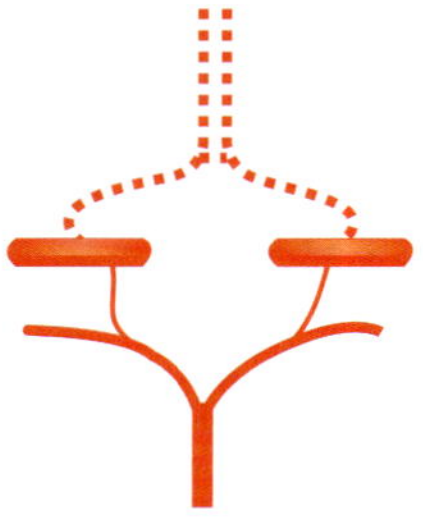

Abb. 46.14 Die A. communicans posterior ist beidseits sehr zart oder nicht nachweisbar (< 1 %). Schematische Darstellung.

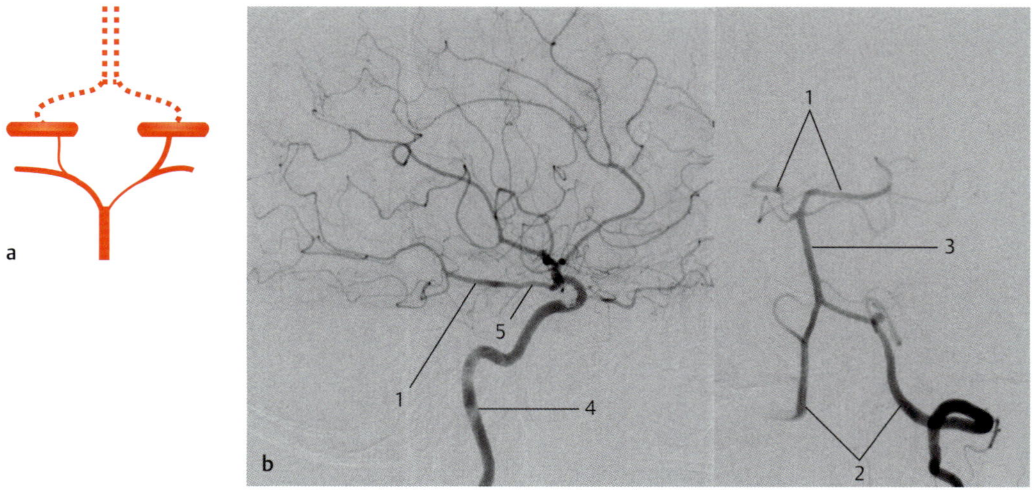

Abb. 46.15 Die A. cerebri posterior (P1-Segment) entspringt auf einer Seite aus der A. carotis interna (< 1 %).

- **a** Schematische Darstellung.
- **b** DSA: Bei Kontrastmittelinjektion in die rechte A. carotis interna zeigt sich im Seitbild die dominante A. communicans posterior und bei Kontrastmittelinjektion in die linke A. vertebralis im p.–a. Bild eine Hypoplasie des P1-Segments der rechten A. cerebri posterior.
  - **1** A. cerebri posterior (P2-Segment);
  - **2** A. vertebralis links;
  - **3** A. basilaris;
  - **4** A. carotis interna rechts;
  - **5** A. communicans posterior rechts.

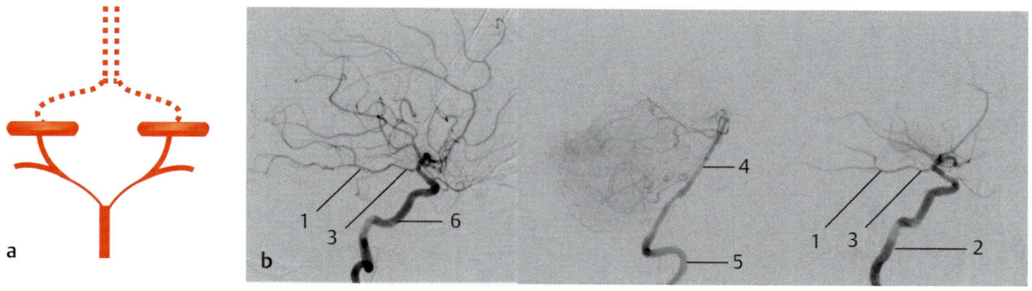

Abb. 46.16 Die A. cerebri posterior (P1-Segment) entspringt auf beiden Seiten aus der A. carotis interna (< 1 %).

a Schematische Darstellung.

b DSA, Seitbilder der A. carotis interna links, A. vertebralis links und A. carotis interna rechts; die A. communicans posterior ist links weniger kräftig als rechts und die P1-Segmente beider Aa. cerebri posteriores sind hypoplastisch (flaue Sichtbarkeit der Aa. cerebri posteriores bei Vertebralisinjektion).

1 A. cerebri posterior;
2 A. carotis interna rechts;
3 A. communicans posterior;
4 A. basilaris;
5 A. vertebralis;
6 A. carotis interna links.

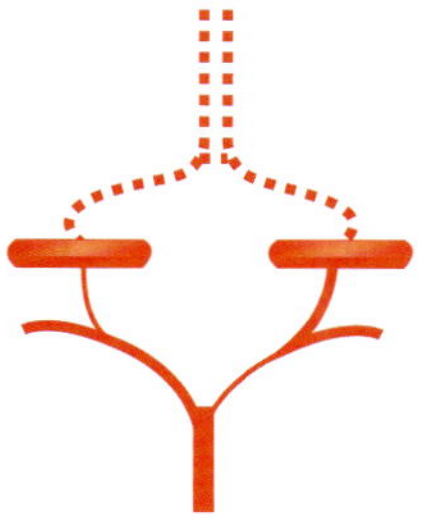

Abb. 46.17 Die A. communicans posterior ist auf einer Seite sehr zart oder nicht nachweisbar, auf der Gegenseite entspringt die A. cerebri posterior (links) aus der A. carotis interna (10 %). Schematische Darstellung.

46.3 A. basilaris

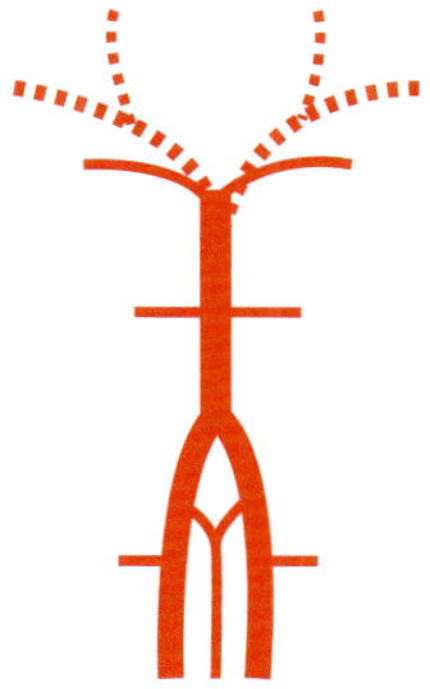

Abb. 46.18 Normalfall, wie in den meisten Lehrbüchern beschrieben (88 %). Schematische Darstellung.

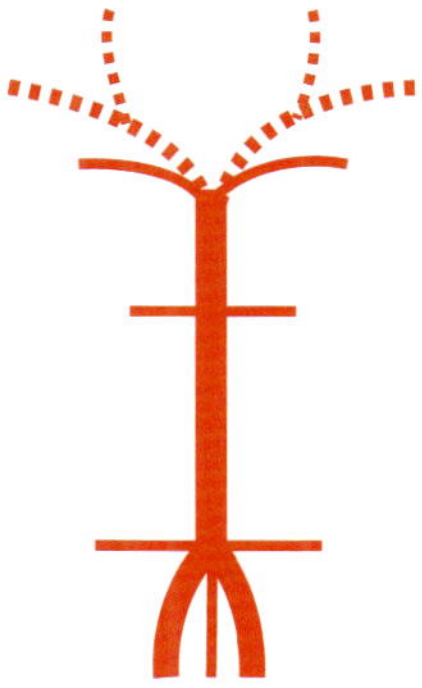

Abb. 46.19 Die beiden Aa. vertebrales vereinigen sich ungewöhnlich weit kaudal (10 %). Schematische Darstellung.

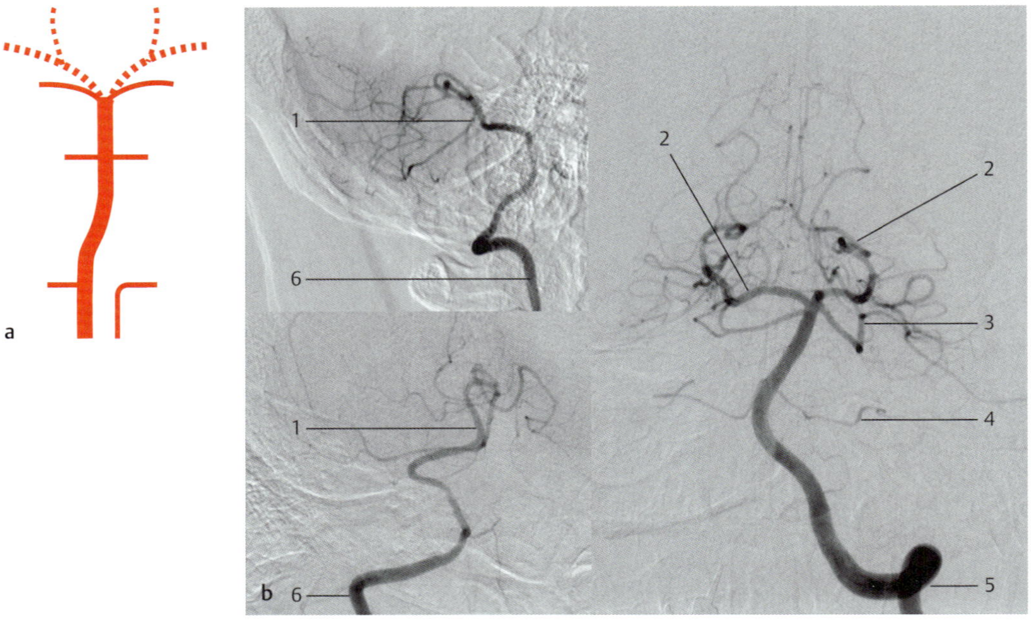

Abb. 46.20 Nur eine A. vertebralis geht in die A. basilaris über, die andere endet in der A. inferior posterior cerebelli (< 1 %).
a Schematische Darstellung.
b DSA (drei Aufnahmen): a.–p. und Seitprojektion der rechten A. vertebralis (sog. PICA-endende A. vertebralis); a.–p. Aufnahme der linken A. vertebralis, die sich in die A. basilaris fortsetzt.
1 A. inferior posterior cerebelli (PICA) rechts;
2 A. cerebri posterior (links und rechts);
3 A. superior cerebelli;
4 A. inferior anterior cerebelli (AICA);
5 A. vertebralis links;
6 A. vertebralis rechts.

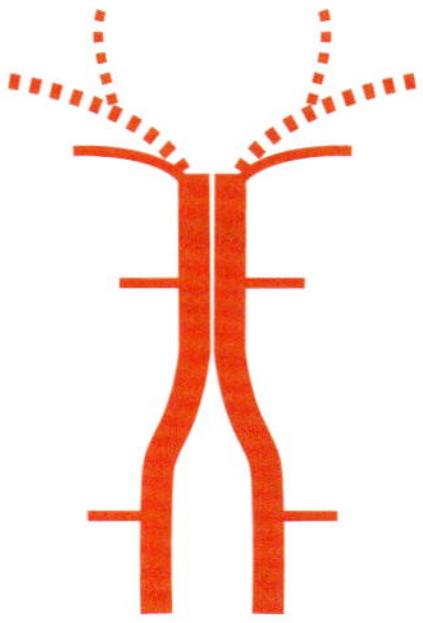

Abb. 46.21 Doppelung der A. basilaris, die Gefäßabgänge sind normal (< 1 %). Schematische Darstellung.

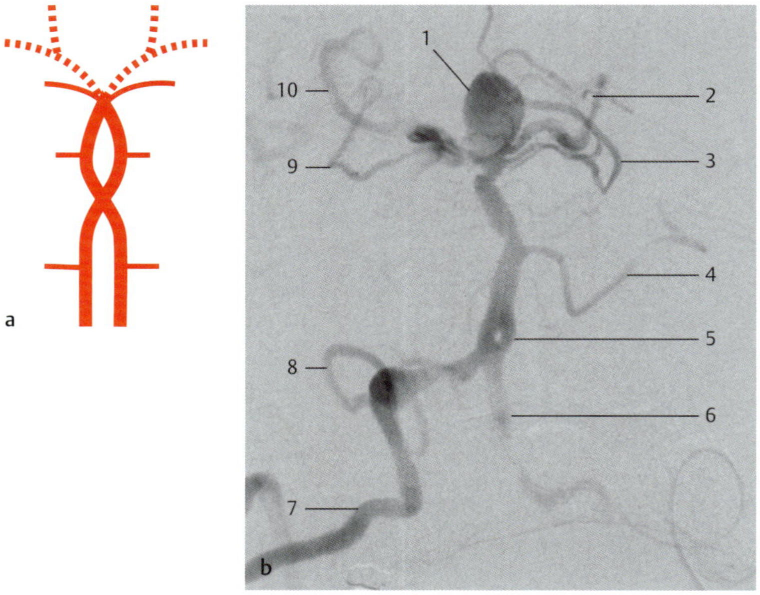

Abb. 46.22 Fenestrierung der A. basilaris (< 1 %).
a Schematische Darstellung.
b DSA bei Basilarisspitzenaneurysma; Kontrastierung der rechten A. vertebralis, a.–p.-Projektion.
1 Basilarisspitzenaneurysma;
2 A. cerebri posterior links;
3 A. superior cerebelli links;
4 A. inferior anterior cerebelli (AICA) links;
5 Fenestration der A. basilaris;
6 A. vertebralis links (mit Mikrokatheter);
7 A. vertebralis rechts;
8 A. inferior posterior cerebelli (PICA) rechts;
9 A. superior cerebelli rechts;
10 A. cerebri posterior rechts.

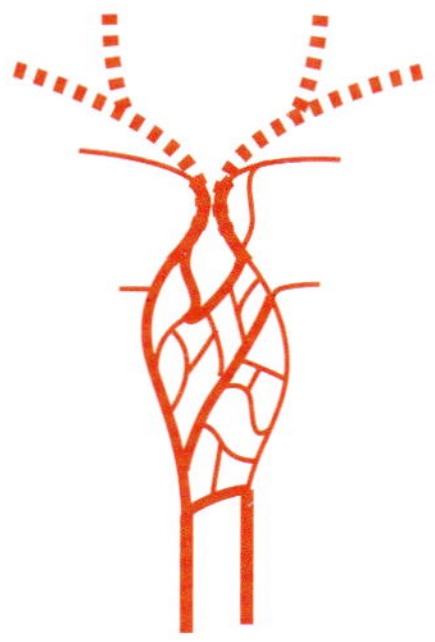

Abb. 46.23 Anastomotisches Netzwerk (embryonales Residuum) anstatt einer A. basilaris (< 0,1 %). Schematische Darstellung.

46.4 Literatur

[1] Büttner J. Die Blutgefäße im menschlichen Thalamus. Acta Anat 1960; 41: 279–299

[2] Carpenter MB, Noback CR, Moss ML. The anterior choroidal artery; its origins course, distribution, and variations. AMA Arch Neurol Psychiatry 1954; 71 (6): 714–722

[3] Kollmannsberger A. Vergleichende Studien über die A. Heubneri und die Aa. chorioideae an anatomischen Präparaten, an Korrosionspräparaten und Angiogrammen der Hirngefäße. Morphol Jahrb 1961; 102: 180–199

[4] Moffat DB. The embryology of the arteries of the brain. Ann R Coll Surg Engl 1962; 30: 368–382

[5] Padget DH. The development of the cranial arteries in the human embryo. Contrib Embryol Carnegie Instn 1948; 32: 205–262

[6] Sutton D, Davies ER. Arch aortography and cerebro vascular insufficiency. Clin Radiol 1966; 17 (4): 330–345

[7] Menshawi K, Mohr JP, Gutierrez J. A functional perspective on the embryology and anatomy of the cerebral blood supply. J Stroke 2015; 17 (2): 144–158

[8] Kirgis HD, Llewellyn RC, Peebles EM. Functional trifurcation of the internal carotid artery and its potential clinical significance. J Neurosurg 1960; 17: 1062–1072

[9] Francke JP, Macke A, Clarisse J et al. The internal carotid arteries. Anat Clin 1982; 3: 243–261

[10] Grand W. Microsurgical anatomy of the proximal middle cerebral artery and the internal carotid artery bifurcation. Neurosurgery 1980; 7 (3): 215–218

[11] Platzer W. Die Variabilität der Arteria carotis interna im Sinus cavernosus in Beziehung zur Variabilität der Schädelbasis. Gegenbaurs Morphologisches Jahrbuch 1957; 98: 227–243

[12] Rosen IW, Mills DF, Nadel HI, Kaiserman DD. Angiographic demonstration of congenital absence of both internal carotid arteries. Case report. J Neurosurg 1975; 42 (4): 478–482

[13] Teal JS, Rumbaugh CL, Segall HD, Bergeron RT. Anomalous branches of the internal cartoid artery. Radiology 1973; 106 (3): 567–573

[14] Adachi B. Das Arteriensystem der Japaner. Vol 2. Kyoto: Maruzen; 1928

[15] Chrzanowska G, Mierzwa J. Variation of the cerebral arterial circle (of Willis) in man. Folia Morphol (Warsz) 1979; 38 (3): 365–373

[16] Decker K, Hipp E. Der basale Gefäßkranz; Morphologie und Angiographie. Anat Anz 1958; 105 (6–9): 100–116

[17] Iqbal S. A comprehensive study of the anatomical variations of the circle of Willis in adult human brains. J Clin Diagn Res 2013; 7 (11): 2423–2427

[18] Zarrinkoob L, Ambarki K, Wåhlin A et al. Blood flow distribution in cerebral arteries. J Cereb Blood Flow Metab 2015; 35 (4): 648–654

[19] Klimek-Piotrowska W, Rybicka M, Wojnarska A et al. A multitude of variations in the configuration of the circle of Willis: an autopsy study. Anat Sci Int 2016; 91 (4): 325–333

[20] Francke JP, di Marino V, Pannier M et al. The vertebral arteries (arteria vertebralis): The V3 atlanto-axoidial and V4 intracranial segments-collaterals. Anat Clin 1981; 2: 229–242

[21] Lazorthes G, Gouaze A, Santini JJ, Salamon G. The arterial circle of the brain (circulus arteriosus cerebri). Anatomia Clinica 1979; 1: 241–257

[22] McCullough AW. Some anomalies of the cerebral arterial circle of Willis and related vessels. Anat Rec 1962; 142 (4): 537–543

[23] Von Mitterwallner F. Variationsstatistische Untersuchugen an den basalen Hirngefässen. Acta Anat (Basel) 1955; 24 (1): 51–87

[24] Ozaki T, Handa H, Tomimoto K, Hazama F. Anatomical variations of the arterial system of the base of the brain. Nihon Geka Hokan 1977; 46 (1): 3–17

[25] Puchades-Orts A, Nombela-Gomez M, Ortu-o-Pacheco G. Variation in form of circle of Willis: some anatomical and embryological considerations. Anat Rec 1976; 185 (1): 119–123

[26] Riggs HE, Rupp C. Variation in form of circle of Willis. The relation of the variations to collateral circulation: anatomic analysis. Arch Neurol 1963; 8: 8–14

[27] Jain KK. Some observations on the anatomy of the middle cerebral artery. Can J Surg 1964; 7: 134–139

[28] Lang J, Dehling U. A. cerebri media, Abgangszonen und Weiten ihrer Rami corticales. Acta Anat (Basel) 1980; 108 (4): 419–429

[29] Teal JS, Rumbaugh CL, Bergeron RT, Segall HD. Anomalies of the middle cerebral artery: accessory artery, duplication, and early bifurcation. Am J Roentgenol Radium Ther Nucl Med 1973; 118 (3): 567–575

[30] Watanabe T, Togo M. Accessory middle cerebral artery. Report of four cases. J Neurosurg 1974; 41 (2): 248–251

[31] Lang J, Kollmannsberger A. Beitrag zur Anatomie der Kleinhirnarterien. Gegenbaurs Morphol Jahrb 1961;102: 170–179

[32] Naidich TP, Kricheff II, George AE, Lin JP. The normal anterior inferior cerebellar artery. Anatomic-radiographic correlation with emphasis on the lateral projection. Radiology 1976; 119 (2): 355–373

[33] Allen WE III, Kier EL, Rothman SL. The maxillary artery: normal arteriographic anatomy. Am J Roentgenol Radium Ther Nucl Med 1973; 118 (3): 517–527

[34] Dunker RO, Harris AB. Surgical anatomy of the proximal anterior cerebral artery. J Neurosurg 1976; 44 (3): 359–367

[35] Grisoli J, Piganiol G, Sedan R. L'artère cérébrale communicante antérieure. Bull Assoc Anat (Nancy) 1958; 99: 349–355

[36] Lang J, Häckel HR. Neue Befunde zum Verlauf der A. cerebri anterior (Pars postcommunicalis), zu den Abgangszonen und Weiten ihrer Rami corticales. Acta Anat (Basel) 1980; 108 (4): 498–509

[37] Sengupta RP. Proceedings: anatomical variations in the origin of the posterior cerebral artery demonstrable by carotid angiography and their significance to the direct surgical treatment of posterior communicating aneurysms. Acta Neurochir (Wien) 1975; 31 (3–4): 271–272

[38] Goerlitz J, Wenz H, Al-Zghloul M et al. Anatomical variations in the posterior circle of Willis and vascular pathologies in isolated unilateral thalamic infarction. J Neuroimaging 2015; 25 (6): 983–988

[39] Gunnal SAF, Farooqui MS, Wabale RN. Study of posterior cerebral artery in human cadaveric brain. Anat Res Int 2015; 2015: 681 903

[40] Gunnal S, Farooqui M, Wabale R. Anatomical variability in the termination of the basilar artery in the human cadaveric brain. Turk Neurosurg 2015; 25 (4): 586–594

47 Rückenmarkarterien (Rr. spinales)

F. Goetz, A. Giesemann

Das Rückenmark wird von drei longitudinalen Gefäßstämmen, nämlich der A. spinalis anterior und den beiden Aa spinales posteriores vaskularisiert. Die unpaarige A. spinalis anterior wird aus zwei intrakraniellen Ästen der Aa. vertebrales gebildet, und Aa. medullares segmentales speisen das vordere longitudinale Gefäßsystem in unterschiedlichen Höhen; zervikal stammen die segmentalen Arterien aus der A. vertebralis, dem Truncus thyrocervicalis und costocervicalis, thorakal und lumbal sind es Äste der Interkostal- und Lumbalarterien. Am unteren Rückenmarkende (Conus medullaris) finden sich Anastomosen zwischen der A. spinalis anterior und den Aa. spinales posteriores. Üblicherweise ist eine segmentale Arterie besonders kräftig ausgebildet und wird meist A. radicularis anterior magna oder Adamkiewicz-Arterie genannt. Dieses Gefäß entspringt meist zwischen T 9 und L 2 und zwar links häufiger als rechts. Die Varianten der Aa. radiculares posteriores werden in ▶ Abb. 47.2 nicht dargestellt.

Paraparesen durch spinale Ischämien infolge von chirurgischen Eingriffen an der Wirbelsäule und an der Aorta heben die klinische Bedeutung der Varianten der arteriellen Versorgung des Rückenmarks eindrücklich hervor [1], [2], [3], [4], [5], [6], [7], [8], [9], [10], [11], [12], [13], [14], [15], [16].

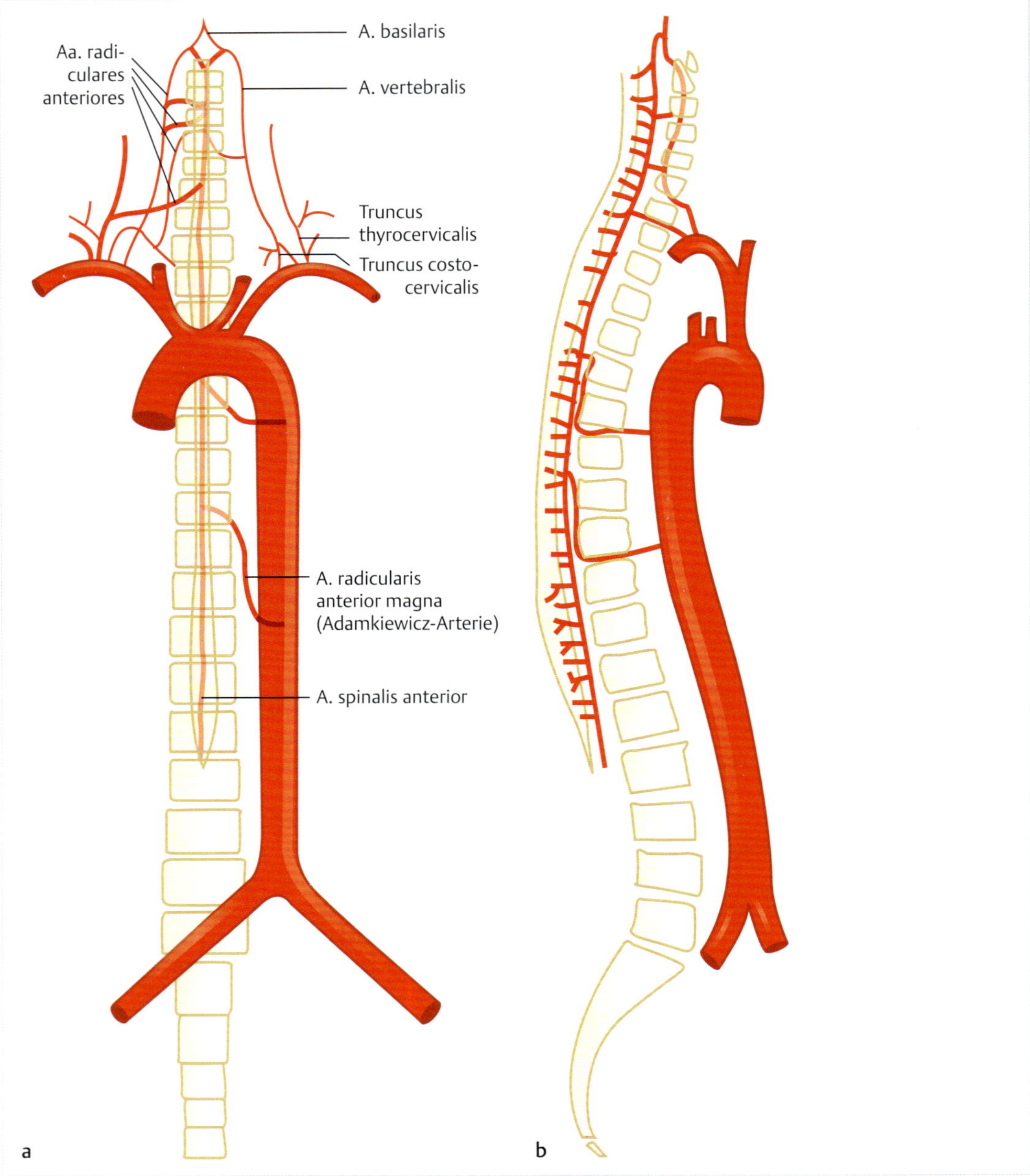

Abb. 47.1 Typischer Ursprung der Zuflüsse zum longitudinalen Gefäßsystem der A. spinalis anterior.
a Schematisch, von vorn gesehen.
b Schematische Darstellung, von seitlich gesehen.

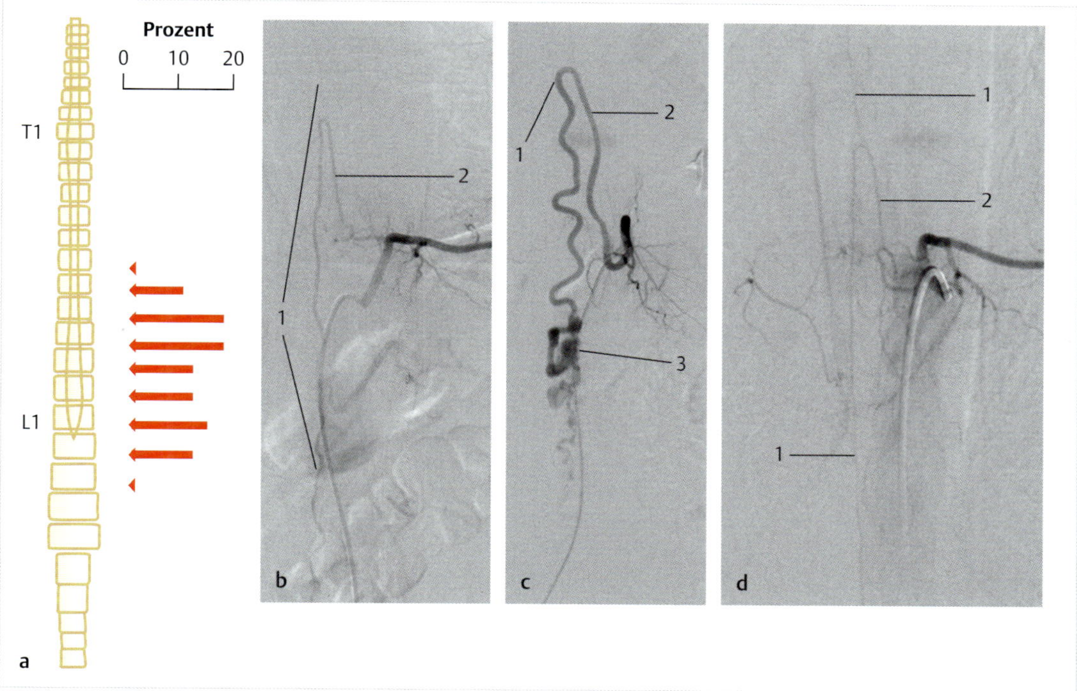

Abb. 47.2 Häufigkeitsverteilung des Ursprungs der großen vorderen radikulären Arterie (Adamkiewicz-Arterie).
a Schematisch, von vorn gesehen.
b Spinale DSA, p.–a., selektive Injektion. Die Adamkiewicz-Arterie entspringt von T 9 links.
c Spinale DSA, p.–a., selektive Injektion. Die Adamkiewicz-Arterie entspringt von T 10 links bei einer perimedullären AV-Malformation.
d Spinale DSA, p.–a., selektive Injektion. Die Adamkiewicz-Arterie entspringt von L 1 links.
1 A. spinalis anterior;
2 Adamkiewicz-Arterie;
3 perimedulläre arteriovenöse Fehlbildung.
T 1: erster Brustwirbel;
L 1: erster Lendenwirbel.

47.1 Literatur

[1] Schossberger P. Vasculature of the spinal cord: a review. I. Anatomy and physiology. Bull Los Angeles Neurol Soc 1974; 39 (2): 71–85

[2] Chakravorty BG. Arterial supply of the cervical spinal cord (with special reference to the radicular arteries). Anat Rec 1971; 170 (3): 311–329

[3] Boll DT, Bulow H, Blackham KA et al. MDCT angiography of the spinal vasculature and the artery of Adamkiewicz. AJR Am J Roentgenol 2006; 187 (4): 1054–1060

[4] Chiras J, Merland JJ. L'artère dorso-spinale. Une variante anatomique méconnue. Son importance en angiographie médullaire. J Neuroradiol 1979; 6: 93–100

[5] Domisse GF. The blood supply of the spinal cord. J Bone Joint Surg 1980; 56: 225–235

[6] Dommisse GF. The arteries, arterioles, and capillaries of the spinal cord. Surgical guidelines in the prevention of postoperative paraplegia. Ann R Coll Surg Engl 1980; 62 (5): 369–376

[7] Doppman JL, Di Chiro G, Glancy DL. Collateral circulation through dilated spinal cord arteries in aortic coarctation and extraspinal arteriovenous shunts. An arteriographic study. Clin Radiol 1969; 20 (2): 192–197

[8] Doppman JL, diChiro G, Ommaya AK. Selective Arteriography of the Spinal Cord. St. Louis, MO: Warren H. Green; 1969: 3–17

[9] Fauré C, Debrun G, Djindjian R, Djindjian R. La vascularisation artérielle normale et pathologique du renflement lombaire de la moelle épinière chez l'enfant: l'artère D'Adamkiewicz. Ann Radiol (Paris) 1967; 10 (3): 129–140

[10] Lang J, Baldauf R. Beitrag zur Gefäßversorgung des Rückenmarks. Gegenbaurs Morphol Jahrb 1983; 129 (1): 57–95

[11] Lazorthes G, Gouaze A, Zadeh JO et al. Arterial vascularization of the spinal cord. Recent studies of the anastomotic substitution pathways. J Neurosurg 1971; 35 (3): 253–262

[12] Lazorthes G, Zadeh JO. Precisions sur la vascularisation de la moelle dorsale. Bull Ass Anat 1982; 66 (195): 477–480

[13] Luyendijk W. The arteries of the spinal cord. The history of a paradigmal shift. Acta Neurochir (Wien) 1982; 61 (1–3): 25–41

[14] Noeske K. Über die arterielle Versorgung des menschlichen Rückenmarkes. Gegenbaurs Morphol Jahrb 1958; 99: 455–497

[15] Piscol K. Die Blutversorgung des Rückenmarks und ihre klinische Relevanz. Berlin: Springer-Verlag; 1972

[16] Turnbull IM. Chapter 5. Blood supply of the spinal cord: normal and pathological considerations. Clin Neurosurg 1973; 20: 56–84

Sachverzeichnis

A

B

C

D

E

F

G

H

I

K

L

M

N

O

P

R